CB051234

# Neurologia na Atenção Primária à Saúde

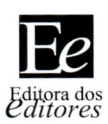

ROCHA, M. S. G; ROCHA, C. M.; MEDEIROS JR., M. E.

Produção editorial: Equipe Editora dos Editores

Revisão: Equipe Editora dos Editores

Diagramação: Equipe Editora dos Editores

Capa: Equipe Editora dos Editores

ISBN: 978-85-85162-23-8

São Paulo: Rua Marquês de Itu, 408 - sala 104 – Centro.

(11) 2538-3117

Rio de Janeiro: Rua Visconde de Pirajá, 547 - sala 1121 – Ipanema.

www.editoradoseditores.com.br

Impresso no Brasil

Printed in Brazil

1ª impressão – 2019

**Dados Internacionais de Catalogação na Publicação (CIP)**
**Angélica Ilacqua CRB-8/7057**

Medeiros Junior, Martim Elviro de Neurologia na atenção primária em saúde / Martim Elviro de Medeiros Junior, Maria Sheila Guimarães Rocha, Cristiane Maria da Rocha.-- São Paulo : Editora dos Editores, 2019.
336 p.

Bibliografia
ISBN 978-85-85162-24-5

1. Neurologia 2. Cuidados primários de saúde- Neurologia
3. Sistema nervoso- Doenças- Diagnóstico 4. Neurologia pediátrica I. Título II. Rocha, Maria Sheila Guimarães III. Rocha, Cristiane Maria da

CDD 616.8

Índices para catálogo sistemático:
1. Neurologia

# Neurologia na Atenção Primária à Saúde

**Maria Sheila Guimarães Rocha**

**Cristiane Maria da Rocha**

**Martim Elviro de Medeiros Junior**

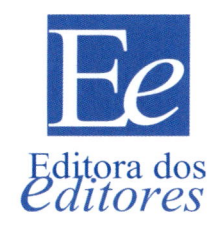

Editora dos
*Editores*

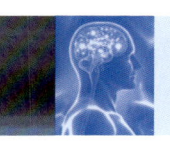

# Editores

### Maria Sheila Guimarães Rocha

*Neurologista, Supervisora do Serviço de Neurologia do Hospital Santa Marcelina, São Paulo; Doutora em Neurologia pela Universidade Federal de São Paulo (UNIFESP) e Professora e Coordenadora do Ciclo Clínico do Curso de Medicina da Faculdade Santa Marcelina, São Paulo.*

### Cristiane Maria da Rocha

*Neuropediatra do Hospital Santa Medicina, São Paulo; Mestre em Ciências pela Universidade Federal de São Paulo (UNIFESP); Professora e Assistente de Gestão do Curso de Medicina da Faculdade Santa Marcelina, São Paulo.*

### Martim Elviro de Medeiros Junior

*Coordenador do Internato Médico em APS da Faculdade Santa Marcelina, São Paulo; Mestre em Ciências da Saúde pela Universidade Federal de São Paulo (UNIFESP); Professor Convidado do Programa Global Health da University of Toronto; Supervisor da Gestão Médica da APS Santa Marcelina, São Paulo.*

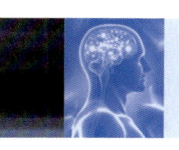

# Colaboradores

## Ahmad Ali El Majdoub

*Neurologista do Hospital Santa Marcelina, São Paulo.*

## Aline Turbino Neves Martins da Costa

*Neurologista do Hospital Santa Marcelina; Mestre em Neurologia pela Universidade Federal de São Paulo (UNIFESP); Preceptora do Ambulatório de Cefaleia do Hospital Santa Marcelina, São Paulo.*

## Andressa Kovacs Mendonça

*Aluna de Graduação em Medicina da Faculdade Santa Marcelina, São Paulo.*

## Cássia Xavier Santos

*Fisioterapeuta, Mestre em Ciências da Saúde, Especialista em Fisioterapia Neurofuncional e Coordenadora do Curso de Fisioterapia da Faculdade Santa Marcelina, São Paulo.*

## Daniela Cristina Spina

*Mestre em Linguística Aplicada e Estudos da Linguagem pela Pontifícia Universidade Católica (PUC/SP); Coordenadora de Fonoaudiologia do Programa de Educação com Saúde do Hospital Santa Marcelina, São Paulo.*

## Desireé Souza Filizzola

*Médica do Serviço de Cuidados Paliativos do Hospital Santa Marcelina, São Paulo.*

## Eduardo de Paula Estephan

*Neurologista do Hospital Santa Marcelina, São Paulo; Doutorando em Neurologia pela Universidade de São Paulo (USP); Preceptor do Ambulatório de Doenças Musculares do Hospital Santa Marcelina.*

### Erick V. Motta de Souza

*Aluno de Graduação em Medicina da Faculdade Santa Marcelina. São Paulo.*

### Fabio Luíz Franscechi Godinho

*Neurocirurgião Supervisor do Serviço de Neurocirurgia Funcional do Hospital Santa Marcelina, São Paulo; Doutor em Neurociências e Professor de Neurocirurgia da Faculdade Santa Marcelina, São Paulo.*

### Fernando José de Sousa

*Neurologista do Hospital Santa Marcelina, São Paulo.*

### Frederico Lacerda Lopes

*Neurologista do Hospital Santa Marcelina, São Paulo; Especialista em Medicina do Sono e Polissonografia pelo Instituto do Sono da Universidade Federal de São Paulo (UNIFESP).*

### Igor Mazza de Oliveira

*Aluno de Graduação em Medicina da Faculdade Santa Marcelina, São Paulo.*

### Irani Gomes dos Santos Souza

*Nutricionista; Mestre em Ciências pela Universidade Federal de São Paulo (UNIFESP); Coordenadora do Curso de Nutrição da Faculdade Santa Marcelina, São Paulo.*

### Jansen Dias Paz Junior

*Geriatra e Paliativista do Hospital Sírio-Libanês e Supervisor do Serviço de Cuidados Paliativos do Hospital Santa Marcelina, São Paulo.*

### José Carlos Arrojo Júnior

*Coordenador do Programa de Residência de Medicina de Família e Comunidade do Hospital Santa Marcelina; Gestor da Coordenação Médica da APS Santa Marcelina, São Paulo; Professor da Faculdade de Medicina Santa Marcelina, São Paulo.*

### Júlian Letícia de Freitas

*Neurologista do Hospital Santa Marcelina, São Paulo.*

### Karina Silveira Massruhá

*Aluno de Graduação em Medicina da Faculdade Santa Marcelina, São Paulo.*

### Luiz Claudio Lacerda Rodrigues

*Ortopedista; Doutor em Ciências pela Universidade Federal de São Paulo (UNIFESP); Supervisor do Grupo de Patologias da Coluna Vertebral do Hospital Santa Marcelina (São Paulo); Professor Coordenador do Módulo Cirúrgico do Curso de Medicina da Faculdade Santa Marcelina, São Paulo.*

### Maria Teresa de Almeida Fernandes

*Psicóloga; Mestre em Ciências da Saúde; Supervisora do Serviço de Psicologia e da Residência Multiprofissional do Hospital Santa Marcelina (São Paulo); Professora do Curso de Medicina da Faculdade Santa Marcelina, São Paulo.*

### Mariela Zaros Galana

*Médica Residente no Programa de Saúde da Família e Comunidade do Hospital das Clínicas de São Paulo da Universidade de São Paulo (USP).*

### Meire Argentoni Baldocchi

*Neurologista e Preceptora do Ambulatório de Epilepsia do Hospital Santa Marcelina, São Paulo.*

### Michel Ferreira Machado

*Neurologista e Coordenador da Unidade de AVC do Hospital Santa Marcelina, São Paulo.*

### Pablo Nascimento Oliveira

*Neurologista e Preceptor da Unidade de AVC do Hospital Santa Marcelina, São Paulo.*

### Paula Camila Alves

*Neurologista do Serviço de Neurologia do Hospital Santa Marcelina, São Paulo.*

### Paulo Roberto Terzian Filho

*Neurocirurgião do Serviço Neurocirurgia Funcional do Hospital Santa Marcelina, São Paulo.*

### Pedro Henrique Marte de Arruda Sampaio

*Neurologista; Mestre em Neurologia pela Universidade de São Paulo (USP) – Ribeirão Preto. Preceptor do Ambulatório de Doenças Neuromusculares do Hospital Santa Marcelina, São Paulo.*

### Rafaela Magalhães Britto Pacheco de Moraes

*Neurologista do Serviço de Neurologia do Hospital Santa Marcelina, São Paulo.*

### Rafaela Tregancini Sallas

*Aluno de Graduação em Medicina da Faculdade Santa Marcelina, São Paulo.*

### Raphaella Moura Cardoso

*Neurologista do Hospital Santa Marcelina, São Paulo.*

### Rodrigo Braga Ferreira

*Neurologista do Hospital Santa Marcelina, São Paulo.*

### Sonia Maria Dozzi Brucki

*Neurologista e Preceptora do Serviço de Neurologia do Hospital Santa Marcelina, São Paulo; Livre-Docente em Neurologia pela Universidade de São Paulo (USP).*

### Tatiana Rocha Bastos

*Especialista em Ortopedia pela Universidade Federal de São Paulo (UNIFESP); Preceptora da Residência Médica de Ortopedia e Traumatologia do Hospital Santa Marcelina, São Paulo; Tutora no Curso de Medicina da Faculdade Santa Marcelina, São Paulo.*

### Thúlio Carvalho Morais

*Médico Neurologista do Hospital Santa Marcelina, São Paulo; Especialista em Neurologia Infantil pelo Hospital das Clínicas da Faculdade de Medicina da Universidade de São Paulo (HCFMUSP).*

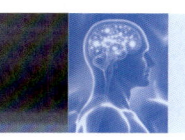

# Prefácio

Em um mundo que tem cada vez mais pressa, demandando respostas rápidas para problemas cada vez mais complexos, podemos ponderar no quanto exigimos da nossa memória, da nossa cognição e da nossa resiliência. Nessa perspectiva, o conhecimento das principais patologias neurológicas se faz fundamental para todos os médicos, e não apenas para aqueles que atuam na especialidade da Neurologia do Adulto e Pediátrica.

A Organização Mundial da Saúde tem preocupação permanente sobre o impacto da doença neurológica nas estatísticas de mortalidade geral e morbidade da população mundial. A doença neurológica não só desponta como uma das principais causas de mortalidade mundialmente, como também é uma das mais importantes causas de incapacidade, gerando custos financeiros altos em todos os países, além do custo social incalculável. Muitas dessas condições neurológicas podem ser prevenidas na Atenção Primária à Saúde, assim como o plano de cuidado em longo prazo dos pacientes neurológicos pode ser gerenciado com a participação ativa dos Médicos de Família e da Comunidade.

Esta obra, de maneira singela, pretende oferecer, em linguagem acessível a todos os médicos que atendem pacientes na atenção primária, uma visão clara, baseada nas melhores evidências, da melhor propedêutica e terapêutica dos principais agravos neurológicos, em todos os ciclos de vida nesse campo de conhecimento.

Pretendemos, ainda, colaborar com todos os Médicos da Atenção Primária: Médicos de Família, Clínicos, Pediatras, Ginecologistas e Obstetras, para que, identificando as doenças mais comuns, possam amplificar seus conhecimentos, delimitando com mais clareza o que pode ser tratado nos seus ambulatórios e o que precisa ser encaminhado com celeridade para os ambulatórios de especialidade em Neurologia, dando fluidez e racionalidade às longas filas de espera desses pacientes.

Cientes da responsabilidade que foi a construção deste livro, reflexo da nossa experiência de mais de 20 anos à frente do Serviço de Neurologia e Atenção Primária em Saúde do Hospital Santa Marcelina, a quem agradecemos pelo apoio e contribuição mútua, oferecemos esta obra a todos os interessados, com o desejo genuíno de colaborar com a assistência às pessoas portadoras de doença neurológica com o melhor do nosso exercício humanitário e competência profissional.

*Martim Elviro de Medeiros Junior*
*Maria Sheila Guimarães Rocha*
*Cristiane Maria da Rocha*

# Sumário

## PARTE 2 – NEUROLOGIA PEDIÁTRICA

# Parte 1

# NEUROLOGIA DO ADULTO

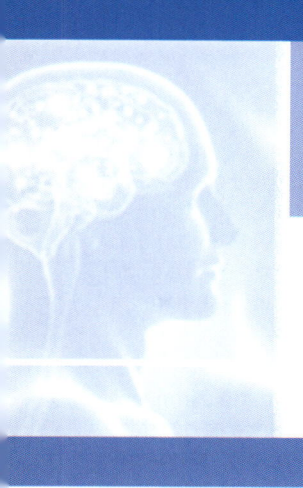

# O Impacto da Doença Neurológica no Brasil e no Mundo

Maria Sheila Guimarães Rocha

A Organização Mundial da Saúde (OMS), através dos estudos de impacto global das doenças (*Global Burden Disease Study*), chama a atenção da comunidade científica para o impacto global das doenças neurológicas, e alerta que o impacto tem sido seriamente subdimensionado pelos estudos epidemiológicos tradicionais, que levam em consideração apenas a mortalidade associada a determinada condição, ignorando a incapacidade gerada pela doença em si[1].

A melhora nas condições de vida em boa parte dos países em desenvolvimento e industrializados levou a considerável aumento da expectativa de vida. Com o envelhecimento da população observamos, em contrapartida, o crescimento da incidência das doenças neurodegenerativas nos países de médio e alto poder aquisitivo, gerando impacto social e econômico de proporções gigantescas. Nos países mais pobres ou subdesenvolvidos, permanece em alta a incidência das doenças neuroinfecciosas e daquelas causadas pela desnutrição.

O Brasil, enquanto país em desenvolvimento, sofre duplo impacto com as condições neurológicas. Por um lado mantemos alta incidência de doenças neurológicas provocadas por infecções, teoricamente passíveis de prevenção, mas ainda não controladas. E por outro lado, sofremos as consequências do avanço da incidência das doenças neurodegenerativas, associadas com o envelhecimento progressivo da nossa população. Entremeando essas duas situações, observamos o grave impacto, social e econômico, advindo da alta incidência das doenças cerebrovasculares, uma das principais causas de mortalidade no Brasil e, sem dúvida alguma, fonte de alarmante morbidade.

## ▪ A OMS e o impacto global das doenças

A OMS trabalha desde 1990 com metodologias epidemiológicas que medem não apenas o impacto das doenças sobre a mortalidade geral, mas também medem o grau de comprometimento deixado pela doença, quando esta não levou à morte do indivíduo. Sabidamente, a incapacidade gerada pela doença compromete a qualidade de vida nos anos restantes aos seus portadores. Assim, muitos distúrbios neuropsiquiátricos e lesões neurológicas podem causar considerável prejuízo na condição de saúde do indivíduo, mas não diretamente a sua morte. Assim, medidas separadas de sobrevida e estado de saúde precisam ser combinadas para prover uma medida holística e única da situação da saúde de uma população[1].

Para acessar o impacto das doenças, o grupo de estudo da OMS em impacto global das doenças (GBD – *Global Burden Disease Study*) passou a utilizar métricas que mensuram tanto a mortalidade prematura (anos de vida perdidos devidos à mortalidade precoce – YLL: *years of life lost*), como também a incapacidade gerada por aquela situação (anos de vida saudável perdidos como resultado da incapacidade gerada pela doença – YLD: *years of life disability*). A soma desses dois componentes gerou uma medida – anos de vida com incapacidade ou DALYs (*Disability-Adjusted Life Years*), que pretende medir o fluxo de vida saudável e a perdida como resultado da incidência de doenças específicas e de determinadas lesões[1]. Desta forma, *um* DALY pode ser interpretado como *um* ano de vida saudável perdido, e o impacto da doença como uma medida da diferença entre o estado de saúde atual e uma situação ideal em que um indivíduo poderia viver até a idade avançada, livre de doença e de incapacidade.

Os resultados dos estudos realizados pela OMS em 1990 mostraram que as doenças não comunicáveis e as lesões de várias naturezas representavam significante causa de incapacidade e impacto sobre a saúde dos indivíduos ao redor do mundo. Entre estas, despontaram na liderança as doenças neuropsiquiátricas e as lesões neurológicas agudas como causas de anos perdidos de vida saudável. Essas condições eram, até então, subestimadas do ponto de vista epidemiológico, já que eram consideradas apenas do ponto de vista da mortalidade[1].

O estudo inicial da OMS provocou importante mudança nos paradigmas de avaliação do impacto das doenças e lesões. Agências governamentais e não governamentais no mundo inteiro passaram a utilizar esses dados para definir novas políticas estratégicas em saúde publica, alocando e realocando os recursos disponíveis em medidas de prevenção e programas de controle das doenças[2].

Para a avaliação do impacto global das doenças, a OMS determinou o agrupamento das condições neurológicas, que impactam na medida de perda de anos de vida saudável e a sua prevalência, em dois grandes grupos: aquelas de caráter crônico, neuropsiquiátrico; e aquelas secundárias a lesões agudas do sistema nervoso (Tabela 1.1)[2].

| Tabela 1.1 Grupos de distúrbios neurológicos usados para o YLD, DALYs e prevalência ||
|---|---|
| **Doenças neurológicas na categoria neuropsiquiátrica** | **Distúrbios causados por lesões neurológicas** |
| • Epilepsia<br>• Doença de Alzheimer e outras demências<br>• Doença de Parkinson<br>• Esclerose múltipla<br>• Migrânea | • Doenças cerebrovascular<br>• Neuroinfecção<br>• Deficiências nutricionais<br>• Lesão neurológica traumática |

## • Impacto global da doença neurológica

As doenças neurológicas são cada vez mais reconhecidas como causas líderes de incapacidade no mundo. Segundo a OMS, as doenças neurológicas na categoria neuropsiquiátrica contribuíram com 2% do impacto global das doenças, ao passo que a doença cerebrovascular e a neuroinfecção contribuíram com 4,3% de todo impacto das doenças em 2005. O impacto global dos distúrbios neurológicos foi de 6,3% no ano de 2005 e de 6,4 no ano de 2015. Para efeitos comparativos do impacto, a AIDS e as neoplasias contribuíram com cerca de 5%, cada uma, para o impacto global das doenças no mundo inteiro[2].

Segundo estudo recentemente publicado, os distúrbios neurológicos foram a principal causa de perda de anos de vida saudável (DALYs = 276 milhões [IC 95% – 247-308]) e a segunda causa de morte no mundo inteiro (9 milhões). O número absoluto de mortes e de anos perdidos de vida saudável, de todos os distúrbios neurológicos combinados, aumentou globalmente no período entre 1990 e 2016. A mortalidade aumentou em 39% e a perda de anos de vida saudável (DALYs) em 15%. Por outro lado, foi observado decréscimo na mortalidade dos distúrbios neurológicos associados com a meningite, o tétano e as encefalites infecciosas. Os principais distúrbios associados com a perda de anos de vida saudável são: a doença cerebrovascular, que contribuiu com 42% de toda a incapacidade gerada, a migrânea, responsável por 16,3% da incapacidade geral, doença de Alzheimer e demais demências (10,4%) e as meningites (7,9%). De forma geral, a incapacidade foi maior entre os homens do que nas mulheres, mas a migrânea, a esclerose múltipla e a cefaleia tensional foram mais frequentes nas mulheres, e causaram maior impacto nelas do que nos homens[3] (Tabela 1.2).

Estudo epidemiológico sobre o impacto global das doenças no Brasil em 2016 identificou a doença cerebrovascular como a quarta causa de perda de anos de vida (YLL = −5,8: −9,7 a −1,6 ano). A doença de Alzheimer aparece em nono lugar. Quando analisada segundo a medida de anos perdidos de vida saudável, a dor lombar e cervical aparece como causa líder de incapacidade no Brasil. A migrânea aparece como a quarta doença mais incapacitante, seguida pelos distúrbios do humor (depressão e ansiedade) que, de forma esperada, associam-se às duas situações mais prevalentes citadas[4].

O relatório da Assembleia das Nações Unidas (NU) em dezembro de 2017 chamou a atenção para o fato de que os esforços para promover estratégias que visam a redução do impacto das doenças não comunicáveis, incluindo os distúrbios neurológicos, têm sido insuficientes para atingir as metas e os alvos definidos pelas Nações Unidas para o desenvolvimento sustentável até o ano de 2030[5]. A doença neurológica e suas consequências são a causa líder de incapacidade e a segunda causa de mortalidade no mundo inteiro. Assim, estratégias e programas de saúde pública que reduzam o impacto dos distúrbios neurológicos são bem-vindos e contribuirão para o sucesso do desenvolvimento sustentável preconizado pelas NU.

## ▪ Acesso à saúde e ao neurologista

Se, por um lado, observamos o aumento da mortalidade associada às doenças neurológicas e do impacto global gerado por estas, por outro constatamos a estagnação do engajamento das políticas de saúde que promovam o acesso à saúde, incentivem a formação de médicos neurologistas ou garantam a educação médica continuada em neurologia para os médicos da Atenção Primária à Saúde.

Segundo a OMS, a taxa média mundial de neurologistas por 100.000 habitantes é de apenas 0,91. Esse percentual sofre mudanças de acordo com o produto interno bruto dos países e suas condições socioeconômicas. Nos países da Europa Ocidental, a taxa de neurologistas está acima de cinco para cada 100.000 indivíduos. Por outro lado, a África Subsaariana detém a taxa mais baixa do mundo, variando de zero a 0,1 neurologista por 100 mil habitantes, de acordo com o país pesquisado. No Brasil, a taxa varia de acordo com a região estudada, com taxa média oscilando entre um a cinco neurologistas por 100.000 pessoas (Figura 1.1)[6].

Além do acesso restrito à saúde e ao neurologista, observado na maioria dos países, deparamo-nos ainda com a grande dificuldade no financiamento dos programas de linhas de cuidado ao paciente neurológico, de reabilitação e reinserção social. As condições do atendimento neurológico e os recursos para prevenção, diagnóstico e tratamento variam enormemente ao redor do mundo. O acesso tardio aos serviços de saúde, os diagnósticos e intervenções equivocadas, aliados à falta crônica de medicamentos e serviços de reabilitação, levam ao agravamento clínico e ao aumento da morbidade e mortalidade dos pacientes. Esse é o panorama vigente na maioria dos países pobres ou em desenvolvimento.

Tendo em vista as recentes estatísticas mundiais e brasileiras de mortalidade e incapacidade associadas aos distúrbios neurológicos, e as flagrantes dificuldades dos pacientes no acesso ao neurologista e serviços especializados, é fundamental que políticas de saúde na Atenção Primária à Saúde promovam a formação mínima de seus profissionais no atendimento ao indivíduo portador de doença ou sequela neurológica. O envolvimento deste profissional na linha de cuidado neurológico, da prevenção primária à reinserção social do paciente, ajudará a reduzir o impacto alarmante da doença neurológica no Brasil e no mundo.

**Tabela 1.2**

**Mortes, anos de vida perdidos por incapacidade (DALYs), incidência, prevalência por 100.000 pessoas, por categoria de distúrbio neurológico, 1990–2016. Modificado de: GBD 2016 Neurology collaborators[3]**

| | Número absoluto (em milhares) | | Frequência padronizada pela idade (por 100 000 pessoas) | | | | |
|---|---|---|---|---|---|---|---|
| | 2016 | Percentual, 1990–2016 | 2016 | Percentual, 1990–2016 | Homens | Mulheres | Homem/ mulher |
| **Todos os distúrbios neurológicos** | | | | | | | |
| Mortes | 9.039 (8.772 a 9.364) | 39% (34 a 44) | 144 (140 a 149) | −28% (−30 a −26) | 160 (155 a 166) | 129 (124 a 135) | 1,24 (1,20 a 1,29) |
| DALYs | 276.143 (246.544 a 307.994) | 15% (9 a 21) | 3.968 (3.557 a 4.396) | −27% (−31 a −24) | 4.204 (3.855 a 4.575) | 3.755 (3.272 a 4.279) | 1,12 (1,05 a 1,20) |
| **Tétano** | | | | | | | |
| Mortes | 37 (22 a 47) | −89% (−91 a −86) | 1 (0 a 1) | −91% (−93 a −88) | 1 (0 a 1) | 0 (0 a 1) | 1,55 (0,85 a 2,15) |
| DALYs | 2.367 (1.446 a 3.063) | −90% (−93 a −88) | 34 (20 a 43) | −91% (−93 a −89) | 41 (21 a 56) | 26 (16 a 35) | 1,59 (0,93 a 2,25) |
| Incidência | 90 (51 a 121) | −89% (−92 a −86) | 1 (1 a 2) | −91% (−93 a −88) | 2 (1 a 2) | 1 (1 a 1) | 1,72 (0,98 a 2,37) |
| **Meningite** | | | | | | | |
| Mortes | 318 (265 a 409) | −21% (−36 a 9) | 5 (4 a 6) | −36% (−47 a −12) | 5 (4 a 7) | 4 (3 a 6) | 1,25 (0,86 a 1,86) |
| DALYs | 21.866 (18.205 a 28.281) | −28% (−42 a 3) | 306 (254 a 398) | −36% (−48 a −10) | 328 (261 a 428) | 284 (224 a 423) | 1,18 (0,79 a 1,66) |
| Incidência | 2.821 (2.464 a 3.310) | 13% (10 a 16) | 39 (35 a 46) | −4% (−7 a −1) | 42 (36 a 49) | 37 (32 a 44) | 1,12 (1,10 a 1,14) |
| **Encefalite** | | | | | | | |
| Morte | 103 (84 a 138) | −2% (−36 a 70) | 1 (1 a 2) | −27% (−51 a 21) | 2 (1 a 2) | 1 (1 a 2) | 1,19 (0,81 a 1,57) |
| DALYs | 6.704 (5.469 a 8.574) | −15% (−44 a 41) | 93 (76 a 118) | −32% (−54 a 10) | 92 (75 a 124) | 93 (74 a 124) | 0,99 (0,73 a 1,26) |
| Incidência | 6.534 (5.957 a 7.165) | 29% (26 a 33) | 90 (82 a 98) | −5% (−6 a −4) | 82 (75 a 90) | 99 (90 a 109) | 0,83 (0,80 a 0,85) |
| **Doença cerebrovascular** | | | | | | | |
| Morte | 5.528 (5.335 a 5.735) | 28% (22 a 33) | 87 (83 a 90) | −36% (−39 a −34) | 103 (99 a 107) | 72 (69 a 77) | 1·42 (1·35 a 1·50) |
| DALYs | 116.445 (111.385 a 121.407) | 22% (17 a 27) | 1.711 (1.635 a 1.784) | −34% (−37 a −32) | 2.046 (1.961 a 2.126) | 1.408 (1.320 a 1.489) | 1·45 (1·39 a 1·52) |
| Incidência | 13.677 (12.713 a 14.692) | 78% (73 a 83) | 203 (189 a 218) | −8% (−11 a −6) | 231 (215 a 248) | 179 (166 a 192) | 1·29 (1·27 a 1·31) |

Continua...

**Tabela 1.2**

**Mortes, anos de vida perdidos por incapacidade (DALYs), incidência, prevalência por 100.000 pessoas, por categoria de distúrbio neurológico, 1990–2016. Modificado de: GBD 2016 Neurology collaborators[3]**

| | Número absoluto (em milhares) | | Frequência padronizada pela idade (por 100 000 pessoas) | | | | |
|---|---|---|---|---|---|---|---|
| | 2016 | Percentual, 1990–2016 | 2016 | Percentual, 1990–2016 | Homens | Mulheres | Homem/mulher |
| **Doença de Alzheimer e outras demências** | | | | | | | |
| Mortes | 2.382 (2.060 a 2.778) | 148% (140 a 157) | 41 (35 a 48) | 4% (1 a 6) | 37 (32 a 44) | 43 (37 a 49) | 0·88 (0·86 a 0·91) |
| DALYs | 28.764 (24.511 a 33.952) | 121% (115 a 127) | 471 (401 a 556) | 2% (0 a 4) | 439 (373 a 523) | 490 (417 a 576) | 0·90 (0·88 a 0·92) |
| Prevalência | 43.836 (37.756 a 51.028) | 117% (114 a 121) | 712 (614 a 828) | 2% (1 a 2) | 645 (555 a 752) | 757 (652 a 879) | 0,85 (0,85 a 0,86) |
| **Doença de Parkinson** | | | | | | | |
| Mortes | 211 (168 a 265) | 161% (152 a 171) | 3 (3 a 4) | 19% (16 a 23) | 5 (4 a 6) | 3 (2 a 3) | 1,81 (1,74 a 1,89) |
| DALYs | 3.235 (2.564 a 4.013) | 148% (140 a 156) | 51 (41 a 63) | 22% (18 a 26) | 67 (53 a 83) | 39 (31 a 49) | 1,70 (1,63 a 1,76) |
| Prevalência | 6.063 (4.971 a 7.325) | 145% (138 a 152) | 94 (77 a 114) | 22% (18 a 25) | 112 (92 a 135) | 80 (65 a 97) | 1,40 (1,·36 a 1,43) |
| **Epilepsia** | | | | | | | |
| Mortes | 126 (119 a 136) | 9% (−3 a 30) | 2 (2 a 2) | −24% (−32 a −11) | 2 (2 a 2) | 1 (1 a 2) | 1,50 (1,37 a 1,68) |
| DALYs | 13.492 (11.015 a 16.503) | 9% (−3 a 24) | 183 (149 a 223) | −19% (−28 a −9) | 201 (167 a 241) | 164 (131 a 204) | 1,23 (1,16 a 1,31) |
| Prevalência | 23.962 (20.402 a 27.737) | 48% (34 a 63) | 327 (278 a 378) | 6% (−4 a 17) | 334 (286 a 387) | 320 (272 a 372) | 1,04 (1,02 a 1,06) |
| **Esclerose múltipla** | | | | | | | |
| Mortes | 19 (17 a 21) | 61% (19 a 74) | 0 (0 a 0) | −12% (−35 a −5) | 0 (0 a 0) | 0 (0 a 0) | 0,74 (0,63 a 0,91) |
| DALYs | 1.151 (969 a 1.346) | 66% (45 a 75) | 16 (13 a 18) | −4% (−16 a 1) | 12 (10 a 14) | 19 (16 a 23) | 0,60 (0,54 a 0,67) |
| Prevalência | 2.221 (2.034 a 2.437) | 88% (85 a 90) | 30 (28 a 33) | 10% (9 a 12) | 19 (18 a 21) | 41 (37 a 45) | 0,48 (0,46 a 0,49) |
| **Migrânea** | | | | | | | |
| DALYs | 45.122 (29.046 a 62.827) | 51% (50 a 53) | 599 (386 a 833) | 0% (−1 a 0) | 422 (274 a 587) | 778 (500 a 1.084) | 0,54 (0,53 a 0,56) |
| Prevalência | 1.044.771 (999.535 a 1.087.969) | 48% (47 a 49) | 13.847 (13.255 a 14.418) | −2% (−2 a −2) | 9.356 (8.962 a 9.753) | 18.408 (17.623 a 19.194) | 0,51 (0,50 a 0,51) |

Continua...

**Tabela 1.2**
Mortes, anos de vida perdidos por incapacidade (DALYs), incidência, prevalência por 100.000 pessoas, por categoria de distúrbio neurológico, 1990–2016. Modificado de: GBD 2016 Neurology collaborators[3]

| | Número absoluto (em milhares) | | Frequência padronizada pela idade (por 100 000 pessoas) | | | | |
| --- | --- | --- | --- | --- | --- | --- | --- |
| | 2016 | Percentual, 1990–2016 | 2016 | Percentual, 1990–2016 | Homens | Mulheres | Homem/ mulher |
| **Cefaleia tensional** | | | | | | | |
| DALYs | 7.195 (4.615 a 10.500) | 53% (47 a 58) | 96 (62 a 140) | 0% (−3 a 2) | 77 (50 a 113) | 115 (74 a 167) | 0,68 (0,67 a 0,68) |
| Prevalência | 1.890.670 (1.707.786 a 2.097.762) | 37% (35 a 39) | 25.130 (22.741 a 27.895) | −7% (−8 a −7) | 20.369 (18.312 a 22.765) | 29.962 (27.231 a 33.041) | 0,68 (0,67 a 0,69) |
| **Doenças do neurônio motor** | | | | | | | |
| Mortes | 34 (33 a 35) | 94% (80 a 102) | 1 (0 a 1) | 8% (0 a 12) | 1 (1 a 1) | 0 (0 a 0) | 1,46 (1,36 a 1,54) |
| DALYs | 926 (882 a 962) | 59% (45 a 72) | 13 (13 a 14) | −2% (−9 a 3) | 16 (15 a 16) | 11 (10 a 11) | 1,47 (1,36 a 1,54) |
| Prevalência | 331 (300 a 367) | 67% (62 a 72) | 5 (4 a 5) | 5% (3 a 6) | 5 (5 a 6) | 4 (4 a 5) | 1,25 (1,23 a 1,28) |
| **Tumores cerebrais** | | | | | | | |
| Mortes | 227 (205 a 241) | 64% (54 a 82) | 3 (3 a 3) | −2% (−8 a 8) | 4 (3 a 4) | 3 (2 a 3) | 1,41 (1,21 a 1,65) |
| DALYs | 7.660 (6.923 a 8.280) | 36% (26 a 55) | 105 (95 a 113) | −10% (−16 a 3) | 122 (106 a 135) | 88 (77 a 97) | 1,39 (1,18 a 1,64) |
| Prevalência | 781 (693 a 818) | 97% (84 a 115) | 11 (10 a 12) | 25% (17 a 34) | 12 (10 a 13) | 10 (9 a 11) | 1,14 (0,98 a 1,31) |
| **Traumatismo cranioencefálico** | | | | | | | |
| DALYs | 8.000 (5.856 a 10.108) | 77% (17 a 157) | 111 (82 a 141) | 9% (8 a 9) | 141 (104 a 180) | 82 (61 a 101) | 1,76 (1,16 a 2,58) |
| Incidência | 27.082 (24.302 a 30.299) | 47% (44 a 51) | 369 (331 a 412) | 4% (2 a 5) | 471 (427 a 520) | 264 (232 a 301) | 1,79 (1,70 a 1,88) |
| **Traumatismo raquimedular** | | | | | | | |
| DALYs | 9.522 (6.700 a 12.449) | 40% (36 a 44) | 130 (90 a 170) | −10% (−13 a −7) | 145 (100 a 188) | 113 (80 a 146) | 1,29 (1,11 a 1,48) |
| Incidência | 935 (781 a 1.155) | 39% (33 a 49) | 13 (11 a 16) | −4% (−7 a 14) | 15 (12 a 18) | 11 (9 a 14) | 1,37 (1,27 a 1,47) |
| **Outros distúrbios neurológicos** | | | | | | | |
| Mortes | 53 (51 a 55) | 66% (51 a 78) | 1 (1 a 1) | 1% (−5 a 5) | 1 (1 a 1) | 1 (1 a 1) | 1,42 (1,29 a 1,54) |
| DALYs | 3.695 (3.114 a 4.353) | 54% (39 a 68) | 51 (43 a 60) | 11% (2 a 20) | 55 (47 a 64) | 46 (38 a 55) | 1,21 (1,13 a 1,31) |

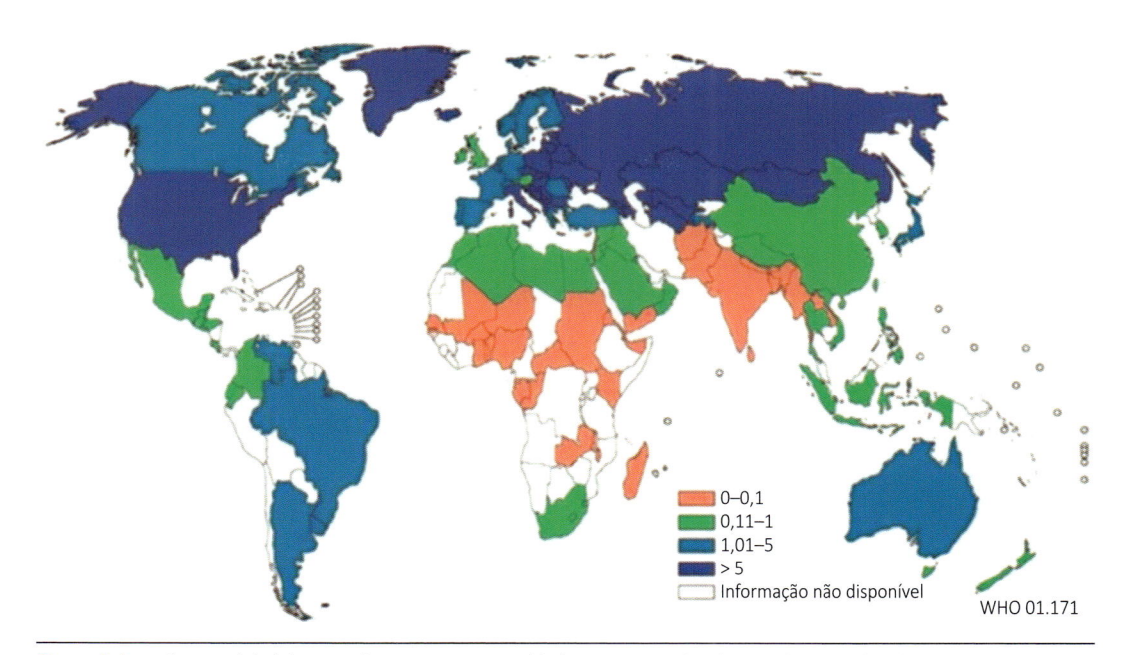

Figura 1.1 – Número global de neurologistas por 100 mil habitantes ao redor do mundo. Modificado de Janca e colaboradores, 2006[6].

## REFERÊNCIAS BIBLIOGRÁFICAS

1. Murray CJL, Lopez AD, eds. The global burden of disease: a comprehensive assessment of mortality and disability from diseases, injuries and risk factors in 1990 and projected to 2020. Cambridge, MA, Harvard School of Public Health on behalf of the World Health Organization and the World Bank, 1996 (Global Burden of Disease and Injury Series, Vol. I).
2. Global burden of neurological disorders: estimates and projections. Neurological disorders: public health challenges. World Health Organization; 2006. p. 27-54. ISBN 92 4 156336 2.
3. GBD 2016 Neurology collaborators. Global, regional, and national burden of neurological disorders, 1990-2016: a systematic analysis for the Global Burden of Disease Study. Lancet Neurology. 2019. DOI: https://doi.org/10.1016/S1474-4422(18)30499-X.
4. United Nations General Assembly. Progress on the prevention and control of non-communicable diseases. Report of the Secretary-General. Disponível em: <https://ncdalliance.org/sites/default/files/resource_files/UNSG%20Report%20on%20NCDs%20December%202017%20A.72.662%20SG%20report.pdf>. Acessado em: 13 mar. 2019.
5. GBD Brazil collaborators. Burden of disease in Brazil, 1990-2016: a systematic subnational analysis for the global Burden of Disease Study 2016. Nature. 2018;392(10149):760-775.
6. Janca A, Aarli JA, Prilipko L, Dua T, Saxena S, Saraceno B. WHO/WFN survey of neurological services: a worldwide perspective. J Neurol Sciences. 2006;247(1):29-34.

# 2

# Abordagem das Cefaleias na Atenção Primária à Saúde

Aline Turbino Neves Martins da Costa • Mariela Zaros Galana
José Carlos Arrojo Júnior • Martim Elviro de Medeiros Junior

## ▪ Introdução

As cefaleias podem ser definidas de uma maneira geral por dores de variável intensidade, localizadas ou difusas (hemicraniana, holocraniana) na região da cabeça. É o sintoma mais frequente na prática clínica e representa a desordem neurológica mais prevalente, sendo estimado que mais de 90% das pessoas irão referir história de cefaleia em algum momento durante a vida. Apesar de afetarem pessoas em qualquer idade, seu principal impacto social ocorre em adultos jovens, visto que a cefaleia pode atingir grande proporção e acabar indo além da dor propriamente dita, resultando em incapacidade.

É possível classificar as cefaleias em primárias e secundárias, sendo as primárias responsáveis por 90% de todos os tipos. As cefaleias primárias costumam se manifestar na adolescência e no início da vida adulta e tendem a ter padrões de aparecimento. Dentre elas, a cefaleia tensional, a migrânea e as cefaleias trigeminoautonômicas merecem menção e análise por serem os tipos mais comuns, sendo abordadas com mais profundidade nesse capítulo. Elas podem ser diferenciadas entre si de acordo com a gravidade, localização, frequência dos sintomas e grau de interferência nas atividades de vida diária.

## ▪ Importância da abordagem na Atenção Primária à Saúde

A cefaleia é uma questão de saúde pública, por estar entre as causas mais comuns de atendimento na prática clínica da Atenção Primária à Saúde (APS) e, também, nos ambulatórios especializados. Além disso, ela possui potencial de cronificação e pode causar incapacidade social e funcional.

Pessoas que possuem quadro de cefaleia crônica estão mais expostas à automedicação e ao excesso de utilização de serviços de cuidado fragmentado, como pronto-atendimentos, o que, *per se*, já aumenta consideravelmente a possibilidade de medidas iatrogênicas e exposição desnecessária a exames de imagem ou, até mesmo, a outros procedimentos invasivos.

A maioria dos diagnósticos de cefaleia pode ser feita com história clínica e, no contexto do Sistema Único de Saúde (SUS) no Brasil, grande parte do manejo deve ser realizada dentro da APS, o principal nível de atenção que tem possibilidade de abordagem ampliada e resolutiva, utilizando o vínculo estabelecido com os profissionais e a equipe, bem como o Método Clínico Centrado na Pessoa (Figura 2.1).

As habilidades de comunicação do profissional da APS também devem ser exercitadas pois, apesar de a APS ser porta de entrada para o cuidado em saúde, em muitos casos as pessoas que procu-

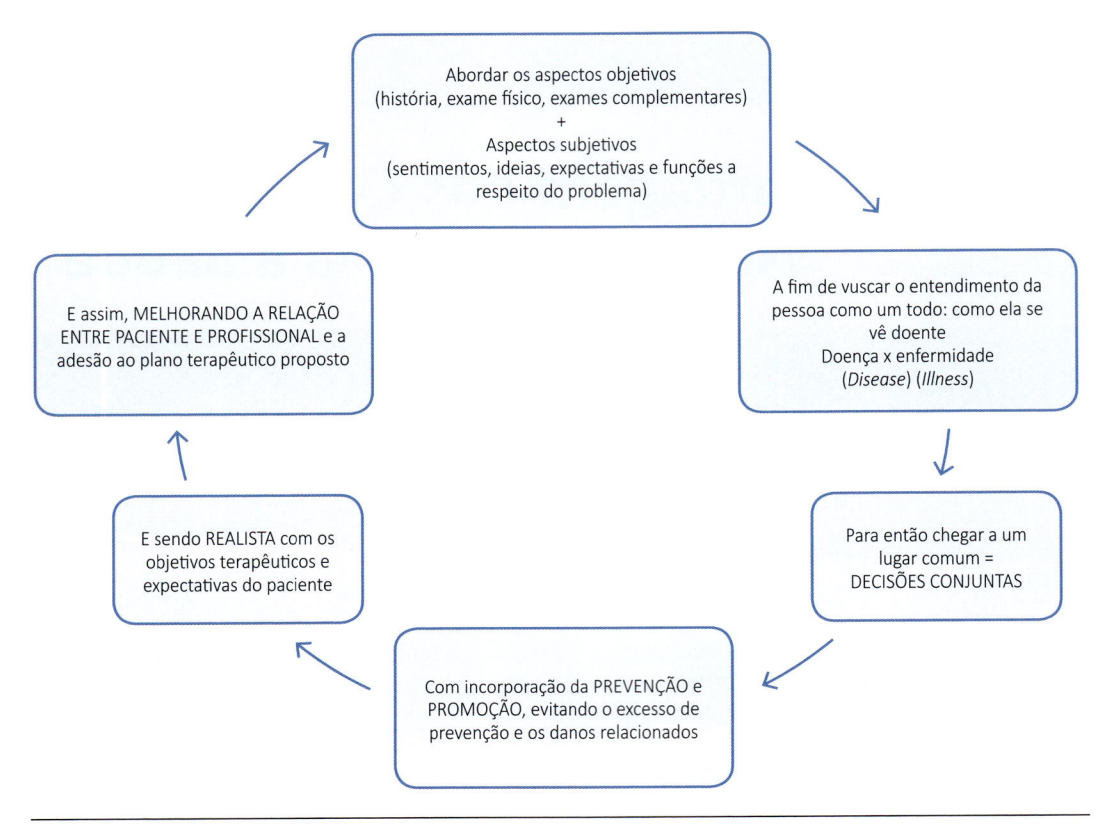

**Figura 2.1** – Método clínico centrado na pessoa.

ram as unidades básicas de saúde já podem ter passado por experiências não adequadas no cuidado ao longo da Rede de Atenção à Saúde (RAS), tendo sido, por exemplo, medicadas ao extremo, ou ainda por acreditarem que a resolução dos quadros que as acometem depende apenas de drogas mais avançadas ou exames de imagem, colocando em descrédito a abordagem mais pormenorizada e individualizada do caso. Deve-se sempre lembrar que o contexto social, cultural, familiar e comunitário que envolve a pessoa que cuidamos tem grande potencial interveniente em patologias como a cefaleia e que, em muitos casos, pode identificar gatilhos importantes para alguns de seus tipos.

De maneira geral e com a Relação Nacional de Medicamentos, bem como com a Relação Municipal de Medicamentos (esta difere de município para município brasileiro), podem ser ofertados cuidados adequados para a maior parte das pessoas que chegam à APS queixando-se de cefaleia. Além dos medicamentos disponíveis, a oferta de práticas integrativas e complementares para a amenização de dor e de outros fatores relacionados à patologia em questão pode ser também um grande diferencial na resolutividade e abordagem em toda sua complexidade. Da mesma forma, podemos lançar mão do trabalho multiprofissional e da construção de um Projeto Terapêutico Singular (PTS) para casos de maior dificuldade de manejo.

Os casos que exigem maior densidade tecnológica para diagnóstico e/ou de tratamento específicos podem ser encaminhados para neurologistas ou ambulatórios especializados em cefaleia, de acordo com a disponibilidade na RAS. Nesse caso, é de suma importância que o profissional da APS envie relatório de referência com as características, não somente da cefaleia em si, mas de todas as terapêuticas e recursos empregados e pactuados, de maneira a possibilitar a melhor utilização de recursos mais centralizados e escassos. O encaminhamento da pessoa com cefaleia ao especialista focal não exime o profissional da APS de continuar seguindo o indivíduo em sua prática cotidiana, reforçando, portanto, o papel de coordenação do cuidado e da assistência longitudinal como atributos essenciais da APS.

## ▪ Cefaleias primárias

## Cefaleia tensional

### Epidemiologia

Dentre as cefaleias primárias, a cefaleia tensional é a causa mais frequente de cefaleia, responsável por 40% dos casos. Ela ocorre com igual prevalência nos gêneros e caracteriza-se por uma cefalalgia mais branda, raramente levando o indivíduo a procurar um médico por esse motivo.

### Etiopatogenia

Os exatos mecanismos fisiopatológicos ainda não são bem compreendidos. Na cefaleia tensional do tipo episódica frequente e infrequente, os mecanismos de dor periférica aparentam estar presentes, ao passo que os mecanismos centrais da dor parecem desempenhar um papel mais forte na cefaleia tensional crônica. O aumento da sensibilidade pericraniana (muscular) parece desempenhar importância na fisiopatologia, exacerbando-se durante as crises.

### Quadro clínico e diagnóstico

O sinal clássico da cefaleia tensional é a dor bilateral, de leve a moderada intensidade, em aperto ou pressão, que pode ocorrer em qualquer lugar entre o pescoço e a cabeça e que não interfere ou pode interferir em pequeno grau nas atividades de vida diária do paciente. Possui associação com níveis de estresse e é aliviada com anti-inflamatórios não esteroides (AINEs) ou analgésicos simples (paracetamol ou dipirona).

Os critérios diagnósticos pela *International Classification of Headache Disorders* (ICDH-III) dividem a cefaleia tensional nos tipos episódica infrequente, episódica frequente e crônica (Tabela 2.1).

### Tratamento

### Tratamento da fase aguda

O tratamento agudo para cefaleia tensional abrange desde terapias não farmacológicas até o uso de analgésicos simples (AINEs, paracetamol e AAS) ou combinados. Tais medicamentos são de fácil acesso (geralmente estão na relação de medicamentos disponibilizados pelo SUS) e usualmente são usados sem orientação médica. Desse modo, o manejo ideal propõe o uso limitado das medicações agudas para evitar o uso excessivo de medicamentos.

A efetividade da terapia aguda para a cefaleia tensional pode ser comprovada na presença de dois ou mais dos seguintes objetivos:

1. alívio completo da dor e o paciente encontra-se funcionalmente normal em 2 horas após a medicação;
2. tratamento bem-sucedido em mais de 75% das vezes, com o paciente capaz de fazer suas atividades diárias sem limitação pela dor;
3. paciente deve estar confortável com os eventuais efeitos colaterais da medicação.

A terapia inicial geralmente é feita com AINEs, por apresentarem boa efetividade (nível 1A) e serem menos propensos a causar cefaleia por uso excessivo de medicamentos, quando comparados com paracetamol e codeína[7] (nível 2C). Não se recomenda o uso inicial de analgésicos combinados com codeína ou barbitúricos (nível 1C), pela maior propensão de desencadear cefaleia por UEM,

**Tabela 2.1**
**Critérios diagnósticos da cefaleia tensional**

| Episódica infrequente | Episódica frequente | Crônica |
|---|---|---|
| A. Pelo menos 10 episódios de dor de cabeça ocorrendo em < 1 dia/mês em média (< 12 dias/ano) e cumprindo critérios B a D<br>B. Com duração de 30 minutos a 7 dias<br>C. Pelo menos duas das seguintes características:<br>  1. Localização bilateral<br>  2. Qualidade: pressão ou em aperto (não pulsante)<br>  3. Intensidade: leve a moderada<br>  4. Não agravada pela atividade física de rotina, como caminhar ou subir escadas<br>D. Ambos os seguintes:<br>  1. Sem náusea ou vômito<br>  2. Não mais do que um, entre fotofobia ou fonofobia | A. Pelo menos 10 episódios de dor de cabeça ocorridos em 1-14 dias/mês em média por > 3 meses (12 e < 180 dias/ano) e cumprindo os critérios B a D<br>B. Com duração de 30 minutos a 7 dias<br>C. Pelo menos duas das seguintes características:<br>  1. Localização bilateral<br>  2. Qualidade: pressão ou em aperto (não pulsante)<br>  3. Intensidade: leve a moderada<br>  4. Não agravada pela atividade física de rotina, como caminhar ou subir escadas<br>D. Ambos os seguintes:<br>  1. Sem náusea ou vômito<br>  2. Não mais do que um, entre fotofobia ou fonofobia | A. Dor de cabeça ocorrendo em média 15 dias/mês por > 3 meses (180 dias/ano), preenchendo os critérios B a D<br>B. Duração de horas a dias, ou incessante<br>C. Pelo menos duas das seguintes características:<br>  1. Localização bilateral<br>  2. Qualidade: pressão ou em aperto (não pulsante)<br>  3. Intensidade: leve a moderada<br>  4. Não agravada pela atividade física de rotina, como caminhar ou subir escadas<br>D. Ambos os seguintes:<br>  1. Não mais do que um, entre fotofobia, fonofobia e náusea leve<br>  2. Sem náusea moderada ou grave, nem vômitos |

**Associada a tensão pericraniana:**
Aumento da sensibilidade pericraniana à palpação manual

pelo elevado risco de transformação de cefaleia episódica para cefaleia crônica e pelo potencial de desenvolver tolerância, dependência e/ou toxicidade[8,9].

Outras intervenções agudas podem ser feitas, como a combinação de analgésicos com cafeína (usar de forma limitada a fim de evitar a cefaleia por uso excessivo de medicações), relaxantes musculares e as terapias não farmacológicas como massagem, calor local e acupuntura, essa prevista no SUS a partir da Política Nacional de Práticas Integrativas e Complementares. Dentre essas, apenas a combinação de analgésicos com cafeína mostrou dados que estatisticamente comprovam o benefício e maior efetividade no tratamento da cefaleia tensional, quando comparados a analgésicos simples isolados, nos casos refratários[10,11] (nível 2A).

## Tratamento profilático

Embora a cefaleia tensional seja a mais prevalente, há pouca incapacidade social ou funcional associada a ela. Entretanto, a profilaxia está indicada nas cefaleias episódicas frequentes e crônicas, a fim de reduzir a frequência dos ataques, melhorar a resposta ao tratamento agudo e prevenir incapacidades, principalmente quando associadas a migrânea ou a distúrbios de humor, como ansiedade e depressão[12,13].

A medicação de escolha é feita com antidepressivos tricíclicos, sendo a amitriptilina a de primeira escolha por reduzir a frequência e intensidade das crises[14] (nível 2A) (Tabela 2.2). Recomenda-se iniciar em baixas doses com aumento gradativo a cada 2 semanas, até a dose terapêutica ou dose máxima tolerada. Algum benefício é esperado após 6 semanas de uso e, uma vez atingida a dose terapêutica, recomenda-se a manutenção por mais 3 a 6 meses. Pelo risco aumentado de causar efeitos adversos sobre a condução cardíaca e arritmias, um eletrocardiograma basal é recomendado para maiores de 40 anos antes do início da terapia. Os tricíclicos devem ser usados com cautela em obesos e comorbidades como transtorno de humor bipolar ou defeitos na condução cardíaca[14,15].

A clomipramina, também antidepressivo tricíclico, é relatada como superior ao placebo no tratamento da cefaleia tensional crônica, e a mirtazapina (antagonista do receptor de serotonina e noradrenalina) se mostrou tão eficaz quanto a amitriptilina em poucos estudos, com a vantagem de ser tolerada em doses necessárias para tratamento de depressão em pacientes com essa comorbidade e que não responderam à amitriptilina[12,16] (nível 2C). A venlafaxina foi avaliada em pequenos estudos, tendo apresentado redução estatisticamente significativa na frequência da cefaleia, porém sua evidência no uso profilático carece de maiores estudos confirmatórios[17] (nível 2B).

Com relação às outras terapias farmacológicas, as injeções de lidocaína em pontos de gatilho da dor ainda carecem de mais estudos para comprovação do benefício, e o uso da toxina botulínica não apresentou resultado estatisticamente significante no tratamento profilático da cefaleia tensional[18].

As medidas comportamentais, por sua vez, são recomendadas por diversas diretrizes para todos os pacientes com cefaleia tensional, mesmo sua evidência sendo contraditória e esparsa. Tais medidas incluem a prática de exercícios, higiene do sono, alimentação balanceada, terapia cognitivo-comportamental e técnicas de relaxamento, com o objetivo de aumentar o reconhecimento dos gatilhos da dor por parte dos pacientes e, com isso, melhorar as crises por mecanismos de autoadaptação a processos fisiológicos e inconscientes. No caso desses quadros frequentes e crônicos, ressalta-se o efeito benéfico das práticas integrativas e complementares descritas acima e da abordagem causal ampliada, inclusive com apoio de outros colegas da equipe multiprofissional do Núcleo Ampliado de Saúde da Família (NASF), se disponível[19].

| Tabela 2.2<br>Medicações na cefaleia tensional | | |
|---|---|---|
| *Medicações na cefaleia tensional* | *Dose* | *Observações* |
| **Agudo** | | |
| • Ibuprofeno*<br>• Naproxeno*<br>• AAS*<br>• Acetaminofeno (Paracetamol)*<br>**Combinados**<br>• Paracetamol + AAS + Cafeína | 400 mg<br>220-550 mg<br>500-1000 mg<br>1000 mg<br><br>500 – 500 – 130 mg | Paracetamol é provavelmente menos efetivo, mas para gestantes é a recomendação inicial<br><br>Sugerido em pacientes com falha na monoterapia.<br>Mais efeitos colaterais como tontura e desconforto gástrico |
| **Profilático** | | |
| • Amitriptilina | 12,5 a 100 mg (aumento de 12,5 mg a cada 2 semanas) | Cautela em: obesos, transtorno bipolar ou defeitos na condução cardíaca |
| • Mirtazapina<br>• Venlafaxina<br>• Clomipramina | 30 mg<br>150 mg<br>75-150 mg | |

*Disponível na RENAME (Relação Nacional de Medicamentos);

## Migrânea

## Epidemiologia

A migrânea é responsável por 18% das cefaleias primárias, sendo a segunda mais frequente. Apesar disso, representa a cefaleia mais comum na prática clínica, considerando que as cefaleias tensionais raramente levam o paciente a procurar um médico. A migrânea é mais comum em mulheres, o que provavelmente se justifica pelos níveis de estrogênio, visto que sua incidência nessa popu-lação aumenta após a menarca. O descenso do estrogênio durante a menstruação é um importante gatilho para migrânea e, levando-se em consideração o ciclo de variação dessa classe hormonal, constata-se que a migrânea tende a diminuir durante o segundo e terceiro trimestre de gestação, quando os níveis de estrogênio aumentam, da mesma forma que se observa melhora da migrânea com o início da menopausa.

Estudos genéticos demonstram a complexidade da migrânea devido a múltiplas mutações e variações, sendo digno de nota o fato de que aproximadamente 50% das pessoas com migrânea têm um parente de primeiro grau com a mesma condição.

## Etiopatogenia

Os mecanismos fisiopatológicos envolvidos na migrânea são vários e englobam a predisposição genética, os distúrbios no metabolismo energético, a depressão alastrante, a ativação do sistema trigeminovascular, a inflamação neurogênica e a vasodilatação associada ao óxido nítrico e à sero-tonina.

A depressão alastrante (DA) se refere ao fenômeno de depressão da atividade elétrica que se propaga pelo córtex na vigência de algum estímulo e é a justificativa mais próxima para a presença da aura nas crises de migrânea. A DA também está envolvida na ativação do sistema trigeminovascu-lar, o qual possui fibras simpáticas, parassimpáticas e sensitivas trigeminais amielínicas do tipo C, as quais, aos liberarem neurotransmissores associados à inflamação neurogênica, servem de substrato para o desenvolvimento de crise de migrânea.

## Quadro clínico e diagnóstico

Os sinais clássicos da migrânea são a dor unilateral de forte intensidade, do tipo pulsátil, aguda (4 a 72 horas), que interfere gravemente nas atividades de vida diária, associada a fotofobia, fonofo-bia e náuseas ou vômitos. A migrânea pode ser desencadeada por alguns fatores, como mudanças na temperatura, privação de sono e certos tipos de comida e bebida. A dor pode piorar com a ativi-dade física, o período menstrual, estresse e ansiedade, entre outros. Assim sendo, o profissional da APS tem posição privilegiada para identificar tais fatores, pois a proximidade com o ambiente fami-liar e comunitário, além do vínculo com o próprio indivíduo, pode fazer a diferença na abordagem desses gatilhos.

A maioria dos pacientes apresenta pródromos, que são sintomas premonitórios que ocorrem em horas a dias antes da migrânea, caracterizados por alteração do estado mental (depressão, sono-lência, fraqueza ou euforia), alterações neurológicas (hipersonolência, bocejos), e outras alterações, incluindo sintomas gastrointestinais e hiperfagia. É importante não confundir a manifestação do pródromo com a aura, a qual acomete 15 a 20% dos pacientes e é caracterizada por alterações neu-rológicas, principalmente sintomas visuais (manchas, escotomas, *flashes* de luz ou perda da visão), sendo também descritas alterações sensitivas, da fala e da memória.

Pacientes com aura possuem risco aumentado de apresentar comorbidades com doenças psi-quiátricas, sendo quatro a sete vezes mais comuns em pacientes com aura, quando comparados com os que apresentam migrânea sem aura. Esse dado mostra a importância de uma boa história clínica que investigue depressão e distúrbios de ansiedade em pacientes com migrânea.

A migrânea crônica, por sua vez, é caracterizada pela presença de cefaleia migranosa por mais de 15 dias no mês, durante pelo menos 3 meses. Ao atender o paciente com cefaleia crônica, é ne-cessário reconhecer o padrão de aparecimento a fim de separar os indivíduos que já possuíam uma cefaleia primária de base (geralmente migrânea, mas não exclusivamente), daqueles que iniciaram uma cefaleia súbita que assumiu caráter persistente. O primeiro grupo de indivíduos pode ser classi-ficado como a migrânea crônica, visto que as crises cresceram em intensidade e frequência ao longo dos anos até atingir o padrão de migrânea crônica. O segundo grupo de indivíduos se encaixa na chamada "nova cefaleia persistente diária", sendo incluído nesse padrão um conjunto de cefaleias de causas graves e secundárias, como as cefaleias em "trovoada" (hemorragia subaracnoide, trombose do seio venoso cerebral, dissecção da artéria carótida ou vertebral, encefalopatia hipertensiva, entre outras), embora na maioria das vezes não exista uma causa subjacente.

Durante a história clinica, questionamentos sobre os hábitos de vida (sedentarismo, apneia do sono ou eventos significativos da vida), comorbidades (ansiedade ou depressão) e atitudes individuais frente às crises de cefaleia (uso excessivo de analgésicos ou cafeína) geralmente são indícios de uma cefaleia episódica que evoluiu para um padrão crônico e em muitos casos a migrânea crônica se torna o provável diagnóstico.

Os critérios diagnósticos pela *International Classification of Headache Disorders* (ICDH-III) dividem a migrânea nos tipos sem aura, com aura e crônica (Tabela 2.3). A divisão das principais auras pode ser vista na Tabela 2.4.

| Tabela 2.3<br>Critérios diagnósticos da migrânea | | |
| --- | --- | --- |
| *Migrânea sem aura* | *Migrânea com aura* | *Migrânea crônica* |
| A. Pelo menos cinco ataques preenchendo os critérios B a D<br>B. Duração de 4 a 72 horas (quando sem tratamento ou tratamento sem sucesso)<br>C. A cefaleia tem pelo menos duas das seguintes características:<br>1. Localização unilateral<br>2. Qualidade: pulsante ou latejante<br>3. Intensidade da dor moderada a grave<br>4. Agravação ou evitação da rotina de atividade física, como por exemplo caminhar ou subir escadas<br>D. Durante a dor de cabeça, pelo menos um dos seguintes:<br>1. Náusea ou vômito<br>2. Fotofobia ou fonofobia | A. Pelo menos dois ataques preenchendo os critérios B e C<br>B. Uma ou mais das seguintes auras totalmente reversíveis:<br>1. Visual<br>2. Sensorial<br>3. Fala ou linguagem<br>4. Motora<br>5. Tronco cerebral<br>6. Retina<br>C. Pelo menos três das seis características seguintes:<br>1. Pelo menos um sintoma de aura com duração maior ou igual a 5 minutos<br>2. Dois ou mais sintomas da aura ocorrem em sucessão<br>3. Cada sintoma de aura individual dura de 5 a 60 minutos<br>4. Pelo menos um sintoma de aura é unilateral<br>5. Pelo menos um sintoma de aura é positivo (pontos brilhantes)<br>6. A aura é acompanhada por dor de cabeça ou esta ocorre em até 60 minutos | A. Dor de cabeça tipo migrânea em 15 dias por mês durante > 3 meses e cumprindo os critérios B e C<br>B. Ocorrendo em um paciente que já teve pelo menos cinco ataques preenchendo os critérios de migrânea sem aura ou com aura<br>C. Em 8 dias por mês por > 3 meses, cumprindo pelo menos um dos seguintes:<br>1. Critérios C e D para migrânea sem aura<br>2. Critérios B e C para migrânea com aura<br>3. Aliviada por uso de um triptano ou derivado do ergot |

## Tratamento

No início do manejo da migrânea é necessário atentar-se aos fatores desencadeantes das crises e ao estilo de vida individual. Com o auxílio de um diário de cefaleia torna-se possível identificar com mais clareza a frequência e a intensidade da cefaleia, os gatilhos associados e as medicações usadas. Além disso, a orientação ao paciente é fundamental para que ele entenda as bases de sua doença e se motive na construção do autocuidado de maneira pactuada com o profissional assistente. Desse

| Tabela 2.4 Diferenciação das auras | | |
| --- | --- | --- |
| *Auras típicas* | *Aura de tronco cerebral* | *Migrânea hemiplégica* |
| Preenchem os critérios de migrânea com aura e apresentam ambos os seguintes:<br>1. Auras visual, sensorial ou de fala, totalmente reversíveis<br>2. Sem sintomas motores, de tronco cerebral ou da retina<br>Visual:<br>• Tipo mais comum (90%)<br>• Relatada como uma imagem em **ziguezague** ao redor de um ponto de fixação que se espalha para a esquerda ou direita e assume a forma de um convexo com borda brilhante e angulada<br>• Também podem ocorrer escotomas, sem efeitos positivos (brilhantes)<br>Sensorial:<br>• Segunda mais comum<br>• Relatada como sensação de alfinetes e agulhas se espalhando da região inicial da dor até afetar uma parte do corpo, face ou língua<br>• Sonolência geralmente é relatada ao acordar, mas também pode ser o único sintoma<br>Fala:<br>• Menos frequente, geralmente afasia | Preenche os critérios de migrânea com aura e apresenta ambos os seguintes:<br>1. Pelo menos duas das seguintes auras totalmente reversíveis:<br>a. Disartria<br>b. Vertigem<br>c. Zumbido<br>d. Hipoacusia<br>e. Diplopia<br>f. Ataxia não atribuível a déficit sensorial<br>g. Diminuição do nível de consciência (ECG < 13)<br>2. Ausência de sintomas motores ou retinianos | Preenche os critérios de migrânea com aura e apresenta ambos os seguintes:<br>1. Aura acompanhada de fraqueza motora totalmente reversível<br>2. Sintomas visuais, sensoriais ou de fala totalmente reversíveis |

modo, o indivíduo pode expor suas limitações à proposta terapêutica clássica e o terapeuta pode adequá-la em conjunto propiciando maior adesão ao tratamento agudo e profilático.

O objetivo é conseguir dar autonomia para que a pessoa com migrânea desenvolva estratégias que melhorem sua qualidade de vida, como adaptar, dentro do possível, seus hábitos alimentares, praticar a higiene do sono, além de praticar técnicas de relaxamento. A terapia cognitivo-comportamental em alguns casos também pode ser muito efetiva, a depender do gatilho. Na presença de comorbidades que podem agravar as crises (depressão, ansiedade, fibromialgia, apneia obstrutiva do sono) ou na presença de uso excessivo de medicamentos (incluindo uso excessivo de cafeína), o manejo específico dessas condições torna-se necessário para maximizar os efeitos de qualquer tratamento que venha a ser realizado para migrânea.

## Tratamento da fase aguda

O tratamento medicamentoso agudo para migrânea abrange desde o uso de analgésicos simples, anti-inflamatórios não esteroides (AINE), até o uso da classe dos triptanos e antieméticos. Menos comumente utilizados, porém não contraindicados, os derivados da ergotamina podem ser usados com cautela e em casos escolhidos, por apresentarem mais efeitos colaterais graves associados a sua ação vasoconstritora. Melhores resultados são vistos quando os medicamentos abortivos para dor são administrados no início da crise de migrânea. Opioides e barbitúricos não devem ser usados para tratamento agudo, visto que podem contribuir para o desenvolvimento de migrânea crônica, além de interferirem com a eficácia da medicação preventiva, quando esta é indicada[20,21] (nível 1A).

## • Crises de dor leve a moderada

Para crises leves a moderadas, a primeira linha de tratamento pode ser feita com analgésicos simples ou combinados (nível 2C). Nas crises com náuseas e vômitos deve ser associado antiemético (Metoclopramida 10 a 20 mg) o qual, além de aliviar os sintomas de náuseas, também possui efeito analgésico e age sobre a gastroparesia, aumentando a absorção medicamentosa[21] (nível 2A).

## • Crises de dor de forte intensidade

Para as crises graves, em que o uso de analgésicos simples ou combinados não controla a dor, o uso dos triptanos orais ou injetáveis pode ser preferencial, com administração nos primeiros 40 minutos de início da crise para uma boa eficácia[22] (nível 1A). Para os pacientes com náuseas e vômitos consideráveis durante as crises, faz-se necessário avaliar a via de administração não oral (nasal, subcutâneo). Apesar de pouca evidência de que os triptanos sejam fatores de risco para eventos cardiovasculares, seu uso não está indicado nos casos de migrânea hemiplégica, migrânea basilar, acidente vascular cerebral isquêmico, infarto agudo do miocárdio e hipertensão não controlada[23] (nível 3A).

Quando as crises possuem caráter variável, ora de leve intensidade, ora de forte intensidade com náuseas e vômitos severos, faz-se necessária a orientação do indivíduo, o qual poderá realizar o próprio manejo das crises, reforçando a autonomia sem, no entanto, deixá-lo desacompanhado ou desassistido. É necessária a orientação de que qualquer medicação abortiva de migrânea é capaz de levar à cefaleia por uso excessivo de medicação, enfatizando a limitação ao uso de tais medicações.

A Tabela 2.5 resume a abordagem medicamentosa no caso de crise aguda de migrânea.

| Tabela 2.5 Tratamento oral agudo da migrânea | | |
|---|---|---|
| **Medicação aguda migrânea** | **Dose** | |
| • **Ibuprofeno***<br>• **AAS***<br>• **Acetaminofeno***<br>• **Naproxeno***<br>• **Antieméticos**<br>  ◦ **Metoclopramida*** | 600 mg<br>100-500 mg<br>500 a 550 mg<br>500-850 mg<br>10 a 40 mg | Crises leves a moderadas |
| • **Oral**<br>  ◦ **Sumatriptano**<br>  ◦ **Rizatriptan**<br>  ◦ **Almotriptan**<br>  ◦ **Zolmitriptano**<br>• **Subcutâneo**<br>  ◦ **Sumatriptano**<br>• *Spray* **nasal**<br>  ◦ **Sumatriptano**<br>  ◦ **Zolmitriptano**<br>• **Antieméticos**<br>  ◦ **Metoclopramida** | 100 mg<br>10 mg<br>12,5 mg<br>2,5 mg<br><br>6 mg<br><br>20 mg<br>5 mg<br><br>10 a 20 mg | Usar em até 40 a 50 min do início da dor, pois perdem a eficacia após isso<br><br>Crises moderadas a intensas<br><br>Em caso de vômitos |
| • **Naproxeno + Sumatriptano** | 550 mg + 100 mg | Moderada a grave |

*Medicamentos disponíveis na RENAME.

## Tratamento profilático

O tratamento profilático para migrânea está recomendado:

1. nos casos de crises frequentes com prejuízo considerável, apesar de terapia aguda em dose otimizada (mais que três crises/mês);
2. na necessidade de usar medicação para controle da dor aguda de modo frequente, com risco de evoluir para cefaleia por abuso de medicamento;
3. nos casos de crises recorrentes com aura prolongada;
4. quando houver contraindicações ao tratamento medicamentoso agudo;
5. na migrânea menstrual.

Na abordagem dos sentimentos, ideias, funcionalidade e expectativas da pessoa com cefaleia migranosa é necessário assegurar que se construam expectativas tangíveis quanto à eficácia do tratamento profilático, informando desde o início que as crises podem não ser abolidas completamente, sendo que a redução em 50% na frequência das crises já é considerada como sucesso terapêutico e que o tempo para início da eficácia é geralmente após 8 semanas de tratamento ininterrupto. Também é importante ressaltar que o objetivo do tratamento profilático é melhorar a resposta ao tratamento agudo, diminuir a incapacidade funcional e social e evitar a evolução para migrânea crônica ou cefaleia por uso excessivo de medicamentos[6,20,24].

Recomendações gerais para a profilaxia:

1. iniciar as medicações em baixas doses, aumentando gradativamente para minimizar efeitos colaterais, até atingir a dose terapêutica ou até a dose máxima tolerada;
2. o aumento gradual da dose deve ser feito por pelo menos 6 a 8 semanas, só indicando a descontinuação do uso ou troca do medicamento nos casos em que os efeitos colaterais se tornam proeminentes;
3. considerar a descontinuação gradual da medicação profilática após 6 meses a 2 anos em pacientes que obtiveram sucesso terapêutico, visto que os ataques de migrânea tendem a flutuar ao longo do tempo;
4. nos casos em que a migrânea continua a causar incapacidade considerável, a terapia profilática pode ser mantida por tempo indeterminado.

As classes farmacológicas recomendadas para o tratamento profilático da migrânea incluem os betabloqueadores, antidepressivos tricíclicos, anticonvulsivantes, bloqueadores de canais de cálcio e antidepressivos duais[20,25,26]. O tratamento inicial com betabloqueadores (metoprolol, propranolol) (nível 1A para esporádica), antidepressivos tricíclicos (nível 1B para esporádica), venlafaxina (nível 2B para esporádico e crônica) ou anticonvulsivantes (valproato de sódio, divalproato e topiramato- nível 1A) é capaz de reduzir a frequência das crises pela metade em aproximadamente 50-75% dos pacientes[25].

Os protocolos de tratamento canadense e americano destacam a forte evidência (nível A) do topiramato, valproato de sódio, divalproato, metoprolol, propanolol e nadolol no tratamento profilático da migrânea, com capacidade na redução da intensidade e da frequência das crises de dor. A escolha deve ser individualizada de acordo com as comorbidades, efeitos colaterais, disponibilidade nas relações de medicamentos vigentes para o SUS, valores dos medicamentos caso não estejam disponíveis gratuitamente e as preferências do paciente.

Nos casos de migrânea crônica com falha terapêutica, aconselha-se o encaminhamento ao especialista em um centro terciário para avaliação de intervenções diferenciadas, como o bloqueio do nervo occipital e de nervos cranianos ou injeção de toxina onabotulínica A[27] (nível 1A). Tais opções não estão disponíveis no SUS.

Um resumo da abordagem profilática da migrânea pode ser visto na Tabela 2.6.

| Tabela 2.6 Tratamento profilático da migrânea | | | |
|---|---|---|---|
| **Medicações profiláticas Migrânea** | **Dose inicial** | **Dose terapêutica** | **Observações e efeitos colaterais (EC)** |
| **Migrânea esporádica** | | | |
| ▪ **Betabloqueadores** | | | Maior risco de eventos cardiovasculares em fumantes maiores de 60 anos. |
|   ▫ **Propranolol\*** | 40 mg/dia | 40 a 160 mg/dia | Uso deve ser limitado em pacientes com disfunção erétil, doença vascular periférica, fenômeno de Raynaud e com bradicardia. |
|   ▫ **Metoprolol \*** | 50 mg/dia | 50 a 200 mg/dia | |
|   ▫ **Nadolol** | 20 mg/dia | 20 a 240 mg/dia | |
|   ▫ **Atenolol\*** | 25 mg/dia | 25 a 100 mg/dia | |
| ▪ **Antidepressivos** | | | Usar com cautela em pacientes com asma, depressão e diabetes |
|   ▫ **Amitriptilina\*/nortriptilina** | 10 mg a noite | 20 a 50 mg à noite | |
|   ▫ **Venlafaxina** | 37,5 mg/dia | 75 a 150 mg/dia | |
| ▪ **Anticonvulsivantes** | | | Considerar em caso de insônia. EC: sedação, boca seca, constipação, taquicardia, hipotensão postural, ganho de peso, visão turva e retenção urinária |
|   ▫ **Topiramato\*** | 25 mg | 100 mg | |
|   ▫ **Ácido valproico\*** | 500 mg | 1.500 mg | |
|   ▫ **Divalproato** | 250 mg | 1.000 mg | |
| ▪ **Bloqueadores de canais de cálcio** | | | Considerar primeira opção se paciente acima do peso. EC: parestesia, hipoestesia, fadiga, anorexia, diarreia, perda de peso, dificuldades de memória, concentração, alterações na linguagem |
|   ▫ **Flunarizina** | 5 mg/dia | 10 mg/dia | |
| | | | EC: náusea, sonolência, tremor, tontura, ganho de peso e queda de cabelo. Teratogênico em gestantes. Considerar em casos de gestantes e hipertensos tabagistas |
| **Migrânea crônica** | | | |
| ▪ **Topiramato\*** | 25 mg/dia | 100 mg/dia | Considerar primeira opção se paciente acima do peso |
| ▪ **Ácido valproico\*** | 500 mg/dia | 1.500 mg/dia | EC: parestesia, hipoestesia, fadiga, anorexia, diarreia, perda de peso, dificuldades de memória, concentração, alterações na linguagem |
| ▪ **Divalproato** | 250 mg/dia | 1.000 mg/dia | |
|   ▫ **Toxina onabotulínica A** | | | Náusea, sonolência, tremor, tontura, ganho de peso e queda de cabelo. Teratogênico em gestantes |
| | | | Avaliação de especialista em neurologia |

\* Medicamentos disponíveis na RENAME.

# Cefaleias trigeminoautonômicas

## Introdução

As cefaleias trigeminoautonômicas (CTA) são cefaleias primárias caracterizadas por apresentarem dor trigeminal com sinais autonômicos (lacrimejamento, edema palpebral, rinorreia, congestão nasal e miose, principalmente). Elas são classificadas por suas peculiaridades em cefaleia em salvas, hemicrania paroxística e a cefaleia breve, unilateral, neuralgiforme, com hiperemia conjuntival e lacrimejamento, sendo esse conjunto de sinais e sintomas denominado de síndrome SUNCT (*short--lasting unilateral neuralgiform headache attacks with conjunctival injection and tearing*). São formas raras de apresentação, sendo responsáveis por apenas 1% dos casos dentre as cefaleias primárias.

## Etiopatogenia

A fisiopatologia das CTAs ainda não está bem elucidada. Porém, como o próprio nome sugere, há hipotese de que a dor e os eventos craniofaciais autonômicos surgem como resultado da ativação simultânea do nervo trigêmeo e das fibras craniofasciais do nervo parassimpático, com consequente ativação patológica do reflexo do tronco encefálico trigeminofacial.

Resultados de estudos neuroendocrinológicos sugerem o envolvimento hipotalâmico na cefaleia em salvas (a TAC mais comum), pelo fato de existir regularidade dos ataques e pela recorrência sazonal das crises. Além disso, estudos modernos de neuroimagem levaram a um refinamento desta hipótese, ao demonstrarem um aumento do fluxo sanguíneo do hipotálamo durante ataques de cefaleia em salvas, com anormalidades estruturais na mesma região, sugerindo que o gatilho do reflexo trigeminofacial está localizado no hipotálamo. Entretanto, o exato papel do hipotálamo na fisiopatogenia das CTA carece de maiores estudos.

## Cefaleia em salvas

### Epidemiologia

A cefaleia em salvas é uma forma rara de cefaleia primária, com valores de prevalência variando entre 0,09 e 0,4%. Acomete três vezes mais os homens, com idade entre 20 e 40 anos em média.

### Quadro clínico e diagnóstico

A cefaleia em salvas é caracterizada por cefaleia severa com sinais de ativação autonômica, tendo como característica na maioria dos casos esporádicos a periodicidade circadiana anual, ocorrendo geralmente uma vez por dia por 6 a 12 semanas, possuindo padrão de dor com piora no final do dia ou noturno. As crises geralmente são sazonais (na primavera ou no outono) e podem ser seguidas por períodos de remissão de até 12 meses. Acomete três vezes mais os homens, com idade entre 20 e 29 anos em média.

Devido a sua baixa prevalência, por apresentar sintomas autonômicos e associados, como asma, depressão e apneia obstrutiva do sono, a maioria dos pacientes é diagnosticada e tratada como portadora de migrânea, alergias e sinusite, retardando o diagnóstico correto e tratamento efetivo em 3 a 6 anos.

Apresentações da cefaleia em salvas:

1. apresentação episódica (85%): caracterizada por pelo menos dois períodos de crises separados por remissão de mais de 1 mês no período de 1 ano;
2. apresentação crônica (15%): caracterizada por crises que ocorrem por mais de 1 ano sem remissão ou com intervalos de remissão menores que 3 meses. Em 2/3 dos casos a cefaleia crônica em salvas já começa como tal e o restante relata ser evolução de uma cefaleia episódica.

Os critérios diagnósticos pela ICHD-III podem ser vistos na Tabela 2.7.

| Tabela 2.7<br>Critérios diagnósticos das cefaleias trigeminoautonômicas | | |
|---|---|---|
| **Cefaleia em salvas** | **Hemicrania paroxística** | |
| A. Pelo menos cinco ataques cumprindo os critérios B a D<br>B. Dor intensa unilateral em região orbital, supraorbital ou temporal com duração de 15 a 180 minutos<br>C. Um ou ambos dos seguintes:<br>  1. Pelo menos um dos seguintes sinais ou sintomas ipsilaterais à dor de cabeça:<br>    a) Hiperemia conjuntival ou lacrimejamento<br>    b) Congestão nasal ou rinorreia<br>    c) Edema palpebral<br>    d) Sudorese facial<br>    e) Miose ou ptose palpebral<br>  2. Sensação de inquietação ou agitação.<br>D. Ocorrendo uma crise a cada 2 dias ou até oito crises por dia | A. Pelo menos 20 ataques cumprindo os critérios B a E<br>B. Dor intensa unilateral em região orbital, supraorbital ou temporal, com duração de 2 a 30 minutos<br>C. Um ou ambos dos seguintes:<br>  1. Pelo menos um dos seguintes sinais ou sintomas ipsilaterais à dor de cabeça:<br>    a) Hiperemia conjuntival ou lacrimejamento<br>    b) Congestão nasal ou rinorreia<br>    c) Edema palpebral<br>    d) Sudorese facial<br>    e) Miose ou ptose palpebral<br>  2. Sensação de inquietação ou agitação<br>D. Ocorrendo com frequência de cinco ou mais crises no dia<br>E. Resposta dramática à indometacina | A. Pelo menos 20 ataques cumprindo os critérios B a D<br>B. Dor moderada a grave, unilateral, em região orbital, supraorbital ou temporal, com duração de 1 segundo a 5 minutos, caracterizada como "facadas" ou padrão de dente de serra<br>C. Ao menos um dos seguintes sinais ou sintomas ipsilaterais à dor de cabeça:<br>  a) Hiperemia conjuntival ou lacrimejamento<br>  b) Congestão nasal ou rinorreia<br>  c) Edema palpebral<br>  d) Sudorese facial<br>  e) Miose ou ptose palpebral<br>D. Ocorrendo com frequência de pelo menos uma vez ao dia |

Episódica: Pelo menos duas crises com duração de 7 dias a 1 ano (quando não tratada) e separados por períodos de remissão de 3 meses.
Crônica: Ocorrendo sem um período de remissão ou com remissões com duração < 3 meses por pelo menos 1 ano.

## Tratamento

O tratamento de sucesso baseia-se no tripé formado pela orientação do paciente sobre sua doença, medicações sintomáticas e regimes profiláticos. A orientação do paciente engloba o conhecimento dos fatores que podem precipitar ou agravar as crises, como distúrbios do sono, bebidas alcoólicas e substâncias voláteis (p. ex.: tintas, perfumes). Dependendo da frequência e das opções individuais, o tratamento é dividido em três fases: aguda ou abortiva, tratamento de curto prazo e a profilaxia.

Os tratamentos abortivos indicados incluem a administração de oxigênio em máscara inalatória (10 a 15 L/minuto) até a melhora da dor, que geralmente é rápida (em alguns minutos) e sem efeitos colaterais[28] (nível 1A). O sumatriptano via subcutânea ou inalatório também são abortivos de primeira linha (nível 1A), porém apresentam efeitos colaterais e, apesar de pouca evidência, devem ser evitados em pacientes com doenças cardiovasculares[23,29] (nível 3A).

Os tratamentos profiláticos de curto prazo com corticoides em dose alta (1 mg/kg), 15 dias em dose plena, seguido de 15 a 30 dias até redução gradual e retirada completa – nível 2C). O tratamento profilático de longo prazo está indicado, sendo a droga de primeira escolha o verapamil[30] (nível 1B). O topiramato é considerado como medicação profilática de segunda linha, isolado ou em combinação com verapamil[31] (nível 4C), assim como a associação do verapamil com o carbonato de lítio pode ser considerada, apesar dos inúmeros efeitos colaterais[32] (nível 2B).

O tratamento cirúrgico pode ser considerado naqueles casos não responsivos ao manejo farmacológico e sua indicação formal depende de avaliação do neurologista e do neurocirurgião[28].

## Hemicrania paroxística

### Epidemiologia

A hemicrania paroxística é uma cefaleia primária rara (2 em 100.000 indivíduos), de igual distribuição entre os gêneros (discreto predomínio feminino). A idade média de acometimento varia de 34 a 41 anos, com a forma episódica tendendo a ocorrer mais precocemente e a forma crônica mais tardiamente.

### Quadro clínico e diagnóstico

A hemicrania paroxística é uma cefaleia primária rara (2 em 100.000 indivíduos), de igual distribuição entre os gêneros (discreto predomínio feminino). A idade média de acometimento varia de 34 a 41 anos, com a forma episódica tendendo a ocorrer mais precocemente e a forma crônica mais tardiamente. A hemicrania paroxística se caracteriza por graves crises de dor orbital ou periorbital, unilaterais, associada a pelo menos um dos eventos autonômicos (lacrimejamento, edema, congestão nasal e rinorreia ipsolateral à dor), com duração ao redor de 15 a 30 minutos.

Os critérios diagnósticos pela ICHD-III podem ser vistos na Tabela 2.7.

### Tratamento

O tratamento abortivo consiste no uso da indometacina, com melhora completa da dor em até 24 horas[33,34] (nível 1A). Apesar da rápida melhora indica-se o tratamento com 75 mg de indometacina por 3 dias, e em alguns casos segue-se o tratamento por mais 3 dias com dose dobrada, sendo nesse caso cogitada a utilização de protetor gástrico e orientação alimentar para evitar lesão estomacal ou do trato gastrointestinal. Pacientes com necessidade de doses maiores para controle da dor devem ser investigados para excluir a presença de outra patologia subjacente[35].

O prognóstico da hemicrania paroxística é bom, com relatos de remissão em longo prazo. Nos casos de necessidade de manutenção da indometacina por longos períodos, o tratamento pode ser feito com verapamil, dada a intolerância e contraindicações por uso prolongado da indometacina[35] (nível 2C).

## Cefaleia breve, unilateral, neuralgiforme, com hiperemia conjuntival e lacrimejamento (SUNCT)

### Epidemiologia

A SUNCT ocorre aproximadamente na proporção 1:15.000, sendo ligeiramente predominante no sexo masculino (homem/mulher de 1,5:1), com idade média de apresentação por volta dos 50 anos. Alguns casos da síndrome de SUNCT foram descritos em crianças.

### Quadro clínico e diagnóstico

A SUNCT é caracterizada por crises paroxísticas com duração de segundos de cefaleia unilateral, acompanhada por sinais autonômicos de hiperemia conjuntival ou lacrimejamento, ipsilaterais à dor. Os gatilhos podem ser estímulos mecânicos leves nas áreas inervadas pelo nervo trigêmeo. A principal diferença com a neuralgia do trigêmeo consiste na curta latência entre o estímulo e o início da dor e a ausência de refratariedade.

Os critérios diagnósticos pela ICHD-III podem ser vistos na Tabela 2.7.

## Tratamento

Recomenda-se o uso da lamotrigina em dose inicial de 25 mg, com aumento gradual até atingir dose terapêutica por volta de semanas ou mais do início do tratamento[36] (nível 2C). Outras drogas capazes de reduzir a frequência e gravidade das crises, porém caracterizadas como segunda linha, incluem a carbamazepina e o topiramato[37] (nível 2C).

A Tabela 2.8 resume as medicações utilizadas no tratamento das CTA.

| Tabela 2.8 Tratamentos das CTA | | |
|---|---|---|
| *Medicações para cefaleias trigeminoautonômicas* | *Dose* | *Observações* |
| **Cefaleia em salvas** | | |
| **Agudo** | | |
| ▪ **Oxigênio inalatório (máscara facial)** | 10-15 L/min | Sem contraindicações |
| ▪ **Triptanos** | | |
| ▫ **Sumatriptano SC** | 6-12 mg | Contraindicada em doenças cardiovasculares |
| ▫ **Sumatriptano IN** | 5 mg | |
| ▪ **Prednisona (curto prazo)** | 1 mg/kg por 2 dias, seguido de redução gradual de 20 mg a cada 2 dias até redução de 10 mg nos últimos 2 dias. | Boa como terapia transitória (10 a 21 dias)Causa aumento do apetite, nervosismo, hiperglicemia e insônia |
| **Profilático** | | |
| ▪ **Verapamil*** | 160-480 mg/d | Hipotensão, bradicardia, tontura e fadiga |
| ▪ **Carbonato de Lítio*** | 300-900 mg | Fraqueza, náusea, tremor, fala arrastada, visão borrada |
| ▪ **Topiramato*** | 25 a 200 mg/dia. Aumentar 25 mg/dia a cada 5 dias | Efeitos cognitivos, parestesias e tontura |
| **Hemicrania paroxística** | | |
| ▪ **Indometacina** | 75-225 mg/dia | |
| **SUNCT** | | |
| ▪ **Lamotrigina*** | 100-300 mg/dia | |

*Medicamentos disponíveis no RENAME.

## ▪ Suspeição de cefaleias secundárias pela história e exame neurológico

As cefaleias secundárias costumam aparecer após os 55 anos de idade, como uma dor súbita e que frequentemente é a primeira manifestação da dor, tendo maior grau de morbidade e gravidade. Elas estão associadas a condições mais graves, como a hemorragia subaracnóidea, principalmente em pacientes com mais de 45 anos, e com a pior cefaleia da vida, sangramento intraparenquimatoso cerebral (relacionado a abuso de drogas e medicamentos, incluindo cocaína, metanfetamina, anti--inflamatórios não esteroides, anticoagulantes, glicocorticoides), arterite temporal, hipertensão intracraniana associada a um tumor ou abscesso ou infecção intracraniana (febre, alteração do estado mental e sintomas de infecção em algum lugar). O conhecimento desses tipos de cefaleia permitiu a identificação e categorização de sinais de alerta, também denominados *Red Flags,* para melhor auxiliar o manejo e a terapia. Na Tabela 2.9 estão apontados os principais sinais de alerta que podem guiar o profissional assistente. Para confirmar ou afastar o diagnóstico das causas secundárias, quando na presença de sinais de alerta, é indicado o uso de exames complementares de neuroimagem.

As principais cefaleias secundárias, conjuntamente com seus sinais e sintomas, foram elencadas na Tabela 2.10.

Cabe ressaltar que profissionais não experientes em manejo de cefaleia podem encontrar dificuldades em distinguir indivíduos que se beneficiariam da realização de neuroimagem para confirmar um diagnóstico diferencial, por isso a identificação dos *red flags* pode ser uma forma sistematizada, porém não excludente da avaliação individual de cada caso, de orientação para prosseguimento da investigação utilizando-se da propedêutica armada.

Além disso, muitas pessoas com cefaleia, principalmente quando cronificada, procuram os profissionais com medo de apresentarem condições mais graves, reforçado por mitos culturais que sugerem que dores de cabeça são comumente devidas a tumores cerebrais, e que, na medicina moderna, os diagnósticos só podem ser feitos com base em um exame anormal. Nesse sentido, Kernick e cols.[38] mostraram que nos casos em que é possível diagnosticar clinicamente uma cefaleia como de origem primária (migrânea, tensional ou trigeminoautonômicas) sem sinais de alarme, mesmo que crônica, a chance de uma pessoa ter um tumor cerebral é de apenas 0,045%. Além disso, a submissão à investigação de neuroimagem sem indicação apresenta o risco (1-2%) de achados incidentais que podem causar ansiedade e até refletir negativamente na qualidade de vida do paciente, reforçando a cultura e os perigos do diagnóstico excessivo e, *a posteriori*, o tratamento desnecessário ou iatrogênico.

Solicitar exame de neuroimagem (tomografia ou ressonância magnética de crânio) nas seguintes situações:

1. pacientes com crises de intensa cefaleia que não preencham os critérios para migrânea e outras cefaleias primárias;
2. quando a crise atual é muito diferente das anteriores;
3. quando o paciente apresenta na história ou no exame físico algum "sinal de alerta" para causas sintomáticas de cefaleia.

| Tabela 2.9 Sinais de alerta (*red flags*) | |
|---|---|
| Sinais e sintomas sistêmicos | História de câncer, imunossupressão, perda de peso, febre<br>Portadores do vírus HIV, pacientes em uso de anticoagulantes |
| Sintomas neurológicos | Fraqueza, alterações sensoriais ou visuais, perda cognitiva, alteração da fala<br>Cefaleia com primeira crise convulsiva<br>Cefaleia com febre, rigidez de nuca, náuseas ou vômitos<br>Cefaleia com déficit focal que não preencha critérios de migrânea com aura |
| Início da dor | Em trovoada, explosiva, de caráter progressivo na intensidade ou duração<br>Cefaleia subaguda aumentando de frequência e intensidade |
| Idade | Qualquer cefaleia nova com mais de 50 anos |
| Características | Cefaleia de padrão novo, com piora progressiva, com piora da dor ao deitar ou levantar, com manobra de Valsava e exercícios físicos |

| Tabela 2.10 |
|---|
| **Sinais e sintomas de cefaleia secundária** |

| | |
|---|---|
| Tumor intracraniano | ▪ Raramente tumores intracranianos iniciam quadro com cefaleia, sendo outros comemorativos mais importantes, como a presença de epilepsia e perda da consciência. Sinais focais podem estar presentes<br>▪ Cefaleias acompanhadas de mudanças comportamentais sutis (depressão, ansiedade) refratárias a tratamento para transtorno de humor merecem ser investigadas<br>▪ O exame de fundo de olho é mandatório na primeira manifestação de cefaleia, sendo útil para o seguimento<br>▪ Há maior suspeita em pacientes com novo padrão de cefaleia e em pessoas sabidamente com câncer ou com imunossupressão |
| Meningite | ▪ A presença de febre e rigidez de nuca em pacientes com sintomas sistêmicos sugere o quadro de meningite<br>▪ A cefaleia costuma ter intensidade progressiva ao longo de horas, frontal ou generalizada, podendo se irradiar para o pescoço e ser acompanhada por náuseas e alteração do nível de consciência .<br>▪ Necessitam de encaminhamento imediato para atendimento especializado para realizar TC de crânio e LCR |
| Hemorragia subaracnóidea | ▪ Apresenta cefaleia frequentemente descrita como a pior já sentida, de inicio súbito, do tipo "explosiva" (*thunderclap*), diferente de outras cefaleias de base (caso o paciente apresente).<br>▪ Indica necessidade urgente de neuroimagem e posterior análise de LCR.<br>▪ Deve-se encaminhar ao serviço de emergência |
| Arterite temporal | ▪ Deve-se suspeitar de arterite temporal na presença de cefaleia nova em maiores de 50 anos, principalmente se associada a características de cefaleia persistente, pior à noite, de forte intensidade, associada a claudicação mandibular, maior sensibilidade do couro cabeludo e manifestações sistêmicas de indisposição<br>▪ A minoria dos casos possui localização temporal. A artéria temporal tende a estar inflamada, tortuosa e espessa à palpação, embora não seja um sinal confiável<br>▪ A biópsia da artéria temporal geralmente é necessária para diagnóstico<br>▪ O tratamento é feito em longo prazo e com uso de corticosteroides em altas doses, devendo ser manejado por especialistas |
| Hipertensão intracraniana idiopática | ▪ É uma rara causa de cefaleia, porém não deve deixar de ser lembrada nos diagnósticos diferenciais por causar perda visual<br>▪ É mais comum em mulheres e indivíduos obesos<br>▪ A presença de papiledema no exame físico indica o diagnóstico, embora a confirmação seja feita pela análise do exame de líquor (LCR)<br>▪ O LCR deve ser coletado em decúbito lateral (> 200 mmHg em não obesos e > 250 mmHg em obesos)<br>▪ O exame de imagem cerebral deve ser normal |
| Trombose venosa cerebral | ▪ Sinais de hipertensão intracraniana<br>▪ Fundo de olho com presença de edema de papila<br>▪ Déficits neurológicos agudos e alternados<br>▪ Convulsões no início da cefaleia<br>▪ História de diagnóstico estabelecido de trombofilia<br>▪ Situações pró-trombóticas como uso de anticoncepcionais e puerpério<br>▪ Infecção dos seios da face presente |

A Figura 2.2 demonstra proposta de fluxograma que pode ajudar na solicitação de exames de imagem pelo profissional assistente, levando-se em consideração os critérios da ICHD, sinais de alerta e características do acometimento.

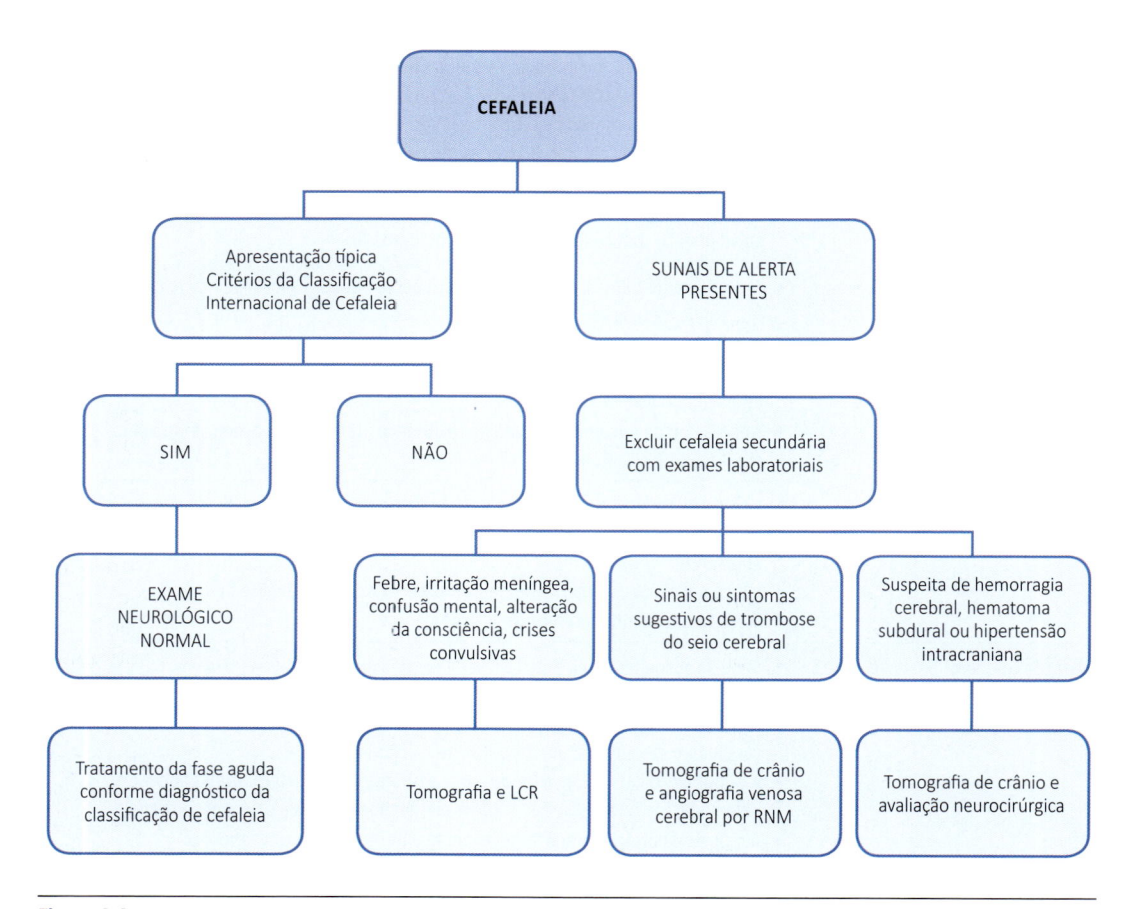

**Figura 2.2** – Indicação de exames de imagem para cefaleia.

# ▪ Cefaleia por uso excessivo de medicamentos

Caracterizada como a cefaleia crônica mais comum, a cefaleia por uso excessivo de medicamentos (UEM) é paradoxalmente causada pelo uso inapropriado de medicação sintomática para cefaleia, com prevalência mundial de 1 a 2%, sendo maior no sexo feminino e, via de regra, altamente incapacitante. Apesar de ser classificada como uma cefaleia crônica secundária, a cefaleia por uso excessivo de medicamentos é principalmente causada por uma complicação sobretudo da migrânea ou da cefaleia tensional.

Os critérios diagnósticos segundo a ICHD-III podem ser vistos na Tabela 2.11.

O tratamento de escolha é a retirada da medicação em excesso. A maioria dos pacientes experimentará efeitos relacionados à retirada, como a piora da cefaleia, diferentes graus de náusea, vômitos, hipotensão, taquicardia, distúrbio no sono, inquietação, ansiedade e nervosismo. A duração e gravidade desses sintomas depende do tipo da medicação de abuso, com crises mais intensas e

| **Tabela 2.11** **Critérios diagnósticos de cefaleia por uso excessivo de medicação** | |
|---|---|
| *Cefaleia por uso excessivo de medicamento* | |
| A. Dor de cabeça que ocorre em 15 dias/mês em um paciente com distúrbio de cefaleia preexistente B. Uso excessivo regular por > 3 meses de um ou mais medicamentos que podem ser tomados de forma aguda ou sintomática para o tratamento de dor de cabeça | |
| ▪ Ergotamina, opioides, analgésico combinado, triptanos | Ingestão regular em 10 ou mais dias por mês por > 3 meses |
| ▪ Paracetamol (acetaminofeno), anti-inflamatório não esteroidal (AINE) | Ingestão regular em 15 ou mais dias por mês por > 3 meses |

graves, se estiverem em uso excessivo de medicamentos combinados com a cafeína, derivados de morfina, triptanos e ergotaminas[39].

Também é essencial a garantia de outro suporte farmacológico ou não farmacológico de resgate, além da profilaxia medicamentosa. Entretanto, não há consenso definido na literatura para o manejo mais adequado, devido à falta de estudos controlados e às diferentes estratégias ao redor do mundo.

Desse modo, a retirada da medicação de abuso, também chamada de fase da desintoxicação, pode ser feita por diferentes estratégias, incluindo simples aconselhamentos de retirada; abordagens multidisciplinares; uso de sintomáticos (antieméticos, tranquilizantes, medicação de resgate diferente do analgésico que causou abuso); hidratação endovenosa ou administração de ergotamina oral, nasal ou intravenosa. Os corticoides são usados há muito tempo para aliviar os sintomas de abstinência na fase aguda e múltiplos estudos já mostraram que diminuem os efeitos da abstinência e as crises de dor de rebote[39-42] (nível 2C).

Os pacientes que fazem uso abusivo de medicação podem ser classificados em:

1. não complicados: não há comprometimento comportamental e sem uso de barbitúricos ou opioides. O simples aconselhamento de descontinuar o uso do medicamento em excesso apresenta taxa de sucesso em 70%, sendo possível a retirada abrupta do medicamento (nível 2C) após a explicação dos sintomas agudos esperados da retirada (piora da cefaleia antes de melhorar);

2. complicados: fatores psicológicos envolvidos ou uso excessivo de barbitúricos e/ou opioides. O uso de medicações profiláticas no início do tratamento pode ser considerado tão efetivo quanto a retirada abrupta, embora seja necessária a avaliação individual e decisão conjunta com o paciente (nível 2C).

Em pacientes com migrânea crônica associada ao uso abusivo de medicação, evidências do *American Academy of Neurology – Clinical Practice Guideline Manual* apontam melhores resultados com uso de onabotulinumtoxin tipo A, topiramato, ácido valproico e divalproato como tratamento profilático[43] (nível 1A). A Tabela 2.12 indica um resumo na abordagem das cefaleias por UEM e evidencia algumas abordagens importantes.

A cefaleia por uso excessivo de medicamentos não requer investigações adicionais de neuroimagem e pode ser diagnosticada e tratada por qualquer médico. No contexto do SUS, em que os pacientes possuem mais contato com médicos generalistas ou médicos de família, a APS pode ser considerada uma área para prevenção e tratamento desta condição, sendo que o breve aconselhamento sobre o uso excessivo já é considerado altamente eficaz e este pode ser potencializado com o acompanhamento amplo baseado em maior acesso, vínculo, além do caráter longitudinal e coordenado.

| Tabela 2.12<br>Manejo da cefaleia por UEM | |
|---|---|
| *Cefaleia por uso excessivo de medicamentos* | *Observações* |
| **Desintoxicação**<br>▪ **Aconselhamento de retirada abrupta**<br>▪ **Corticosteroides**<br>  ▫ **Predinisona:**<br>   **1 mg/kg por 2 dias, seguido de redução gradual de 20 mg a cada 2 dias até redução de 10 mg nos últimos 2 dias** | Sucesso em 70% dos casos não complicados<br><br><br>Alívio dos sintomas de abstinência e crises de rebote |
| **Profilaxia**<br>▪ **Topiramato: 25-100 mg**<br>▪ **Ácido valproico: 500-1.500 mg**<br>▪ **Divalproato: 250-1.000 mg/dia**<br>▪ **Toxina onabotulínica A** | O uso no início pode ser tão eficaz quanto a retirada abrupta<br><br>Avaliada por especialista |

## ▪ Indicações de encaminhamento ao neurologista

As principais condições que justificam a necessidade de encaminhamento do paciente com cefaleia para a avaliação com especialista são (Figura 2.3):

1. suspeita de cefaleia secundária ou a presença dos sinais de alarme já mencionados;
2. casos que apresentam refratariedade ao tratamento da migrânea (após duas tentativas com triptanos nas crises ou após duas tentativas de tratamento profilático, ambas sem sucesso);

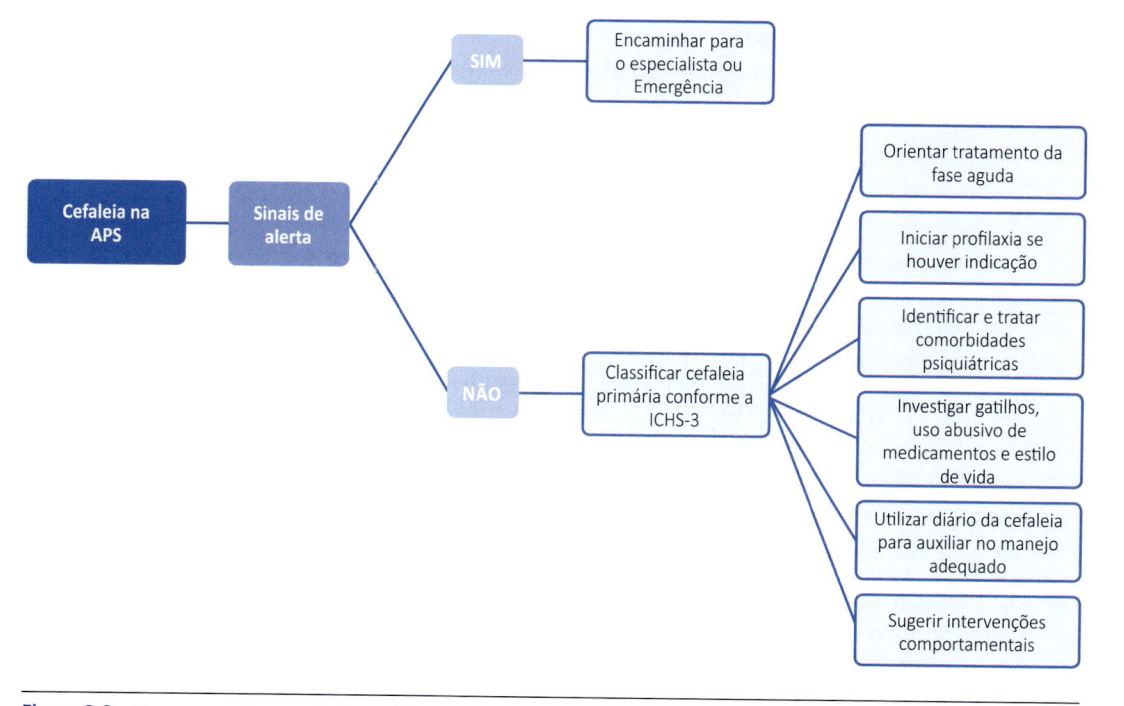

**Figura 2.3** – Fluxograma de manejo das cefaleias primárias na APS.

3. na suspeita de cefaleia por uso excessivo de medicação, a orientação do paciente e a tentativa de retirada devem ser priorizadas antes do encaminhamento ao neurologista;

4. pacientes com cefaleia em salvas, de modo precoce, em vista da baixa frequência de aparecimento, da característica incapacitante e do manejo desafiador.

## REFERÊNCIAS BIBLIOGRÁFICAS

1. International Association for the Study of Pain. Epidemiology of headache. Washington: IASP; 2011. 30p.
2. Lipton RB, Stewart WF, Diamond S, Diamond ML, Reed M. Prevalence and burden of migraine in the United States: data from the American Migraine Study II. Headache. 2001;41(7):646-57.
3. Kennis K, Kernick D, O'Flynn N. Headaches: Diagnosis and Management of Headaches in Young People and Adults. Br J Gen Pract. 2013;63(613):443-445. doi: 10.3399/bjgp13X670895.
4. Hale N, Paauw DS. Diagnosis and treatment of headache in the ambulatory care setting: a review of classic presentations and new considerations in diagnosis and management. Med Clin North Am. 2014;98(3):505-27. doi:10.1016/j.mcna.2014.01.006.
5. Mueller LL. Diagnosing and managing migraine headache. J Am Optom Assoc. 2007;107(11):ES10-6.
6. Becker W, Findlay T, Moga C, Scott A, Harstall C, Taenzer P. Guideline for primary care management of headache in adults. Can Fam Physician. 2015;61(8):670.
7. Bigal ME, Rapoport AM, Sheftell FD, Tepper SJ, Lipton RB. Transformed migraine and medication overuse in a tertiary headache centre-clinical characteristics and treatment outcomes. Cephalalgia. 2004;24(6):483.
8. Bendtsen L, Evers S, Linde M, Mitsikostas DD, Sandrini G, Schoenen J. EFNS guideline on the treatment of tension-type headache- report of an EFNS task force. Eur J Neurol. 2010;17(11):1318.
9. Langer-Gould AM, Anderson WE, Armstrong MJ, Cohen AB, Eccher MA, Iverson DJ, et al. The American Academy of Neurology's top five choosing wisely recommendations. Neurology. 2013 Sep 10;81(11):1004-11. doi: 10.1212/WNL.0b013e31828aab14. Epub 2013 Feb 20.
10. Diener HC, Pfaffenrath V, Pageler L, Peil H, Aicher B. The fixed combination of acetylsalicylic acid, paracetamol and caffeine is more effective than single substances and dual combination for the treatment of headache: a multicentre, randomized, double-blind, single-dose, placebo-controlled parallel group study. Cephalalgia. 2005;25(10):776.
11. Migliardi JR, Armellino JJ, Friedman M, Gillings DB, Beaver WT. Caffeine as an analgesic adjuvant in tension headache. Clin Pharmacol Ther. 1994;56(5):576.
12. Bendtsen L, Evers S, Linde M, Mitsikostas DD, Sandrini G, Schoenen J. EFNS guideline on the treatment of tension-type headache- report of an EFNS task force. Eur J Neurol. 2010;17(11):1318.
13. Silberstein SD, Goadsby PJ. Migraine: preventive treatment. Cephalalgia. 2002;22(7):491.
14. Jackson JL, Mancuso JM, Nickoloff S, Bernstein R, Kay C. Tricyclic and Tetracyclic Antidepressants for the Prevention of Frequent Episodic or Chronic Tension-Type Headache in Adults: A Systematic Review and Meta-Analysis. J Gen Intern Med. 2017;32(12):1351. Epub 2017 Jul 18.
15. Fanoe S, Kristensen D, Fink-Jensen A, Jensen HK, Toft E, Nielsen J, et al. Risk of arrhythmia induced by psychotropic medications: a proposal for clinical management. Eur Heart J. 2014 May;35(20):1306-15. Epub 2014 Mar 18.
16. Bendtsen L, Jensen R. Mirtazapine is effective in the prophylactic treatment of chronic tension-type headache. Neurology. 2004;62(10):1706.
17. Zissis NP, Harmoussi S, Vlaikidis N, Mitsikostas D, Thomaidis T, Georgiadis G, et al. A randomized, double-blind, placebo-controlled study of venlafaxine XR in out-patients with tension-type headache. Cephalalgia. 2007;27(4):315. Epub 2007 Mar.
18. KaradaşÖ, Inan LE, Ulaş Ü, Odabaşi Z. Efficacy of local lidocaine application on anxiety and depression and its curative effect on patients with chronic tension-type headache. Eur Neurol. 2013;70(1-2):95. Epub 2013 Jul 2.
19. Brasil. Ministério da Saúde. Política Nacional de Práticas Integrativas e Complementares no SUS. Brasília, DF: Ministério da Saúde; 2015.
20. Rizzoli PB. Acute and preventive treatment of migraine. Continuum (Minneap Minn). 2012 Aug;18(4):764-82.
21. Jamieson DG. The safety of triptans in the treatment of patients with migraine. Am J Med. 2002;112(2):135.

22. Valade D. Early treatment of acute migraine: new evidence of benefits. Cephalalgia. 2009 Dec;29(Suppl 3):15-21. doi: 10.1111/j.1468-2982.2009.02029.x.

23. Roberto G, Raschi E, Piccinni C, Conti V, Vignatelli L, D'Alessandro R, et al. Adverse cardiovascular events associated with triptans and ergotamines for treatment of migraine: systematic review of observational studies. Cephalalgia. 2015;35(2):118. Epub 2014 Sep 22.

24. Silberstein SD. Practice parameter: evidence-based guidelines for migraine headache (an evidence-based review): report of the Quality Standards Subcommittee of the American Academy of Neurology. Neurology. 2000;55(6):754.

25. Goadsby PJ, Lipton RB, Ferrari M. Migraine – current understanding and treatment. N Engl J Med. 2002;346(4):257.

26. Lipton RB, Bigal ME, Diamond M, Freitag F, Reed ML, Stewart WF; AMPP Advisory Group. Migraine prevalence, disease burden, and the need for preventive therapy. Neurology. 2007 Jan 30;68(5):343-9.

27. Dodick DW, Turkel CC, DeGryse RE, Aurora SK, Silberstein SD, Lipton RB, et al.; PREEMPT Chronic Migraine Study Group. Onabotulinum toxin A for treatment of chronic migraine: pooled results from the double-blind, randomized, placebo-controlled phases of the PREEMPT clinical program. Headache. 2010;50(6):921.

28. May A. Cluster headache: pathogenesis, diagnosis, and management. Lancet. 2005;366(9488):843.

29. Law S, Derry S, Moore RA. Triptans for acute cluster headache. Cochrane Database Syst Rev. 2010 Apr 14;(4):CD008042. doi: 10.1002/14651858.CD008042.pub2.

30. Obermann M, Holle D, Naegel S, Burmeister J, Diener HC. Pharmacotherapy options for cluster headache. Expert Opin Pharmacother. 2015 Jun;16(8):1177-84.

31. Wheeler SD, Carrazana EJ. Topiramate-treated cluster headache. Neurology. 1999;53(1):234.

32. Bussone G, Leone M, Peccarisi C, Micieli G, Granella F, Magri M, et al. Double blind comparison of lithium and verapamil in cluster headache prophylaxis. Headache. 1990;30(7):411.

33. Cittadini E, Matharu MS, Goadsby PJ. Paroxysmal hemicrania: a prospective clinical study of 31 cases. Brain. 2008;131(Pt 4):1142. Epub 2008 Feb 5.

34. Boes CJ, Dodick DW. Refining the clinical spectrum of chronic paroxysmal hemicrania: a review of 74 patients. Headache. 2002;42(8):699.

35. May A, Leone M, Afra J, Linde M, Sándor PS, Evers S, et al.; EFNS Task Force. EFNS guidelines on the treatment of cluster headache and other trigeminal-autonomic cephalalgias. Eur J Neurol. 2006;13(10):1066.

36. Cohen AS. Short-lasting unilateral neuralgiform headache attacks with conjunctival injection and tearing. Cephalalgia. 2007;27(7):824.

37. Cohen AS, Matharu MS, Goadsby PJ. Double-blind placebo-controlled trial of topiramate in SUNCT. Cephalalgia. 2007;27:758.

38. Kernick DP, Ahmed F. Imaging patients with suspected brain tumour: guidance for primary care. Br J Gen Pract. 2008 Dec 1;58(557):880-885. doi: 10.3399/bjgp08X376203.

39. Chiang CC, Schwedt TJ, Wang SJ, Dodick DW. Treatment of medication- overuse headache: a systematic review. Cephalalgia. 2016;36:371-86.

40. Kristoffersen ES, Lundqvist C. Medication-overuse headache: epidemiology, diagnosis and treatment. Ther Adv Drug Saf. 2014 Apr;5(2):87-99. doi: 10.1177/2042098614522683.

41. Krymchantowski AV, Barbosa JS. Prednisone as initial treatment of analgesic-induced daily headache. Cephalalgia. 2000;20(2):107.

42. Goffau MJ, Klaver ARE, Willemsen MG, Bindels PJE, Verhagen AP. The Effectiveness of Treatments for Patients with Medication Overuse Headache: A Systematic Review and Meta-Analysis. J Pain. 2017;18(6):615. Epub 2016 Dec 20.

43. Chiang CC, Schwedt TJ, Wang SJ, Dodick DW. Treatment of medication- overuse headache: a systematic review. Cephalalgia. 2016;36:371-86.

# 3

# Dor na
# Atenção Primária à Saúde

Rafaela Tregancini Sallas • Andressa Kovacs Mendonça • Erick V. Motta de Souza •
Paulo Roberto Terzian Filho • Fabio Luíz Franscechi Godinho

## ▪ Introdução e conceitos

A Associação Internacional para Estudos da Dor (IASP) define "dor" como *uma experiência sensorial e emocional associada a uma lesão real ou potencial ou descrita em termos de tal lesão*[1]. Isto implica que todos os pacientes apresentam uma dimensão emocional quando se apresentam com queixas de dor a um serviço de saúde. Esta dimensão emocional, expressada muitas vezes com sintomas depressivos e ansiosos, é mais intensa nas dores crônicas, podendo gerar dificuldades na abordagem terapêutica, além de conflitos na relação médico-paciente.

## ▪ Epidemiologia

A dor, aguda ou crônica, é um problema de saúde pública e significa grande desafio para os profissionais da saúde envolvidos no seu tratamento. Estudo colaborativo da Organização Mundial da Saúde (OMS) na atenção primária revelou que a dor persistente aflige entre 5,3 a 33% de indivíduos nos países em desenvolvimento. A dor persistente se associa a sintomas depressivos, afetando a qualidade de vida e reduzindo as atividades diárias das pessoas afetadas. Em países desenvolvidos, a prevalência da dor crônica oscila entre 12 e 30%. Este estudo mostrou ainda que para 40% dos indivíduos com dor crônica, o sintoma não foi devidamente tratado, cerca de 20% apresentavam depressão, 61% se sentiam incapacitados para o trabalho, 19% haviam perdido o emprego, e 13% haviam trocado de emprego por causa da situação de dor crônica[1,2].

## ▪ Importância da abordagem da dor na APS

A dor é um dos sintomas mais frequentes e uma das principais causas de sofrimento no mundo inteiro. Está associada a inúmeras patologias do ser humano. Pode se apresentar de forma aguda ou crônica e deve ser abordada por médicos e enfermeiros de forma efetiva, evitando a cronificação do problema, associada ao surgimento de quadro depressivo e impacto na qualidade de vida e desempenho profissional do indivíduo. O profissional da saúde na APS não deve aguardar opinião do especialista para iniciar o procedimento de diagnóstico e tratamento efetivo da dor. Existe urgente necessidade de inclusão em programas de treinamento de médicos e demais profissionais da saúde, em todos os níveis da atenção à saúde, com o objetivo de orientar como lidar com os problemas associados à dor.

## Etiopatogenia

A percepção da dor aguda se dá quando um estímulo doloroso (nocivo) é aplicado sobre a pele ou víceras, ativando os nociceptores. Os nociceptores são neurônios responsáveis pela captação, processamento e condução do estímulo doloroso até a medula espinal. Estes neurônios contêm prolongamentos periféricos, presentes na pele e nas vísceras, e prolongamentos centrais que chegam à medula. Após excitar as terminações periféricas do nociceptor (ou terminações nervosas livres), o estímulo doloroso (mecânico, químico ou térmico) gera uma corrente elétrica de membrana (potencial de ação). Esta corrente trafega pelas terminações nervosas livres (fibras finas, também denominadas A-delta e C), segue pelos plexos (braquial ou lombossacral), ganha as raízes posteriores e chega ao corno posterior da substância cinzenta da medula espinal. Na medula, os prolongamentos centrais dos nociceptores se projetam (fazem sinapse) a neurônios espinaisespinais, cujos axônios cruzam a linha média e ascendem pelos fascículos anterolaterais da medula espinal (também denominado trato espinotalâmico – Figura 3.1).

A sinapse entre os terminais centrais do nociceptor (primeiro neurônio do circuito) e os dendritos do neurônio espinal de projeção (segundo neurônio do circuito) depende do neurotransmissor glutamato. Interneurônios inibitórios e excitatórios modulam esta conexão, podendo amplificar ou atenuar a transmissão do sinal aos níveis supra-espinais (tronco cerebral, tálamo e encéfalo). Assim, a percepção da dor é fortemente modulada ao nível medular. Importante salientar que o circuito de condução da sensibilidade térmica e dolorosa se diferencia do circuito associado à percepção tátil, vibratória e pressórica. Esta dissociação anatômica permite que procedimentos neurocirúrgicos, capazes de interromper seletivamente as vias de dor, sejam utilizados no tratamento de algumas síndromes dolorosas.

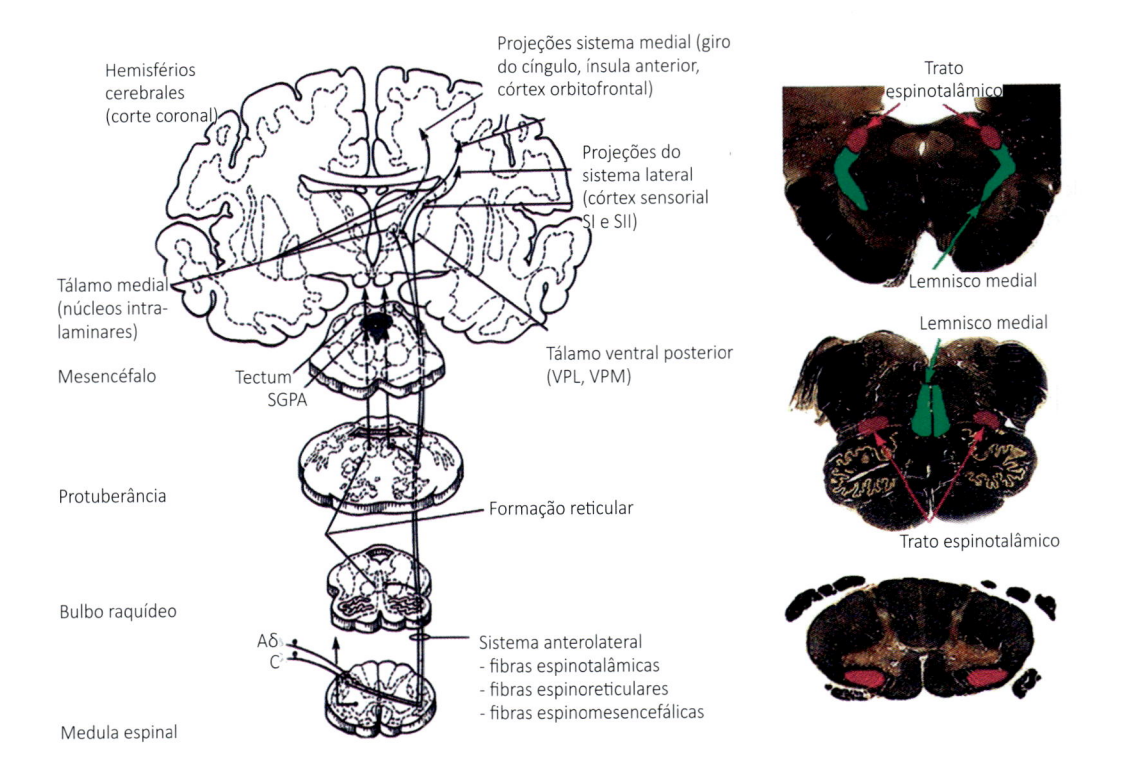

**Figura 3.1** – Vias ascendentes relacionadas à transmissão e ao processamento dos estímulos somestésicos: dor (trato espinotalâmico); tato (lemnisco medial).

Os neurônios espinais de projeção se projetam então para núcleos da formação reticular do tronco cerebral, para o tálamo e para o córtex cerebral. Neste contexto, destacamos a presença de três vias ascendentes com funções bem definidas: (i) uma via espino-tálamo-cortical, responsável pela discriminação dos aspectos temporoespaciais da dor (identificação do caráter, local e intensidade da dor); (ii) uma via espino-formação reticular do tronco-cerebelo-córtex frontal: associada a aspectos motores (retirada), atenção e resposta afetiva ao estímulo doloroso; (iii) uma via espino-núcleos do tronco cerebral-amígdala: associada a aspectos homeostásicos como alteração da frequência respiratória, cardíaca, pressórica, sudorese e reação de fuga ou luta (Figura 3.1).

No córtex cerebral, o funcionamento orquestrado de diferentes redes dá lugar à experiência dolorosa final. Dentre estas regiões, as áreas sensitivas primária e secundária, além da ínsula posterior, são responsáveis pela discriminação espacial, qualitativa e quantitativa da dor. O giro do cíngulo, a amígdala, o córtex orbitofrontal, córtex pré-frontal dorsolateral e a ínsula anterior estão envolvidos nos diferentes aspectos emocionais, atencionais e mnésicos relacionados à dor[3].

## ▪ Quadro clínico e diagnóstico

### Diferenças entre dor aguda e crônica

Arbitrariamente, chamamos de "dor aguda" aquela que se apresenta com menos de 3 meses de duração, enquanto a "dor crônica" é definida como aquela que permanece por mais de 3 meses.

A "dor nociceptiva aguda" é aquela que decorre de uma lesão tecidual (p. ex., traumatismos, pós-operatório, queimaduras solares), sendo um alerta biológico fundamental para a sobrevivência. A dor crônica não está necessariamente ligada a uma lesão tecidual, estando frequentemente associada a disfunções nos mecanismos de sinalização e/ou controle do circuito de percepção da dor. Assim, a dor crônica pode não ter função biológica, mas representar "doença" que necessita de tratamento específico[4].

### Síndromes dolorosas

Deve-se ter em mente que a maioria dos pacientes apresenta dor mista, ou seja, apresentam mais de uma das síndromes dolorosas caracterizadas a seguir.

### Dor nociceptiva

Trata-se da dor causada por uma lesão tecidual. Exemplos típicos deste tipo de dor são aquelas decorrentes de traumatismos ortopédicos (entorses, fraturas), a dor no pós-operatório e as queimaduras. A dor nociceptiva, na sua forma aguda, desempenha uma função biológica importante, uma vez que alerta o organismo para um perigo iminente à sua integridade. A ativação das fibras finas (A-delta e C) presentes na transição derme-epiderme e nas paredes das vísceras constitui elemento básico em seu mecanismo. Mesmo em sua forma aguda, a dor nociceptiva pode envolver sensibilização de qualquer porção da circuitaria (desde o nociceptor até o encéfalo). O controle rigoroso da intensidade da dor aguda irá evitar que esta sensibilização se estruture de forma robusta, mecanismo este que explica a cronificação da dor.

A dor nociceptiva pode ser somática ou visceral. A dor somática tem como topografia a pele, os músculos, as articulações, os ossos e os ligamentos. Ela é bem localizada e pode ser reproduzida por estímulo no local de lesão. Já a dor visceral ocorre por ativação de receptores específicos dos órgãos internos, sendo mal localizada, irradiada para locais distantes de sua origem e muitas vezes em cólica. A dor no pós-operatório é um exemplo de dor nociceptiva frequente na prática médica. Além de levar ao sofrimento, a dor intensa no pós-operatório pode trazer complicações clínicas, contribuindo para um desfecho cirúrgico desfavorável.

## Dor neuropática

Definida pela IASP como *dor decorrente de lesão ou doença do sistema nervoso*. Resulta de uma excitabilidade aumentada dos circuitos de processamento da dor ou redução dos mecanismos inibitórios da dor. Pode acometer tanto o sistema nervoso periférico (como na neuropatia diabética, herpética ou por insuficiência vascular) quanto o sistema nervoso central (como nos traumatismos raquimedulares, no acidente vascular cerebral e nas doenças desmielinizantes) (Figura 3.2). Diferente da dor nociceptiva aguda, a intensidade da dor neuropática não guarda relação direta com a gravidade da lesão tecidual. A dor neuropática acomete mais frequentemente a população feminina, idosos e indivíduos de baixa renda. Acredita-se que sua prevalência aumentará no futuro face ao aumento da sobrevida de pacientes portadores de doenças crônicas associadas à dor (como câncer, diabetes *mellitus*, síndrome da imunodeficiência adquirida).

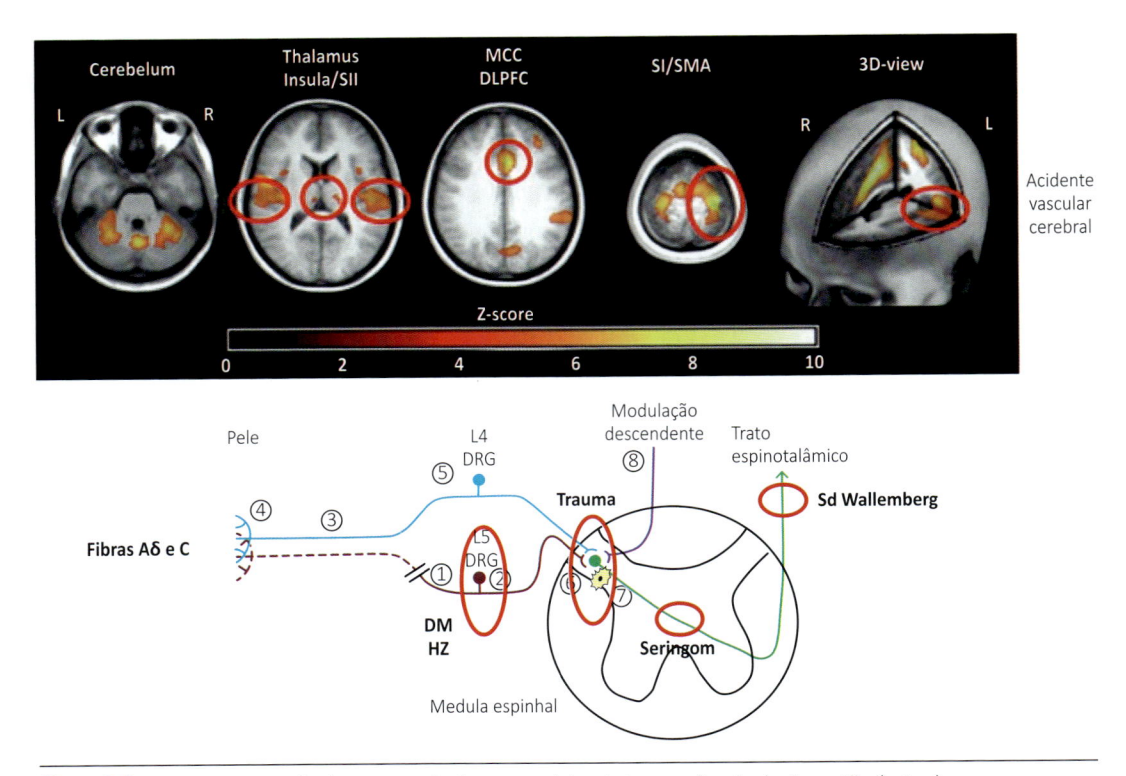

**Figura 3.2** – Doenças associadas à presença de dor neuropática. As topografias das lesões estão ilustradas.

A dor se estende sobre os territórios somáticos representados pelas estruturas nervosas afetadas, mas pode se estender para regiões vizinhas adjacentes, a depender da duração da dor e do nível de excitabilidade da circuitaria. Os pacientes apresentam alteração da sensibilidade nos territórios de dor que incluem anestesia, hipoestesia (alteração da sensibilidade ao estímulo tátil), alodinia (sensibilidade dolorosa ao leve toque), etc. Os descritores mais frequentes são: queimação, pontadas, facadas, choques, aperto ou agulhadas, podendo ser contínuos ou intermitentes. A intensidade varia de moderada a forte. As principais etiologias e topografias da lesão associada à dor neuropática estão ilustradas na Tabela 3.1.

**Tabela 3.1**
**Principais etiologias da dor neuropática, assim como as estruturas neurais envolvidas**

| Topografia | Estrutura | Etiologia |
|---|---|---|
| Sistema nervoso periférico | Nervo | Neuropatia periférica |
| | | Neuralgia do trigêmeo |
| | | Síndrome da dor regional complexa tipo II |
| | | Neuropatia induzida por infiltração tumoral |
| | | Neuropatia por compressão – síndrome do túnel do carpo |
| | Raiz dorsal | Neuralgia pós-herpética |
| | | Avulsão traumática de plexo braquial |
| Sistema nervoso central | Cérebro | Dor após AVC |
| | | Esclerose múltipla |
| | Medula espinal | Trauma raquimedular |
| | | Isquemia medular |

Exceto pela neuralgia do trigêmeo, o diagnóstico da dor neuropática necessita de uma história clínica sugestiva de lesão no sistema nervoso, além de uma queixa dolorosa que tenha uma distribuição espacial neuroanatômica plausível. Ao exame físico, o paciente deve apresentar anomalia no exame da sensibilidade no território de distribuição da dor. Testes confirmatórios eletrofisiológicos (eletroneuromiografia, potenciais evocados) ou radiológicos (tomografia, ressonância magnética) podem ser empregados na rotina clínica[5,6].

## Dor miofascial

A dor miofascial está localizada nos músculos e fáscias musculares e, a rigor, está presente na quase totalidade de pacientes com dor. Também chamada de síndrome dolorosa miofascial (SDM), é uma condição musculoesquelética caracterizada por dor local e referida percebida como profunda e mal localizada. Está associada à presença de "pontos-gatilhos" (pontos nos quais a digitopressão evoca dor local e à distância) e "pontos sensíveis" (pontos nos quais a digitopressão evoca apenas dor local). O exame físico também revela as chamadas "bandas tensas", que são cordões mais espessos nos ventres musculares decorrentes de tensão da musculatura. As causas mais comuns de SDM aguda são os traumatismos, doenças inflamatórias autoimunes e as doenças nas vísceras. Os quadros crônicos podem decorrer de doenças reumatológicas, hipotireoidismo, traumatismos de repetição, sobrecargas (ligadas às atividades laborais ou à obesidade), sedentarismo, ansiedade, carência de sono, posturas inapropriadas, decúbito prolongado em pacientes hospitalizados, entre outras.

O diagnóstico da SDM depende exclusivamente da história clínica e do exame físico. É muito importante a investigação de doenças estruturais ósseas ou ligamentares, inflamatórias, viscerais ou endocrinológicas que possam estar eventualmente associadas à SDM, sobretudo em sua fase aguda. Quando afecções são descartadas e o quadro for crônico, o uso de anti-inflamatórios e analgésicos traz pouco ou nenhum alívio.

Os seguintes aspectos clínicos podem estar presentes na SDM:

I. presença de *banda tensa* palpável em músculo esquelético;

II. hiperalgesia em *banda tensa;*

III. dor referida à digitopressão de um *ponto-gatilho;*

IV. reação contrátil à palpação da banda tensa (*twitch signal);*

V. reconhecimento da dor sentida ao exame de palpação muscular;

VI. redução da força muscular em locais de dor;

VII. dor desencadeada ao alongamento ou contração do músculo afetado.

A SDM aguda não diagnosticada e não tratada torna-se crônica. Trata-se de uma das causas mais comuns de afastamento do trabalho e de compensações trabalhistas, além de ser uma causa importante de incapacidade. Muitos pacientes com SDM crônica recebem anti-inflamatórios não esteroidais e opioides sem resultados. Isto gera sintomas ansiosos e depressivos intensos, podendo levar ao diagnóstico equivocado de distúrbio somatoforme.

É de extrema importância o diagnóstico diferencial com outras doenças que apresentem um quadro clínico semelhante, tais como fibromialgia, espasticidade, síndrome facetária, artropatias mecânicas (osteoartrite) e autoimunes (artrite reumatoide), miopatias, tendinites, tenossinovites e bursites. No caso da fibromialgia, a dor é crônica, difusa e apenas um dos sintomas de uma síndrome que compreende: (i) transtornos do humor (ansiedade e depressão); (ii) alterações gastrointestinais (síndrome do cólon irritável, obstipação); (iii) distúrbios do sono (insônia, fragmentação do sono); (iv) fadiga. Os critérios diagnósticos foram definidos pelo *American College of Rheumatology*[7,8].

## • Tratamento farmacológico da dor

### Dor nociceptiva

A dor nociceptiva responde bem ao tratamento com analgésico isolado ou associado a anti-inflamatórios. A escolha dos fármacos é feita em função da intensidade da dor e respeita os critérios definidos pela Organização Mundial da Saúde (Figura 3.3). Importante salientar que a grande maioria dos pacientes portadores de dor nociceptiva apresenta outras síndromes dolorosas associadas.

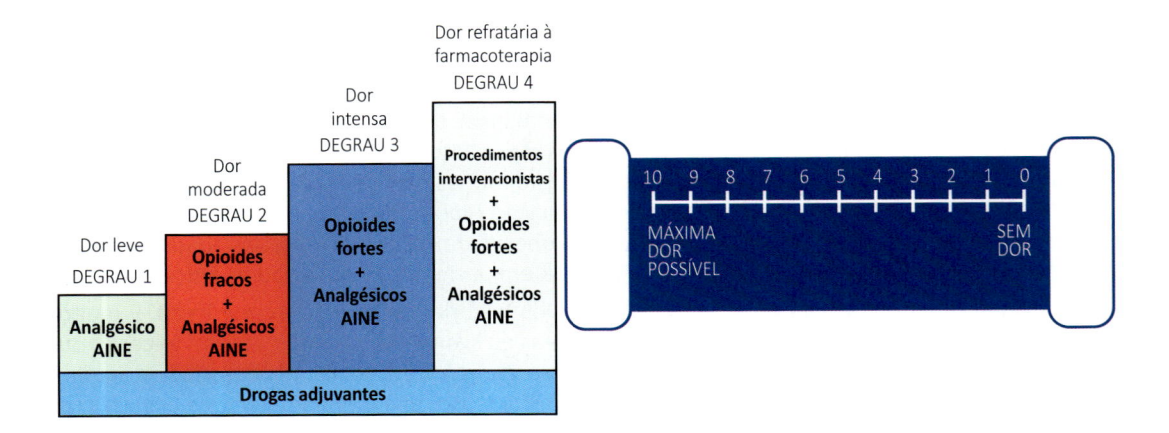

**Figura 3.3** – Etapas a serem seguidas no tratamento da dor aguda. A definição da intensidade da dor em leve, moderada ou grave é subjetiva, variando em função de cada paciente e pode ser feita utilizando uma escala numérica (direita) – Fonte: Organização Mundial da Saúde. AINE: anti-inflamatório não esteroidal.

Os pacientes com dor no período pós-operatório apresentam, por exemplo, SDM que não responde bem aos opioides e anti-inflamatórios, mas sim às manobras de fisioterapia, mobilização no leito, entre outras medidas. A redução da dor no pós-operatório envolve as seguintes medidas:

I. *medidas pré-operatórias*: tratar todas as dores crônicas preexistentes e verificar todas as medicações analgésicas de uso crônico que deverão ser mantidas no pós-operatório imediato. Informar detalhadamente acerca do procedimento cirúrgico é fundamental para evitar expectativas negativas capazes de potencializar a dor;

II. *medidas intraoperatórias*: também conhecidas como analgesia preemptiva, envolve a realização de bloqueios anestésicos regionais, o uso de anti-inflamatórios endovenosos ou a infusão intratecal de opioides;

III. *medidas pós-operatórias*: uso de analgésicos e anti-inflamatórios de acordo com as orientações preconizadas pela Organização Mundial da Saúde. Mobilização precoce, identificação e monitoração das características da dor por enfermagem (intensidade, localização e caráter, utilizando-se de instrumentos de medidas – Figura 3.3) e assistência psicológica também constituem medidas fundamentais.

## Analgésicos e antipiréticos

Trata-se das medicações analgésicas mais comumente empregadas na prática clínica. Os exemplos são o paracetamol e a dipirona.

I. *Paracetamol*: comprimidos de 500 e 750 mg. A dose diária recomendada para adultos é de 750 a 1.000 mg/d em três a cinco doses. Duração de 4 a 6 horas. *Efeitos adversos*: erupção e exantema cutâneos são raros. Doses acima de 7,5 a 10 g em um período de 8 horas pode vir associada à hepatotoxicidade (anorexia, náusea, vômito, palidez, sudorese e aumento de transaminases).

II. *Dipirona sódica*: pode ser administrada por via oral, retal, endovenosa e intramuscular. Dose diária de 500 a 1.000 mg quatro vezes ao dia. A possibilidade de administração endovenosa a faz mais versátil que o paracetamol no contexto hospitalar. *Efeitos adversos*: agranulocitose (incidência rara) caracterizada por febre, calafrio, dor de garganta, ulceração em cavidade oral e neutropenia (< 1.500 neutrófilos/mm$^3$). Deve-se utilizá-la com cautela em portadores de urticária, rinite alérgica e asma. Hipotensão e náuseas podem ocorrer, sendo estes efeitos dose-dependentes.

## Analgésicos opioides

Apresentam potência leve a moderada (codeína, tramadol) ou alta (morfina, buprenorfina, metadona, fentanil). Trata-se da categoria utilizada com maior frequência nos pacientes submetidos a cirurgias de grande porte ou nos pacientes oncológicos, onde o componente nociceptivo é preponderante.

- Morfina. Dose inicial de 5 mg a cada 6 horas. Não há dose máxima preconizada. Pode ser utilizada por via oral, endovenosa, epidural ou intrarraquiana. A mudança da via de administração requer ajuste da dosagem e segue a seguinte regra: *100 mg VO = 30 mg EV = 10 mg epidural = 1 mg intratecal. Efeitos adversos:* pode trazer náusea, prurido, agitação psicomotora, sonolência, obstipação, retenção urinária e dependência farmacológica.

Para os pacientes que requerem altas doses de morfina para analgesia, mas apresentam efeitos colaterais significativos, a administração intratecal de uma dose 100 vezes menor que a dose oral traz analgesia equivalente, com redução muito significativa dos efeitos adversos. A medicação pode ser administrada com o auxílio de dispositivos implantados (bombas de infusão intratecal programável) (Figura 3.4).

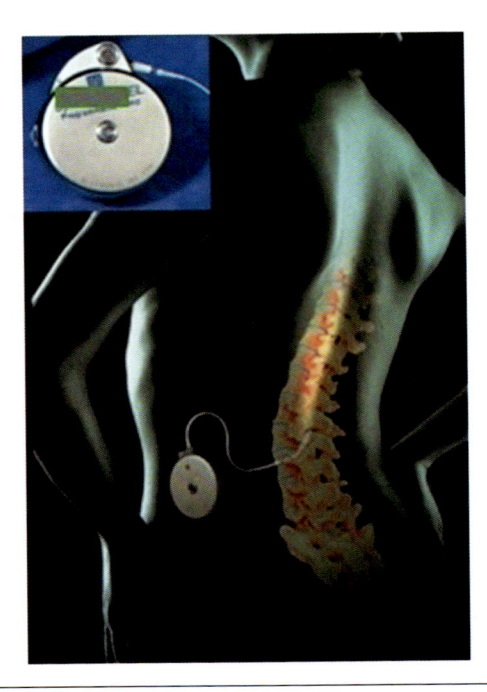

**Figura 3.4** – Ilustração de um sistema implantável de infusão intratecal programável de opioides.

## Anti-inflamatórios

São potentes medicações no tratamento da dor nociceptiva, pois reduzem a síntese de prostaglandinas associada à lesão tissular. Devem ser utilizados com cautela nos portadores de doença cardiovascular, nefropatas, nos portadores de discrasia sanguínea e úlceras pépticas.

I. *Ibuprofeno*: dose diária de 600 mg via oral três a quatro vezes ao dia, não devendo exceder 3.200 mg/dia. A dose diária e a duração do tratamento devem ser decididas individualmente.

II. *Diclofenaco sódico*: dose diária de 100 a 150 mg via oral em três doses diárias. Não são recomendáveis doses acima de 200 mg diárias.

III. *Cetoprofeno*: dose diária recomendada de 200 mg/d (via oral ou endovenoso) dividida em duas doses. Não são recomendáveis doses acima de 300 mg/d.

## Dor neuropática (DN)

Os antidepressivos tricíclicos (ADT), os medicamentos de ação gabapentinoide e os inibidores da recaptação de serotonina e noradrenalina (IRSN) são os medicamentos mais utilizados (Tabela 3.1). Os antidepressivos são utilizados no tratamento da dor crônica, pois ativam vias monoaminérgicas capazes de inibir a atividade dos neurônios espinais que fazem parte do circuito de dor.

Inicia-se com monoterapia, podendo se associar medicamentos caso a resposta seja insuficiente. Sempre se inicia com baixa dosagem para prevenção de efeitos adversos. O efeito desejável pode levar 2 a 4 semanas, devendo o paciente ser alertado para este fato.

## Antidepressivos

I. *Antidepressivos tricíclicos (ADT)*: amitriptilina e nortriptilina são os fármacos mais utilizados. Dose inicial de 10 mg com aumento a cada 3 semanas até a dose de 150 mg/dia. *Efeitos adversos:* sonolência, tontura, hipotensão ortostática, bloqueio na condução cardíaca, retenção urinária, constipação, xerostomia, visão turva, ganho de peso e redução do limiar convulsivo. Contraindicados em casos de condução ventricular anormal, glaucoma de ângulo fechado e epilepsia não controlada.

II. Inibidores da recaptação de serotonina e noradrenalina (IRSN)

- *Duloxetina:* boa evidência no tratamento da neuropatia diabética, neuralgia pós-herpética, SDM e fibromialgia. Dose inicial de 30 mg via oral com aumento semanal até 120 mg/dia.
- *Venlafaxina:* mesmas indicações da duloxetina. Dose inicial de 37,5 mg/d. Titular a dose a cada 2 semanas até atingir 150 mg/d. *Efeitos adversos:* náusea, sedação, constipação, xerostomia, diminuição do apetite, ansiedade, tontura, fadiga, insônia, disfunção sexual, hiper-hidrose, hipertensão arterial e ataxia. Mais seguro que os ADT em pacientes idosos, cardiopatas, portadores de prostatismo e glaucoma de ângulo fechado. Efeitos adversos: similares aos da duloxetina. Retirada abrupta pode causar sintomas de abstinência.

III. Anestésicos locais: lidocaína 5% em adesivo (10 cm²). Indicada nas dores neuropáticas localizadas, como a neuralgia pós-herpética ou as mononeuropatias. Aplicar o adesivo no local de dor e mantê-lo por 12 horas a 24 horas. Mantê-lo nos locais onde a dor for pior.

## Anticonvulsivantes

I. *Carbamazepina:* titulação deve ser lenta. Iniciar com 200 mg/d, podendo chegar até 1.200 mg/dia. *Efeitos adversos:* sonolência, náuseas, vômitos, ataxia, diplopia, vertigem, alterações hepáticas, leucopenia e eritema cutâneo.

II. *Oxcarbazepina:* alternativa à carbamazepina no tratamento da neuralgia do trigêmeo e do glossofaríngeo. Dose inicial de 600 mg/dia (8 a 10 mg/kg/dia) divididos em duas doses. Os efeitos terapêuticos satisfatórios são observados com 600 a 2.400 mg/dia. A dose pode ser titulada em 600 mg/dia em intervalos semanais.

III. *Gabapentina:* iniciar com 300 mg/dia com titulação progressiva (semanalmente) conforme a intensidade da dor. Ministrar três vezes ao dia (dose máxima 3,6 g/dia).

IV. *Pregabalina:* iniciar com 75 mg duas vezes ao dia (dose máxima 600 mg/dia). *Efeitos adversos possíveis dos gabapentinoides:* sonolência, tontura, ganho de peso, obstipação, vertigem, xerostomia e edema de membros inferiores.

V. *Fenitoína:* usada como opção na neuralgia do trigêmeo quando há falha com carbamazepina: dose 100-600 mg/dia ministrada três vezes ao dia. Crianças com menos de 12 anos: 5 a 20 mg/kg/dia (dose máxima diária de 300 mg). *Efeitos adversos:* hiperplasia gengival, hisurtismo, polineuropatia e hepatotoxicidade.

VI. *Lamotrigina:* iniciar com 25 mg/dia, com uma a duas administrações diárias. Titular a cada 2 semanas. A dose que comumente promove analgesia é de 200-400 mg/dia. *Efeitos adversos:* eritema cutâneo, sonolência, alterações do equilíbrio.

VII. *Topiramato:* utilizado no tratamento da enxaqueca. Iniciar com 25 mg à noite. Titular a dose semanalmente até chegar a 100 mg/dia. *Efeitos adversos:* alteração da velocidade de processamento, sonolência, alteração do apetite, modificação na quantidade e motilidade dos espermatozoides.

VIII. *Ácido valproico:* opção para o tratamento da enxaqueca. Adultos e adolescentes com mais de 12 anos: 250-750 mg/dia (dose máxima de 60 mg/kg/dia). Crianças com menos de 12 anos: 10-60 mg/kg/dia. *Efeitos adversos:* alteração da velocidade de processamento, sonolência, alteração do apetite, modificação na quantidade e motilidade dos espermatozoides, síndrome dos ovários policísticos.

## Opioides

Opção em pacientes com resposta insuficiente aos fármacos de primeira linha. Também utilizados no início do tratamento, período em que os anticonvulsivantes e os antidepressivos ainda não trouxeram analgesia.

I.   Tramadol: iniciar com dose de 50 mg uma a duas vezes ao dia. Titular dose (50 a 100 mg a cada 3-7 dias) até 400 mg/dia. *Efeitos adversos:* náusea, vômito, constipação, tonturas e sonolência. Apresenta risco de crise serotoninérgica se usado em conjunto com IMAOs, moduladores da serotonina e fármacos que diminuem o limiar convulsivo.

## Outros fármacos

I.   *Corticosteroides*: indicados na dor neuropática aguda, especialmente na compressão mecânica por edema, como nas intervenções cirúrgicas e no crescimento tumoral.

II.  *Baclofeno*: medicação de segunda linha no tratamento da neuralgia do trigêmeo. Comumente utilizado no tratamento da espasticidade. Iniciar com 5 mg duas a três vezes ao dia, aumentando a cada 3 dias até 90 mg/dia.

III. *Capsaicina 0,025%*: trata-se de um quelante de substância P, utilizado principalmente nas dores secundárias à neuropatia periférica com alodinia presente.

De maneira esquemática, podem ser utilizados os protocolos de tratamento observados na Tabela 3.2.

| Tabela 3.2 Opções medicamentosas nas dores neuropáticas e centrais | | |
|---|---|---|
| **Dor neuropática** | **Droga** | **Dose** |
| **Periférica** | ADT | Até 150 mg/dia |
| | ISRS | Até 80 mg/dia |
| | Gabapentina | 600-1.200 mg/dia |
| | Pregabalina | 50-100 mg/dia |
| | Tramadol | 200-400 mg/dia |
| | Oxicodona-CR | 60-120 mg/dia |
| | Lidocaína tópica | *Patch* ou gel 5% (12 horas/dia) |
| | Carbamazepina | Até 1.000 mg/dia |
| **Central** | ADT | Até 75 mg/dia |
| | Lamotrigina | Até 200 mg/dia |
| | Carbamazepina | Até 1.000 mg/dia |

Adaptado de: Revista HCPA 2008.

## Tratamento adjuvante da dor neuropática

Além do tratamento farmacológico é importante salientar que fatores psicossociais têm papel relevante na percepção dolorosa, interferindo na neuromodulação central dos estímulos aferentes. Dessa forma, abordagens psicológicas têm grande impacto e devem ser tidas como parte do tratamento. A reabilitação física também é fundamental no tratamento da dor neropática. Há inúmeras modalidades terapêuticas como eletrotermoterapia, terapia manual, crioterapia, alongamento, exercícios aeróbicos, estimulação elétrica transcraniana e estimulação magnética transcraniana. Contudo, os exercícios físicos foram os mais amplamente estudados e possuem alta evidência científica de seu benefício.

## Síndrome dolorosa miofascial (SDM)

Deve-se identificar e tratar os possíveis fatores desencadeantes, tais como: postura inadequada, esforços repetitivos, obesidade, bruxismo, distúrbios endocrinometabólicos (hipoglicemia, hipotireoidismo), anemia, infecções sistêmicas, distúrbios psiquiátricos e do sono. As seguintes medicações podem ser utilizadas (ver Tabela 3.3).

| Tabela 3.3 Medicamentos utilizados no tratamento da dor | | | |
|---|---|---|---|
| **Medicamento** | **Via de administração** | **Posologia** | **Efeitos adversos** |
| **Analgésicos e Anti-inflamatórios** | | | |
| Paracetamol | Oral | 750 a 1.000 mg/d em 3 a 5 doses | Anorexia, náuseas, vômitos, palidez, sudorese Hepatotoxicidade Nefrotoxicidade |
| Dipirona | Oral Intramuscular Endovenosa | 500 a 1.000 mg até 4 vezes ao dia | Náuseas, vômitos, hipotensão arterial. Agranulocitose (incidência rara) caracterizada por febre, calafrio, dor de garganta, ulceração em cavidade oral e neutropenia (< 1.500 neutrófilos/mm$^3$) |
| Ibuprofeno | Oral | 600 até 3.200 mg/dia | Anorexia, náuseas, vômitos, epigastralgia Hepatotoxicidade Nefrotoxicidade |
| Diclofenaco sódico | Oral Parenteral Adesivo transcutâneo | 100 a 200 mg/dia | Anorexia, náuseas, vômitos, epigastralgia Hepatotoxicidade Nefrotoxicidade |
| Inibidores da ciclo-oxigenase 2 (Celebra) | Oral | 200 a 600 mg/dia | Náusea, diarreia, epigastralgia, dispneia, hipertensão arterial, tromboembolismo |
| Cetoprofeno | Oral Parenteral | 100 a 300 mg/dia | Anorexia, náuseas, vômitos, epigastralgia Hepatotoxicidade Nefrotoxicidade |
| **Antiepilépticos e Gabapentinoides** | | | |
| Carbamazepina | Oral | 100 a 1.200 mg/dia | Sonolência, náuseas, vômitos, ataxia, diplopia, vertigem, alterações hepáticas, leucopenia e eritema cutâneo |
| Oxcarbazepina | Oral | 8 a 10 mg/kg/dia 600 a 1.800 mg/dia | Sonolência, náuseas, vômitos, ataxia, diplopia, vertigem, alterações hepáticas, leucopenia e eritema cutâneo |

Continua...

... continuação

### Tabela 3.3
### Medicamentos utilizados no tratamento da dor

| Medicamento | Via de administração | Posologia | Efeitos adversos |
|---|---|---|---|
| Gapapentina | Oral | 300 a 3.600 mg/dia | Sonolência, náuseas, vômitos, ataxia, diplopia, vertigem, alterações hepáticas, leucopenia e eritema cutâneo |
| Pregabalina | Oral | 75 a 600 mg/dia | Sonolência, tontura, ganho de peso, obstipação, vertigem, xerostomia e edema de membros inferiores |
| Fenitoína | Oral Parenteral | Adultos: 100 a 600 mg/dia Abaixo de 12 anos: 5 a 20 mg/kg/dia (dose máxima: 300 mg/dia | Ataxia, nistagmo, sonolência, *delirium*, hiperplasia gengival, hisurtismo, polineuropatia e hepatotoxicidade |
| **Antiepilépticos e Gabapentinoides** | | | |
| Lamotrigina | Oral | 25 mg/dia, com 1 a 2 doses diárias Titular a cada 2 semanas. A dose que promove analgesia é de 200 a 400 mg/dia | Eritema cutâneo, sonolência, alterações do equilíbrio |
| Topiramato | Oral | 25 a 400 mg/dia | Alteração da velocidade de processamento mental, sonolência, alteração do apetite, modificação na quantidade e motilidade dos espermatozoides |
| Ácido valproico | Oral | Adultos e adolescentes com mais de 12 anos: 250 a 750 mg/dia (dose máxima de 60 mg/kg/dia). Crianças com menos de 12 anos: 10 a 60 mg/kg/dia | Alteração da velocidade de processamento mental, sonolência, alteração do apetite, queda de cabelos, modificação na quantidade e motilidade dos espermatozoides, síndrome dos ovários policísticos |
| **Opioides** | | | |
| Tramadol | Oral | Iniciar com dose de 50 mg 1 a 2 doses ao dia. Titular dose (50 a 100 mg a cada 3-7 dias) até 400 mg/dia | Náusea, vômito, constipação, tonturas e sonolência. Risco de crise serotoninérgica se usado em conjunto com inibidores da MAO, moduladores da serotonina e fármacos que diminuem o limiar convulsivo |
| Morfina | Oral Endovenosa Epidural Intrarraquiana | 5 a 40 mg/dia 100 mg VO = 30 mg EV = 10 mg epidural = 1 mg intratecal | Náusea, prurido, agitação psicomotora, sonolência, obstipação, retenção urinária, dependência farmacológica |
| **Antiespásticos** | | | |
| Baclofeno | Oral | 10 a 90 mg/dia | Náusea, vômito, constipação, tonturas e sonolência |

Continua...

... continuação

| Tabela 3.3 Medicamentos utilizados no tratamento da dor | | | |
|---|---|---|---|
| *Medicamento* | *Via de administração* | *Posologia* | *Efeitos adversos* |
| **Relaxantes Musculares** | | | |
| Tizanidina | Oral | 2 a 36 mg/dia | Sonolência |
| Ciclobenzaprina | Oral | 5 a 20 mg/dia | Sonolência |
| **Antidepressivos** | | | |
| Amitriptilina Nortriptilina | Oral | 25 a 100 mg/dia | Náusea, vômito, constipação, tonturas e sonolência. Xerostomia e ganho de peso |
| **Antidepressivos** | | | |
| Duloxetina | Oral | 30 a 120 mg/dia | Náusea, sedação, constipação, xerostomia, diminuição do apetite, ansiedade, tontura, fadiga, insônia, disfunção sexual, hiper-hidrose, hipertensão arterial e ataxia |
| Venlafaxina | | 37,5 a 375 mg/dia | Náusea, sedação, constipação, xerostomia, diminuição do apetite, ansiedade, tontura, fadiga, insônia, disfunção sexual, hiper-hidrose, hipertensão arterial e ataxia |
| **Anestésicos** | | | |
| Lidocaina a 5% | Local | 10 cm$^2$ | Prurido |

## Anti-inflamatórios não esteroidais (AINE)

São os medicamentos mais comumente usados para a SDM aguda. No entanto, o uso em longo prazo deve ser considerado com cautela devido aos efeitos colaterais cardiovasculares, cerebrovasculares, renais e gastrointestinais.

I. *Adesivo de diclofenaco*: mostrou benefícios na SDM do músculo trapézio, caracterizados por redução da intensidade da dor e aumento da amplitude de movimento cervical. O estudo demonstrou boa tolerabilidade aos adesivos e baixa irritação geral da pele.

II. Inibidores da ciclo-oxigenase-2 (COX-2): têm um efeito análogo ao dos AINEs tradicionais, com menor índice de efeitos secundários. Mostraram benefício e boa tolerância no tratamento da dor lombar aguda. Devem ser considerados em pacientes mais propensos a efeitos colaterais gastrointestinais, sem histórico de doença trombótica cardiovascular.

III. Tropisetron: recentemente tem sido usado no tratamento da fibromialgia e dor miofascial, porém com uma disponibilidade comercial limitada. Estudos mostram que injeções locais de tropisetron em pontos-gatilho proporcionaram uma melhora estatisticamente significativa na dor. Seus efeitos começaram rapidamente e duraram mais que os dos anestésicos locais.

## Opioides

Os opioides fracos são moderadamente eficazes no tratamento da SDM aguda. O seu uso em quadros crônicos deve ser feito com muita cautela, visto que pode trazer dificuldades na reabilitação.

I. Tramadol: efetivo e bem tolerado para uso na lombalgia aguda, algumas síndromes dolorosas crônicas e osteoartrite. Com relação à dor miofascial, não existem estudos que investiguem a eficácia desse agente, no entanto é frequentemente utilizado pelos seus efeitos analgésicos multimodais e baixo potencial de dependência.

## Relaxantes musculares

I. *Tizanidina*: agonista alfa-adrenérgico, a tizanidina pode trazer benefício na SDM de evolução crônica. Pode trazer benefício nos distúrbios do sono em associação. Iniciar com 2 mg por via oral três vezes ao dia, podendo ser aumentada gradualmente (dose máxima 36 mg/dia).

II. *Ciclobenzaprina*: efeito redutor na intensidade da SDM aguda. Pode trazer sonolência como efeito adverso. Doses de 10 a 20 mg a cada 12 horas.

## Anticonvulsivantes

I. *Gabapentinoides (gabapentina e pregabalina)*: podem ser considerados no tratamento, porém pouca evidência suporta seu uso na dor aguda. Os anticonvulsivantes têm papel terapêutico comprovado no tratamento da fibromialgia e dos transtornos do sono (insônia e fragmentação do sono)

## Antidepressivos

I. *Antidepressivos tricíclicos (ADT)*: classe de medicamentos utilizada no tratamento da SDM crônica e na fibromialgia. Podem também ser utilizados nas cefaleias do tipo tensão, assim como nas cefaleias com componente miofascial cervical (cefaleia cervicogênica). Amitriptilina e nortriptilina em doses de 25 a 150 mg/dia são os exemplares típicos.

II. *Antidepressivos duais (IRSN) – duloxetina e venlafaxina*: menos potentes que os ADT, porém com perfil de efeitos adversos menor. Não corrigem as disfunções de sono de modo tão eficaz como os ADT.

## Outros fármacos

I. *Toxina botulínica tipo A (BoNT-A)*: neurotoxina que reduz a contração muscular excessiva. Pode trazer fraqueza muscular (paresia) de caráter transitório e reversível.

II. *Anestésicos locais: (bupivacaína 0,5%, lidocaína 2%, ropivacaína 0,75%)*. Potentes medicações no tratamento da SDM, injetadas em pontos-gatilhos em quadros agudos ou subagudos. A analgesia induzida pelos anestésicos permite o agulhamento dos pontos-gatilhos.

# Medidas não medicamentosas[9]

I. *Meios físicos*: massagem, calor, crioterapia, eletroterapia e ultrassom.

II. *Acupuntura.*

III. *Cinesioterapia.*

IV. *Atividade física*: fortalecimento e exercícios aeróbicos.

V. *Intervenções psicológicas*: terapia cognitivo-comportamental, *biofeedback*, relaxamento, hipnose.

VI. *Estratégias educacionais.*

## REFERÊNCIAS BIBLIOGRÁFICAS

1. International Association for the Study of Pain Sub-Committee on Taxonomy. Pain Terms: a list with definitions and notes on usage, recommended by the IASP Sub-Committee on Taxonomy. Pain. 1979;6:249- 252.
2. Merskey H, Bogduk N. Classification of chronic pain: descriptions of chronic pain syndromes and definitions of pain terms. 2nd ed. Seattle, WA: IASP Press; 1994. p. 22.
3. Cervero F, ed. Handbook of clinical neurology. Pain. Vol. 81. Philadelphia: Elsevier; 2006. p. 5-480.
4. Patrick N, Emanski E, Knaub MA. Acute and Chronic Low Back Pain. Med Clin North Am. 2016 Jan;100(1):169-81.
5. Baron R, Binder A, Wasner G. Neuropathic pain: diagnosis, pathophysiological mechanisms, and treatment. Lancet Neurol. 2010;9:807-19.
6. Finnerup NB, Atta N, Haroutounian S, et al. Pharmacotherapy for neuropathic pain in adults: systematic review, meta-analysis and updated NeuPSIG recommendations. Lancet Neurol. 2015 Feb;14(2):162-173.
7. Diatchenko L, Fillingim RB, Smith SB, Maixner W. The phenotypic and genetic signatures of common musculoskeletal pain conditions. Nat Rev Rheumatol. 2013 Jun;9(6):340-50.
8. Desai MJ, Saini V, Saini S. Myofascial Pain Syndrome: A Treatment Review. Pain and Therapy. 2013;2(1):21-36.
9. Perissinotti, DMN, Portnoi AG. Aspectos psicocomportamentais e psicossociais dos portadores de dor neuropática. Rev Dor São Paulo. 2016;17(supl. 1):79-84.

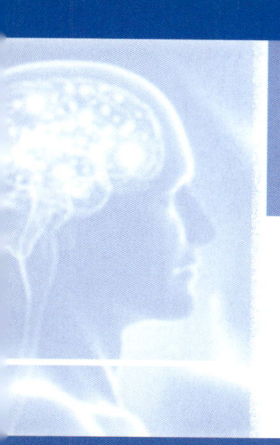

# 4

# Lombalgia

Martim Elviro de Medeiros Junior • Maria Sheila Guimarães Rocha

## ▪ Introdução e conceitos

A dor lombar (DL) constitui uma causa frequente de morbidade e incapacidade, sendo sobrepujada apenas pela cefaleia na escala dos distúrbios dolorosos que afetam o homem. É um dos mais difundidos problemas de saúde pública enfrentados pelo mundo industrializado, por afetar uma grande parte da população e por constituir pesado ônus para os sistemas nacionais de saúde e de previdência em termos de diagnóstico, tratamento, absenteísmo e aposentadoria prematura. A lombalgia é uma das principais causas de absenteísmo ao trabalho e de encaminhamentos para reabilitação[1].

Lombalgia é definida como todas as condições de dor, com ou sem rigidez do tronco, localizadas na região inferior do dorso, em uma área situada entre o último arco costal e a prega glútea. Se há compressão radicular, essa dor apresentará irradiação para membros e será considerada uma lombociatalgia. A dor é sempre uma consequência e, por isso, deve-se investigar suas causas.

Um desequilíbrio mecânico das estruturas da coluna vertebral atua como fator nocivo sobre elas mesmas. Todas as estruturas que compõem a unidade anatomofuncional do segmento lombar apresentam inervação nociceptiva, com exceção do núcleo pulposo e de algumas fibras do anel fibroso. As estruturas musculoarticulares são responsáveis pelo antagonismo das ações mecânicas da coluna: eixo de sustentação do corpo e, ao mesmo tempo, eixo de movimentação.

O segmento lombar, inervado por uma difusa e entrelaçada rede de nervos, torna difícil determinar com precisão o local de origem da dor, exceto nos acometimentos radiculomedulares. Pelo fato de as contraturas musculares, frequentes e dolorosas, não se acompanharem de lesão histológica demonstrável e por serem raramente cirúrgicas, há escassas e inadequadas informações quanto aos achados anatômicos e histológicos das estruturas possivelmente comprometidas, o que torna difícil a interpretação do fenômeno doloroso. Tais fatos fazem da caracterização etiológica da síndrome dolorosa lombar um processo eminentemente clínico, onde os exames complementares devem ser solicitados apenas para confirmação da hipótese diagnóstica.

## ▪ Importância da lombalgia na Atenção Primária à Saúde

Considerando a alta prevalência de lombalgia na população adulta e seus desdobramentos e custos para a saúde pública, o conhecimento sobre as causas e o tratamento da lombalgia no nível da APS é primordial. O profissional de saúde da APS deve ter as informações essenciais para realizar o diagnóstico diferencial da lombalgia e para definir a abordagem terapêutica adequada, evitando a excessiva referência para serviços especializados e ao mesmo tempo oferecendo cuidados médicos e fisioterápicos de reabilitação ao indivíduo portador de lombalgia. A pronta atenção ao caso e a condução médica adequada evitarão a cronificação do problema e reduzirão o impacto da doença sobre a qualidade de vida do indivíduo, diminuindo custos sociais e profissionais associados com a lombalgia.

## ▪ Epidemiologia

A dor lombar afeta pessoas de todas as idades, de crianças a idosos, sendo uma causa frequente de consultas médicas. A prevalência em crianças e adolescentes é mais baixa do que em adultos, que pode chegar a 60 a 70% nos países industrializados[2]. A prevalência apresenta um pico entre os 45 e 64 anos de idade. Alguns dados demonstram que 70 a 85% da população apresentam DL em algum momento da vida e desse número, 80% apresentam recorrência. Cerca de 15 a 30% da população sofrem essa condição, sobretudo na vida adulta. As mulheres são mais suscetíveis e também estão em maior risco de recorrência de dor[3].

## ▪ Quadro clínico e diagnóstico

### Classificação

As lombalgias e as lombociatalgias podem ser caracterizadas como agudas, subagudas, crônicas e recorrentes.

I. Aguda: dor com duração de até 30 dias desde o início da dor em pacientes gravemente limitados e incapazes de permanecer em pé por mais de 15 minutos, sentar por mais de 30 minutos ou caminhar mais do que ¼ de quilômetro sem agravar a dor.

II. Subaguda: dor que dura entre 2 e 3 meses desde o início da dor, ocorrendo nos pacientes que conseguem fazer as atividades mencionadas na fase aguda (sentar, levantar ou andar por períodos mais longos), mas não conseguem realizar as atividades de vida diária, como limpar e levantar objetos pesados.

III. Crônica: dor lombar com duração maior do que 3 meses, ocorrendo em pacientes capazes de fazer as atividades de vida diária, mas que não conseguem realizar atividades de grande exigência física e de longa duração, como manusear material pesado, participar de esportes competitivos ou realizar tarefas domésticas pesadas.

### Fatores de risco e etiologia da lombalgia

Os principais fatores de risco para o desenvolvimento de quadro de lombalgia são: obesidade, idade acima dos 45 anos, trabalho manual pesado, tabagismo, fatores psicossociais (depressão e estresse) e falta de condicionamento físico[4].

As causas da lombalgia se dividem em:

▪ **Fatores extrínsecos:** referem-se àqueles cujas causas da dor não têm origem na coluna lombar e correspondem a 4% das dores lombares.

▪ **Fatores intrínsecos:** têm a origem da dor na coluna lombar. Entre todos os fatores, a causa mecânica é responsável por 97% das lombalgias.

Considerando as principais causas da lombalgia como de origem musculoesquelética ou neurológica, a lombagia pode ser dividida em dois grandes grupos: a lombalgia musculoesquelética e a neurológica, a depender do envolvimento da raiz nervosa.

I. Lombalgia musculoesquelética: a razão da lombalgia de origem musculoesquelética é em geral não específica e difícil de identificar na maioria dos pacientes com esta queixa. Mecanismos possíveis incluem as alterações degenerativas da coluna vertebral, seus ligamentos, músculos adjacentes e tecido mole. A atividade repetitiva e o uso abusivo da musculatura paraespinal, principalmente por aqueles indivíduos sem atividade física regular ou sem condicionamento físico, podem levar a maior tensão na região lombar, hiperatividade metabólica muscular com produção de ácido lático, resultando em lesão muscular ou tendínea. A artropatia sacroilíaca também pode contribuir para o desencadeamento de dor lombar[5].

II. Lombalgia neurológica: em 90% dos casos de lombalgia associada a dor radicular em indivíduos abaixo de 65 anos, a dor é provocada por herniação do disco intervertebral e compressão da raiz nervosa. O disco intervertebral não possui inervação e, portanto, não produz dor até que a herniação comprima a raiz nervosa[5]. Em pacientes idosos, a raiz nervosa pode ser afetada pelos processos degenerativos da coluna vertebral associados à idade, como a hipertrofia de ligamentos, formação osteofitária, artropatia das facetas e estreitamento foraminal. A compressão nervosa leva a isquemia focal, interrupção do fluxo axonal e edema. Reação inflamatória local pode ocorrer devida a resposta imunogênica à exposição do conteúdo do núcleo pulposo. Essas alterações, em conjunto com as alterações estruturais vertebrais, levam ao quadro de dor intensa do tipo radicular[5,6].

## Avaliação diagnóstica

A avaliação deve sempre focar em buscar os sinais de alerta e descartar doenças sistêmicas. Assim, o diagnóstico deve se basear na anamnese, no exame físico geral, exame neurológico, exame ortopédico (testes especiais) e exames complementares, quando necessários. É importante a definição sobre a causa da lombalgia, se musculoesquelética ou neurológica, com o objetivo de definição da abordagem e referenciamento do paciente para centros de especialidades.

## Anamnese

Deve ser direcionada, porém enfocando dados como idade, sexo, história ocupacional, hábitos pregressos, história familiar e história pregressa. É importante explorar a experiência da doença e tentar compreender o contexto em que o paciente vive e como a dor influencia suas atividades diárias, além de caracterizar a dor em todos os seus aspectos: tipo de dor, local, intensidade, irradiação, início, frequência e fatores de piora e melhora. Ressalta-se a importância de distinguir se a dor é mecânica (dor aos esforços) ou inflamatória (dor em repouso). Também de suma importância é a caracterização dos fatores agravantes e de alívio da lombalgia[6].

## Fatores de exarcebação e de melhora na lombalgia

Buscar os fatores que melhoram ou pioram a lombalgia, principalmente as mudanças na postura, é parte fundamental da história clínica dos pacientes com lombalgia. Para a maioria dos pacientes, a posição sentada costuma piorar a dor, principalmente nos indivíduos que trabalham longos períodos na posição sentada. A dor, nestes casos, costuma apresentar melhora quando a pessoa fica na posição em pé, mas por curto período de tempo. No caso de lombalgia musculoesquelética devida a doença facetária, osteoartrite ou tensão muscular, a dor costuma piorar na posição de pé e melhorar quando o indivíduo se senta. Na estenose de canal vertebral, a dor costuma piorar durante a marcha e na posição em pé. Já no caso da doença sacroilíaca a dor se exacerba na transição da posição sentada para em pé. A dor lombar que persiste em todas as posições deve levantar a suspeita de malignidade associada (metástases ósseas). Pacientes com lombalgia devida a espondilite anquilosante também não apresentam alívio da dor na posição em pé[7]. Deve-se buscar na anamnese os seguintes sinais de alerta (Tabela 4.1).

## Exame físico

Após anamnese deve-se realizar o exame físico geral, não ignorando a ausculta pulmonar e cardíaca, já que são pontos importantes para a definição de causas extrínsecas.,Após exame geral evoluir para o exame ortopédico e neurológico. A avliação clínica e neurológica também tem o

| Tabela 4.1<br>Sinais de alerta na lombalgia | |
|---|---|
| Idade > 50 anos ou < 20 anos | Alerta para neoplasia ou metástases |
| História de câncer | |
| Perda de peso inexplicada | |
| Dor em posição supina | |
| Dor com duração maior que 30 dias | |
| Febre, calafrios, perda de peso | Alerta para infecção |
| Infecção bacteriana recente | |
| Imunossuprimidos | |
| Usuários de drogas endovenosas | |
| Dor com piora noturna | |
| Trauma maior | Alerta para fraturas |
| Trauma menor em idosos ou osteoporóticos | |
| Uso crônico de corticosteroides | |
| Anestesia em sela | Alerta para lesão neurológica |
| Disfunção esfincteriana | |
| Déficit neurológico progressivo ou grave em membros inferiores | |
| Comprometimento em múltiplos níveis radiculares | |
| Déficit motor proeminente – pé caído ou fraqueza para flexão do quadril | |

objetivo de descartar causas não orgânicas para a dor lombar, como aquelas associadas a quadros psicogênicos (Quadro 4.1).

Durante a inspeção deve-se observar a marcha do paciente, se há curvaturas ou deformidades em sua coluna lombar e se há mobilidade (realizar testes de flexão, extensão e rotação). Prosseguir para o exame neurológico com a realização dos testes de sensibilidade tátil, térmica e dolorosa. Avaliar os reflexos patelar e aquileu e realizar o teste de força muscular. Durante a palpação deve-se investigar hipertonia muscular, pontos dolorosos e possíveis deformidades ósseas.

## Testes adicionais

Além do exame diagnóstico clínico e neurológico, podemos realizar alguns testes para confirmar e auxiliar no diagnóstico diferencial.

## Manobra de Lasègue-Bragard

Com o paciente deitado, devemos realizar manobras específicas para avaliar a lombociatalgia, como o teste de Lasègue e o teste de Bragard. A manobra de Lasègue serve para testar a existência de pinçamento da raiz nervosa no nível da coluna lombar. Nessa manobra, procede-se ao levantamento de uma das pernas, com o paciente deitado. Quando a dor é originada pela raiz nervosa, o paciente sentirá dor ao longo de toda a perna já próximo dos 30º de elevação da perna; se a dor for de origem muscular, ela será sentida na porção posterior da coxa. Um teste positivo tem o seu valor aumentado quando a dor é agravada pela dorsiflexão do tornozelo ou aliviada pela flexão do joelho, o que também é chamado de contramanobra de Lasègue (teste de Bragard).

## Teste de Kernig

Para testar esse sinal o paciente deve estar deitado em posição supina com as pernas estendidas. O examinador flexiona o joelho e a perna do paciente na articulação coxofemoral em um ângulo de 90° e, em seguida, realiza a extensão do joelho. O sinal é positivo se o paciente referir dor lombar e apresentar resistência na extensão da perna.

## Teste de Hoover

Esse teste auxilia na percepção de simulação dos sintomas por parte do paciente. A manobra consiste na realização ativa da elevação de um membro inferior, enquanto as mãos do examinador apoiam os calcanhares. A resposta normal produz no membro que não está sendo elevado uma força contrária, que pode ser sentida pela mão do examinador. A ausência dessa força para baixo sugere simulação.

## Teste de Naffziger

As veias jugulares são comprimidas de ambos os lados por cerca de 10 segundos, enquanto o paciente permanece na posição supina. A face do paciente fica ruborizada e é pedido para ele tossir. O aparecimento de dor na região lombar causada pela tosse indica presença de aumento da pressão intratecal.

## Manobra de Valsalva

No teste de Valsalva o paciente prende a respiração e faz força como se quisesse evacuar. O teste acarreta aumento da pressão intratecal. Se houver afecção expansiva ou compressiva (neoplasias, hérnia discal, empiema epidural, etc.), o paciente relata dor ao fazer a manobra.

## Teste de Patrick ou Fabere

Este teste destina-se a detectar tanto as patologias do quadril como as da articulação sacroilíaca. Com o paciente em decúbito dorsal, colocamos o calcanhar do membro inferior em questão sobre o joelho do lado oposto; o examinador aplica então uma força sobre o joelho fletido e outra sobre a espinha ilíaca anterossuperior oposta, como se estivesse abrindo um livro. Se a dor for referida na região inguinal, pode haver patologia na articulação do quadril; caso a dor seja referida na região posterior, pode haver patologia na articulação sacroilíaca. Este teste também é chamado de Fabere, em virtude da posição que o membro assume durante sua realização.

## Teste de Gaenslen

Avalia a articulação sacroilíaca pelo movimento de contração. A manobra pode ser realizada com o paciente em decúbito dorsal ou lateral. O teste é executado forçando-se a extensão do membro inferior de um lado enquanto a pelve do lado oposto é estabilizada pelo próprio paciente, que mantém o membro inferior fletido e abraçado junto ao tronco . O paciente pode referir dor caso haja doença na articulação sacroilíaca.

## Sinal de Beevor

Deslocamento ascendente do umbigo, observado quando ocorre paralisia da metade inferior dos músculos abdominais. Caracteriza-se pela elevação da cicatriz umbilical ao sentar-se a partir da posição supina. É sinal muito constante nos casos de lesão medular ou de suas raízes ao nível de D10. Fisiologicamente, explica-se o movimento pelo fato de que, estando o paciente na posição supina e havendo paresia da porção baixa do músculo reto abdominal (abaixo de D10), ao realizar a elevação da cabeça ou o movimento de sentar-se, a cicatriz umbilical é tracionada para cima pela força exercida pela porção mais alta do músculo abdominal. A distância percorrida pela cicatriz umbilical pode atingir até 2,5 cm. Trata-se de sinal frequente e específico nos casos de distrofia fascioescapuloumeral, antes mesmo da fraqueza da musculatura.

| **Quadro 4.1** |
| :---: |
| **Sinais indicativos de dor lombar de causas não orgânicas[6]** |
| ▪ Reação exagerada às manobras do exame físico neurológico |
| ▪ Dolorimento ao menor toque ou palpação leve da coluna |
| ▪ Dolorimento não localizado e distribuído por área extensa |
| ▪ Exacerbação da dor com pressão no topo da cabeça |
| ▪ Fraqueza de múltiplos músculos |
| ▪ Alterações sensoriais que não respeitam os dermátomos |
| ▪ Distração: dor com a extensão da perna, mas não quando se levanta a perna para realizar a extensão plantar |

## Exames complementares

Os exames complementares serão utilizados para a confirmação do diagnóstico e deverão ser pedidos de acordo com a hipótese diagnóstica. Ressalta-se que existem alterações que são assintomáticas e não devem ser dadas como causa; é necessário relacionar adequadamente a anamnese, o exame clínico e o exame complementar. Os exames frequentemente utilizados na pesquisa da dor lombar são:

Laboratoriais:

I. Hemograma, VHS e PCR: suspeita de infecções, tumores, afecções metabólicas ou distúrbios mielogênicos.

II. Cálcio sérico, TSH e fosfatase alcalina: suspeita de doença óssea difusa, disfunção tireoidiana ou metabólica.

III. Eletroforese de proteínas séricas e urinárias: suspeita de afecção renal.

IV. Antígeno prostático específico: suspeita de metástase.

V. Sangue oculto nas fezes: suspeita de tumores gastrointestinais e úlceras.

## Imagem

De acordo com as recomendações do Colégio Americano de médicos e da Academia Americana de Médicos de Família, na ausência de sinais de alerta os estudos com imagem não devem ser realizados em pacientes com quadro de dor lombar com menos de 6 semanas de duração. Os exames de neuroimagem devem ser solicitados em situações específicas, como: déficit neurológico progressivo ou grave, febre, trauma agudo, dor súbita com dolorimento da coluna à palpação, ou em situações de forte suspeita clínica de doença sistêmica associada.

I. Radiografia: importante se houver lombalgia aguda com sinais de alerta, suspeita de fraturas e para confirmar alterações estruturais na coluna.

II. Tomografia computadorizada: permite avaliar canal vertebral, recessos laterais e forames intervertebrais e os contornos ósseos. Usá-la em suspeita de hérnia de disco, estenose de medula, mieloma múltiplo e para avaliar órgãos retroperitoneais.

III. Ressonância magnética: mostra a coluna de forma geral, identificando discos degenerativos e permitindo a avaliação de todo o conteúdo do canal medular, raízes da cauda equina e medula óssea. É utilizada em suspeita de tumores intraespinais e hérnia de disco.

IV. Cintilografia óssea: utiliza-se quando há suspeita de infecção, tumor, artrite e fraturas.

V. Mielografia: exame invasivo e associado a muitas complicações. Utilizado na suspeita de compressão medular e de raiz nervosa; associado a exames dinâmicos, avaliar estenose de canal.

VI. Eletroneuromiografia: usada para verificar comprometimento neurológico, porém só tem utilidade em lombalgias crônicas.

## ▪ Tratamento

Os melhores resultados são obtidos por meio de equipe multidisciplinar e podem envolver medidas gerais, recursos medicamentosos, reabilitação e procedimentos intervencionistas ou cirúrgicos. As medidas na abordagem da lombalgia são dispostas a seguir.

### Tratamento não medicamentoso

Os possíveis manejos para a lombalgia (conforme lista a seguir) irão variar de acordo com a fase e as causas da lombalgia:

I. cinesioterapia: enfoca exercícios de alongamento e fortalecimento dos músculos paravertebrais e abdominais;

II. meios físicos como calor, frio e estimulação elétrica transcutânea (TENS);

III. acupuntura;

IV. órteses (coletes, cinta elástica lombar);

V. o repouso só deve ser recomendado em lombociatalgias, e nunca deve ultrapassar 7 dias.

### Tratamento medicamentoso

Os medicamentos utilizados variam de acordo com a intensidade da dor e etiologia, porém o foco é o alívio dos sintomas. O tratamento costuma ser feito com anti-inflamatórios (AINE), miorrelaxantes e analgésicos; antidepressivos e opioides podem ser indicados em alguns casos. Sempre que identificada, a causa da dor deve ser tratada, a fim de melhorar a qualidade de vida do paciente, facilitar sua reabilitação e reduzir a necessidade de sintomáticos.

▪ **Analgésicos não opioides**:
  I. Dipirona 500 mg até quatro vezes ao dia;
  II. Paracetamol 500 mg de quatro a seis vezes ao dia. Atenção especial em hepatopatas e se associado a anti-inflamatório não hormonal.

▪ **Anti-inflamatórios não hormonais (AINH)**: todas as classes podem ser utilizadas, atentando-se às reações adversas.

▪ **Miorrelaxantes**: melhor eficácia se associados aos AINH.

▪ **Analgésicos opioides**: quando houver resistência aos não opioides, fraturas ou metástases. Evitar em lombalgias crônicas por risco de dependência.
  I. Fosfato de codeína 30 mg três a quatro vezes ao dia;
  II. Cloridrato de tramadol 100 a 400 mg por dia.

- **Antidepressivos**: quando houver lombalgia crônica com componente psicossomático e nas fibromialgias.

## Tratamento cirúrgico e encaminhamento

Deve-se pensar em encaminhar o paciente para um especialista quando:

I.  não houver melhora com os tratamentos conservadores por um período superior a 6 semanas;
II.  déficit neurológico progressivo;
III.  suspeita de síndrome de cauda equina;
IV.  envolvimento medular;
V.  suspeita de doença inflamatória sistêmica.

## ▪ Prevenção

É importante que todos os pacientes sejam informados a respeito do modo correto de carregar objetos pesados, levantar-se, postura correta e até sobre sentar-se. Sempre é válido ressaltar a importância da ergometria no trabalho e a maneira correta de aplicá-la. Além dessas orientações, o indivíduo com dor lombar deve ser orientado a reduzir a obesidade e o tabagismo, ser estimulado a praticar exercícios físicos regulares com o objetivo de atingir mínimo condicionamento físico, e buscar ajuda psicoterápica que o auxilie nas mudanças de hábitos de vida e na redução dos sintomas depressivos e do estresse emocional.

## REFERÊNCIAS BIBLIOGRÁFICAS

1.  Chenot JF, Greitemann B, Kladny B, Petzke F, Pfingsten M, Schorr SG. Non-Specific Low Back Pain. Dtsch Arztebl Int. 2017;114:883-90.
2.  Balague F, Troussier B, Salminen JJ. Non-specific low back pain in children and adolescents: risk factors. Eur Spine J. 1999;8:429-438.
3.  Rubin DI. Epidemiology and risk factors for spine pain. Neurol Clin. 2007;25(2):353-371.
4.  Deyo RA, Weinstein JN. Low back pain. N Engl J Med. 2001;344(5):363-370. doi:10.1056/NEJM200102013440508.
5.  Levin KH, Covington EC, Devereaux MW, et al. Low back and neck pain. Continuum (Minneap Minn). 2001;7(1):7-43.
6.  Tavee JO, Levin KH. Low back pain. Continuum (Minneap Minn). 2017;23(2):467-486.
7.  Young S, Aprill C, Laslett M. Correlation of clinical examination characteristics with three sources of chronic low back pain. Spine J. 2003;3(6):460-465. doi:10.1016/ S1529<9430(03)00151<7.

# Epilepsia na Atenção Primária à Saúde

Meire Argentoni Baldocchi • Raphaella Moura Cardoso • Ahmad Ali El Majdoub

## ▪ Introdução e conceitos

A epilepsia é um distúrbio neurológico crônico que afeta ambos os sexos de todas as idades, com distribuição mundial. A epilepsia pode ser definida como um distúrbio neurológico caracterizado pela predisposição para gerar crises epilépticas, e pelas suas consequências neurobiológicas, cognitivas, psicológicas e sociais[1]. Segundo a Liga Internacional contra a Epilepsia (ILAE), epilepsia é uma doença cerebral definida quando um indivíduo apresenta uma das condições abaixo:

I. duas ou mais crises convulsivas não provocadas, em um intervalo de tempo maior de 24 horas, nos últimos 10 anos ou;

II. uma crise convulsiva não provocada e a presença da probabilidade de ocorrência de crises epilépticas similar ao risco de recorrência de 60% após duas crises não provocadas, ocorrendo nos próximos 10 anos ou;

III. diagnóstico de uma síndrome epiléptica.

Crise provocada ou sintomática aguda ocorre por um fator transitório que atua no cérebro normal, diminuindo temporariamente o limiar convulsivo, como por exemplo: contusão cerebral; hiperglicemia; infecção ou intoxicação etílica. Após o tratamento destes fatores cessa a recorrência de crises. A crise epiléptica ocorre por alteração súbita e temporária na função cerebral causada por uma descarga elétrica anormal, excessiva e rítmica. As manifestações clínicas variam em decorrência do tipo e origem desta descarga[2].

A chance de recorrência de crises oscila em torno de 60%. Essa previsão se torna real quando fatores de risco de recorrência estão presentes: alteração estrutural cerebral observada em exames de imagem; alteração epileptiforme no eletroencefalograma; história familiar de epilepsia de etiologia genética e crise durante o sono[1,2].

## ▪ Epidemiologia da epilepsia

A incidência anual de crises não provocadas é de 33 a 198 por 100.000 pessoas, e a incidência de epilepsia, de 23 a 190 por 100.000[3]. Estima-se que a prevalência mundial de epilepsia ativa oscila em torno de 4 a 8 em 1.000 indivíduos, sendo a incidência na população ocidental estimada em um caso para cada 2.000 pessoas por ano. A incidência de epilepsia é maior no primeiro ano de vida e volta a aumentar após os 60 anos de idade, evidenciando a tendência mundial de dois picos de incidência da epilepsia. A probabilidade geral de ser afetado por epilepsia ao longo da vida é de cerca de 3%. Em países em desenvolvimento a incidência da epilepsia é maior do que em países desenvolvidos e industrializados, chegando a 190 por 100.000 habitantes[3]. No Brasil encontraram-se prevalências de 12 a 16 a cada 1.000 habitantes, na Grande São Paulo e em Porto Alegre, respectivamente, o que condiz com a incidência aqui relatada. A mortalidade varia entre uma e oito pessoas por 100.000 habitantes por ano, sendo mais expressiva na população epiléptica mais jovem.

## Importância da epilepsia na Atenção Primária à Saúde

A epilepsia, por ter alta prevalência, é uma das principais doenças neurológicas diagnosticadas em serviço de atenção primária. A Organização Mundial da Saúde estima que 50 milhões de pessoas (85% em países em desenvolvimento) no mundo possuem quadro epiléptico, o que significa que aproximadamente 200 milhões de indivíduos sofrem com as consequências do fenômeno, considerando os membros da família e demais indivíduos envolvidos com o paciente epiléptico. Se considerarmos que ocorrem dois milhões de casos novos por ano, torna-se incalculável o impacto social, laboral e na qualidade de vida do paciente e de familiares[4]. No entanto, cerca de 70% dos pacientes com epilepsia apresentam bom controle clínico quando corretamente tratados. Assim, o papel dos profissionais da APS é fundamental no reconhecimento inicial da situação, no diagnóstico correto, no início e acompanhamento do tratamento, e igualmente importante na redução do estigma e impacto social deste distúrbio neurológico.

## Quadro clínico e diagnóstico de epilepsia

### Classificação de crises convulsivas

As crises são classificadas em três tipos principais: início focal; generalizado ou inclassificado.

### Crises focais

As crises de início focal ocorrem devido a uma descarga elétrica anormal localizada em uma rede neuronal restrita a um hemisfério cerebral e têm como característica clínica sintomas que são descritos pelo paciente como movimentos motores localizados, sensação de parestesia, alterações sensoriais (visual, auditiva ou uncinada), alterações psíquicas ou emocionais, ou ainda com sintomas autonômicos. Desta forma, podem ainda ser classificadas como de início motor ou não motor, com ou sem alteração da percepção (disperceptivas ou perceptivas) – Figura 5.1. Após o início focal a crise pode evoluir com bilateralização da descarga elétrica, que tem como clínica a generalização da crise.

### Crises generalizadas

As crises de início generalizado se originam a partir de uma descarga elétrica anormal em um ponto e rapidamente progridem para redes neuronais bilaterais. São representadas clinicamente por abalos musculares, atonia e ausência súbita sem sintomas clínicos prévios.

### Crises inclassificadas

Quando não conseguimos identificar o início da crise ela permanece como inclassificada.

Após a identificação e classificação das crises, devemos proceder com a classificação dos tipos de epilepsia, que podem ser:

I. epilepsia focal;

II. generalizada;

III. combinada focal e generalizada;

IV. desconhecida.

Há algumas síndromes clínico-eletrográficas que podem ser diagnosticadas, tais como: epilepsia com paroxismo centrotemporal, epilepsia mioclônica juvenil, epilepsia ausência infantil, entre outras.

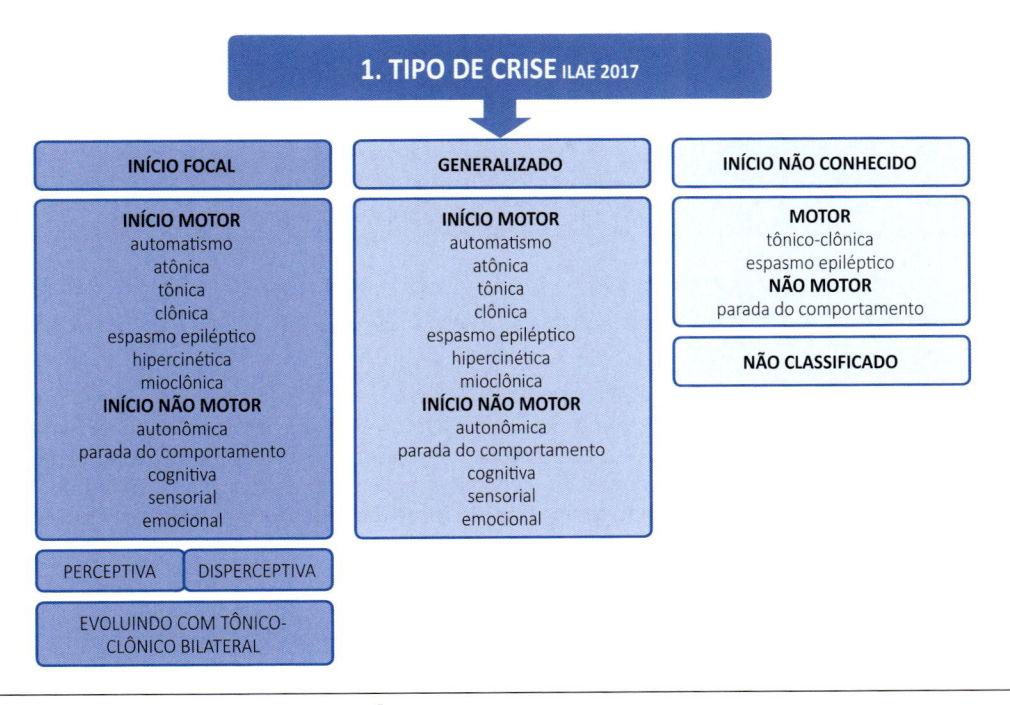

**Figura 5.1** – Classificação de crises epilépticas[5].

## Diagnóstico

O principal meio diagnóstico é a história clínica obtida com o paciente e acompanhante que tenha presenciado a crise, para determinar o tipo de crise e até mesmo diferenciar de outros eventos não epilépticos:

- identificar qual o sintoma inicial da crise, mesmo minutos antes de perder a consciência. Sintomas motores, sensoriais, psíquicos e automatismos;
- eventos durante a crise: fenômenos motores; liberação de esfíncteres; mordedura de língua; automatismo manual, mastigatório e palpebral;
- sintomas pós-crise: sonolência, confusão mental;
- identificar se a crise foi única ou é recorrente.

Após identificar o evento clínico é necessário fazer investigação complementar neurológica prévia; devemos realizar (Tabela 5.1):

I. exames gerais para identificar possíveis fatores desencadeantes – bioquímico, hemograma e de função tireoidiana;

II. exames neurológicos – neuroimagem e neurofisiológicos.

Dos exames de neuroimagem, a melhor opção é a ressonância magnética de encéfalo (*gold standard*), mas se não for possível, a tomografia computadorizada de crânio com contraste poderá diagnosticar alterações que necessitem de tratamento específico ou agudo: como processo expansivo, infeccioso-inflamatório, vascular ou trauma. Alterações menores são mais bem visualizadas no exame de ressonância magnética, como na esclerose mesial temporal, que é a mais frequente etiologia das epilepsias do lobo temporal[5,6].

| Tabela 5.1 | |
|---|---|
| **Exames gerais e neurológicos para investigação de epilepsia** | |
| *Exames gerais* | *Exames neurológicos* |
| Bioquímica básica | Neuroimagem<br>• Tomografia de crânio<br>• Ressonância nuclear magnética encefálica |
| Função hepática | Neurofisiologia clínica<br>• Eletroencefalograma<br>• Videoeletroencefalograma |
| Função tiroidiana | |
| Hemograma | |

O eletroencefalograma deve ser realizado sempre com o paciente em vigília e sono espontâneo. Apesar de ser um exame específico, ele é pouco sensível, sendo que quando realizado em sono espontâneo aumenta sua sensibilidade. As alterações paroxísticas consideradas epileptiformes são as ondas agudas (*sharp*), espículas (pontas) e complexos espícula-onda, ou onda aguda-onda lenta que, dependendo do tipo de crise, pode ter localização focal, multifocal ou generalizada (Tabela 5.2).

Principais etiologias da epilepsia:

I.   genética: epilepsia com paroxismo centrotemporal; epilepsia ausência infantil; epilepsia mioclônica juvenil, entre outras;

II.  estrutural: pós-traumatismo cranioencefálico; hipóxia neonatal, pós-AVC, esclerose mesial temporal;

III. metabólica: distúrbio do metabolismo da glicose, uremia, distúrbios eletrolíticos;

IV.  infecciosa-inflamatória: pós-encefalites ou meningites.

Alguns pacientes podem ter como etiologia mais de um fator, por exemplo: deficiência da Glut1, que tem etiologia genética e metabólica.

## Diagnósticos diferenciais

I.   síncope;

II.  distúrbio do movimento;

III. distúrbio do sono;

IV.  crise não epiléptica de causa psicogênica (CNEP).

Os eventos não epilépticos de causa psicogênica (CNEP) são relativamente frequentes e devem ser corretamente diagnosticados, evitando, por um lado, o uso de fármacos antiepilépticos desnecessariamente e, por outro lado, a omissão de tratamento nos casos verdadeiramente epilépticos. O diagnóstico é realizado pela história clínica da semiologia das crises (Tabela 5.3). Estas crises constituem fenômenos produzidos de forma inconsciente e não são indicativos de simulação. Não sendo possível, no entanto, ignorar o ganho secundário a partir destes eventos.

Após o diagnóstico clínico-laboratorial de epilepsia, assim como o tipo de crise, será necessário iniciar o tratamento.

| Tabela 5.2 | | | | | | |
| --- | --- | --- | --- | --- | --- | --- |
| Tipos de crises generalizadas e focais | | | | | | |
| Crise | | Característica | Fase ictal | Pós-ictal | EEG ictal | Epidemiologia |
| Generalizada | Crises generalizadas tônico-clônicas | Quedas frequentes | Fase tônica: espasmos tônicos que duram 10 a 15 segundos Fase clônica: abalos musculares rítmicos e generalizados que duram de 1 a 2 minutos | Confusão, sonolência e agitação que podem durar de minutos a horas | Atividade epileptiforme generalizada | Início na infância e adolescência |
| | Ausência | Crise rápida | Interrupção súbita da consciência, olhar fixo e automatismo palpebral. Dura segundos | Ausente | Atividade epileptiforme generalizada (espícula-onda lenta regular a 3 Hz) | Idade de início entre 4 a 10 anos |
| | Mioclônica juvenil | Mioclonia matinal | Mioclonia matinal. Crise generalizada tônico-clônica, mioclônica e ausência | Confusão, sonolência e agitação que podem durar de minutos a horas | Complexo espícula-onda generalizado ou poliespículas | Idade de início entre 10 e 25 anos |
| Focal | Perceptiva | | Crises focais sem alteração da percepção (nível de consciência): autonômicas: mal-estar epigástrico Sensitivas: parestesias Motoras: movimentos clônicos de uma extremidade Psíquicas: medo súbito imotivado; *déjà vu*, etc. | Ausente geralmente | Atividade epileptiforme focal | Início em qualquer idade |
| | Disperceptiva | | Crises parciais com alteração do nível de consciência | | | Início em qualquer idade |

**Tabela 5.3**
**Achados sugestivos de crise não epiléptica psicogênica (CNEP)**

| *Anamnese* | *Exame físico* |
|---|---|
| • Alta frequência de crises | • Início gradual das crises |
| • Ausência de resposta ao tratamento mesmo com incremento da medicação | • Normal |
| | • Progressão não fisiológica |
| • Fatores desencadeantes (gatilho emocional) | • Atividade motora incoordenada |
| • Crises nunca testemunhadas | • Duração prolongada |
| • Crises ocorrem na presença de outros | • Postura distônica |
| • Ausência de incontinência urinária e mordedura de língua | • Movimentos de báscula do quadril |
| • Ausência de traumas associados às crises | • Não envolvimento da musculatura facial |
| • Falta de ou excessiva preocupação com as crises | • Cessação gradual da crise |
| • História de abuso sexual | • Choro durante a crise |
| • Contato prévio com pacientes epilépticos | • Autodesorientação pós-crise |
| • Admissões frequentes em serviços de emergência, sem achados definitivos | • Movimentos modificados pelo examinador |

## ▪ Tratamento

### Indicação de início de terapia

A principal pergunta que devemos fazer é: quando iniciar um fármaco antiepiléptico (FAE)?

Na literatura médica não há um posicionamento claro quanto à decisão de tratar ou não a primeira crise. Deve-se levar em consideração diversos fatores antes de indicar o início da terapia e ter certeza do diagnóstico. O índice de recorrência após uma primeira crise varia na literatura entre 27 a 81%, por este motivo é que foi definido o diagnóstico de epilepsia com crise única associado a fatores que apresentem risco de recorrência (60%). A etiologia das crises e o EEG são os maiores indicadores dessa recorrência[7,8].

Para a tomada da decisão de início da terapia orientamos levar sempre em consideração os fatores de risco para recorrência: comprometimento neurológico prévio; EEG com anormalidades epileptiformes; tipo de crises; história familiar e risco de traumatismos associados à crise, como por exemplo atividade profissional do paciente. Além disso, deve-se levar em consideração os efeitos adversos dos fármacos antiepilépticos (FAE) – o risco de efeitos adversos aceitáveis é aproximadamente de 30%. Deve-se considerar os efeitos no desenvolvimento e/ou aprendizado, principalmente em crianças, e considerar os efeitos psicológicos de um tratamento em longo prazo, bem com o custo financeiro[8].

Consideramos que a decisão de tratar ou não a primeira crise deve ser individualizada e baseada no conhecimento dos riscos e benefícios relacionados à recorrência dos eventos, bem como efeitos adversos com o início da terapia.

Atualmente, existem mais de 20 FAE para o manejo dos diferentes tipos de crises (Tabela 5.4). Diante disso, torna-se importante saber qual medicação utilizar para determinado tipo de paciente, levando-se em consideração o espectro de eficácia do FAE, suas propriedades farmacocinéticas, bem como a tolerabilidade do paciente[8,9].

Deve-se iniciar sempre com monoterapia. Se não houver controle com a primeira terapia, considerando a dose máxima tolerada pelo paciente, pode-se introduzir uma segunda medicação em monoterapia, e após esta uma terceira. A partir de então, se não houve controle, realizar a combinação de dois fármacos, podendo também ser tentada uma segunda ou terceira combinação[9]. Caso ainda assim não haja resposta, considera-se uma terceira medicação em associação às demais.

## Classificação dos FAE

Podemos classificar os FAE em três gerações[8,9]:

- 1ª geração: comercializados entre 1857 e 1958 – fenobarbital, fenitoína, primidona e a etossuximida.
- 2ª geração: introduzidos entre 1960 a 1975 – carbamazepina, valproato de sódio e os benzodiazepínicos.
- 3ª geração: após 1980; oxcarbazepina, lamotrigina, topiramato, pregabalina, gabapentina, vigabatrina, tiagabina, felbamato, lacosamida, levetiracetam, zonizamida, rufinamida, perampanel, eslicarbazepina e brivatiracetam.

## Tratamento das crises focais

### Monoterapia inicial

Principais medicações de primeira escolha são: lamotrigina, levetiracetam, topiramato, oxcarbazepina e carbamazepina – porém a única disponível na rede primária do SUS é a carbamazepina e em casos selecionados de refratariedade, a lamotrigina e o topiramato. Caso haja falha na monoterapia, há opção de terapia adjuvante com estas medicações citadas ou a lacosamida[7].

### Tratamento da crise focal em situações especiais

I.  Mulher em idade fértil: medicações de escolha são a lamotrigina, o levetiracetam ou carbamazepina.

II. Para idosos estáveis: lamotrigina e levetiracetam também podem ser utilizados.

III. Paciente com neoplasia em quimioterapia ou radioterapia: podem ser utilizados levetiracetam, lamotrigina ou lacosamida.

IV. Pacientes com depressão: considerar a lamotrigina, ou carbamazepina e lacosamida.

## Tratamento das crises generalizadas

Assim como o tratamento das crises focais, deve-se iniciar com a monoterapia. Se não houver controle com esta, pode-se escolher uma segunda medicação em monoterapia, e após esta uma terceira. A partir de então, se não houve controle, realizar a combinação dos dois agentes, podendo também ser tentada uma segunda ou terceira combinação de dois agentes[7,8].

I.  A primeira monoterapia pode ser com levetiracetam, lamotrigina e valproato – medicações de escolha. Topiramato também foi considerado como medicação de primeira linha. Como segunda linha, principalmente em países em desenvolvimento, pode-se usar fenobarbital e fenitoína.

II. Epilepsia de ausência: etossuximida é a medicação de escolha, como esta não está disponível no Brasil, a medicação de escolha é o valproato de sódio.

III. Epilepsia mioclônica: a medicação de escolha é o valproato, sendo o levetiracetam uma medicação também de primeira linha. A lamotrigina é considerada uma medicação alternativa nos casos refratários ou em pacientes com impossibilidade de outros fármacos.

## Tratamento das crises generalizadas em situações especiais

I.  Mulher em idade fértil, gestante ou lactante: lamotrigina ou levetiracetam são escolhas. Evitar o valproato devido à teratogênese.

II. Idosos: lamotrigina ou levetiracetam são escolhas, sendo o valproato e a lacosamida consideradas como segunda linha.

## Tabela 5.4
### Principais FAE na prática clínica disponíveis no Brasil

| Droga | Mecanismo de ação | Biodisponibilidade | Meia vida | Metabolização e eliminação | Formulações disponíveis | Uso | Indicação de uso | Efeitos colaterais |
|---|---|---|---|---|---|---|---|---|
| Fenobarbital | Aumenta a inibição do ácido gama-aminobutírico (GABA) pela ligação no receptor do GABA-A, prolongando o tempo de abertura dos canais de cloreto | Excelente, com pouca ligação às proteínas plasmáticas | 80 a 100 horas, aproximadamente | Hepática. Potente indutor enzimático P450 hepático | Via oral e endovenosa | Para adultos, a dose recomendada é de 100-300 mg/dia. Geralmente uma tomada diária para diminuir o efeito sedativo. Alvo terapêutico: 15-40 mg/L | Crises focais, crises generalizadas tônico-clônicas | Agranulocitose, anemia aplásica, trombocitopenia, síndrome de Stevens-Johnson. Relacionados à dose: ataxia, sedação, diminuição da concentração e da memória, alteração de humor. Não relacionados à dose: *rash*, contratura de Dupuytren, deficiência de folato |
| Fenitoína | Liga-se ao canal de sódio ativo, prolongando o seu estado de inatividade e reduzindo a frequência dos disparos presentes nas crises. Também age na zona epileptogênica, impedindo a propagação de descargas | Tem alta afinidade pelas proteínas plasmáticas (90%). Sua fração livre pode variar se houver insuficiência renal ou hepática, ou durante a gestação e conforme a idade (mais idosos) | Meia-vida de 22 horas | Hepática, principalmente no citocromo P450. Também é um indutor enzimático do citocromo P450 | Via oral ou endovenosa | Para adultos, a dose recomendada é entre 200-400 mg/dia, divididos em até 3 doses. Concentração sérica terapêutica entre 10 e 20 mg/L | Crises focais e crises generalizadas tônico-clônicas. Não utilizar nas generalizadas idiopáticas – pode piorar a ausência e as crises mioclônicas | Ataxia, incoordenação, disartria, nistagmo e diplopia. Aumento paradoxal no número de crises se a concentração plasmática for > 30 mg/mL. Uso prolongado: hiperplasia gengival, acne, hirsutismo, atrofia cerebelar, diminuição da densidade óssea, anemia, neuropatia periférica |

Continua...

... continuação

### Tabela 5.4
### Principais FAE na prática clínica disponíveis no Brasil

| Droga | Mecanismo de ação | Biodisponibilidade | Meia vida | Metabolização e eliminação | Formulações disponíveis | Uso | Indicação de uso | Efeitos colaterais |
|---|---|---|---|---|---|---|---|---|
| Carbamazepina | Semelhante ao mecanismo da fenitoína, funcionando como um bloqueador do canal de sódio | 75% ligam-se às proteínas | 11 a 24 horas | Hepática, principalmente no citocromo 3A4. É um indutor enzimático, e também induz o seu metabolismo nas primeiras 2-4 semanas | Via oral ou endovenosa | Para adultos, a dose inicial de 100 mg 2 x ao dia, ou 200 mg uma vez à noite. Aumentar gradualmente 200 mg a cada 3 dias até 200-400 mg duas vezes ao dia. Alvo terapêutico entre 4-12 mg/L | Crises focais e generalizadas. Pode piorar as crises de ausência e mioclônicas | Náusea, cefaleia, tontura, sedação, fadiga, dificuldade cognitiva, discrasias sanguíneas. Se níveis séricos muito elevados podem ocorrer visão turva, diplopia, nistagmo, desequilíbrio, incoordenação e tremor. Hiponatremia pode ocorrer. *Rash* e síndrome de Stevens-Johnson são menos comuns |
| Valproato de sódio Ácido valproico Divalproato de sódio | Potencialização do GABA, bloqueio de cálcio tipo-T e bloqueio dos canais de sódio. | Alta ligação às proteínas plasmáticas (90%) – a fração livre aumenta de acordo com a sua concentração | 8 a 16 horas, aproximadamente | Hepática – é extensamente metabolizado por conjugação e oxidação. Excretado na urina | Via oral: como valproato de sódio/ácido valproico ou divalproato de sódio (liberação prolongada) | Em adultos, iniciar com 250 mg 12/12 h; e se formulação de liberação prolongada, 500 mg uma vez à noite. Caso não haja controle das crises com esta dose pode-se aumentar até 3.000 mg/d. Alvo terapêutico entre 50-150 mg/L | Crises focais, crises generalizadas tônico-clônicas, ausência e mioclônicas. É a medicação de primeira linha para tratamento da epilepsia mioclônica. | Irritação gástrica, náuseas, vômitos, anorexia, fadiga, tremor, perda de peso, alopecia, edema periférico, trombocitopenia e confusão. Parkinsonismo reversível, demência, atrofia cerebral. Hepatotoxicidade e pancreatite são raras, mais frequentes em crianças. Risco de teratogenicidade com doses maiores que 1.000 mg |

Continua...

| | | | Tabela 5.4 | | | | | |
|---|---|---|---|---|---|---|---|---|
| | | | **Principais FAE na prática clínica disponíveis no Brasil** | | | | | |
| *Droga* | *Mecanismo de ação* | *Biodisponibilidade* | *Meia vida* | *Metabolização e eliminação* | *Formulações disponíveis* | *Uso* | *Indicação de uso* | *Efeitos colaterais* |
| Benzodiazepínico Clonazepam Clabazam | Atua principalmente nos receptores GABA-A, regulando a abertura dos canais de cloro | Apresentam alta ligação proteica | O clonazepam é convertido em metabólito inativo e o clobazam no metabólito ativo N-desmetilclobazan no fígado | Ambos têm meia-vida longa, o que justifica sua tomada uma vez ao dia | Via oral | Clonazepam: 2 a 4 mg/dia Clobazam: 10 a 40 mg/dia | Terapia adjuvante em crises focais e generalizadas. O clonazepam é medicação de segunda linha para tratamento da crise mioclônica | Sonolência e incoordenação. Uso crônico pode estar relacionado a déficit cognitivo |
| Gabapentina | União a uma proteína auxiliar da subunidade alfa2-delta dos canais de cálcio dependentes de voltagem, provocando redução do influxo de cálcio e impedindo a liberação de glutamato, noradrenalina e substância P, o que explica seus efeitos analgésicos, ansiolíticos e antiepilépticos | Baixa e variável. Diminui com o aumento de dose por saturação de L-aminoácidos, que facilitam o transporte. Não é influenciada por alimentos | Não se conhecem metabólitos, não sendo metabolizada no organismo; excretada intacta na urina | Possui meia-vida de 7 a 9 horas | Via oral | Adultos, iniciar com 300-400 mg/dia, com aumento de 300-400 mg a cada dia até a dose de 300-400 mg por três vezes ao dia. Dose máxima de 4.800 mg/dia divididos em três doses | Terapia adjuvante em crises focais, particularmente em idosos apresentando nível A de evidência para seu uso | Tontura, sonolência, ataxia, aumento de peso. Pode causar alterações cognitivas em idosos e labilidade emocional em crianças. Não interage com outras drogas antiepilépticas e não afeta eficácia de contraceptivos orais |

Continua...

**Tabela 5.4**
**Principais FAE na prática clínica disponíveis no Brasil**

| Droga | Mecanismo de ação | Biodisponibilidade | Meia vida | Metabolização e eliminação | Formulações disponíveis | Uso | Indicação de uso | Efeitos colaterais |
|---|---|---|---|---|---|---|---|---|
| Lamotrigina | Bloqueador de canais de sódio dependentes de voltagem. Porém acredita-se que, diferentemente da fenitoína e da carbamazepina, iniba duas vezes mais a liberação de glutamato do que a de aspartato | Apresenta ligação proteica de 50%. Pico de concentração relativamente pequeno, apresentando relação linear entre dose e concentração | Hepática por glicuronidação. Em mulheres grávidas há aumento de depuração da medicação em cerca de 50%, que reverte imediatamente após o parto, devendo-se monitorar seus níveis antes e depois da gravidez | Meia-vida de 24 a 41 horas | Via oral | Iniciar com 25 mg/dia por 2 semanas, aumentar 25 mg a cada 2 semanas até atingir a dose de manutenção de 100-400 mg/dia. Faixa terapêutica entre 2-20 mg/L | Medicação de primeira linha para crises focais e tônico-clônicas generalizadas. É inferior ao ácido valproico para o tratamento de epilepsias generalizadas e à etossuximida para o tratamento de crises de ausência. Medicação de escolha para pacientes com possibilidade de gestação, pela menor incidência de teratogênese | Visão turva, diplopia, desequilíbrio, náuseas, vômitos, tremor e *rash*. Reações idiossincráticas como síndrome de Stevens-Johnson e necrólise epidérmica tóxica (NET) são raras |
| Topiramato | Bloqueador do receptor de glutamato do subtipo AMPA, aumento de atividade GABA e bloqueio de canais de sódio | Biodisponibilidade elevada (80% ou mais) e concentração de pico plasmática de 1 a 4 horas | Metabolização parcial no fígado. Eliminação primariamente renal (70% inalterada na urina). A ligação às proteínas plasmáticas é mínima | Apresenta meia-vida de 20-30 horas | | Iniciar com 25 mg/dia, aumentando 25 mg a cada semana até a dose de 100 mg/dia. Após isso, aumentar de 25 a 50 mg por semana podendo atingir a dose de 400 mg/dia, divididos em duas doses | Monoterapia em crises focais, generalizadas tônico-clônicas e mioclônicas em pacientes com intolerabilidade ou refratariedade a outros medicamentos de primeira linha. Terapia adjuvante para crises focais e generalizadas | Alteração cognitiva, redução de atenção e memória, fadiga, ataxia, depressão, parestesias de extremidades, cálculos renais, hiperamonemia |

Continua...

... continuação

## Tabela 5.4

### Principais FAE na prática clínica disponíveis no Brasil

| Droga | Mecanismo de ação | Biodisponibilidade | Meia vida | Metabolização e eliminação | Formulações disponíveis | Uso | Indicação de uso | Efeitos colaterais |
|---|---|---|---|---|---|---|---|---|
| Levetiracetam | Associação à proteína 2A da vesícula sináptica, envolvida na fusão das vesículas e exocitose dos neurotransmissores, diminuindo sua liberação na junção sináptica e consequente efeito antiepiléptico | Elevada, igual ou superior a 95%. Sua absorção não é influenciada por alimentos, alcançando concentração máxima 1 hora após a ingestão | Metabolização é mínima, sem metabolismo hepático. Excreção renal de aproximadamente 66% sob sua forma ativa e o restante sob a forma de seu metabólito | Meia-vida de 6-8 horas | Via oral | Iniciar com a dose de 500 mg/dia dividos em duas doses, com aumento gradual conforme necessidade e tolerância até a dose de 3.000 mg/dia | Pode ser utilizado como monoterapia ou terapia adjuvante em crises focais e generalizadas mioclônicas e tônico-clônicas. Uso promissor no estado de mal epiléptico | Sonolência, fadiga, astenia. Irritabilidade, hostilidade, sintomas psicóticos e *rash* cutâneo |
| Lacosamida | Interfere seletivamente com o componente de inativação lenta das correntes de sódio dependentes de voltagem. Um segundo mecanismo de ação é a inibição da proteína-2 mediadora da resposta à colapsina (CRMP2), por meio da qual poderia inibir o crescimento neuronal que ocorreria na epilepsia crônica | Excelente, próxima de 100%. Alimentos e antiácidos não interferem | Desmetilação é a principal via metabólica no fígado; 40% eliminados sob sua forma original na urina. Ligação proteica não é clinicamente significativa (menor que 15%) | Meia-vida aproximada de 13 horas | | Iniciar com 100 mg/dia (em dose única) por 1 semana, aumentando para 100 mg de duas vezes ao dia. Dose pode ser aumentada em 100 mg a cada 1 a 2 semanas até controle de crises, com dose máxima de 600 mg/dia | Indicada como monoterapia ou como terapia adjuvante em crises focais. Quando usada como adjuvante, pode apresentar maior eficácia e melhor tolerabilidade quando associada a uma droga sem ação sobre canais de sódio. Ainda não aprovada para menores de 16 ou 17 anos | Cefaleia, náuseas, tontura (principal), vômitos, diplopia, fadiga e sedação. Ainda, podem surgir prolongamentos de intervalo PR, fibrilação e *flutter* atrial. Efeitos colaterais ocorrem principalmente quando a medicação é titulada rapidamente ou quando há o uso concomitante de bloqueadores de canal de sódio |

III. Paciente com neoplasia em sistema nervoso central elegível para quimioterapia ou radioterapia: levetiracetam é a medicação de escolha, sendo outras medicações de primeira linha, a lamotrigina ou a lacosamida.

IV. Pacientes com depressão: lamotrigina é considerada a medicação de escolha, sendo o valproato também considerado como primeira linha em homens.

## Orientações quanto às medidas comportamentais, atividades laborais e legislação

Pacientes epilépticos devem ter em mente todos os cenários possíveis em que possam apresentar novas crises convulsivas, evitando assim consequências maiores para si mesmos e às pessoas ao redor. Assim, é de suma importância a abordagem em consulta médica em relação à aderência ao tratamento medicamentoso e comportamental, área de atuação profissional, exposições a maiores alturas, água livre ou máquinas pesadas, além de meio de transporte utilizado. O papel do médico do trabalho é fundamental nestes casos, podendo-se transferir ou realocar o funcionário dentre os vários setores de uma empresa[10].

Medidas comportamentais como evitar a privação de sono, aderência à terapia medicamentosa e moderação quanto à ingesta de bebida alcóolica, juntas, podem otimizar o tratamento da epilepsia. Porém, mesmo com tais medidas, a refratariedade das crises pode ocorrer dependendo do tipo de epilepsia apresentado.

Assim, mudanças no meio externo, domiciliar ou no trabalho podem aumentar a segurança do paciente. Com relação ao primeiro, a Liga Internacional Contra a Epilepsia (ILAE) e a *United Kingdom Epilepsy Society* sugerem medidas como evitar o tabagismo domiciliar ou implantar um sistema detector de incêndio em domicilio; ainda, sugere-se o uso de pratos, travessas e utensílios domésticos produzidos de materiais não cortantes, como o plástico, sendo preferível também o uso de micro-ondas em vez de forno convencional, evitando-se assim maiores acidentes[10].

Importante e frequente dúvida durante a consulta médica é a segurança em relação à direção de veículos motorizados. Segundo o Conselho Nacional de Trânsito – CONTRAN, em sua resolução número 425, o candidato estará apto para a atividade se estiver em uso regular de medicação antiepiléptica e livre de crises há 1 ano, com parecer favorável do médico assistente (que o acompanhe há pelo menos 1 ano) e com plena aderência ao tratamento[11]. No caso de pacientes que se encontram em retirada da medicação, este estará apto caso não seja portador de Epilepsia Mioclônica Juvenil, esteja há 2 anos sem crises, esteja em retirada da medicação há, pelo menos, 6 meses e sem crises há, pelo menos, 6 meses após retirada.

## ▪ Acompanhamento da epilepsia na APS

O objetivo do tratamento da epilepsia é propiciar a melhor qualidade de vida para o paciente, através do alcance do controle adequado e em longo prazo das crises epilépticas, com um mínimo de efeitos adversos. O diagnóstico do tipo de crise e da síndrome epiléptica é o que determina a escolha do fármaco antiepiléptico, como já citado. O profissional da saúde da APS deve estar atento à aderência ao tratamento e às medidas comportamentais necessárias ao bom controle clínico das crises, aos impactos sociais, familiares e econômicos da epilepsia, bem como ao combate do estigma social da epilepsia.

Quando o controle das crises não for adequado o suficiente para o paciente ter boa qualidade de vida, este deverá ser acompanhado por serviço especializado no tratamento da epilepsia, para ter acompanhamento multiprofissional e avaliação da possibilidade cirúrgica para casos fármaco-resistentes.

## REFERÊNCIAS BIBLIOGRÁFICAS

1. Fisher RS, van Emde Boas W, Blume W, et al. Epileptic seizures and epilepsy. Definitions proposed by the International League against Epilepsy (ILAE) and the International Bureau for Epilepsy (IBE). Epilepsia. 2005;46:470-472.

2. Engel J Jr. Report of the ILAE Classification Core Group. Epilepsia. 2006;47:1558-1568.

3. Forsgren L. Epidemiology and prognosis of epilepsy and its treatment. In: Shorvon S et al., eds. The treatment of epilepsy. 2nd ed. Malden, MA: Blackwell Science; 2004. p. 21-42.

4. Shorvon SD, Farmer PJ. Epilepsy in developing countries: a review of epidemiological, sociocultural, and treatment aspects. Epilepsia. 1988;29(Suppl. 1):36-54.

5. Internacional League Against Epilepsy (ILAE). Disponível em: <https://www.ilae.org/>. Acessado em: 10/02/2019.

6. Antiepileptica Drugs. Continuum (Minneap Minn). 2016;22(1):132-156.

7. Yacubian EMT, Contreras-Caicedo G, Ríos-Pohl L, et al. Tratamento medicamentoso das epilepsias. 2ª ed. São Paulo: Lemos Editorial; 2004.

8. Shih JJ, Whitlock JB, Chimato N, et al. Epilepsy treatment in adults and adolescents: Expert opinion, 2016. Epilepsy Behav. 2017;69:186-222.

9. Rosati A, Masi S, Guerrini R. Antiepileptic Drugs in Children with Epilepsy. CNS Drugs. 2015;29(10):847-63.

10. United Kingdom Epilepsy Society - Disponível em: <https://www.epilepsysociety.org.uk/>. Acessado em: 11/02/2019.

11. Conselho Nacional de Trânsito - Resolução CONTRAN Nº 425/2012 - Denatran. Disponível em: <http://www.denatran.gov.br/download/Resolucoes/(Resolu%C3%A7%C3%A3o%20425.-1).pdf>. Acessado em: 10/02/2019.

# 6

# Distúrbios do Sono na Atenção Primária à Saúde

Frederico Lacerda Lopes

## ▪ Introdução e conceitos

Podemos definir o sono como um estado fisiológico de redução de consciência e perda de interação com o meio externo de forma transitória[1]. O sono normalmente é dividido em fases chamadas de REM (sono com movimentos rápidos dos olhos, em inglês) e não REM, este subdividido em nas fases N1, N2 e N3. Cada uma dessas fases tem durações especificas que podem ter certa variação entre pessoas e idades diferentes. De uma forma geral, num sono fisiológico a fase N1 ocupa 5% do sono, a fase N2 ocupa cerca de 45-55%, e a fase N3 cerca de 25%. O sono REM ocorre em 25% do tempo regulamentar do sono do indivíduo[1]. É importante salientar que as crianças recém-nascidas têm sono naturalmente mais fragmentado e curto, já os idosos têm redução tanto do tempo total de sono, quanto da quantidade total da fase N3 do sono e do REM[1].

O tempo de sono ideal, arbitrariamente definido como de 8 horas pela maioria das pessoas, apesar de mais frequente, não determina que pessoas com menor tempo de sono tenham um sono de pior qualidade ou que outras que durmam esse período tenham suas necessidades fisiológicas supridas. O tempo ideal de sono deve ser considerado como o tempo necessário para que o paciente não apresente sintomatologia diurna (sonolência, irritabilidade, dor, distúrbios psiquiátricos e cansaço). Os idosos, por exemplo, têm um período de sono reduzido fisiologicamente para até 5 ou 6 horas. Podem se queixar que dormem pouco, mas sem apresentarem qualquer sintoma diurno, não sendo, portanto, patológico.

Devemos enfatizar que o sono não é somente um período de inatividade física, considerando que temos diversas modificações tanto em funcionamento neuronal, quanto autonômicas e hormonais que necessitam do ciclo vigília-sono para serem adequadamente reguladas. De modo simplista, temos uma balança que controla a alternância desse ciclo, sendo as monoaminas (adrenalina, histamina, serotonina e glutamato) responsáveis pela excitação neuronal e, portanto, a vigília, e a via gabaérgica responsável pela indução de sono[1].

## ▪ Importância da abordagem dos distúrbios do sono na Atenção Primária à Saúde

A importância do clínico geral saber da existência dessas fases reside no fato de cada uma delas ter funções específicas. Por exemplo, o sono de ondas lentas (N3) e o REM são responsáveis pelo relaxamento corporal, bem como melhor fixação de memórias aprendidas durante o dia. Portanto, os distúrbios do sono, com redução qualitativa ou quantitativa, estão relacionados com distúrbios cognitivos, tanto nos adultos como nas crianças, maior risco de doenças cardiovasculares, distúrbios psiquiátricos, imunológicos ou hormonais. A busca proativa e o reconhecimento dos distúrbios do sono como fatores de risco para perda do bem-estar e da qualidade de vida do indivíduo, além dos riscos à saúde mental, cognitiva e cardiovascular, devem ser a meta para o médico da atenção primária à saúde (APS). O reconhecimento, o tratamento, bem como a prevenção dos distúrbios do sono devem ser prática rotineira dos profissionais da APS.

## ▪ Classificação dos distúrbios do sono

I.   Distúrbios do ciclo circadiano (avanço de fase, atraso de fase).

II.  Distúrbios respiratórios de sono (apneias, hipopneias e hipoventilação).

III. Insônias (início, término e manutenção).

IV.  Distúrbios comportamentais (parassonias do sono REM e não REM)[2].

Considerando sua maior frequência e importância no contexto do atendimento na atenção primária à saúde, restringiremo-nos à análise clínica das insônias e dos distúrbios respiratórios do sono.

### Insônia

Podemos definir a insônia como sendo a incapacidade de iniciar, manter ou o despertar precoce em geral relacionado com o comprometimento de alguma função diurna do paciente[2]. A prevalência de insônia varia consideravelmente entre os diversos países (6-19% da população), tendendo a ser mais frequente em mulheres, idosos e pessoas de menor poder aquisitivo. A frequência da doença também vem aumentando progressivamente ao longo das décadas. Denota-se, portanto, uma grande importância de medidas comportamentais, estrutura socioeconômica e genética do distúrbio.

A doença está relacionada com diversas doenças clínicas e neurológicas, como: hipertensão, infarto do miocárdio, insuficiência cardíaca, diabetes tipo 2, obesidade, comprometimento cognitivo leve, demência, acidente vascular encefálico, depressão, ansiedade, comportamento suicida, acidentes de trabalho e de trânsito. Tudo que foi apresentado demonstra o elevado custo socioeconômico deste transtorno[1,3].

Diversos estudos tentam demonstrar o mecanismo etiológico do transtorno. O mais aceito considera termos um fator predisponente, um precipitante e um que perpetua o desenvolvimento do transtorno. Por exemplo, fatores genéticos e personalidade neurótica ou perfeccionista são considerados fatores predisponentes. Estresse agudo nas relações interpessoais ou no trabalho pode atuar como gatilho (precipitante) para uma insônia aguda ou, se persistente, para uma insônia crônica.

### Sintomas clínicos

Na maioria das vezes, o paciente chega ao consultório queixando-se de que não consegue mais dormir, ou desperta facilmente durante o sono ou levanta precocemente, com mudança do padrão que tinha anteriormente na juventude, o que acarreta em um comprometimento diurno (sonolência diurna, irritabilidade, ansiedade, depressão, etc.). A ausência de comprometimento diurno após uma adequada investigação fala muito sobre a possibilidade de uma má percepção do sono e não insônia. Isso ocorre com grande frequência em idosos, e não caracteriza patologia necessariamente. Muitos pacientes afirmam que dormem pouco, mas quando adequadamente monitorados, seja por actigrafia ou polissonografia, não apresentam qualquer anormalidade, sendo muitos destes tratados inadequadamente com medicações e com risco de se tornarem dependentes das mesmas.

A história clínica deve buscar a presença de comorbidades clínicas e sobretudo psiquiátricas ou neurológicas, pois o tratamento das insônias vai depender, invariavelmente, do tratamento e do diagnóstico destas outras doenças. De uma forma geral, nos pacientes com insônia não encontramos qualquer achado específico do transtorno no exame físico que nos ajude a fortalecer o diagnóstico, sendo este necessário com o claro intuito de excluir diagnósticos diferenciais com outros distúrbios do sono.

Podemos quantificar a presença de sonolência excessiva diurna pela escala Epworth, que pode ser realizada rapidamente em uma consulta, podendo ser usada inclusive para acompanhamento dos pacientes. Uma pontuação acima de 10 pontos na mesma denota sonolência excessiva diurna (Tabela 6.1).

## Classificação e critérios diagnósticos

As insônias podem ser divididas em dificuldade para iniciar ou manter o sono ou despertares precoces. Posteriormente podem ser divididas em agudas (menos de 3 meses) ou crônicas (mais de 3 meses), e o fator perpetuante tem grande importância[2].

Anteriormente, dividia-se a insônia em primária ou secundaria (relacionada com outros distúrbios psiquiátricos), mas este conceito não é mais usado. Essa ideia influenciava o clínico, que acompanhava o paciente a tratar exclusivamente o distúrbio de base, evitando o tratamento da insônia em si. Hoje, sabe-se que o diagnóstico e a conduta terapêutica da insônia devem ser considerados em paralelo ao transtorno clínico de base, pois um pode ser considerado como fator perpetuador do outro.

O melhor critério usado para o diagnóstico de insônia no momento é o da ICD-3 da Associação Americana de Medicina do Sono, sendo necessário pelo menos um sintoma dos grupos A e B, com preenchimento de todos os critérios de C a F (Quadro 6.1).

## Exames complementares na insônia

Os pacientes com queixa de insônia devem ter avaliações de exames laboratoriais gerais de função renal, hepática, hemograma e função tireoidiana, associados ou não à avaliação de outros sistemas, a depender da indicação clínica e das comorbidades apresentadas. Devem ter o tempo de sono avaliado de forma quantitativa e prolongada, seja através de questionários, ou mais frequentemente, diário de sono. Estes devem conter o horário que o paciente vai para a cama, horário de início de sono, número de despertares percebidos, horário do último despertar e horário que levanta da cama. Evidentemente, esses diários são preenchidos no dia seguinte, sendo assim, são sujeitos a

| Tabela 6.1 Escala de sonolência de Epworth[1] | |
|---|---|
| Qual a possibilidade de você cochilar ou adormecer nas seguintes situações: | Chance de cochilar: 0 a 3 0 – Nenhuma chance 1 – Pequena chance 2 – Moderada chance 3 – Alta chance |
| 1.  Sentado e lendo | |
| 2.  Vendo televisão | |
| 3.  Sentado em lugar público sem atividades como em sala de espera, cinema, teatro, igreja, etc. | |
| 4.  Como passageiro de carro, trem ou metrô andando por mais de uma hora sem parar | |
| 5.  Deitado para descansar à tarde | |
| 6.  Sentado e conversando com alguém | |
| 7.  Sentado após uma refeição sem ingestão de álcool | |
| 8.  No carro parado por alguns minutos no trânsito | |

| **Quadro 6.1** |
| :-- |
| **Critérios diagnósticos de insônia[2]** |
| A. Paciente ou acompanhante reporta UM ou mais dos seguintes:<br>  1.  Dificuldade de iniciar o sono<br>  2.  Dificuldade de manter o sono<br>  3.  Despertar precoce<br>  4.  Resistência de ir para a cama no horário apropriado<br>  5.  Dificuldade de dormir sem intervenção familiar |
| B. Paciente ou acompanhante reporta UM ou mais dos seguintes sintomas de dificuldade para dormir:<br>  1.  Fadiga<br>  2.  Comprometimento de atenção, concentração ou memória<br>  3.  Distúrbio de humor ou irritabilidade<br>  4.  Sonolência excessiva diurna<br>  5.  Alteração de comportamento (hiperatividade, impulsividade ou agressão)<br>  6.  Comprometimento social, familiar, da *performance* ocupacional ou acadêmica<br>  7.  Redução de motivação, energia e iniciativa<br>  8.  Propensão a erros e acidentes<br>  9.  Preocupações ou insatisfação com o sono |
| C. Os sintomas não podem ser explicados por oportunidade inadequada ou circunstâncias inadequadas (ambiente barulhento, claro ou desconfortável) para dormir |
| D. Os sintomas ocorrem pelo menos 3 vezes por semana |
| E. Duração mínima de 3 meses |
| F. Não é melhor explicado por outro distúrbio do sono |

erros de preenchimento por esquecimento dos horários envolvidos em cada um dos dados coletados, este risco é muito mais evidente se o preenchimento ocorre posteriormente à noite de sono.

Visando reduzir os erros dos diários de sono, existem disponíveis no mercado aparelhos de actigrafia, que consistem em dispositivo de pulso similar a um relógio. O dispositivo contém giroscópios capazes de detectar movimentos e relaxamento do paciente, e elabora dados num algoritmo que define os tempos de sono e vigília. A actigrafia permite melhor quantificação do período total de sono e a presença de despertares noturnos. A vantagem do exame se faz quando o paciente apresenta queixa noturna de insônia sem uma referente sintomatologia diurna, permitindo demonstrar que o paciente tem um sono adequado. Infelizmente, dada a baixa disponibilidade e o custo da aquisição do equipamento, esse exame tende a ser pouco utilizado no contexto do SUS.

Na avaliação da insônia não há necessidade de realização de polissonografia (PSG) em todos os pacientes. O critério que define a necessidade de realizar a PSG em pacientes com insônia é presença de outro distúrbio de sono associado (apneia ou distúrbios comportamentais). Na ausência de distúrbios do sono associados, a PSG da maioria destes pacientes demonstrará a redução de tempo de sono, despertar precoce e aumento da latência do sono, dados facilmente obtidos na história clínica. A importância do exame se propõe quando há desproporção da história clínica, presença de doenças associadas ou refratariedade ao tratamento instituído. É importante ressaltar que dificilmente encontramos pacientes refratários verdadeiros ao tratamento e sim, pacientes com diagnóstico equivocado de "insônia".

## Tratamento da insônia

De uma forma geral a insônia aguda não necessita de tratamento específico. Para os casos de insônia crônica dispomos de diversas modalidades terapêuticas: mudanças de hábitos de vida, psicoterapia e o tratamento medicamentoso. Independente da forma de tratamento, o tempo acrescentado ao sono tende a ser baixo, a despeito de importante melhora da sintomatologia pelo paciente[3,4].

A melhor forma de terapia para a insônia, tanto em curto quanto em longo prazo, e com menor risco de recorrência, é a psicoterapia, apresentando melhor nível de evidência em metanálise e estudos randomizados em diversas populações (nível de evidência I e recomendação forte). Dentre as modalidades de psicoterapia instituídas para tratamento da insônia, a terapia cognitivo-comportamental é a que apresenta melhores resultados para a insônia. Esta modalidade atua por diversas vias melhorando a percepção de sono, o tempo total de sono e a higiene de sono. Mesmo nas insônias anteriormente classificadas como secundárias, o tratamento é eficaz. Técnicas de controle de estímulo e treinamento de relaxamento também são eficazes (nível de evidência I e recomendação forte)[5].

Há dados insuficientes na literatura para afirmar se a terapia com múltiplas modalidades é superior à terapia com modalidade única. Além disso, apesar de sempre indicada pelos médicos assistentes e psicólogos, não há dados suficientes na literatura para afirmar sobre o benefício do uso da educação sobre a higiene do sono na melhora de qualidade de sono em pacientes com insônia[5]. Acredita-se que a falta de evidência ocorra por falta de trabalhos bem desenhados na área. No entanto, sempre que possível o paciente deve ser instruído sobre essas medidas, algumas delas listadas no Quadro 6.2.

Dispomos de alguns medicamentos para o tratamento de insônia, indicados para os casos refratários à terapia cognitivo-comportamental ou quando esta opção terapêutica não está disponível. A recomendação é usar a menor dose possível e com duração mínima, evitando-se terapias contínuas. Os dados a respeito de terapia medicamentosa abordados aqui referem-se principalmente à insônia anteriormente instituída como primária, mas podem ser usados como guia nas insônias ditas secundárias, quando pertinente.

Os medicamentos hipnóticos têm capacidade de prolongar o sono por poucos minutos a mais, a despeito de importante melhora de sintomatologia, sugerindo importante efeito placebo. No arsenal de medicamentos atualmente disponível para o tratamento da insônia dispomos de drogas de mecanismos de ação diferentes, sendo as principais: os benzodiazepínicos, os agonistas gabaérgicos não benzodiazepínicos, os antidepressivos, os agonistas do receptor de melatonina, os antagonistas do receptor da orexina e os antipsicóticos atípicos.

---

**Quadro 6.2**
**Medidas educativas para a higiene do sono**

1. Evitar uso de estimulantes (cafeína, taurina e bebidas alcoólicas) à noite
2. Ir para a cama em horário fixo e sempre próximo ao horário de dormir
3. Evitar ficar deitado em sua cama para assistir TV, usar celular, escrever ou ler
4. Evitar alimentações pesadas e exercícios físicos à noite
5. Caso não consiga dormir rapidamente, levantar, executar uma tarefa monótona fora do leito, voltando à cama somente quando estiver com sono
6. Evitar se expor a telas iluminadas (TV, celular, *tablet*, computador) próximo ao horário de sono

Os benzodiazepínicos (BDZ), apesar de largamente prescritos e solicitados pelos pacientes, não devem ser a primeira indicação terapêutica para as insônias. Estes atuam pela via gabaérgica sobre o receptor neuronal GABA tipo A na membrana pós-sináptica, aumentando função do canal de cloro e reduzido a condução neuronal, e com isso induzindo o sono. A ação sobre a subunidade alfa 1 tem sido relacionada com o poder sedativo e amnésico da droga, sendo as demais subunidades relacionadas com poder relaxante muscular e ansiolítico. As drogas desta classe aprovadas para tratamento da insônia são o triazolam (0,125 a 0,25 mg, nível de recomendação fraca e evidência alta) e temazepam (7,5 a 30 mg, recomendação fraca e evidência moderada), para a insônia de início e manutenção, respectivamente. No momento, nenhuma dessas drogas encontra-se disponível no Brasil[3,4,6,7].

Medicamentos da mesma classe, como diazepam, clonazepam, lorazepam e nitrazepam não devem ser usados para tratamento de insônia, pois têm meia-vida excessivamente prolongada, levando ao aumento de acidentes em domicílio e no trabalho devido à sonolência excessiva diurna, dependência química, déficit de atenção e atividade amnésica. Além disso, esses medicamentos estão associados com pior perfil de sono, com redução de sono REM e de ondas lentas. Caso seja optado pelo uso destes medicamentos, deve-se evitar o uso por período superior a 30 dias. É obrigatório o desmame lento devido ao alto risco de abstinência. A prescrição por período superior a 4 semanas carece de qualquer evidência clínica de benefício[3,4,6,7].

A classe dos agonistas dos receptores GABA não benzodiazepínicos atua com maior afinidade aos receptores alfa tipos 1 e 2, mas longe dos sítios de ligação dos benzodiazepínicos. Apresentam melhor perfil de efeitos colaterais que os demais BDZ, mas ainda resguardando o risco de dependência em longo prazo. Representantes desta classe de medicamentos são: a zolpiclona (3,75 a 7,5 mg), o ezopiclone (1 a 3 mg), zolpidem (1,75 a 10 mg ou 6,25 mg a 12,5 mg, na formulação de liberação lenta) e a zaleplona (5 a 20 mg). Todos os medicamentos apresentam níveis de recomendação fracos e evidência baixa[3,4,6,7]. No Brasil, temos a disponibilidade do zolpidem e da zoleplona, sendo que o zolpidem apresenta meia-vida de até 2,6 horas e a zolpiclona, de 5 horas. Estão indicados para insônia inicial e de manutenção (forma de liberação lenta do zolpidem). Idealmente, o uso da medicação não deve acarretar os riscos de efeitos diurnos das medicações anteriormente descritas.

Os antagonistas da orexina, como o suvorexant (5 a 20 mg), atuam no nível do hipotálamo, impedindo a ação excitatória e promotora da vigília da orexina. O suvorexant possui meia-vida de 12 horas podendo, portanto, ser usado na insônia inicial e de manutenção. Efeitos colaterais incluem boca seca, sonolência diurna, sonhos anormais e fadiga. Apresenta nível de recomendação fraco e de evidência baixa. Não deve ser usado em pacientes com doença hepática, usuários de álcool e portadores de narcolepsia. Tem como vantagem o fato de não aumentar o risco de piora de distúrbios respiratórios do sono, como a apneia. Esta medicação não está disponível no Brasil.

Os agonistas da melatonina, como ramelteon (8 mg), atua no nível dos receptores de melatonina (MT1 e MT2) dos núcleos supraquiasmáticos do hipotálamo, similarmente à melatonina endógena, sendo promotora do sono. Possui meia-vida de 2,5 horas. Infelizmente esta droga ainda não está disponível no Brasil. Diferente do agonista citado acima, o uso de melatonina artificial não deve ser realizado por não ter sido registrado qualquer benefício da droga no tratamento das insônias. Apresenta níveis recomendação fracos e de evidência baixa[3,4,6,7].

Os antidepressivos têm mecanismos de ação diversos, que fogem do contexto desta abordagem, mas, de forma geral, atuam induzindo o sono por meio principalmente da ação anti-histamínica e anticolinérgica. Destes, o único que tem evidência para uso na insônia é a doxepina (3 a 6 mg), antidepressivo tricíclico com nível de recomendação fraca e evidência baixa. Outras drogas como a amitriptilina, nortriptilina, mirtazapina e trazodona, apesar de largamente utilizadas como antidepressivos, quando usadas para tratamento de insônia não apresentaram benefícios, com aumento do perfil de efeitos colaterais, muitos dos quais se devem à meia-vida excessivamente longa.

Os medicamentos antipsicóticos atípicos têm uso rotineiro para diversos distúrbios psiquiátricos. Possuem efeitos anti-histamínicos associados ao efeito antidopaminérgico, o que pode ajudar a induzir o sono, mas carecem de evidências clínicas para o uso no tratamento da insônia.

## Distúrbios respiratórios do sono

### Epidemiologia

Os distúrbios respiratórios do sono são um conjunto de manifestações clínicas de etiologia multifatorial que evoluem, quando não tratados, para diversos desfechos clínicos desfavoráveis. Estão divididos em apneia obstrutiva, apneia mista, apneia central, hipopneia (opcionalmente dividida em central e periférica), RERA (aumento de resistência das vias aéreas superiores associado ao despertar) e distúrbios de hipoventilação.

O aumento da prevalência dos distúrbios obstrutivos do sono está associado ao crescente aumento do sedentarismo e da obesidade da população[1]. A presença de qualquer um destes eventos, sobretudo em pacientes com doenças crônicas graves, correlaciona-se a pior desfecho clinico cardiovascular, aumento de taxas de neoplasias, pior imunidade, piora da obesidade, maiores taxas de diabetes tipo 2, piora de parâmetros cognitivos e psiquiátricos, menor rendimento laboral, maiores taxas de absenteísmo no trabalho, maiores taxas de acidentes de trânsito e no trabalho[1].

Estudos populacionais na cidade de São Paulo evidenciam frequências de cerca de 30% de prevalência de apneia[8]. Lamentavelmente, cerca de 85-90% dos casos não chegam a ser diagnosticados. Estudos internacionais demonstram a frequência com que a apneia se associa a outras patologias sistêmicas. A prevalência da apneia, enquanto comorbidade, é assustadoramente maior do que a condição isolada (Tabela 6.2). A importância do diagnóstico correto do distúrbio obstrutivo do sono reside no fato de que o tratamento, quando realizado precocemente, sobretudo em casos mais graves, reduz de forma significativa os desfechos desfavoráveis, melhora a qualidade de vida e reduz a mortalidade[1].

| Tabela 6.2 Prevalência da apneia do sono em diversas patologias sistêmicas[1] | |
|---|---|
| **Doença cardiovascular** | **Porcentual de pacientes com apneia obstrutiva do sono** |
| Hipertensão | 50 a 60% |
| Hipertensão resistente | 60 a 90% |
| Doença arterial coronariana | 70% |
| Insuficiência cardíaca | 50 a 75% |
| Fibrilação atrial | 50% |
| Doença pulmonar obstrutiva crônica | 50% |
| Acidente vascular encefálico | 50 a 70% |
| Doenças não cardíacas | Porcentual de pacientes com apneia central |
| Esclerose múltipla | 18% |
| Neoplasias de sistema nervoso | 12,9% |
| Acidente vascular encefálico | 7% |
| Distrofia muscular congênita | 55% |
| Doença renal crônica | 17% |
| Diabetes | 4% |
| Insuficiência renal | 50% |

## Fisiopatologia

Os distúrbios obstrutivos estão relacionados com o aumento de resistência das vias aéreas superiores. Isso se deve principalmente à obesidade e à fraqueza da musculatura das mesmas. No obeso, encontramos um aumento do tamanho da língua e do tecido subcutâneo cervical, por aumento de depósito de tecido lipídico comprimindo a via de passagem do ar. Adicionalmente, há redução dos campos pulmonares e da expansibilidade da caixa torácica, o que leva a menor força de tração vertical da traqueia e menor resistência às forças transversais aplicadas sobre ela, ocasionando o colabamento da estrutura e resistência à passagem do ar. Com o avançar da idade, a fraqueza da musculatura cervical, torácica e abdominal se acentua, corroborando a maior propensão ao fechamento da via aérea[1].

Como consequência do distúrbio obstrutivo, observa-se aumento do número de despertares noturnos, na tentativa de manter o fluxo aéreo adequado, associado a importante descarga adrenérgica que leva à sobrecarga de órgãos cardiovasculares e à piora da fragmentação do sono posteriormente.

Os distúrbios centrais ocorrem por uma resposta inadequada dos quimiorreceptores de oxigênio e gás carbônico encontrados perifericamente e no sistema nervoso central, sendo os níveis desses gases mantidos em coeficientes regulares por interações finas. Na presença de doenças associadas, principalmente insuficiência cardíaca, acidente vascular encefálico e doença pulmonar obstrutiva crônica, os quimiorreceptores têm sua sensibilidade reduzida para pequenas variações, levando a períodos de parada respiratória na ausência de esforço respiratório e, novamente, ao aumento de descarga adrenérgica e despertares[1].

## Manifestações clínicas e estratificação de risco

Os sintomas de distúrbios respiratórios são diversos e de gravidade distinta, sendo possível encontrar desde pacientes aparentemente assintomáticos, até quadros clínicos muito floridos e claramente compatíveis com o diagnóstico. Dada sua alta prevalência, todo paciente, sobretudo com comorbidades descritas anteriormente, deve ser pesquisado a respeito de sinais e sintomas de doença respiratória do sono.

O principal e mais comum sintoma da apneia, é a *sonolência excessiva diurna*, em consequência do sono noturno pouco reparador provocado pelos diversos períodos de despertares decorrentes dos eventos respiratórios. A melhor maneira de quantificar essa sonolência é através da escala de sonolência de Epworth, descrita anteriormente, com ponto de corte de 10 pontos.

Outro sintoma comumente encontrado é a presença de ronco, este de intensidade variável e relacionado ao estreitamento da via aérea superior (língua, tonsilas ou extrínseco). Associado ao ronco podemos encontrar a presença de esforço respiratório com ou sem a parada respiratória visualizável por um familiar durante o sono. A pausa respiratória é um sintoma muito mais específico para o diagnóstico do que a presença de roncos. Indiretamente, os pacientes podem apresentar sinais sugestivos de apneia, como a presença de hipertensão de difícil controle, hipertensão noturna, presença de dessaturações noturnas sem motivo diagnosticado, refluxo gastroesofágico de difícil controle, noctúria e disfunção erétil.

Ao efetuar o exame físico e a história clínica, alguns achados podem aumentar a chance do paciente apresentar apneia do sono, são eles:

I. anomalias craniofaciais: palato ogival, hipertrofia de tonsilas palatinas e faríngeas, retrognatismo, hipertrofia de conchas nasais, aumento de volume lingual;

II. escala de Mallampati maior que 3 (Figura 6.1);

III. sobrepeso (IMC acima de 25) ou obesidade (IMC acima 30);

IV. aumento de circunferência cervical (homem > 43 cm e mulher > 41 cm) e aumento de circunferência abdominal;

V. familiar com apneia do sono;

VI. idade acima de 50 anos.

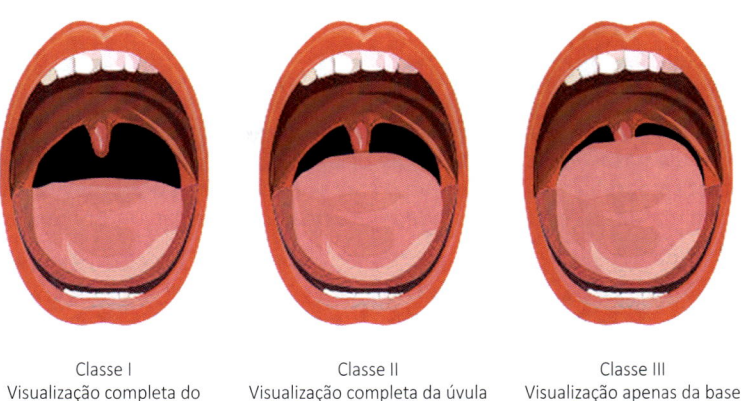
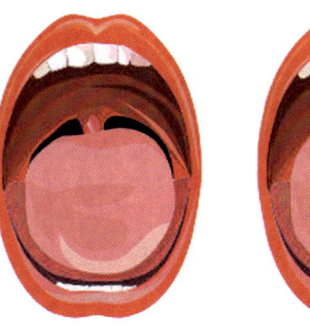
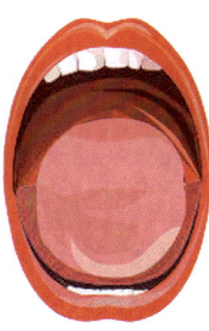

| Classe I | Classe II | Classe III | Classe IV |
|---|---|---|---|
| Visualização completa do palato mole | Visualização completa da úvula | Visualização apenas da base da úvula | Não é possível visualizar o palato ou a úvula |

**Figura 6.1** – Escore de Mallampati.

Como maneira de predizer o risco do paciente apresentar apneia do sono e indicar investigação adequada do quadro, foram criados escores de risco, sendo um dos mais usados o STOP-BANG, descrito a seguir (Tabela 6.3)[9]:

| Tabela 6.3 Questionário STOP-BANG: avaliação de risco de apneia do sono | |
|---|---|
| S – Ronco (*snoring*)<br>Você ronca alto? Mais alto do que falar, ou alto o suficiente para ser ouvido através de portas fechadas? | ( ) Sim<br>( ) Não |
| T – Cansaço (*tiredness*)<br>Você se sente cansado, fatigado ou sonolento durante o dia? | ( ) Sim<br>( ) Não |
| O – Observação (*observed*)<br>Alguém já observou que você para de respirar durante o sono? | ( ) Sim<br>( ) Não |
| P – Pressão arterial (*blood pressure*)<br>Você trata ou já tratou hipertensão arterial? | ( ) Sim<br>( ) Não |
| B – IMC (*BMI*)<br>Índice de massa corpórea acima de 35 kg/m$^2$? | ( ) Sim<br>( ) Não |
| A – Idade (*age*)<br>Idade acima de 50 anos | ( ) Sim<br>( ) Não |
| N – Pescoço (*neck*)<br>Circunferência do pescoço acima de 40 cm | ( ) Sim<br>( ) Não |
| G – Gênero (*gender*)<br>Sexo masculino | ( ) Sim<br>( ) Não |

| Pontuação no STOP-BANG | Risco |
|---|---|
| 5 a 8 pontos | Alto risco |
| 3 a 4 pontos | Moderado Risco |
| 0 a 2 pontos | Baixo risco |

# Definição de eventos respiratórios

## Apneia obstrutiva

Queda de mais de 90% na curva de fluxo aéreo, medida pelo *termistor* (sensor térmico oronasal – recomendado) ou pela cânula nasal (opcionalmente) associado à presença de sinais de esforço respiratório na curva de pletismografia toracoabdominal (cintas para medição de movimentos respiratórios) com duração mínima de 10 segundos, independente de despertar ou presença de dessaturação de oxigênio (Figura 6.2).

## Apneia central

Queda de mais de 90% na curva de fluxo aéreo, medida pelo *termistor* (recomendado) ou pela cânula nasal (opcionalmente) associada a ausência de sinais de esforço respiratório na curva de pletismografia toracoabdominal com duração mínima de 10 segundos, independentemente de despertar ou dessaturação de oxigênio (Figura 6.3).

## Apneia mista

Queda de mais de 90% na curva de fluxo aéreo, medida pelo *termistor* (recomendado) ou pela cânula nasal (opcionalmente) associada a ausência de sinais de esforço respiratório no início do evento seguida de aparecimento de sinais de esforço no final do mesmo evento na curva de pletismografia toracoabdominal, com duração mínima de 10 segundos independentemente de despertar ou dessaturação do oxigênio (Figura 6.4).

## Hipopneia

Queda de mais de 30% na curva de fluxo aéreo, medida pela cânula nasal (recomendado) ou pelo *termistor* (opcionalmente), com duração mínima de 10 segundos necessariamente associada a despertar ou com dessaturação maior ou igual a 3% (Figura 6.5).

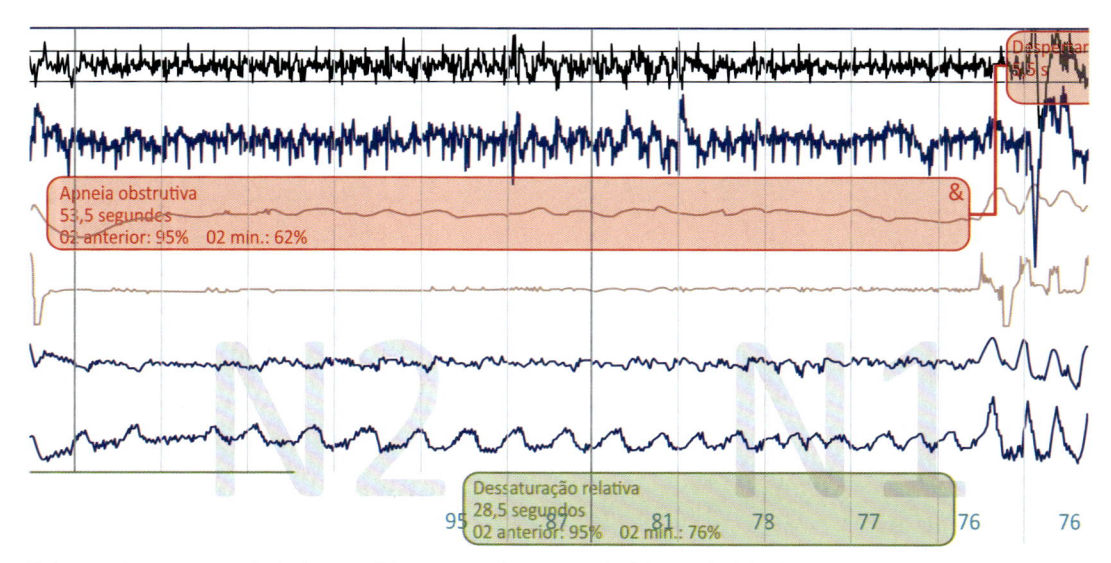

Linha preta demonstra traçado de eletroencefalograma com despertar, no final do traçado; linhas laranjas representam curva do termistor (primeira) e cânula (segunda) com ausência de fluxo respiratório; linhas azuis demonstram a presença de movimentos respiratórios

**Figura 6.2** – Imagem de polissonografia com demonstração de apneia obstrutiva.

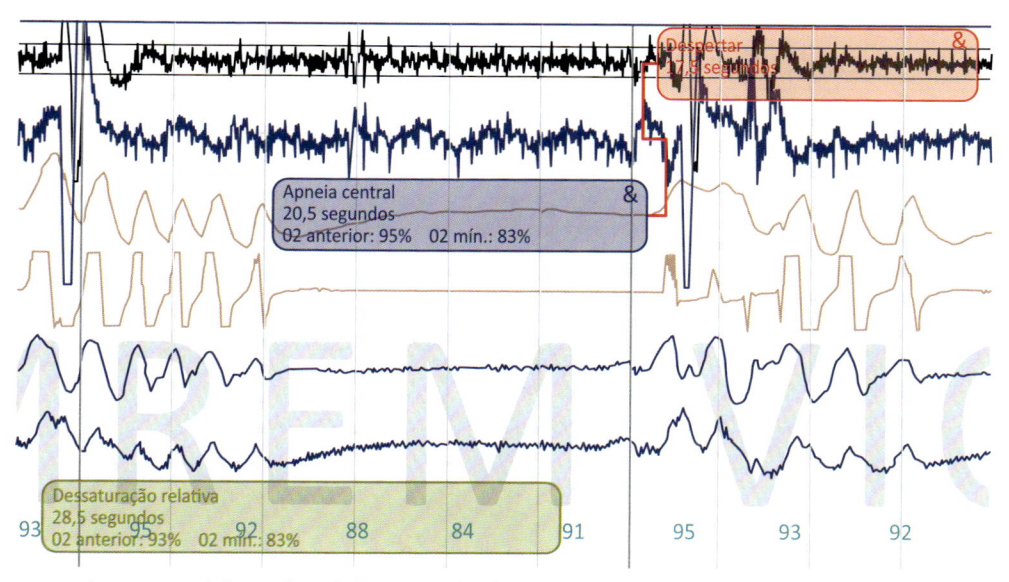

Demonstra-se despertar associado a ausência de fluxo respiratório; linhas azuis demonstram a ausência de movimentos respiratórios

**Figura 6.3** – Imagem de polissonografia durante apneia do tipo central.

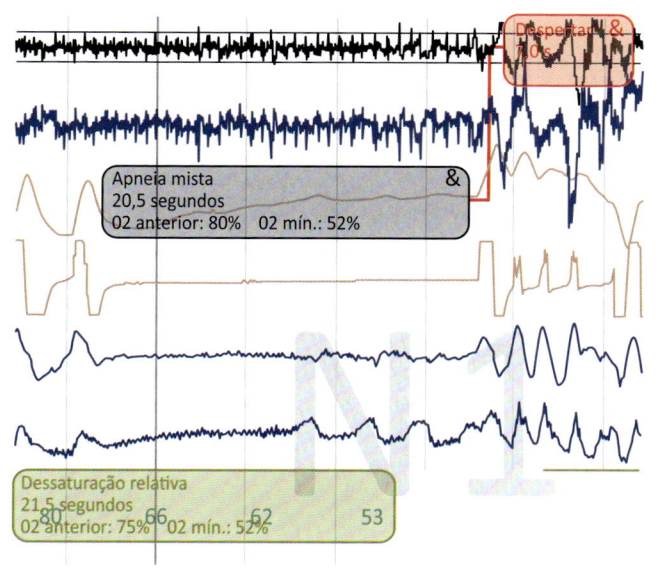

Demonstra-se despertar associado a ausência de fluxo respiratório; linhas azuis demonstram a ausência de movimentos respiratórios no início do evento seguida de esforço no final do mesmo evento

**Figura 6.4** – Imagem de polissonografia na apneia mista.

## RERA (opcional)

Sinais de aumento de resistência de vias aéreas superiores (p. ex., achatamento da curva de fluxo) associado ao despertar com duração de mais de 10 segundos, que não preencham critérios de apneia ou hipopneia (Figura 6.6).

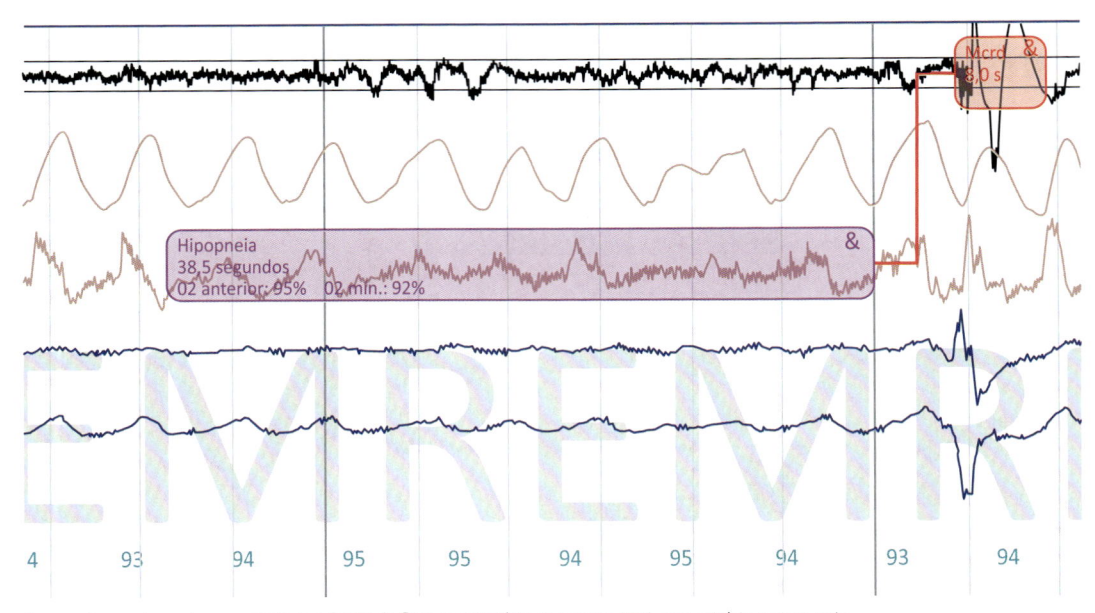

Demonstra-se despertar associado a redução de fluxo respiratório maior que 30%, sem critério para apneia.

**Figura 6.5** – Imagem de polissonografia na hipopneia do sono.

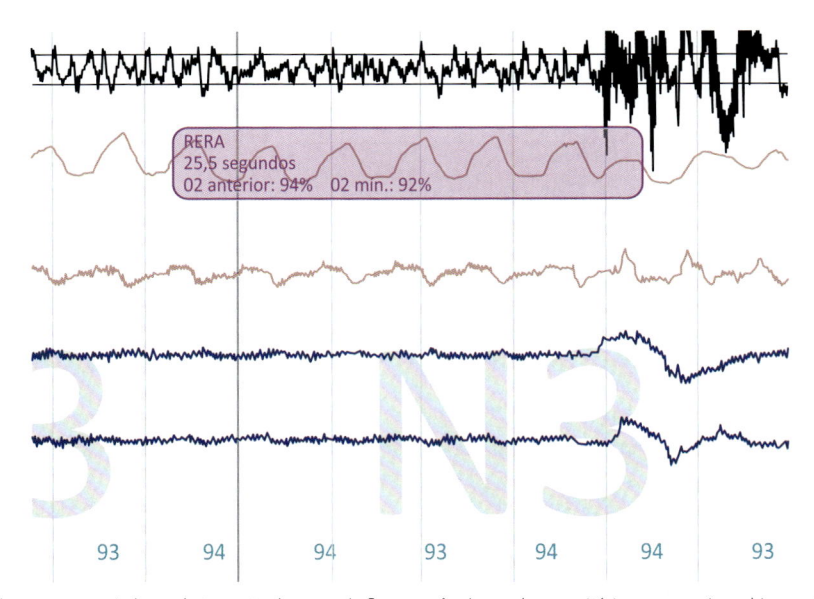

Demonstra-se despertar associado a achatamento de curva de fluxo na cânula nasal, sem critério para apneia ou hipopneia

**Figura 6.6** – Imagem de polissonografia no RERA (*Respiratory Effort-Related Arousal*).

## Exames complementares

Os pacientes sob suspeita de apresentarem distúrbios respiratórios do sono devem ser avaliados inicialmente com exames laboratoriais gerais, bem como com investigação de lesão de órgãos-

-alvo, conforme clinicamente indicado, na suspeita de comorbidades. Do ponto de vista diagnóstico do distúrbio do sono, o exame de escolha é a polissonografia, esta pode ser realizada nas seguintes modalidades: polissonografia basal no laboratório de sono (tipo 1), polissonografia basal domiciliar (tipos 2 e 3), polissonografia com titulação de CPAP e polissonografia *split-night*.

O padrão ouro de exame para diagnóstico polissonográfico de apneia do sono é a polissonografia basal tipo 1, realizada no laboratório de sono. O exame realizado no laboratório do sono apresenta todas as derivações mínimas do exame: três a seis de eletroencefalograma, uma de eletrocardiograma, duas de eletro-oculograma, uma de eletromiograma de queixo, *termistor*, cânula, oximetria de pulso, duas cintas de pletismografia (torácica e abdominal), sensor de ronco, posição e movimentação de membros. Além disso, há um técnico disponível durante todo o exame para correção de problemas como queda de eletrodos ou interferências no mesmo. Assim, todos os subtipos de alterações respiratórias, bem como doenças associadas (movimento periódico de membros ou arritmias graves), podem ser registrados, aumentando, portanto, a sensibilidade do exame. Na hipótese clínica de qualquer distúrbio respiratório do sono, de baixo a alto risco de apneia, este exame deve ser solicitado.

A polissonografia domiciliar (mais comumente usada, tipo 3 ou 4), apesar de mais fisiológica, por analisar o sono do paciente em seu ambiente habitual de sono noturno, não tem todas as derivações de EEG, não sendo possível por critério diagnóstico marcar os despertares adequadamente. Assim, torna-se impossível marcar eventos como RERA e hipopneia associada ao despertar. Alguns aparelhos de tipo 3 sequer têm monitorização de EEG, eletro-oculograma, eletromiograma ou termistor, não sendo possível também a classificação de fases do sono. Caso o paciente apresente quedas de eletrodos durante o exame, essas também não poderão ser corrigidas. Como pontos positivos encontramos o menor custo. Esse exame deve ser indicado somente para populações de alto risco de eventos respiratórios e, em caso de normalidade, deve-se repeti-lo em ambiente de laboratório de sono (tipo 1).

O exame para titulação de CPAP deve ser realizado nos pacientes com indicação de uso de terapia de pressão positiva, com qualquer modalidade de diagnóstico (domiciliar ou internado). O paciente é submetido ao aparelho com uso de máscara (nasal ou oronasal) e aumento progressivo de pressão até a normalização de todos os eventos respiratórios, normalização de oximetria e redução de ronco conforme tolerância do mesmo. Com isso, encontramos os valores de pressão necessários para o tratamento do paciente.

Por fim, no exame *split-night* (noite dividida) temos uma mistura de polissonografia tipo 1 na primeira metade da noite e titulação de CPAP na segunda metade. A grande vantagem deste exame é definir o diagnóstico e a terapia em uma única noite de exame. Os principais problemas são que a maioria dos distúrbios respiratórios ocorre nas fases REM do sono e estas são mais frequentes na segunda metade da noite, reduzindo a sensibilidade do exame. Assim como, em pacientes mais graves, devido ao tempo menor para titulação de CPAP, pode-se chegar ao final do exame sem a normalização dos distúrbios respiratórios, fazendo-se necessária a titulação de noite inteira posteriormente. Este exame deve ser indicado somente para populações com alto risco para distúrbios respiratórios.

## Critérios diagnósticos e classificação

A gravidade da apneia é definida pelo número de eventos respiratórios ocorridos por hora de exame demonstrado pelo IAH (índice de apneia e hipopneia) ou IDR (índice de eventos respiratórios = apneias, hipopneia e RERA) – Tabela 6.4.

A definição de apneia obstrutiva do sono, em adultos, depende de pelo menos um critério A associado ao critério B, ou apenas o critério C, encontrado num exame realizado sob outra hipótese (Quadro 6.3).

A definição de apneia central sem Cheyne-Stokes requer a presença dos três critérios A-C visualizados no Quadro 6.4. A definição de apneia central com Cheyne-Stokes obedece aos critérios definidos (A ou B) + C, presentes no Quadro 6.5.

| Tabela 6.4 Classificação da gravidade da apneia do sono através da PSG | |
| --- | --- |
| *Resultado de polissonografia* | *Número de eventos respiratórios por hora (IAH/IDR)* |
| Exame normal | Menos de 5 eventos |
| Apneia leve | 5 a 15 eventos |
| Apneia moderada | 15 a 30 eventos |
| Apneia grave | Mais de 30 eventos |

**Quadro 6.3**
**Critérios diagnósticos de apneia obstrutiva do sono em adultos[2]**

A. Presença de 1 ou mais dos seguintes:
1. Sonolência diurna ou sono não restaurador, fadiga ou insônia
2. Paciente acorda com parada respiratória, *gasping* ou sufocado
3. Acompanhante relata roncos, interrupção da respiração durante o sono
4. Diagnóstico de hipertensão, transtorno de humor, disfunção cognitiva,
5. doença arterial coronariana, insuficiência cardíaca, fibrilação atrial ou diabetes
6. tipo 2

B. Exame polissonográfico demonstrando:
1. Cinco ou mais eventos predominantemente obstrutivos (apneia obstrutiva
2. ou mista, hipopneia ou RERAS)

C. Exame polissonográfico demonstrando:
1. 15 ou mais eventos respiratórios com predominância obstrutiva

**Quadro 6.4**
**Critérios diagnósticos de apneia do tipo central sem Cheyne-Stokes[2]**

A. Presença de 1 ou mais dos seguintes:
1. Sonolência
2. Dificuldade de iniciar ou manter o sono, e despertar precoce
3. Despertar com falta de ar
4. Ronco
5. Apneias visualizadas

B. Polissonografia demonstra todos os seguintes:
1. Cinco ou mais apneias centrais por hora de sono
2. Número de apneias centrais ou hipopneias centrais maior
3. que 50% do número de apneias
4. Ausência de padrão respiratório de Cheyne-Stokes

C. O transtorno ocorre como consequência de uma doença neurológica ou sistêmica e não é relacionado ao uso de medicações

| **Quadro 6.5** |
| **Critérios diagnósticos de apneia central com Cheyne-Stokes[2]** |

A. Presença de 1 ou mais dos seguintes:
1. Sonolência
2. Dificuldade de iniciar ou manter o sono, e despertar precoce
3. Despertar com falta de ar
4. Ronco
5. Apneias visualizadas

B. Presença de fibrilação atrial, *flutter*, insuficiência cardíaca ou doença neurológica

C. Polissonografia demonstra todos os seguintes:
- Cinco ou mais apneias centrais por hora de sono
- Número de apneias centrais ou hipopneias centrais maior que 50% do
- número de apneias
- Presença de padrão de Cheyne-Stokes

D. O transtorno não é mais bem explicado por outra doença do sono, uso de medicações (opioides) ou outras substâncias

## Tratamento clínico e mudanças comportamentais

Todo paciente com apneia deve ser estimulado a perder peso, pois grande parte das apneias está relacionada com o excesso de peso e essa redução se correlaciona com a redução da AIH (nível de evidência 2). Devemos reduzir o consumo de álcool, pois o mesmo apresenta aporte calórico elevado, fortalecendo ganho de peso e reduz a resposta de despertar, prolongando o tempo de apneia, piora da cognição e da fragmentação do sono[10].

O exercício físico reduz o peso e aumenta a capacidade pulmonar. A redução do tabagismo melhora a arquitetura do sono, bem como reduz a chance de o paciente ter apneia moderada ou grave. Evitar dietas copiosas à noite reduz a chance de eventos apneicos e o refluxo gastroesofágico[10]. O uso de medicamentos sedativos aumenta a chance de eventos respiratórios noturnos. A corticoterapia nasal pode ser usada como terapia adjuvante em paciente com rinite alérgica importante associada ao distúrbio respiratório do sono (nível de evidência 2)[10].

O medicamento modafinila pode ser usado para tratamento de sonolência excessiva diurna residual em pacientes com apneia obstrutiva do sono, sem outra causa definida (nível de evidência 1)[10]. A modafinila atua como estimulante não anfetamínico que promove o estado de vigília. Tem mecanismo de ação ainda desconhecido, mas acredita-se que potencializa a atividade dopaminérgica e possivelmente alfa1-adrenérgica especificamente no cérebro, promovendo assim o estado de vigília.

O uso de terapia posicional para os pacientes é uma opção para aqueles com apneia exclusivamente de decúbito ou em associação a terapia com pressão positiva (CPAP) para aqueles que têm apneia em múltiplas posições na cama durante o sono noturno (nível de evidência 2)[10].

## Tratamento específico

Atualmente a principal forma de tratamento da apneia do sono (obstrutiva ou central) é com o uso dos aparelhos de pressão positiva, os quais podem ser subdivididos em:

1. aparelho de pressão positiva contínua na via aérea superior (CPAP – *continuous positive airway pressure*), que oferece uma única pressão contínua e fixa durante todo o período de sono noturno;

2. pressão positiva com dois níveis de fluxo (BiPAP – *bilevel positive airway pressure*), que oferece uma pressão inspiratória (IPAP – *inspiratory positive airway pressure*) mais elevada do que a expiratória (EPAP – *expiratory positive airway pressure*);

3. pressão positiva com titulação automática (APAP – *automatic positive airway pressure*), que aumenta automaticamente a pressão de CPAP ou BiPAP, ou reduz se não houver eventos respiratórios;

4. servoventilador (ASV – *airway support ventilator*), que automaticamente ajusta a pressão por meio da análise de cada respiração do paciente.

Nos casos de apneia moderada a grave o CPAP deve ser usado como primeira opção de tratamento (recomendado)[11,12]. Em casos de apneia leve podemos optar pelo uso do aparelho intraoral de avanço mandibular ou CPAP (recomendação opcional), principalmente se não encontrarmos eventos de maior significância clínica (dessaturação de oxigênio, arritmias cardíacas ou outras comorbidades graves). O uso do aparelho melhora a sonolência diurna, a qualidade de vida (recomendação opcional) e a hipertensão arterial noturna (recomendação opcional). Devemos levar em conta que os benefícios da terapia estão profundamente relacionados com a adequada adesão ao tratamento. O tempo mínimo de uso diário do equipamento deve ser de 4 horas. Idealmente, deve ser utilizado durante todo o período de sono noturno.

Visando aumentar a adesão ao tratamento, uma adequada escolha da máscara, seguimento médico e fisioterápico próximo nas primeiras semanas, associado ao uso de umidificadores melhoram significativamente os resultados (recomendado)[11,12]. Os aparelhos de CPAP e BiPAP são seguros e os efeitos colaterais são mínimos e reversíveis (recomendado), sendo os principais: sinusites, vazamentos e dermatite local.

Nos casos de necessidade de pressões muito altas (maiores que 15 mm de água), em que o paciente apresenta um maior esforço expiratório ou em casos de hipoventilação (doenças que restrinjam a expansão do tórax), recomenda-se o uso do BiPAP. O BiPAP também pode ser uma boa opção para os pacientes com síndrome de hipoventilação diurna (recomendação opcional)[11,12].

De modo geral, os aparelhos automáticos são mais caros e não foi observada maior adesão dos pacientes em relação aos aparelhos de pressão fixa nos estudos clínicos realizados. Assim como não se observou redução adicional da mortalidade ou melhoria de qualidade de vida quando comparados aos equipamentos convencionais.

No contexto de apneia central predominante podemos fazer uso de ASV ou CPAP (recomendado), ou BiPAP, em caso de falência com tratamento recomendado (nível opcional)[13]. O objetivo do tratamento deve contemplar a redução de eventos respiratórios para valores inferiores a cinco eventos de apneias por hora.

## Tratamento cirúrgico

O tratamento cirúrgico deve ser considerado para aqueles pacientes portadores de anomalias craniofaciais ou naqueles que não conseguem aderir ao tratamento com pressão positiva. Este tratamento é capaz de reduzir os níveis de pressão necessários para manutenção da via aérea e diminuir parcialmente o número de eventos, mas geralmente não é capaz de normalizá-los[14].

## Acompanhamento na APS

No contexto da assistência primária à saúde, a função do atendimento deve-se ater a um bom conhecimento da história clínica antes da instituição de qualquer tratamento, pois não raramente o paciente chega à consulta somente com o relato de "eu não durmo" ou "passo a noite acordado". Expressões como essa não permitem diagnóstico correto e, portanto, o tratamento adequado.

No que se refere ao tratamento da insônia, devemos intensificar o suporte de medidas comportamentais com adequada orientação do paciente sobre seu diagnóstico, se possível com aporte psicoterápico, evitando-se o tratamento medicamentoso por períodos prologados. Sempre que houver falha no tratamento instituído o paciente deve ser encaminhado para tratamento em serviço especializado.

No seguimento de pacientes com suspeita/diagnóstico de distúrbios respiratórios do sono, infelizmente, no contexto do SUS, ainda dispomos de poucos locais para realização de polissonografia e fornecimento de equipamentos de ventilação positiva. Cada serviço de atenção primária deve saber se há algum local de referência para a realização destes exames. Caso o paciente esteja em uso de terapia ventilatória, a principal função do atendimento é checar a adequada adesão (tempo mínimo de uso e normalização de eventos respiratórios), bem como observar os sintomas residuais de sonolência.

Na indisponibilidade de qualquer terapia específica para esses pacientes, cabe ao atendimento orientar sobre medidas comportamentais e redução de peso, que sempre podem ser indicadas.

## REFERÊNCIAS BIBLIOGRÁFICAS

1. Kryger MH, Roth T, Dement WC. Principles and practice of sleep medicine. 6th ed. New York: Elsevier Health Sciences; 2017.
2. American Academy of Sleep Medicine. International Classification of Sleep Disorders. 3ª ed. 2014.
3. Schutte-Rodin S, Broch L, Buysse D, Dorsey C, Sateia M. Clinical Guideline for the Evaluation and Management of Chronic Insomnia in Adults. Journal of Clinical Sleep Medicine. 2008;4(5):487-504.
4. Sateia M, Buysse D, Krystal A, Neubauer D, Heald J. Clinical Practice Guideline for the Pharmacologic Treatment of Chronic Insomnia in Adults: An American Academy of Sleep Medicine Clinical Practice Guideline. Journal of Clinical Sleep Medicine. 2017;13(2):307-349.
5. Morgenthaler T, Kramer M, Alessi C, et al. Practice Parameters for the Psychological and Behavioral Treatment of Insomnia: An Update. An American Academy of Sleep Medicine Report. SLEEP. 2006;29(11):1415-9.
6. Dujardin S, Pijpers A, Pevernagie D. Prescription Drugs Used in Insomnia. Sleep Med Clin. 2018;13:169-182.
7. Rieman D, Baglioni C, Bassetti C, et al. European guideline for the diagnosis and treatment of insomnia. J Sleep Res. 2017;26:675-700.
8. Haddad F, Gregório L. Manual do residente: medicina do sono. Barueri: Manole; 2017.
9. Chung F, Yegneswaran B, Liao P, et al. Alternative Scoring Models of STOP-Bang Questionnaire Improve Specificity to Detect Undiagnosed Obstructive Sleep Apnea. Anesthesiology. 2008;108:812-21. Epub Br J Anaesth 2012;108:768-75; J Clin Sleep Med. Sept 2014.
10. Morgenthaler TI, Kapen S, Lee-Chiong T, et al. Practice Parameters for the Medical Therapy of Obstructive Sleep Apnea. SLEEP. 2006;29(8):1031-5.
11. Morgenthaler TI, Aurora RN, Brown T, et al. Practice Parameters for the Use of Autotitrating Continuous Positive Airway Pressure Devices for Titrating Pressures and Treating Adult Patients with Obstructive Sleep Apnea Syndrome: An Update for 2007. SLEEP. 2008;31(1):141-7.
12. Hushida CA, Littner MR, Hirshkowitz M, et al. Practice Parameters for the Use of Continuous and Bilevel Positive Airway Pressure Devices to Treat Adult Patients With Sleep-Related Breathing Disorders. SLEEP. 2006;29(3):375-80.
13. Aurora RN, Bista SR, Casey KR, Chowdhuri S, Kristo DA, Mallea JM, et al. Updated adaptive servo-ventilation recommendations for the 2012 AASM. The Treatment of Central Sleep Apnea Syndromes in Adults: Practice Parameters with an Evidence-Based Literature Review and Meta-Analyses. J Clin Sleep Med. 2016;12(5):757-761.
14. Aurora RN, Casey KR, Kristo D, et al. Practice Parameters for the Surgical Modifications of the Upper Airway for Obstructive Sleep Apnea in Adults. SLEEP. 2010;33(10):1408-13.

# 7

# Comprometimento Cognitivo – Demências

Sonia Maria Dozzi Brucki • Maria Sheila Guimarães Rocha

## ▪ Introdução

A demência é o comprometimento adquirido de dois ou mais domínios cognitivos, como a memória, a linguagem, gnosias, praxias ou funções executivas, associado a distúrbios comportamentais, provocando prejuízo na capacidade funcional, no desempenho social ou profissional do indivíduo[1].

As principais causas de demência são aquelas de origem degenerativa, seguindo-se das não degenerativas. Dentre as causas degenerativas, as principais são a doença de Alzheimer, a demência frontotemporal e a demência com corpos de Lewy; entre as não degenerativas deve-se considerar a demência vascular como o diagnóstico mais frequente. Diversas situações clínicas estão associadas com o quadro demencial, como as doenças metabólicas e infecciosas, hipotireoidismo, AIDS, consumo excessivo de álcool, deficiência de vitamina $B_{12}$, sífilis, dentre outras.

## ▪ Importância da demência no nível da Atenção Primária à Saúde

O Brasil vive momento de transição epidemiológica e demográfica que se iniciou a partir de 1975. Observamos, atualmente, redução das taxas de mortalidade em geral e aumento da esperança de vida da população brasileira[2]. A situação de transição demográfica e epidemiológica evidencia o aumento da prevalência de doenças neurodegenerativas, como as demências. A síndrome demencial enquanto condição crônica, de etiologias multifatoriais, por vezes potencialmente tratáveis, exige a atenção contínua e aguçada como forma de enfrentamento, requerendo plano de cuidado sistematizado por parte dos profissionais da atenção primária à saúde (APS).

As demências são causa importante de consulta na atenção básica. O profissional de saúde na APS deve estar atento para o declínio cognitivo do paciente idoso, que nem sempre busca a atenção primária com esta queixa. Devido aos custos socioeconômicos que a demência representa para o paciente e seus familiares, e com o objetivo de melhorar o prognóstico através do diagnóstico precoce, é necessário que o profissional de saúde da APS mantenha elevado índice de suspeita para os quadros demenciais incipientes, buscando ativamente sinais de declínio funcional ou cognitivo no paciente idoso, e excluindo causas não degenerativas com possibilidade de tratamento modificador da doença. O paciente com queixas que indiquem prejuízo cognitivo deve ser avaliado e acompanhado de forma regular para observar sua evolução.

Igualmente importante é o diagnóstico de comprometimento cognitivo leve (CCL), pois aumenta o risco para o desenvolvimento de demência e doença de Alzheimer, pois apresenta uma taxa de conversão para demência entre 10 a 15% ao ano. Porém, uma parcela pode retornar à normalidade, com controle de fatores de risco vasculares, tratamento de depressão, alterações metabólicas, déficits de vitaminas, etc.

## Epidemiologia

A Organização Mundial da Saúde (OMS) estima que a prevalência mundial da demência foi cerca de 50 milhões de casos em 2018, sendo previsto que o valor atinja 82 milhões em 2030 e triplique em 2050, ou seja, 152 milhões de pessoas afetadas, caso estratégias efetivas para redução de risco não forem implementadas. Atualmente, calcula-se que a cada 3 segundos uma pessoa no mundo desenvolve algum tipo de demência. A incidência global se aproxima de 10 milhões de novos casos por ano, sendo que 60% ocorrem em países de baixa e média renda familiar. A proporção estimada da população acima dos 60 anos de idade com demência em um determinado momento está entre cinco a oito casos por 100 pessoas[3-5].

Estudos no Brasil apresentam prevalência de demência que varia de 5,1 a 19,0% entre indivíduos com idade superior a 65 anos e 17,5% acima de 60 anos, considerando-se as zonas urbana e rural[6] e de 4,9% entre indivíduos acima de 50 anos de uma região ribeirinha do norte do país[7].

## Quadro clínico e diagnóstico

O diagnóstico de demência se baseia no quadro clínico e requer história detalhada. Os sintomas cognitivos e comportamentais não devem ser explicados por *delirium* (estado confusional agudo) ou alguma doença psiquiátrica. As queixas e a história clínica devem ser corroboradas por informante que conviva com o paciente. As modificações percebidas pelo paciente e parente ou cuidador devem ser comparadas a níveis prévios de funcionamento em situações profissionais, atividades da vida diária e instrumentais.

Deve-se observar o tipo de queixa apresentada pelo paciente. Dificuldades de recordação de informações novas, nomes, dificuldades de localização nos ambientes, dificuldades de nomeação de objetos, de compreensão e de alterações em julgamento de situações, sequenciamento de tarefas e monitoramento das atividades devem ser observadas e avaliadas.

Os instrumentos de rastreio cognitivo e funcional servem para uma avaliação rápida e relativamente eficaz de indivíduos com suspeita de declínio cognitivo. Devem ser de fácil utilização, exigindo poucos materiais especiais além de papel e caneta. Na suspeita de declínio cognitivo, a anamnese deve ser dirigida para se tentar determinar em quais atividades o paciente tem comprometimento ou incapacidade, levando-se em consideração seu nível prévio de atividades laborativas, funcionais e seu nível educacional.

Os instrumentos mais utilizados de avaliação cognitiva no Brasil são o Miniexame do Estado Mental e a Bateria Breve de Rastreio Cognitivo para a avaliação cognitiva. Para a avaliação instrumental funcional podem ser aplicados o Questionário de Avaliação Funcional ou o Questionário de Mudança Cognitiva[8,9]. Para os casos mais graves podem ser utilizadas a escala de atividades básicas de vida diária de Katz e para a avaliação cognitiva o Miniexame do Estado Mental grave. Além destes, uma escala bastante útil para classificação do estágio do paciente é a escala FAST ou a Escala de Deterioração Global[10].

Na ausência desses instrumentos à mão, a avaliação durante a consulta deve abranger os mesmos aspectos. Dependendo da avaliação funcional poderemos classificar em demência, quando existe declínio da funcionalidade (Quadro 7.1) ou comprometimento cognitivo leve – CCL (quando existem dificuldades em atividades instrumentais complexas, mas a funcionalidade de um modo geral está preservada) (Quadro 7.2). Nos dois quadros (demência ou CCL) são obrigatórios exames de investigação, à procura de causas potencialmente reversíveis (Quadro 7.3).

### Quadro 7.1
### Critérios para o diagnóstico de demência de qualquer etiologia

1. Demência é diagnosticada quando há sintomas cognitivos ou comportamentais (neuropsiquiátricos) que:
   1.1. Interferem com a habilidade no trabalho ou em atividades usuais
   1.2. Representam declínio em relação a níveis prévios de funcionamento e desempenho
   1.3. Não são explicáveis por *delirium* (estado confusional agudo) ou doença psiquiátrica maior

2. O comprometimento cognitivo é detectado e diagnosticado mediante combinação de:
   2.1. Anamnese com paciente e informante que tenha conhecimento da história e
   2.2. Avaliação cognitiva objetiva, mediante exame breve do estado mental ou avaliação neuropsicológica. A avaliação neuropsicológica deve ser realizada quando a anamnese e o exame cognitivo breve realizado pelo médico não forem suficientes para permitir diagnóstico confiável

3. Os comprometimentos cognitivos ou comportamentais afetam no mínimo dois dos seguintes domínios: memória, funções executivas, habilidades visuais-espaciais, linguagem, personalidade e/ou comportamento

### Quadro 7.2
### Critérios diagnósticos do comprometimento cognitivo leve

1. Queixas cognitivas provenientes do paciente e/ou familiar

2. Sujeito ou informante relatam declínio no funcionamento cognitivo em relação a habilidades prévias no último ano

3. Déficit cognitivo evidenciado por avaliação clínica em memória ou outro domínio cognitivo

4. Comprometimento cognitivo não tem repercussão importante nas atividades de vida diária; no entanto pode haver dificuldade em atividades complexas

5. Sem evidência de demência

### Quadro 7.3
### Exames obrigatórios na investigação de comprometimento cognitivo

- Hemograma
- Glicemia
- Ureia
- Sódio
- Potássio
- Creatinina
- Albumina
- Transaminases (ALT e AST)
- Gamaglutamiltransferase (Gama-GT)
- Cálcio
- TSH e T4 livre
- Reações sorológicas para sífilis
- Vitamina $B_{12}$ sérica
- Ácido fólico
- Sorologia para HIV (< 60 anos ou quadros atípicos ou na suspeita)
- Tomografia computadorizada de crânio ou ressonância nuclear magnética

Nos casos de demência rapidamente progressiva – menos de 2 anos de evolução do início do declínio cognitivo até um quadro demencial moderado – o paciente deve ser encaminhado para serviço médico especializado.

## ▪ Avaliação breve das funções cognitivas

Na avaliação das queixas cognitivas do paciente ou acompanhante, pode-se utilizar os seguintes instrumentos de rastreio cognitivo:

### Miniexame do estado mental (MEEM)

O MEEM é um dos mais utilizados instrumentos de rastreio cognitivo ao redor do mundo. Consiste de uma bateria simples de 20 testes, totalizando 30 pontos. A escala leva aproximadamente 5 a 8 minutos para que seja completada. Na prática clínica, deve ser utilizado como rastreio cognitivo, ou seja, um indivíduo com escore baixo para sua escolaridade deve ser mais bem avaliado através de outros instrumentos, acrescentando-se a avaliação de sua capacidade em atividades básicas e instrumentais da vida diária.

Em metanálise de dados provindos de clínicas especializadas, o MEEM teve sensibilidade de 76,9% (95% IC = 70,1-83,1%) e especificidade de 89,9% (95% IC = 82,5-95,4%), demonstrando sua utilidade como teste de rastreio[11].

Existe grande influência da escolaridade sobre os escores obtidos no MEEM. Deve-se utilizar valores de corte diferentes, de acordo com os anos de educação do indivíduo. A versão que deve ser utilizada é a do consenso descrito previamente[12] – Quadro 7.4. O MEEM é considerado como teste de rastreio cognitivo nas recomendações para diagnóstico e tratamento da doença de Alzheimer e demência vascular da Academia Brasileira de Neurologia[1]. Os escores por escolaridade estão na Tabela 7.1.

Considerando o valor da média e menos 1,5 desvio-padrão e associado a um questionário de atividades funcionais, conseguimos uma ideia global da cognição do paciente. O MEEM é um teste de rastreio; se existem dúvidas ou se o indivíduo tem uma alta escolaridade e é acostumado a tarefas de grande demanda cognitiva, deve-se fazer uma avaliação mais apurada, através de avaliação neuropsicológica.

### Bateria breve de rastreio cognitivo

A bateria breve de rastreio cognitivo (BBRC) é uma bateria de rastreio cognitivo de rápida aplicação (< de 10 minutos) composta pelo teste de memória incidental e imediata, aprendizado, reconhecimento, fluência verbal semântica e desenho do relógio (Quadros 7.5 e 7.6)[13].

| Tabela 7.1 Distribuição dos escores na amostra total e por escolaridade[12] | | | | |
|---|---|---|---|---|
| | N | Média | Desvio-Padrão | Mediana |
| Grupo todo | 433 | 24,63 | 3,72 | 25 |
| Analfabetos | 77 | 19,51 | 2,84 | 20 |
| 1 a 4 anos de escolaridade | 211 | 24,76 | 2,96 | 25 |
| 5 a 8 anos de escolaridade | 72 | 26,15 | 2,35 | 26 |
| 9 a 11 anos de escolaridade | 47 | 27,74 | 1,81 | 28 |
| > 11 anos de escolaridade | 26 | 28,27 | 2,01 | 29 |

**Quadro 7.4**
**Miniexame do estado mental**

*Miniexame do estado mental – escore total máximo de 30 pontos*

1. **Orientação temporal** – pergunte ao indivíduo: dê um ponto para cada resposta correta (5 pontos).
- Que dia é hoje?
- Em que mês estamos?
- Em que ano estamos?
- Em que dia da semana estamos?
- Qual a hora aproximada? (considere a variação de mais ou menos uma hora)

2. **Orientação espacial**- pergunte ao indivíduo: dê um ponto para cada resposta correta (5 pontos).
- Em que local nós estamos? (consultório, dormitório, sala. apontando para o chão)
- Que local é este aqui? (apontando ao redor num sentido mais amplo: hospital, casa de repouso, própria casa)
- Em que bairro nós estamos ou qual o nome de uma rua próxima
- Em que cidade nós estamos?
- Em que Estado nós estamos?

3. **Memória imediata**: Eu vou dizer três palavras e você irá repeti-las a seguir:
CARRO, VASO, TIJOLO (dê 1 ponto para cada palavra repetida acertadamente na 1ª vez, embora possa repeti-las até três vezes para o aprendizado, se houver erros)

4. **Atenção/Cálculo:** subtração de setes seriadamente (100-7, 93-7, 86-7, 79-7, 72-7, 65). Considere 1 ponto para cada resultado correto. Se houver erro, corrija-o e prossiga. Considere correto se o examinado espontaneamente se autocorrigir. Deve-se dizer: Quanto é 100 menos 7? E menos 7? E menos 7?

5. **Evocação das palavras**: pergunte quais as palavras que o sujeito acabara de repetir (1 ponto para cada)

6. **Nomeação**: MOSTRE relógio e caneta e peça que nomeie os objetos (1 ponto para cada)

7. **Repetição:** Preste atenção: vou lhe dizer uma frase e quero que você repita depois de mim: "NEM AQUI, NEM ALI, NEM LÁ". Considere somente se a repetição for perfeita (1 ponto)

8. **Comando:** Pegue este papel com a mão direita (1 ponto), dobre-o ao meio (1 ponto) e coloque-o no chão (1 ponto). Total de 3 pontos. Se o sujeito pedir ajuda no meio da tarefa não dê dicas

9. **Leitura:** mostre a frase escrita FECHE OS OLHOS e peça para o indivíduo fazer o que está sendo mandado (1 ponto). Não auxilie se pedir ajuda ou se só ler a frase sem realizar o comando

10. **Frase:** Peça ao indivíduo para escrever uma frase. Se não compreender o significado, ajude com: alguma frase que tenha começo, meio e fim; alguma coisa que aconteceu hoje; alguma coisa que queira dizer. Para a correção não são considerados erros gramaticais ou ortográficos (1 ponto)

11. **Cópia do desenho:** mostre o modelo e peça para fazer o melhor possível. Considere apenas se houver 2 pentágonos interseccionados (10 ângulos) formando uma figura de quatro lados ou com dois ângulos (1 ponto)
FECHE OS OLHOS

Cópia dos pentágonos:

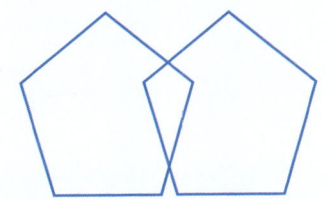

O teste de memória de figuras consiste em dez desenhos simples em preto e branco, com as fases de nomeação e percepção, memória incidental, memória imediata, aprendizado e evocação tardia (Figura 7.1). Após essa última fase, faz-se o reconhecimento (composto pelas dez figuras anteriores entremeadas a dez figuras novas) (Figura 7.2). O melhor escore para diferenciar entre indivíduos normais daqueles com demência é de cinco figuras na evocação tardia, em indivíduos com comprometimento cognitivo leve espera-se pelo menos sete itens evocados. O escore mais adequado para diferenciar indivíduos normais de pacientes com doença de Alzheimer inicial foi de cinco ou menos itens recordados na memória tardia.

Após a fase de aprendizado fazemos o teste de fluência verbal (por categoria animais), em que se solicita que o indivíduo diga o mais rápido possível, o maior número de animais, no intervalo de tempo de 60 segundos (Quadro 7.7). A seguir, faz-se o desenho do relógio (com a pontuação sugerida). Espera-se que um indivíduo analfabeto gere no mínimo nove animais, entre alfabetizados, 12 animais[14].

O desenho do relógio não deve ser realizado em indivíduos de baixa escolaridade, pois o desempenho está comprometido. O melhor jeito de utilizar o teste é a mesma pessoa pontuando em todas as avaliações ou guardar o desenho e fazer a comparação qualitativa ao longo do tempo.

| Quadro 7.5 Bateria breve de rastreio cognitivo | | |
|---|---|---|
| **Mostre a folha contendo as 10 figuras e pergunte:** "Que figuras são estas?". | | |
| Percepção correta | | ✓= |
| Nomeação correta | | ✓= |
| **Esconda as figuras e pergunte:** "Que figuras eu acabei de lhe mostrar"? | | |
| Memória incidental | | ✓= |
| **Mostre as figuras novamente durante 30 segundos, dizendo:** "Olhe bem e procure memorizar estas figuras" ▪ Se houver déficit visual importante, peça que memorize as palavras que você vai dizer; diga os nomes dos objetos lentamente, um nome por vez; fale a série toda duas vezes | | |
| Memória imediata 1 | | ✓= |
| **Mostre as figuras novamente durante 30 segundos, dizendo:** "Olhe bem e procure memorizar estas figuras" | | |
| Memória imediata 2 | | ✓= |
| Interferência – desenho do relógio e teste de fluência verbal semântica | | |
| "Que figuras eu lhe mostrei há 5 minutos?" Se necessário reforce, dizendo figuras desenhadas numa folha de papel plastificada | | |
| Memória tardia (5 minutos) | | ✓= ✗ = |
| Mostre a folha contendo as 20 figuras e diga: "Aqui estão as figuras que eu lhe mostrei hoje e outras figuras novas; quero que você me diga quais você já tinha visto há alguns minutos" | | |
| Reconhecimento | | ✓= ✗ = |
| ✓= CORRETAS; ✗ = INTRUSÕES | | |

| | **Quadro 7.6**<br>**Instruções de pontuação no desenho do relógio[15]** |
|---|---|
| | *Desenho do relógio* |
| Dê uma folha de papel em branco e diga:<br>"desenhe um relógio com todos os números".<br>"coloque os ponteiros marcando 2 horas 45 minutos". | |
| 10 | Hora certa |
| 9 | Leve distúrbio nos ponteiros |
| 8 | Distúrbio mais intenso nos ponteiros |
| 7 | Ponteiros completamente errados |
| 6 | Uso inapropriado (código digital ou círculos envolvendo números) |
| 5 | Números em ordem inversa ou concentrados em alguma parte do relógio |
| 4 | Números faltando ou situados fora dos limites do relógio |
| 3 | Números e relógio não mais conectados. Ausência de ponteiros |
| 2 | Alguma evidência de ter entendido as instruções, mas vaga semelhança com um relógio |
| 1 | Não tentou ou não conseguiu representar um relógio |

| | **Quadro 7.7**<br>**Instruções para o teste de fluência verbal** |
|---|---|
| | *Fluência verbal semântica (categoria animais)* |
| "Você deve falar todos os nomes de animais que se lembrar, em 1 minuto. Qualquer tipo de bicho vale. Quanto mais você falar, melhor. Pode começar." (considere "boi" e "vaca" como dois animais, mas "gato" e "gata" como um só. Se disser "passarinho, canário e peixe", conte como dois – ou seja, a classe vale como nome se não houver outros nomes da mesma classe). Anote o número de animais lembrados em 1 minuto. | Total = |
| Indivíduos alfabetizados: > 12 animais em 60 segundos<br>Analfabetos: acima de 9 | |

Nos quadros graves, em geral com MEEM com escore igual ou menor a 10, pode-se acompanhar o paciente através de avaliação pelo MEEM grave. Outra forma é perguntar questões padrões, como dados autobiográficos, data de nascimento, endereço, etc. O MEEM grave (Quadro 7.8) tem escore total de 30 pontos, avalia conhecimento autobiográfico, função visuoespacial, função executiva, tarefas simples de linguagem, fluência verbal, animais e soletração. É um teste interessante, pois é necessário somente lápis e papel, não exigindo materiais específicos. Os escores do MEEM grave e MEEM correlacionam-se bem em pacientes que tiveram MEEM abaixo de 10 pontos (paciente com demência grave) e com as escalas funcionais[16].

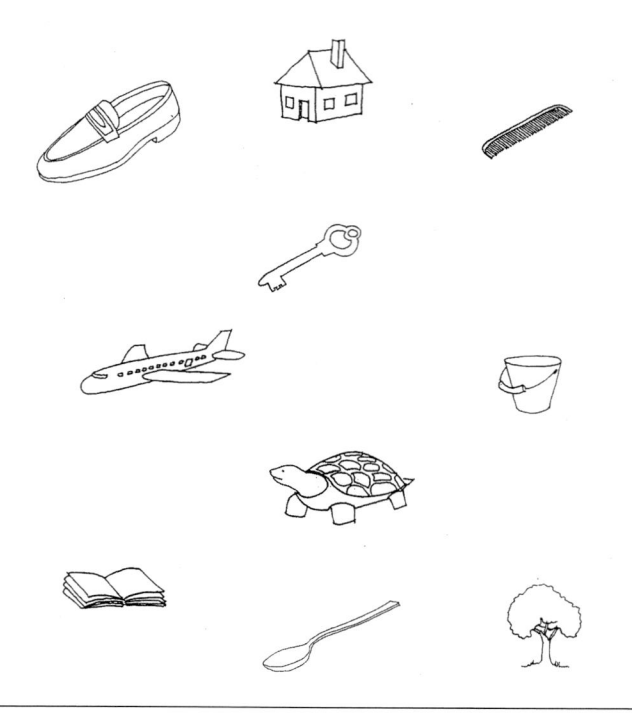

**Figura 7.1** – Figuras da bateria breve – 10 figuras.

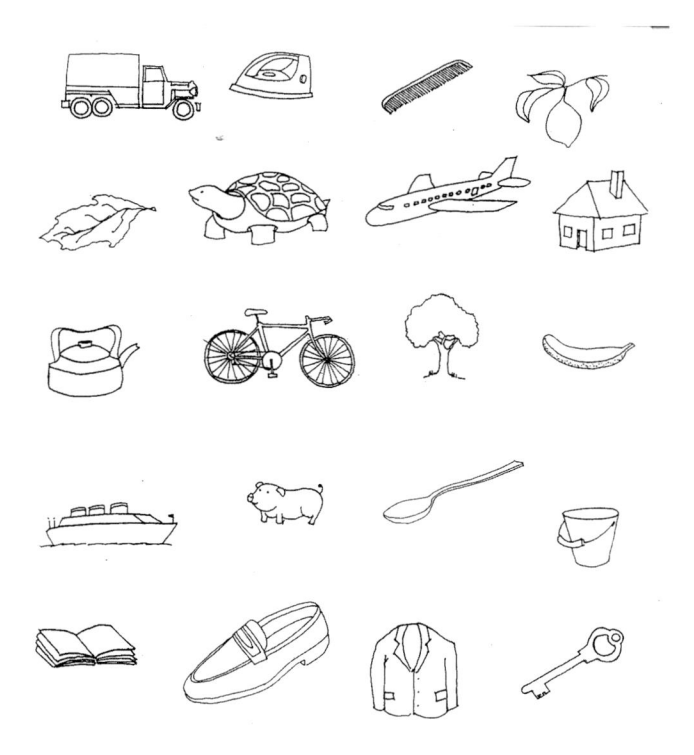

**Figura 7.2** – Figuras da bateria breve – 20 figuras.

## Quadro 7.8
## MEEM grave: utilize quando o escore no MEEM for igual ou menor de 10 pontos

**Nome**:
1 ponto se a resposta for próxima do correto
3 pontos se a resposta for completamente correta
Primeiro nome – Último nome

**Data de nascimento**:
1 ponto se qualquer elemento for correto
2 pontos se a resposta for completamente correta

**Repita as palavras**:
1 ponto para cada palavra
Pássaro – Casa – Sombrinha

**Siga as instruções**:
1 ponto por atender o comando
2 pontos por manter o comando (após 5 segundos) até que se ordene que pare
Levante sua mão – Feche os olhos

**Nomeação de objetos simples**:
1 ponto para cada objeto
Caneta – Relógio – Sapato

**Desenho do círculo a partir de um comando**:
1 ponto
Círculo

**Cópia de um quadrado**:
1 ponto
Quadrado

**Escrever o nome**:
1 ponto se a resposta for aproximada
2 pontos se completamente correta
Primeiro nome – Último nome

**Fluência de animais**:
Número de animais em 1 minuto
1 a 2 animais: 1 ponto
3 a 4 animais: 2 pontos
> 4 animais: 3 pontos

**Soletre a palavra**: "BOI"
1 ponto para cada letra dita em ordem correta
B =
O =
I =

Total Máximo = ___/30 Pontos

## Escalas funcionais

As escalas funcionais podem ser divididas em atividades instrumentais e básicas de vida diária. As atividades básicas estão comprometidas em fases mais avançadas da demência; pode ser utilizado o Índice de Katz para essa avaliação (Tabela 7.2). As atividades instrumentais já estão afetadas nas fases iniciais e permitem fazer o diagnóstico de demência, se houver comprometimento das mesmas. Existem várias escalas com o objetivo de avaliar o desempenho nas atividades de vida diária e instrumentais, as que utilizamos de forma rotineira serão demonstradas a seguir.

| Tabela 7.2 Índice de Katz – escala de atividades básicas da vida diária | | | |
|---|---|---|---|
| **Atividade** | **Independência** | **Sim** | **Não** |
| Banho | Não recebe assistência ou somente recebe em uma parte do corpo | ( ) | ( ) |
| Vestir-se | Escolhe as roupas e se veste sem nenhuma ajuda, exceto para calçar sapatos | ( ) | ( ) |
| Higiene Pessoal | Vai ao banheiro, usa-o, veste-se e retorna sem nenhuma assistência (pode usar bengala ou andador como apoio e usar comadre/urinol à noite) | ( ) | ( ) |
| Transferência | Consegue deitar e levantar de uma cama ou sentar e levantar de uma cadeira sem ajuda (pode usar bengala ou andador) | ( ) | ( ) |
| Continência | Tem autocontrole do intestino e da bexiga ("sem acidentes ocasionais") | ( ) | ( ) |
| Alimentação | Alimenta-se sem ajuda, exceto para cortar carne ou passar manteiga no pão | ( ) | ( ) |
| **Total de pontos: cada SIM equivale a um ponto** | | | |

Independente: 6
Dependência moderada: 4
Muito dependente: 2 ou menos

O questionário de atividades funcionais (QAF) deve ser aplicado a um acompanhante que tenha contato com o paciente (Tabela 7.3). Escores de cinco pontos ou mais são indicativos de prejuízo funcional compatível com demência. Deve-se levar em consideração o grau de comprometimento real se o indivíduo tiver alterações visuais, ortopédicas ou reumatológicas que possam influenciar na funcionalidade. Tente estabelecer o déficit relacionado à cognição[8].

O QAF aumenta o poder de acurácia diagnóstica quando em associação aos testes cognitivos breves e em conjunto com o MEEM, mesmo entre indivíduos de baixa escolaridade e analfabetos, em que às vezes o diagnóstico de comprometimento cognitivo pode ser mais difícil.

Outro questionário de fácil e rápida aplicação é o Questionário de Mudanças Cognitivas – QMC8 (Tabela 7.4). Deve ser preenchido por acompanhante que conviva com o paciente. Ou o próprio avaliador pode fazer de forma rápida estes questionamentos ao cuidador. Este questionário simples mostrou-se com boa acurácia para diferenciar indivíduos normais daqueles com comprometimento cognitivo (demência e CCL) e também, entre normais e CCL ou normais e portadores de demência:

- controles *versus* CCL: (AUC: 0,938); escores ≥ 2: sensibilidade de 78% e especificidade de 93,9%/ acuidade – 85,1%;
- controles *versus* demência: (AUC: 0,999); escores ≥ 4: sensibilidade de 97,5% e especificidade de 100%/acuidade de 98;6%;

## Tabela 7.3
### Questionário de atividades funcionais (Pfeffer)

| | |
|---|---|
| 1 | Ele (ela) manuseia seu próprio dinheiro? |
| 2 | Ele (ela) é capaz de comprar roupas, comida, coisas para casa sozinho(a)? |
| 3 | Ele (ela) é capaz de esquentar a água para o café e apagar o fogo? |
| 4 | Ele (ela) é capaz de preparar uma comida? |
| 5 | Ele (ela) é capaz de manter-se em dia com as atualidades, com os acontecimentos da comunidade ou da vizinhança? |
| 6 | Ele (ela) é capaz de prestar atenção, entender e discutir um programa de rádio ou televisão, um jornal ou uma revista? |
| 7 | Ele (ela) é capaz de lembrar-se de compromissos, acontecimentos familiares, feriados? |
| 8 | Ele (ela) é capaz de manusear seus próprios remédios? |
| 9 | Ele (ela) é capaz de passear pela vizinhança e encontrar o caminho de volta para casa? |
| 10 | Ele (ela) pode ser deixado(a) em casa sozinho(a) de forma segura? |

**Respostas possíveis para cada pergunta:**

| | |
|---|---|
| 0 = normal | 0 = nunca o fez, mas poderia fazê-lo agora |
| 1 = faz, com dificuldade | 1 = nunca o fez e agora teria dificuldade |
| 2 = necessita de ajuda | |
| 3 = não é capaz | |
| Total = 0 a 33 | |

## Tabela 7.4
### Questionário de mudanças cognitivas – QMC8

| | Sim, uma mudança (alteração) | Não, nenhuma mudança (alteração) | N/A (não se aplica, não disponível); Não sei |
|---|---|---|---|
| Dificuldade para aprender como usar um instrumento, eletrodoméstico ou outro aparelho (videocassete, computador, micro-ondas, controle remoto, rádio) | | | |
| Esquece o mês e o ano corretos | | | |
| Dificuldade para usar o telefone para fazer ligações | | | |
| Dificuldade para usar carro, ônibus, táxi ou barco sozinho | | | |
| Dificuldade para tomar remédios sem supervisão | | | |
| Dificuldade para se manter atualizado sobre os fatos importantes da comunidade ou do país | | | |
| Dificuldade para expressar opiniões próprias sobre assuntos de família | | | |
| Dificuldade para sair para uma caminhada sozinho e voltar para casa sem se perder | | | |
| **Total** | | | |

- Controles *versus* comprometimento cognitivo: (CCl ou demências): (AUC: 0,968); escores ≥ 2: sensibilidade de 88,9% e especificidade de 93,9%/acuidade de 90,3%

Lembre-se: "sim, uma mudança" indica que você pensa ter havido mudança (alteração) nos últimos anos causada por problemas cognitivos (pensamento e memória).

Na doença de Alzheimer ocorre piora progressiva, aparecimento de alterações de comportamento e comprometimento crescente da funcionalidade. O paciente pode ser classificado por uma escala simples, que dá uma ideia de gravidade e evolução das habilidades durante o curso da doença (GDS – *Global Deterioration Scale*) – Quadro 7.9[16].

Uma escala mais rápida de avaliação de gravidade, também desenvolvida pelo mesmo autor da GDS, é a escala FAST (Tabela 7.5) – "Escala de Estadiamento Funcional"[10]. A FAST é composta de sete níveis funcionais que são distribuídos em ordem crescente de gravidade de acordo com a capacidade cognitiva e funcional do paciente. É uma escala que pode ser utilizada para classificar a gravidade da doença de Alzheimer através da observação do paciente e informações do cuidador.

| Quadro 7.9 |
| :---: |
| **Escala de deterioração global – GDS** |

**Estágio 1:** sem comprometimento (função normal). Não há qualquer problema de memória, sem evidências de demência

**Estágio 2:** declínio muito leve. Pode haver mudanças relacionadas ao envelhecimento ou sinais precoces da DA. Alguns lapsos de memória, esquecimento de objetos do dia a dia. Nenhum sinal de demência pode ser identificado durante um exame médico ou por familiares

**Estágio 3:** declínio leve. O estágio leve de DA pode ser identificado em algumas pessoas. Amigos, familiares ou colegas de trabalho podem notar algumas dificuldades. Na avaliação podem ser observadas alterações de memória, concentração, dificuldades na realização de tarefas em ambientes sociais ou de trabalho; dificuldades para encontrar nomes ou palavras; esquecimento rápido de material recentemente aprendido; perda de objetos ou colocação em lugares errados; aumento da dificuldade em planejamento ou organização. Duração em média de 7 anos

**Estágio 4:** declínio moderado (estágio leve da DA). Entrevista médica: sintomas claros em várias áreas: esquecimento para fatos recentes, perda na capacidade de operações matemáticas mentais (100-7; 93-7, 86-7, etc.); maior dificuldade na realização de tarefas complexas como pagamento de contas, gerenciamento das finanças; esquecimentos de alguns fatos da história pessoal; isolamento social. Duração: 2 anos

**Estágio 5:** declínio moderadamente grave (estágio moderado da DA). Lacunas na memória e no pensamento, necessidade de maior auxílio em tarefas cotidianas diárias; dificuldade na recordação do próprio endereço ou onde estudaram; dificuldade na orientação temporal (dia, mês) e espacial. Dificuldades maiores em operações aritméticas mais simples. Necessidade de auxílio para escolha de roupas apropriadas para a estação e ocasião; auxílio para cozinhar; recorda-se de detalhes significativos de si próprio ou de sua família; não requer assistência para alimentação ou uso do banheiro

**Estágio 6:** declínio grave (estágio moderadamente grave da DA). A memória continua a piorar, alterações de personalidade podem ocorrer e o paciente necessita de maior auxílio nas suas atividades diárias. Pode ocorrer perda de consciência de eventos recentes e dos arredores; lembra-se do próprio nome, mas tem dificuldades com sua própria história; distingue faces, porém, pode ter dificuldades com nome do cônjuge ou cuidador. Necessita de auxílio para vestir-se. Alterações de sono podem ser piores, necessita de auxílio para o uso do banheiro (p. ex., dar descarga). Dificuldade crescente de controle urinário ou fecal. Alterações maiores de personalidade e comportamento; podem ocorrer delírios, compulsões. Pode ter deambulação sem propósito ou se perder. Duração: 2,5 anos

**Estágio 7:** declínio muito grave (DA grave ou estágio tardio da DA). Neste estágio os indivíduos perdem a habilidade de resposta ao meio ambiente, para manter uma conversação e controle motor. Necessitam de ajuda para a maior parte dos cuidados pessoais diários (alimentação e uso do banheiro). Podem perder a capacidade de sorrir ou de se sentar sem apoio; rigidez muscular; comprometimento da deglutição. Duração: 2,5 anos

| Tabela 7.5 FAST: escala de estadiamento funcional | | |
|---|---|---|
| **Estágio (FAST)** | **Características** | **Diagnóstico clínico** |
| 1 | Sem perda de funções | Adulto normal |
| 2 | Dificuldade subjetiva para encontrar palavras ou lembrar-se onde se encontram objetos | Idoso normal |
| 3 | Dificuldades observadas em atividades profissionais complexas | Compatível com DA incipiente |
| 4 | Requer auxílio em tarefas complexas. Ex.: cuidar das finanças, planejar um jantar | DA leve |
| 5 | Requer auxílio na escolha do traje adequado | DA moderada |
| 6A | Requer auxílio para vestir-se | DA moderada a grave |
| B | Requer auxílio para tomar banho adequadamente | |
| C | Requer auxílio com as atividades mecânicas da toalete (puxar a descarga, enxugar-se) | |
| D | Incontinência urinária | |
| E | Incontinência fecal | |
| 7A | Fala restrita a cerca de meia dúzia de palavras por dia | DA grave |
| B | Vocabulário inteligível limitado a uma única palavra por dia | |
| C | Perda da capacidade de andar | |
| D | Perda da capacidade de sentar-se na cama | |
| E | Perda da capacidade de sorrir | |
| F | Perda da capacidade de manter a cabeça ereta | |

## ▪ Doença de Alzheimer

A doença de Alzheimer é uma doença neurodegenerativa progressiva e fatal que causa comprometimento cognitivo e neuropsiquiátrico progressivos em idosos, levando ao prejuízo irreversível das atividades instrumentais e da vida diária. A DA é a principal causa de demência no Brasil e no mundo, com graves implicações para o indivíduo, a família e a sociedade em geral. A OMS trata a DA como uma condição de alta prioridade para políticas de saúde pública no mundo inteiro, por reconhecê-la como uma das principais causas de dependência, incapacidade e mortalidade.

Do ponto de vista patológico, a DA se caracteriza pelo acúmulo progressivo de placas amiloides e emaranhados neurofibrilares. Adicionalmente, neurites distróficas, astrogliose e ativação da micróglia complementam os achados neuropatológicos da DA. A angiopatia amiloide frequentemente coexiste neste ambiente. As consequências destes processos incluem a neurodegeneração com perda neuronal e de atividade sináptica, culminando com a atrofia progressiva do tecido neuronal. Patologia mista pode ocorrer nos indivíduos mais idosos, podendo coexistir a doença vascular cerebral e a presença de corpúsculos de Lewy[17-19].

Fatores de risco modificáveis e não modificáveis são atribuídos ao desencadeamento do quadro demencial da DA. Entre os modificáveis destacam-se o diabetes *mellitus*, a obesidade, o sedentarismo e a baixa escolaridade. Os fatores de risco não modificáveis são na maioria de origem genética: a presença do alelo E4 da apolipoproteína E (APOE-E4), mutações genéticas associadas à DA familiar (genes da proteína precursora amiloide – APP; presenilinas 1 e 2) e a história familiar positiva para quadros demenciais (Tabela 7.6)[20].

O diagnóstico da DA deve ser baseado na história de um quadro de comprometimento cognitivo progressivo, em geral se iniciando por problemas de memória recente e de funções executivas. Os critérios mais utilizados estão dispostos no Quadro 7.10.

Mais recentemente, com a incorporação de biomarcadores e estudos longitudinais de indivíduos em vários níveis de prejuízo cognitivo, a DA pode ser dividida desde a fase pré-clínica até a fase grave. Sabe-se que a deposição de amiloide pode ser evidente até 20 anos antes dos sintomas. Portanto, outra forma de classificação de gravidade pode ser a da Tabela 7.7.

| Tabela 7.6 Fatores de risco associados à doença de Alzheimer | |
|---|---|
| **Alguns fatores de risco modificáveis associados à doença de Alzheimer** | **Fatores de risco não modificáveis da doença de Alzheimer** |
| <ul><li>Diabetes *mellitus*</li><li>Hipertensão arterial na idade adulta</li><li>Obesidade na idade adulta</li><li>Depressão</li><li>Sedentarismo</li><li>Tabagismo</li><li>Baixa escolaridade</li><li>Engajamento cognitivo e social</li></ul> | <ul><li>Idade</li><li>Alelo e4 da apolipoproteína e (APOE-e4)</li><li>Mutações genéticas associadas à DA familiar (genes da proteína precursora amiloide-APP; presenilinas 1 e 2)</li><li>História familiar</li><li>Comprometimento cognitivo leve</li></ul> |

| Quadro 7.10 Critérios diagnósticos da doença de Alzheimer[21] |
|---|
| Preenche os critérios de **demência e com as seguintes características:**<br><br>1. Início insidioso (meses ou anos)<br><br>2. História clara ou observação de piora cognitiva<br><br>3. Déficits cognitivos iniciais e mais proeminentes em uma das seguintes categorias:<br>   3A. Apresentação amnéstica (deve haver outro domínio afetado)<br>   3B. Apresentação não amnéstica (deve haver outro domínio afetado)<br>      Linguagem (lembranças de palavras)<br>      Visual-espacial (cognição espacial, agnosia para objetos ou faces, simultaneoagnosia e alexia)<br>      Funções executivas (alteração do raciocínio, julgamento e solução de problemas)<br><br>4. Tomografia ou, preferencialmente, ressonância magnética do crânio deve ser realizada para excluir outras possibilidades diagnósticas ou comorbidades, principalmente a doença vascular cerebral |

| | Tabela 7.7 | |
|---|---|---|
| | **Gravidade da doença de Alzheimer** | |
| **Fase da DA** | **Quadro clínico** | **Imagem** |
| DA pré-clínica | Não há sintomas | <br>PET-Amiloide positivo |
| Comprometimento cognitivo leve devido a DA | Alteração nos testes cognitivos<br>Funcionalidade preservada | PET-Amiloide positivo<br>Sinais de neurodegeneração na RNM |
| Demência leve da DA | Perda de memória para fatos recentes<br>Dificuldade para resolução de problemas, tarefas complexas e julgamento apropriado<br>Mudanças na personalidade (isolamento, irritabilidade, raiva), redução de motivação<br>Dificuldades na organização e expressão de pensamentos<br>Perde objetos | <br>Atrofia hipocampal leve na RNM |
| Demência moderada da DA | Piora progressiva do julgamento e confusão quanto ao dia da semana. Dificuldade para reconhecer seus próprios pertences, podem não reconhecer sua casa; podem se confundir quanto aos familiares<br>Miniexame do Estado Mental entre 10 e 18 pontos<br>Piora importante da memória, endereço, telefone. Assistência para vestir-se (escolha adequada). Delírios de roubo, de traição, alucinações. Podem ocorrer surtos de agressividade e/ou agitação | <br>Atrofia hipocampal evidente; atrofia temporoparietal |
| Demência grave da DA | Comprometimento grave cognitivo. Perda da habilidade de comunicação com coerência. Ajuda constante com cuidados pessoais. Dependente nas atividades básicas da vida diária (higiene, alimentação, locomoção, controle esfincteriano)<br>Miniexame do Estado Mental abaixo de 10 pontos | <br>Atrofia grave hipocampal e cerebral difusa |

## ▪ Tratamento

O tratamento da doença de Alzheimer (DA) até o momento atual é sintomático e de acordo com a fase de demência da doença. Podemos dividi-lo no tratamento das alterações cognitivas (medicamentoso e não medicamentoso) e das alterações comportamentais.

As três medicações disponíveis para o tratamento (donepezila, rivastigmina e galantamina) fornecidas pelo Ministério da Saúde são medicações inibidoras das colinesterases – IChE. Seu uso visa aumentar a quantidade de acetilcolina disponível na sinapse colinérgica e exibem diferenças quanto ao seu mecanismo de ação, porém, as três possuem o mesmo perfil de efeitos colaterais e de eficácia. A memantina tem indicação para pacientes em estágio moderado a grave, de forma isolada ou em associação aos IChE. Esta droga não deve ser dada a pacientes em estágio inicial da doença – Tabela 7.8.

| Tabela 7.8 Tratamento da doença de Alzheimer – indicação nas fases da doença | | | |
|---|---|---|---|
| *Medicamento* | *DA leve* | *DA moderada* | *DA grave* |
| Donepezila | +++++ | +++++ | +++++ |
| Rivastigmina | +++++ | +++++ | +++++ |
| Galantamina | +++++ | +++++ | +++++ |
| Memantina | Não está indicada | +++++ | +++++ |
| Combinação de inibidor da colinesterase com a memantina | Não está indicada | +++++ | +++++ |

## Pontos relevantes do manejo dos medicamentos no tratamento da DA

I. Aumento gradual da dose: diminui a chance de efeitos colaterais, se houver, diminuir a dose e aumentar mais lentamente. Se houver intolerância, deve-se tentar outro inibidor.

II. Aumentar a dose até a máxima preconizada: donepezila – 10 mg/d, galantamina 24 mg/d e rivastigmina 12 mg/d, sempre que possível e tolerável  (Tabelas 7.9 e 7.10).

| Tabela 7.9 Drogas inibidoras da colinesterase | | | | | | |
|---|---|---|---|---|---|---|
| *Substância* | *Ação* | *Metabolismo* | *Dose inicial* | *Dose terapêutica* | *Via de administração* | *Meia-vida* |
| Donepezila | Inibidor seletivo e reversível da acetilcolinesterase | Fígado (CYP2D6 e CYP3A4) | 5 mg | 5-10 mg (10 mg é mais efetiva em alguns ensaios clínicos) | Oral, dose única | 70 h |
| Galantamina | Inibidor reversível e competitivo da acetilcolinesterase e agonista alostérico do receptor nicotínico | Fígado (CYP2D6 e CYP3A4) | 8 mg | 16-24 mg | Oral dose única | 7 h |
| Rivastigmina | Inibidor pseudoirreversível da acetilcolinesterase e da butirilcolinesterase | Não é metabolizada no fígado | 3 mg | 6-12 mg | Oral duas doses | 2 h |
| Rivastigmina | | | 4,6 mg | 9,5 mg | Transdérmica – a cada 24 h | 3 h |

| Tabela 7.10 Efeitos colaterais dos inibidores da colinesterase | |
| --- | --- |
| *Substância* | *Efeitos colaterais* |
| Donepezila | Náuseas, diarreia, insônia, vômitos, câimbras, fadiga, anorexia, tontura, dor abdominal, perda de peso, ansiedade, síncope |
| Galantamina | Náuseas, vômitos, anorexia, perda de peso, dor abdominal, tontura, tremores e sincope |
| Rivastigmina | Náuseas, vômitos, anorexia, tontura, dor abdominal, diarreia, fadiga, cefaleia, perda de peso, sonolência e sincope |

III. Espera-se, nos pacientes em tratamento, uma queda de três pontos no Miniexame do Estado Mental ao ano, se houver piora acentuada deve-se tentar outro IChE. Outra possibilidade é a associação com a memantina.

IV. Os IChE devem ser introduzidos o mais precocemente possível, com melhora na evolução da doença em parcela considerável dos casos. Além da estabilização ou melhora do quadro cognitivo, eles são úteis no controle de alterações comportamentais.

V. Se o paciente é definitivamente intolerante aos IChE, pode-se tentar a memantina em fases moderada a grave  (Tabela 7.11).

| Tabela 7.11 Farmacologia da memantina | |
| --- | --- |
| *Mecanismo de ação* | *Antagonista não competitivo de moderada afinidade de receptores NMDA do glutamato* |
| Dose inicial diária | 5 mg |
| Aumentos da dose | A cada semana aumentar 5 mg |
| Dose máxima diária | 20 mg |
| Meia-vida | 60 a 80 h |
| Metabolismo | Metabolismo mínimo por via hepática, tendo excreção urinária |
| Efeitos adversos | Agitação, diarreia, insônia, desorientação, alucinações, tontura, cefaleia, ansiedade e vômito |
| Indicação | DA moderada a grave (MEEM < 18) Não há eficácia para pacientes em fase leve |

## Precauções com o uso dos anticolinesterásicos

I. Os inibidores da colinesterase aumentam a secreção de ácido gástrico, elevando o risco de sangramento gastrointestinal, portanto deve-se ter cuidado adicional em indivíduos com úlcera gástrica ou duodenal, ou tomando medicamentos anti-inflamatórios.

II. Realizar eletrocardiograma antes do início do anticolinesterásico devido ao risco de bradicardia, principalmente em pacientes com doença do nó sinusal ou retardos de condução supraventricular, levando a síncopes e quedas.

III. Pode ocorrer piora de eventual doença pulmonar obstrutiva crônica.

IV. Pode ocorrer obstrução urinária, portanto o uso em idosos deve ser cauteloso, principalmente nos homens com histórico de doença prostática.

V. Podem aumentar o risco de crises convulsivas.

VI. O uso de anticolinesterásico deve ser suspenso antes de eventuais cirurgias devido ao prolongamento de ação de relaxantes musculares do tipo succinilcolina utilizados nos procedimentos anestésicos.

## Tratamento dos sintomas comportamentais

Os sintomas comportamentais ou neuropsiquiátricos podem ocorrer em qualquer fase da doença, mas são mais frequentes na evolução (moderada a grave). Os sintomas podem estar presentes em até 80% dos pacientes durante a duração da demência, sendo a apatia o mais frequente, seguida por sintomas depressivos e de ansiedade. Alucinações (principalmente visuais), delírios de roubo, infidelidade, substituição do cônjuge por outra pessoa, agitação psicomotora, agressividade, distúrbios alimentares, comportamento motor aberrante, irritabilidade e alterações de sono são frequentes e em graus variados ao longo da evolução da doença. Devem ser abordados à medida que aparecem e de acordo com a gravidade. Medidas não farmacológicas podem ser muito eficazes. É fundamental que sejam afastadas causas infecciosas, metabólicas, dor, alterações vasculares cerebrais e efeitos adversos de outras medicações em uso pelo paciente.

## Recomendações para o tratamento farmacológico dos sintomas comportamentais na DA

I. Se o paciente não estiver em uso de IChE – sua introdução pode melhorar estes sintomas e seu uso deve ser iniciado antes da utilização de medicamentos específicos para os distúrbios comportamentais.

II. Depressão – usar antidepressivos inibidores seletivos da recaptação de serotonina (ISRS) ou recaptação da serotonina e noradrenalina e evitar tricíclicos, devido ao fato de estes apresentarem ação anticolinérgica, indesejável nesta situação.

III. Agitação e agressividade – deve-se tentar o uso de IChE e ISRS – se os sintomas representarem perigo à integridade do paciente ou familiares, devemos utilizar antipsicóticos atípicos.

IV. Importante lembrar que os antipsicóticos, mesmo os atípicos, aumentam o risco de morte e AVC – usar a menor dose possível pelo menor tempo possível.

## Intervenções não farmacológicas no tratamento da DA

Algumas intervenções não farmacológicas são promissoras, porém mais pesquisas são necessárias. Estudos com alta qualidade e melhores níveis de evidência são mandatórios. Alguns estudos têm resultados conflitantes, mas melhoram interação e comportamento.

- Programas educacionais e treinamento para cuidadores podem melhorar o estresse para os pacientes e cuidadores.
- Redução de problemas de comportamento pode ser obtida com diversas intervenções, como música, passeios, exercícios físicos, massagem, aromaterapia.
- Outras intervenções podem ser eventualmente úteis, como presença simulada (familiares em fita de áudio ou de vídeo).
- Orientação para a realidade.
- Treino e estimulação cognitiva.
- Terapia de reminiscência.
- Cuidados centrados na pessoa.

## ▪ Acompanhamento do paciente com demência na APS

I.  Todo paciente com queixa cognitiva deve ser investigado quanto à sua funcionalidade e declínio em relação ao nível anterior.

II.  Obrigatoriamente devem ser afastadas causas potencialmente tratáveis de declínio cognitivo.

III.  Devem ser encaminhados ao especialista pacientes que tenham início ou curso evolutivo atípicos e demência rapidamente progressiva (aquelas em que a evolução é rápida com comprometimento cognitivo ou funcional em meses (nestes casos, já pedir investigação para causas secundárias).

IV.  Quadros de demência com início pré-senil que deixem dúvidas quanto ao diagnóstico devem ser encaminhados ao especialista.

# REFERÊNCIAS BIBLIOGRÁFICAS

1.  Frota N, Nitrini R, Damasceno BP, Forlenza O, Dias-Tosta E, Silva AB da, et al. Critérios para o diagnóstico de doença de Alzheimer. Dement e Neuropsychol. 2011;5(Suppl. 1):5-10.
2.  Brito F. Transição demográfica e desigualdades sociais no Brasil. Rev Bras Estud Popul. 2008;28:25-6.
3.  ABRAZ. A cada três segundos, um idoso desenvolve algum tipo de demência no mundo. [Internet]. 2018. Disponível em: <http://abraz.org.br/web/2018/08/31/a-cada-tres-segundos-um-idoso-desenvolve-algum-tipo-de-demencia-no-mundo/>. Acessado em: 01/03/2019.
4.  OPAS/OMS Brasil. Folha informativa- Depressão. 2018.
5.  World Health Organization. Dementia Fact sheet. WHO. 2017.
6.  Cesar KG, Brucki SMD, Takada LT, Nascimento LFC, Gomes CMS, Almeida MCS, et al. Prevalence of Cognitive Impairment Without Dementia and Dementia in Tremembe, Brazil. Alzheimer Dis Assoc Disord. 2016;30(3):264-71.
7.  Brucki SMD, Nitrini R. Cognitive impairment in individuals with low educational level and homogeneous sociocultural background. Dement Neuropsychol. 2014;8(4):345-50.
8.  Pfeffer RI, Kurosaki TT, Harrah CHJ, Chance JM, Filos S. Measurement of functional activities in older adults in the community. J Gerontol. 1982 May;37(3):323-9.
9.  Damin AE, Nitrini R, Maria S, Brucki D. Cognitive Change Questionnaire as a method for cognitive impairment screening. 2015;9(3):237-44.
10.  Reisberg B. Functional assessment staging (FAST). Psychopharmacol Bull. 1988;24(4):653-9.
11.  Larner A. Cognitive Screening Instruments. [Internet]. Larner A, editor. Springer International Publishing; 2013. 238 p. Disponível em: <www.springer.com/la/book/9781447124528>. Acessado em: 01/03/2019.
12.  Brucki SMD, Nitrini R, Caramelli P, Bertolucci PHF, Okamoto IH. Suggestions for utilization of the mini--mental state examination in Brazil. Arq Neuropsiquiatr. 2003 Sep;61(3B):777-81.
13.  Nitrini R, Lefevre BH, Mathias SC, Caramelli P, Carrilho PE, Sauaia N, et al. Neuropsychological tests of simple application for diagnosing dementia. Arq Neuropsiquiatr. 1994 Dec;52(4):457-65.
14.  Brucki SMD, Rocha MSG. Category fluency test: Effects of age, gender and education on total scores, clustering and switching in Brazilian Portuguese-speaking subjects. Brazilian J Med Biol Res. 2004;37(12).
15.  Sunderland T, Hill JL, Mellow AM, Lawlor BA, Gundersheimer J, Newhouse PA, et al. Clock drawing in Alzheimer's disease. A novel measure of dementia severity. J Am Geriatr Soc. 1989 Aug;37(8):725-9.
16.  Sales MVC, Suemoto CK, Nitrini R, Jacob-Filho W, Morillo LS. A useful and brief cognitive assessment for advanced dementia in a population with low levels of education. Dement Geriatr Cogn Disord. 2011;32(5):295-300.
17.  Serrano-Pozo A, Frosch MP, Masliah E, Hyman BT. Neuropathological alterations in Alzheimer disease. Cold Spring Harb Perspect Med. 2011 Sep;1(1):a006189. doi: 10.1101/cshperspect.a006189.
18.  Schneider JA, Arvanitakis Z, Leurgans SE, Bennett DA. The neuropathology of probable Alzheimer disease and mild cognitive impairment. Ann Neurol. 2009 Aug;66(2):200-8. doi: 10.1002/ana.21706.
19.  Lane CA, Hardy J, Schott JM. Alzheimer's disease. Eur J Neurol. 2018 Jan;25(1):59-70.
20.  Hersi M, Irvine B, Gupta P, Gomes J, Birkett N, Krewski D. Risk factors associated with the onset and progression of Alzheimer's disease: A systematic review of the evidence. Neurotoxicology. 2017 Jul;61:143-87.
21.  Frota NAF, Nitrini R, Damasceno BP, Forlenza OV, Dias-Tosta E, Silva AB, et al. Criteria for the diagnosis of Alzheimer's disease: Recommendations of the Scientific Department of Cognitive Neurology and Aging of the Brazilian Academy of Neurology. Dement Neuropsychol. 2011;5(3):146-52.

## LITERATURA RECOMENDADA

1.  Dementia & Neuropsychologia: recomendações da Academia Brasileira de Neurologia para o diagnóstico de demência, da doença de Alzheimer, demência vascular, tratamento preconizado nestas situações, testes funcionais e cognitivos. Disponível em: <http://www.demneuropsy.com.br/default.asp?ed=23)>. Acessado em: 01/03/2019.

# Parkinsonismo na Atenção Primária à Saúde

Rafaela Magalhães Britto Pacheco de Moraes • Júlian Letícia de Freitas •
Igor Mazza de Oliveira • Maria Sheila Guimarães Rocha

## ▪ Introdução e conceitos

O parkinsonismo é um dos distúrbios do movimento mais frequentes nas pessoas idosas. A síndrome parkinsoniana se caracteriza por lentidão dos movimentos, tremor de repouso ou postural, rigidez extrapiramidal e lentidão do pensamento (bradifrenia). Pode ser a principal manifestação clínica de várias doenças neurodegenerativas, o que pode tornar o diagnóstico complexo, especialmente nas fases iniciais. A doença de Parkinson é a causa mais frequente de parkinsonismo, seguida de outras causas secundárias como as de origem vascular, estrutural, metabólica, infecciosa, autoimune e tóxica. De modo geral, o parkinsonismo engloba a doença de Parkinson, as síndromes parkinsonianas atípicas (Parkinson-*plus*) e o parkinsonismo secundário (Figura 8.1), que serão mais detalhados ao longo deste capítulo.

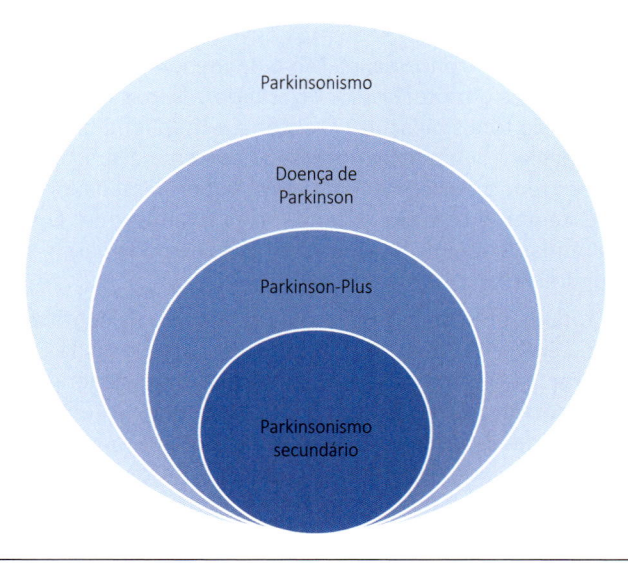

**Figura 8.1** – Abrangência do parkinsonismo.

## Importância no nível da Atenção Primária à Saúde

O parkinsonismo tem marcada frequência nas pessoas com idade acima dos 60 anos e apresenta início insidioso das manifestações clínicas. O evidente aumento da sobrevida da população brasileira nos leva a uma transição epidemiológica e ao aumento da frequência das doenças neurodegenerativas. O profissional da atenção primária à saúde (APS) deve estar atento à presença dos sinais e sintomas do parkinsonismo nesta população, visando o diagnóstico precoce e correto. A natureza essencialmente clínica do processo diagnóstico do parkinsonismo permite que alto índice de suspeição e mínima acurácia clínica levem ao diagnóstico correto e ao tratamento eficaz, reduzindo a morbimortalidade do processo e melhorando consideravelmente a qualidade de vida destes indivíduos. A terapia e o prognóstico diferem entre as distintas etiologias do parkinsonismo, mas é possível realizar testes terapêuticos simples que podem auxiliar no diagnóstico, como a avaliação da resposta dopaminérgica, com boa resposta dos sintomas motores na doença de Parkinson idiopática.

## Epidemiologia

A prevalência do parkinsonismo aumenta com a idade. Estima-se que ocorre em 2 a 15% da população com mais de 65 anos e em mais que 50% da população acima de 85 anos[1]. Portanto, apesar de ser uma doença comum em todo o mundo, torna-se mais frequente em regiões com maior expectativa de vida.

A principal causa de parkinsonismo é a doença de Parkinson idiopática, seguida das causas medicamentosa e vascular. Outras causas neurodegenerativas que levam ao parkinsonismo atípico incluem a atrofia de múltiplos sistemas, a paralisia supranuclear progressiva e a síndrome corticobasal, sendo estas causas mais raras, com incidência de aproximadamente 1 a 6/100.000[1].

## Etiopatogenia

O sistema motor é complexo e integrado, envolvendo os sistemas piramidal e extrapiramidal, estando todas as estruturas relacionadas estrutural e funcionalmente. O sistema piramidal é considerado o principal para controle dos movimentos devido às conexões rápidas e diretas entre o córtex e os neurônios motores do tronco encefálico e da medula espinal. O sistema extrapiramidal (Figura 8.2) é considerado centro motor acessório, sendo responsável pela iniciação, modulação dos movimentos e controle do tônus muscular. O sistema extrapiramidal é composto pelos núcleos da base, um conjunto de núcleos subcorticais localizados dentro da substância branca profunda. Os núcleos da base compreendem o núcleo caudado, o putâmen (ambos formam o núcleo estriado) e o globo pálido, que juntamente com o putâmen forma o lentiforme. O núcleo subtalâmico e a substância negra estão intimamente relacionados com os núcleos da base e são considerados como parte do sistema extrapiramidal.

Apesar de não ser totalmente compreendido, o mecanismo fisiopatológico do parkinsonismo envolve a disfunção das células nervosas dos núcleos da base de saída, ou seja, o globo pálido interno e a substância negra reticulada, que projetam eferências gabaérgicas para os núcleos motores do tálamo, promovendo atividade inibitória sobre este[2]. Subsequentemente, o tálamo projeta eferências excitatórias glutamatérgicas ao córtex cerebral motor e suplementar motor, que ativam processos corticais facilitadores do movimento. Os núcleos da base podem, então, exercer uma ação facilitadora ou inibidora ao movimento, conforme reduzem ou aumentam, respectivamente, a atividade dos seus núcleos de saída, ou palidofugais, sobre o tálamo[2].

Outra via importante a ser lembrada é a via nigroestriatal, formada por axônios de células nervosas dopaminérgicas que se projetam ao estriado, onde liberam dopamina e modulam os neurônios espinhosos dos núcleos da base, podendo ser um neurotransmissor excitatório ou inibitório, de acordo com o tipo de receptor dopaminérgico ativado no nível estriatal[2].

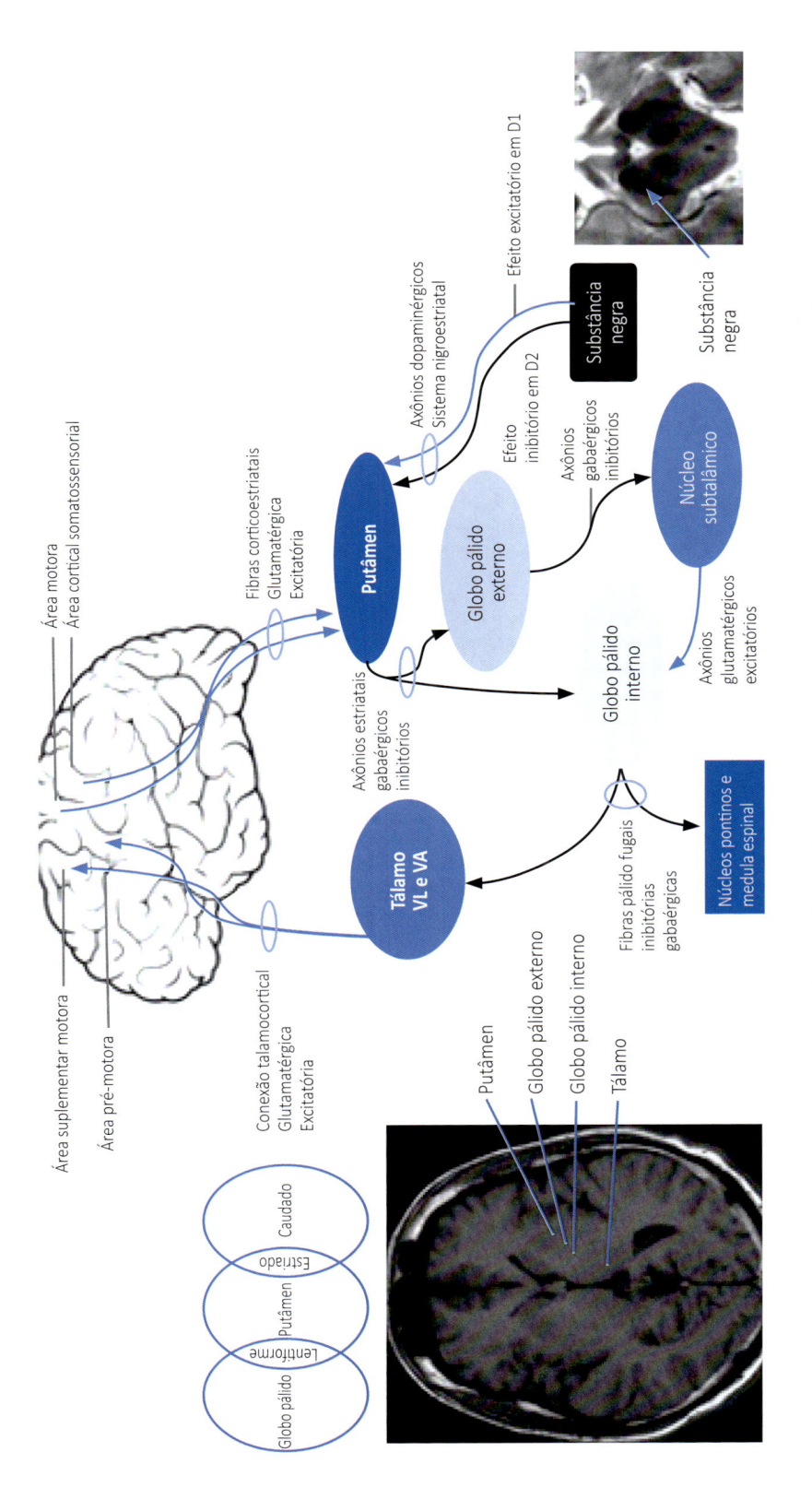

**Figura 8.2** – Sistema extrapiramidal.

Com isso, as lesões nos núcleos da base podem causar dois tipos de distúrbio do movimento sem paralisia: síndromes hipercinéticas (coreia, balismo, distonia, atetose, tremor, mioclonia, tiques) e hipocinética ou bradicinesia[2] – detalhada neste capitulo por ser o protótipo da síndrome parkinsoniana. Adicionalmente, estudos demonstram que o comprometimento dos núcleos da base está relacionado também com a presença de manifestações clínicas não motoras, como alteração da função cognitiva em vários domínios e distúrbio comportamental, sendo o principal a apatia, reconhecida pela perda da iniciativa, de emoções e pensamentos espontâneos.

## ▪ Quadro clínico e diagnóstico

A síndrome parkinsoniana é caracterizada por uma tríade que inclui bradicinesia, tremor e rigidez. Torna-se necessária a presença da bradicinesia e mais um dos sintomas citados. Outro sintoma comum é a instabilidade postural não causada por alteração sensitiva ou cerebelar.

### Bradicinesia

A bradicinesia é a principal característica clínica, sendo essencial para o diagnóstico da síndrome parkinsoniana. É caracterizada por lentidão na realização dos movimentos voluntários e tarefas motoras em sequência rápida, além da diminuição da iniciativa e amplitude dos movimentos[3]. Esta manifestação clínica compromete os membros, a fala, deglutição, marcha, postura e expressão facial (Tabela 8.1).

Para atentar a esses sintomas, as queixas muitas vezes são devidas à lentidão do paciente, fragilidade e falta de destreza. A bradicinesia é sintoma incapacitante e impacta diretamente nas atividades cotidianas e na qualidade de vida, levando a dependência devido à dificuldade para se vestir, comunicar, comer, escrever, realizar higiene pessoal e mobilidade.

| Tabela 8.1 Manifestações clínicas da bradicinesia no parkinsonismo | |
| --- | --- |
| *Bradicinesia* | *Consequência* |
| Membros | Lentidão, diminuição da amplitude (balanço) e iniciativa dos movimentos. Além de dificuldade para realização de movimentos finos das mãos (na escrita, por exemplo, observa-se a micrografia) |
| Expressão facial | Diminuição dos movimentos faciais e do piscar dos olhos configurando fácies em hipomimia (Figura 8.3) |
| Fala | Diminuição do volume da voz (hipofonia) |
| Deglutição | Dificuldade para deglutir (disfagia) principalmente para líquidos |
| Marcha | Base estreita com pequenos passos, diminuição do balanço dos braços, congelamento (*freezing*) e festinação (aumento na velocidade da marcha para não cair). Aumenta o risco de quedas |
| Postura | Camptocormia (Figura 8.4): postura anormal gerada por flexão exagerada da coluna toracolombar de no mínimo 45°, que aparece na posição ereta, aumenta durante o caminhar e desaparece em decúbito dorsal |

### Rigidez

A rigidez apresenta-se como um aumento do tônus muscular ao longo de toda amplitude do movimento passivo, independentemente da velocidade com que o membro é movido (hipertonia plástica), podendo se desenvolver em qualquer parte do corpo[4]. A resistência à movimentação do membro afetado pode ser contínua ou intermitente (movimento em etapas), sendo esta última conhecida como o fenômeno da roda denteada, quando a rigidez é associada ao tremor. A dor comumente está associada a esta manifestação clínica.

## Tremor

O tremor é comumente o primeiro sintoma a ser reconhecido na síndrome parkinsoniana, tipicamente aparece no repouso e suas características variam de acordo com sua etiologia. Atenua ou desaparece quando há execução de algum movimento, porém é reemergente, ou seja, reaparece quando o paciente sustenta os membros em uma postura, e aumenta a amplitude com a concentração.

## Outras manifestações

A alteração funcional ou estrutural dos núcleos da base pode provocar ainda: instabilidade postural, deformidade postural, disartria, distonia, mioclonia, alteração da musculatura ocular extrínseca, disfunção cognitiva, distúrbio comportamental, disautonomia e sintomas cerebelares. A instabilidade postural é considerada o quarto sinal cardinal do parkinsonismo, resultando em quedas frequentes[3,4]. O estágio de doença em que aparece esse sinal e os demais sintomas relatados é de extrema importância, visto que o seu aparecimento precoce ou tardio e a gravidade dos sintomas podem direcionar para diagnósticos diferenciais.

## ▪ Dicas do exame neurológico específico da patologia

A Tabela 8.2 mostra o exame físico neurológico e as alterações que são observadas no paciente com parkinsonismo.

## ▪ Diagnóstico

O diagnóstico do parkinsonismo é essencialmente clínico, depende de uma anamnese detalhada, com cronologia dos sintomas, reconhecimento dos importantes sinais clínicos e a consideração dos diagnósticos diferenciais. A identificação do parkinsonismo é o primeiro passo importante para a consideração de opções terapêuticas e diagnósticos diferenciais (Tabela 8.3), além de informação sobre a progressão clínica da doença e o prognóstico.

Para ilustrar a importância da investigação detalhada, citamos que a hiposmia, por exemplo, é um sintoma proeminente e precoce na DP e é encontrado em até 90% dos pacientes, não estando relacionada às demais doenças neurodegenerativas ou estruturais secundárias; a disautonomia é mais precoce nos parkinsonismos atípicos, etc. Detalharemos os *red flags*, que direcionarão para os diferentes diagnósticos, no Quadro 8.1.

O exame de neuroimagem é o mais importante para avaliar diagnósticos diferenciais, sendo a ressonância nuclear magnética o exame de escolha devido à maior sensibilidade e especificidade.

## ▪ Doença de Parkinson

A doença de Parkinson é uma doença neurodegenerativa comum e multifatorial, sendo a principal causa de parkinsonismo. A maioria dos casos, mais de 80%, apresenta uma etiologia idiopática (esporádica) e acredita-se que o seu surgimento decorra de fatores ambientais e genéticos, além da contribuição do envelhecimento cerebral[5].

Os achados patológicos ascendem do tronco encefálico (fase pré-motora), passando pelo mesencéfalo (fase motora), até atingir o córtex cerebral que integra as funções cognitivas, ou fase avançada da doença, caracterizada pela presença de demência e psicose associada ao Parkinson[6]. As manifestações clínicas são consequência da perda progressiva e irreversível dos neurônios do tronco encefálico e da substância negra (dopaminérgicos), resultando na diminuição da produção de diversos neurotransmissores, incluindo a dopamina[6].

Apesar da complexidade de seus sintomas, ainda não existem testes diagnósticos que permitem o reconhecimento precoce da doença, sendo que o padrão-ouro para a confirmação, atualmente, é

**Tabela 8.2**
**Semiologia do parkinsonismo**

| Sintomas | Como avaliar no exame físico | O que observar |
|---|---|---|
| **Bradicinesia** | ▪ *Finger tap*: solicitar que o paciente toque o dedo indicador no polegar por 15 segundos<br>▪ Movimentos alternados do punho: supinação e pronação da mão<br>▪ *Finger tap* sequenciado: todos os dedos tocando alternadamente no polegar<br>▪ Abertura repetitiva das mãos ou batidas repetitivas dos pés no chão<br>▪ Avaliação da caligrafia<br>▪ Avaliação da face<br>▪ Questionar quanto à lentidão na deambulação e dificuldade em terrenos irregulares ou subir escadas. Solicitar que o paciente ande por 10 metros, gire 360 graus e volte para sentar-se novamente.<br>▪ Solicitar que levante da cadeira sem apoio e deambule | ▪ Lentidão do movimento e diminuição da amplitude com a ação repetida<br>  Nos casos mais graves pode haver a pausa do movimento<br>▪ Micrografia (diminuição da letra manuscrita)<br>▪ Hipomimia facial: demonstra movimentos espontâneos e gesticulação diminuídos – Figura 8.3<br>▪ Marcha em pequenos passos, diminuição do balanço dos braços.<br>  Avaliar o congelamento ou hesitação da marcha (*freezing*: os pés do paciente parecem estar colados ao chão enquanto o tronco avança) e festinação, além da virada em bloco (várias etapas para virar) |
| **Tremor** | ▪ Paciente sentado com o antebraço apoiado em um travesseiro, no colo ou na própria cadeira, em repouso. Pode solicitar que o paciente conte de 1 a 20 ou realize tarefas cognitivas para que a distração facilite a emergência do tremor<br>▪ Solicitar que o paciente eleve os braços e mantenha-os em sua frente, aguarda-se 5 a 10 segundos para que o tremor reapareça (tremor reemergente) | ▪ Tremor de repouso, reemergente e a frequência do tremor<br>▪ Roda denteada (quando associada a rigidez) |
| **Rigidez** | ▪ Mobilização passiva da articulação, independente da velocidade<br>▪ Para aumentar a sensibilidade, deve-se pedir para o paciente movimentar ativamente o membro oposto | ▪ Roda denteada (quando associada a tremor)<br>▪ Movimento em bloco e com pouca fluidez<br>▪ Rigidez a coativação (quando a rigidez é discreta e aparece apenas quando movimenta o membro oposto) |
| **Estabilidade postural** | ▪ *Pull test*: examinador se coloca atrás do paciente a uma distância próxima e avisa que lhe dará um pequeno puxão para trás, o esperado é que o paciente mantenha a postura, podendo dar até dois passos para se equilibrar | ▪ Incapacidade de resgatar o equilíbrio; queda |

a presença de corpos de Lewy em exames *post mortem*. Portanto, o diagnóstico é fundamentado na história clínica e no exame físico, tendo o exame de neuroimagem a finalidade de descartar outras condições etiológicas.

O principal manejo da DP é o tratamento sintomático com drogas que aumentam a concentração de dopamina ou estimulam diretamente o receptor dopaminérgico, ainda não existindo drogas modificadoras da doença, capazes de curar ou retardar a doença. Em estágios avançados os sintomas motores e não motores progridem e há diminuição da resposta às medicações. Além disso, tornam-se comuns as complicações motoras, em decorrência do uso prolongado de drogas dopaminérgicas[5].

A doença de Parkinson é a segunda doença neurodegenerativa mais frequente na população em geral, estando atrás apenas da doença de Alzheimer. No que diz respeito à APS, o conhecimento

| Tabela 8.3 Diagnósticos diferenciais para parkinsonismo ||
|---|---|
| *Etiologia* | *Doenças* |
| **Neurodegenerativa** | **Esporádica**<br>• Doença de Parkinson<br>• Parkinsonismo atípico:<br>  □ Atrofia de múltiplos sistemas (AMS)<br>  □ Paralisia supranuclear progressiva (PSP)<br>  □ Doença corticobasal (DCB)<br>  □ Demência de corpos de Lewy (DCL)<br>**Genética**<br>• Doença de Parkinson genética<br>• Doença de Huntington<br>• Doença de Wilson<br>• Neuroacantocitose<br>• Ataxia espinocerebelar (tipos 2 e 3) |
| **Secundária** | **Infecciosa**<br>• Pós-encefalite (encefalite letárgica, pós-estreptocócica, viral)<br>• Toxoplasmose<br>• Doença priônica<br>**Metabólica**<br>• Hipoparatireoidismo<br>• Falência hepática crônica<br>**Tóxica**<br>• Monóxido de carbono<br>• Manganês<br>• Metanol<br>• Solventes, pesticidas<br>**Induzida por drogas**<br>• Bloqueadores do receptor de dopamina (neurolépticos principalmente)<br>• Depletores de dopamina<br>• Outros (ácido valproico, carbonato de lítio)<br>• Bloqueadores de canal de cálcio (flunariniza, cinarizina e verapamil)<br>**Outras causas**<br>• Vascular<br>• Hidrocefalia de pressão normal<br>• Psicogênico |

sobre a DP é fundamental à prática clínica do médico de família e comunidade, já que dentro de sua área de atendimento a maior parte dos pacientes com doenças neurodegenerativas terá possivelmente a doença de Parkinson. O reconhecimento precoce da doença e o pronto estabelecimento de medidas clínicas e medicamentosas podem melhorar a qualidade de vida dos portadores desta doença, mesmo antes da visita ao neurologista. É igualmente importante que o médico generalista reconheça pontos clínicos atípicos, permitindo encaminhar o paciente de forma mais rápida para a avaliação do especialista. Por outro lado, o acompanhamento do paciente na fase avançada exigirá a abordagem com cuidados paliativos que certamente podem ser conduzidos pelo médico generalista da APS[7].

## Epidemiologia

As taxas de prevalência mundiais evidenciam que aproximadamente 0,3% da população geral apresenta DP, correspondendo a 7,5 milhões de pessoas no mundo. A idade avançada é fator crítico da incidência, sendo que quanto mais velha a população estudada, maior a prevalência da DP[5]. Estimam-se 41 casos para cada 100.000 pessoas nas idades entre 40 e 49 anos e 1.900 casos por 100.000 pessoas com idade acima de 80 anos[5]. A incidência da doença está estimada em 10 a 18 acometidos por 100.000 pessoas por ano[5]. Com o aumento da expectativa de vida da população em todo o mundo, estima-se um aumento de 50% no número de pessoas com DP até 2030[5].

## Etiopatogenia

A doença de Parkinson se caracteriza pela redução da ação dopaminérgica da substância negra sobre os gânglios da base, levando à disfunção na conexão destes com os núcleos do tálamo, reduzindo a ação excitatória talâmica sobre o córtex motor. No nível patológico, observamos a presença de inclusões citoplasmáticas de alfa-sinucleína, ou corpos de Lewy, que podem ocorrer em múltiplos locais do encéfalo envolvendo neurotransmissores dopaminérgicos e não dopaminérgicos[5]. O pródromo molecular da doença é a disfunção da proteína alfa-sinucleína que, por motivos ainda especulativos, acumula-se no citoplasma dos neurônios levando à sua agregação e formação dos corpúsculos de Lewy[5]. A presença dos corpúsculos citoplasmáticos desencadeia disfunções mitocondriais e impede o pleno funcionamento da atividade vesicular da célula. A morte neuronal é a sequência natural do distúrbio na função da alfa-sinucleína[5].

Já foram relatados diversos genes autossômicos, tanto recessivos quanto dominantes, que predispõem a ocorrência da doença, destacando-se a mutação do gene SNCA, que codifica a produção da proteína alfa-sinucleína, como causa de forma monogênica. Pelo menos outros seis genes têm sido propostos na herança autossômica dominante para o desenvolvimento da DP: LRRK2, VPS35, E1F4G1, DNAJC13 e CHCHD2[5,8,9]. Dentre esses, o gene LRRK2, que codifica um tipo de proteína quinase rica em leucina e está envolvido em múltiplos processos celulares, incluindo o desenvolvimento de neurite, morfogênese da sinapse, tráfico de membrana, autofagia e síntese de proteínas[5]. É o mais frequente gene autossômico dominante que pode causar a DP.

Os genes *Parkin*, PINK1, e DJ-1 estão associados com as formas autossômicas recessivas da doença. Os portadores de disfunção nestes genes apresentam como característica o início precoce da doença de Parkinson, geralmente antes dos 40 anos de idade[5]. A mutação do gene *Parkin* é a mais comumente encontrada entre os indivíduos que manifestam a DP com menos de 45 anos[9].

## Quadro clínico

As manifestações clínicas da DP estão divididas em sintomas pré-motores, motores e não motores. Os sintomas doença de Parkinson têm progressão lenta e a confirmação diagnóstica pode levar de meses a anos após o seu aparecimento (Tabela 8.6). Os sintomas motores têm correlação direta com a presença de degeneração neuronal na substância negra (SN) do mesencéfalo, porém, quando clinicamente evidentes, uma quantidade significativa da SN já está degenerada[5].

### Sintomas pré-motores (pródromos)

O conhecimento do processo degenerativo crônico, incipiente, silencioso e pregresso trouxe o reconhecimento de sintomas não motores que correspondem ao período de franca e progressiva perda neuronal. A sintomatologia pré-motora pode anteceder os sintomas motores em anos, ou mesmo décadas, sendo conhecidos como pródromos da DP (Tabela 8.4).

Deve-se lembrar a importância de questionar a presença desses sintomas, porém, essas informações trazem pouco impacto na prática clínica, uma vez que não são suficientes nem necessários para o diagnóstico, além de que não existe diagnóstico clínico de DP na ausência de sinais motores.

| Tabela 8.4 Sintomas prodrômicos | |
|---|---|
| *Sintomas pré-motores* | *Alteração* |
| **Hiposmia** | Diminuição do sentido do olfato |
| **Distúrbio comportamental do sono REM** | Parassonia caracterizada pela perda da atonia muscular normal durante o período de sono REM: sonhos vívidos, comportamento agressivo durante o sono, com interrupção do sono do paciente |
| **Alterações comportamentais** | Depressão é a mais comum<br>Introversão, inflexibilidade de comportamento e pensamento com menos abstração, confiabilidade, responsabilidade, lealdade, subordinação, menor tendência a liderança, atitude conservadora e autoprotetora com intenso autocontrole e dificuldade em expressar ansiedade e agressividade |
| **Disautonomia** | Constipação<br>Disfunção erétil<br>Hipotensão postural<br>Sudorese intensa |

## Sintomas motores

Os sintomas motores clássicos e mais precoces são a tríade parkinsoniana: bradicinesia, rigidez e tremor de repouso, como já descritos previamente (Tabelas 8.1 e 8.2). A instabilidade postural e outras complicações motoras costumam se desenvolver em estados mais tardios da doença.

A **bradicinesia**, como já descrito, é a principal característica, sendo essencial para o diagnóstico da síndrome. A **rigidez muscular**, caracterizada pela hipertonia plástica, é característica típica da doença de Parkinson, leva ao acometimento preferencial da musculatura flexora, o que determina alterações típicas da postura caracterizada por uma anteroflexão do tronco e semiflexão dos membros (postura simiesca). O tremor na doença de Parkinson pode se sobrepor à rigidez, produzindo um sinal clínico denominado "roda denteada".

O **tremor parkinsoniano**, tipicamente de repouso, desenvolve-se em 70% dos pacientes com DP, geralmente numa frequência entre 4 e 5 Hz. O tremor é comum nos membros e costuma se iniciar de forma assimétrica e unilateralmente na mão ou no pé, progredindo para as demais partes do corpo conforme o avançar da doença. Sua exacerbação ocorre em vigência de estresse físico ou emocional do paciente. O tremor se atenua ou desaparece quando há execução de algum movimento, porém reaparece quando o paciente sustenta os membros em uma postura, e aumenta em amplitude com a concentração. O tremor cefálico, em mandíbula ou na voz, é incomum.

A **instabilidade postural** costuma se desenvolver em estágios mais avançados da doença e é causada por comprometimento nos reflexos posturais dos indivíduos portadores da DP. Deve-se ter especial atenção a essa disfunção pelo elevado risco de queda a que esses pacientes estão predispostos e as complicações que podem advir disso.

## Sintomas não motores

A sintomatologia não motora da DP (Tabela 8.5) inclui os sintomas pré-motores (Tabela 8.4) e os sintomas mais tardios da doença (Tabela 8.6). Os sintomas não motores causam redução significativa na qualidade de vida do doente e um aumento da morbimortalidade, intensificam a necessidade de cuidados e aumentam o risco de quedas, tornando o paciente dependente de cuidados externos. As fraturas decorrentes de quedas podem necessitar de uma internação hospitalar ou institucionalização, aumentando assim o risco de desenvolvimento de complicações como a pneumonia nos doentes, que se constitui como a principal causa de morte nos pacientes com DP.

| Tabela 8.5<br>Sintomas não motores | |
|---|---|
| *Sintomas* | *Características* |
| **Declínio cognitivo** | Afeta a maioria domínios cognitivos, sendo frequentes os distúrbios visuoespaciais, a disfunção executiva e o déficit de memória<br>Demência: cerca de 50% das pessoas com DP desenvolvem demência após cerca de 10 anos do início da doença |
| **Alteração do humor** | Apatia (mais tardio): falta de motivação e desinteresse<br>Depressão (precoce): pessimismo, tristeza, irritabilidade, ideação suicida, porém há baixa incidência de suicídio, diferentemente da depressão primária, os pacientes geralmente não apresentam sentimento de culpa ou autorreprovação<br>Anedonia: redução da capacidade de sentir prazer<br>Ansiedade: agitação, angústia, irritabilidade |
| **Fadiga** | Precoce e incapacitante |
| **Disfagia** | Aumenta o risco de broncoaspiração e compromete a nutrição |
| **Dor** | Relacionada a rigidez, período *off* ou discinesias distônicas |
| **Sialorreia** | Aumenta o risco de broncoaspiração |
| **Distúrbio do equilíbrio** | Aumenta o risco de queda |
| **Distúrbio psiquiátrico** | Distúrbios da percepção: senso de presença, ilusão, alucinação e delírio com o desenvolvimento de franca psicose |

| Tabela 8.6<br>Sinais e sintomas da DP de acordo com o período e desenvolvimento da doença | | | |
|---|---|---|---|
| *Tempo em anos* | *Sinais e sintomas não motores* | *Sinais e sintomas motores* | *Fase* |
| < 20 | Constipação | Não há sintomas motores | Período prodrômico |
| < 10 | Distúrbio do comportamento do sono REM | | |
| < 5 | Sonolência diurna excessiva<br>Hiposmia<br>Depressão | | |
| 0 a 5 | Dor<br>Fadiga<br>Declínio cognitivo leve | Bradicinesia<br>Rigidez<br>Tremor de repouso | DP leve a moderada |
| 10 a 15 | Sintomas urinários<br>Hipotensão ortostática<br>Demência | Discinesia<br>Flutuações motoras | DP avançada |
| 20 | Psicose | Disfagia<br>Instabilidade postural<br>Congelamento da marcha | |

## Classificação

Levando em conta as características motoras da doença, podemos dividir os indivíduos em três subgrupos segundo a apresentação clínica predominante de seus sintomas:

1. tipo tremor dominante: predomínio do tremor;
2. tipo rígido-acinético: predomínio de bradicinesia, rigidez e instabilidade postural;
3. tipo misto: sintomas acima estão presentes sem a predominância de um ou do outro.

É de interesse do médico reconhecer os subgrupos, visto que o tratamento medicamentoso será influenciado pela condição de apresentação da doença e direcionado segundo os principais sintomas apresentados pelo paciente.

## Diagnóstico

O diagnóstico definitivo da DP só pode ser dado em estudos patológicos, por biópsia ou *post mortem*. Na prática clínica, o diagnóstico é feito através da história clínica e do exame neurológico. O paciente deve apresentar, obrigatoriamente, o sintoma bradicinesia associado a pelo menos um dos seguintes sintomas típicos: tremor, rigidez muscular ou instabilidade postural.

Uma resposta positiva à terapia dopaminérgica reforça o diagnóstico clínico da DP, enquanto a ausência ou não observância de respostas a altas doses dopaminérgicas em pacientes com sintomas parkinsonianos fala contra o diagnóstico da DP. Outras características clínicas que falam a favor da doença são: início unilateral, presença de tremor de repouso e de assimetria dos sintomas motores ao longo do curso da doença.

A instabilidade postural é também uma característica clínica da DP, contudo geralmente se manifesta em estágios mais avançados, por isso a apresentação de instabilidade postural precoce pode ser considerada como sinal de alarme para outra etiologia de síndrome parkinsoniana.

Atualmente, não há exames laboratoriais ou de imagem capazes de confirmar o diagnóstico de doença de Parkinson; a indicação do exame de imagem é feita quando há dúvidas no diagnóstico clínico da doença e com o intuito de investigar outras possíveis causas para os sintomas apresentados pelo paciente.

Na Tabela 8.7, descrevemos os sintomas que falam a favor do diagnóstico da DP e os critérios de exclusão da DP. No Quadro 8.1, descrevemos os *red flags*, ou seja, os sinais e sintomas de alerta que, quando presentes, podem indicar diagnósticos diferenciais.

| Tabela 8.7 | |
|---|---|
| Sintomas condizentes e de exclusão para DP | |
| *Critérios condizentes com a DP* | *Critérios de exclusão para DP* |
| Resposta clara e importante a levodopa | Anormalidades cerebelares |
| Discinesia associada com a levodopa | Paresia do olhar vertical |
| Sintomas motores assimétricos | Uso de medicações antagonistas dopaminérgicas |
| Tremor de repouso | Alteração da sensibilidade cortical |
| Flutuações motoras | Ausência ou pobre resposta à levodopa |
| Ressonância de crânio normal | Alteração de linguagem |
| | Alteração cognitiva e comportamental precoce |

> ### Quadro 8.1
> ### *Red flags* no parkinsonismo que direcionam para diagnósticos diferenciais
>
> - Distúrbio da marcha precoce e rapidamente progressivo
> - Ausência de progressão dos sintomas motores
> - Disfunção bulbar precoce
> - Disfunção inspiratória
> - Disautonomia grave nos primeiros 5 anos
> - Anterocolis desproporcional
> - Ausência de sinais não motores em 5 anos
> - Sinais do trato piramidal
> - Parkinsonismo simétrico

## Exame neurológico direcionado à doença de Parkinson

Deve-se proceder o exame neurológico como já descrito na Tabela 8.2, atentando para as características clínicas que falam a favor de DP. Deve-se avaliar desde a entrada do paciente no consultório em relação à sua mobilidade, bradicinesia e marcha, além da expressão facial, a fim de observar presença de hipomimia (Figura 8.3) e lentificação da mímica facial, como no sorrir, ao franzir a fronte ou fechar os olhos.

O exame neurológico deve ser realizado nos quatro membros e deve-se atentar para a assimetria dos sinais e sintomas da bradicinesia, tremor e rigidez, sendo um hemicorpo mais acometido do que o outro. A presença de rigidez na movimentação passiva do membro, ocasionando o movimento em "roda denteada", fala a favor de DP. Devemos avaliar a estabilidade postural com o *pull test*: os pacientes com DP apresentam uma queda em bloco para trás que pode ou não estar acompanhada de tentativa de resgatar o equilíbrio, se isso acontecer o teste é considerado positivo para a presença de instabilidade postural.

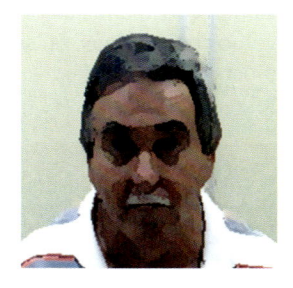

**Figura 8.3** – Hipomimia facial.

## Doença de Parkinson avançada

Esse termo é controverso e não há consenso entre os especialistas para a definição de Parkinson avançado. Porém, há algumas alterações que indicam que a doença está em fase avançada. Nesta fase, o paciente deve ser acompanhado com o especialista devido à dificuldade de manejo clínico medicamentoso. Alguns fatores devem ser levados em consideração para o diagnóstico do estágio avançado da DP, como visto na Tabela 8.8.

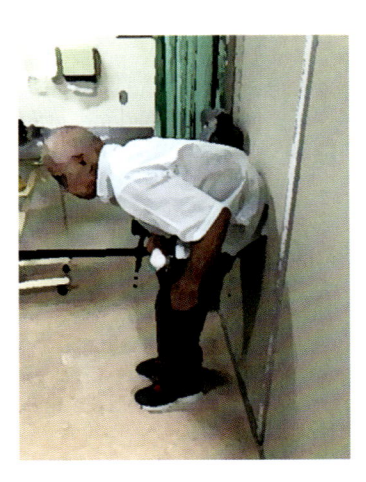

**Figura 8.4** – Camptocormia.

| Tabela 8.8 ||
| Fatores para Parkinson avançado ||
|---|---|
| **Duração de doença** | Quanto maior a duração, maior o risco devido à maior degeneração da via dopaminérgica nigroestriatal |
| **Idade do início dos sintomas mais tardia** | Quanto mais tardio o início dos sintomas, mais precoce é o estágio de doença avançada na DP |
| **Gravidade dos sintomas motores** | Instabilidade postural e de marcha precoces |
| **Flutuação motora** | <ul><li>Flutuação *on* e *off*: são repentinas e imprevisíveis mudanças no *status* de resposta clínica ao tratamento; "bem" ou "excessivo" (*on*) e um estado subtratado, com sintomas graves de parkinsonismo (*off*).</li><li>*Wearing off*: refere-se à recorrência de sintomas motores e não motores precedendo a próxima dose de levodopa</li><li>*Delay on*: início retardado da resposta clínica à levodopa</li><li>Falha da dose: não há o período *on* após a levodopa</li><li>Discinesia: movimento involuntário hipercinético, em geral distônico ou coreiforme, que pode afetar qualquer parte do corpo (orofacial, cervical, membros), ser doloroso e incapacitante. Geralmente acontece no período *on* e, principalmente, no pico de dose</li></ul> |
| **Hiposmia** | Grave e precocemente detectada |
| **Sono** | Alteração do sono REM grave e precoce, dificuldade de iniciar o sono, fragmentação com despertares frequentes, inversão do ciclo sono-vigília e sonolência diurna excessiva |
| **Alteração psíquica** | Senso de presença, alucinação, delírio, impulsividade, movimentos estereotipados e depressão |
| **Alteração cognitiva** | Demência |
| **Disfagia** | Grave |
| **Alteração da fala** | Disartria moderada a grave, hipofonia, congelamento da fala ou discurso monótono |
| **Disautonomia** | Hipotensão ortostática, incontinência urinária e constipação intestinal |

## Tratamento

O manejo do paciente com DP deve ser feito individualmente, levando em conta os sinais e sintomas, idade, estágio da doença, grau de funcionalidade, grau de deficiência e nível de atividade física e produtividade. O tratamento pode ser não farmacológico e multidisciplinar (Figura 8.12), além de farmacológico e cirúrgico (descritos a seguir).

## Tratamento farmacológico dos sintomas motores

A decisão de se iniciar medicação sintomática em pacientes com DP é determinada pelo grau de prejuízo da funcionalidade provocado pela doença, variando de acordo com a gravidade e complicações que cada paciente apresenta. As drogas mais utilizadas (descritas na Tabela 8.9) são: levodopa, agonistas dopaminérgicos, inibidores da monoamina oxidase tipo B (I-MAO B), agentes anticolinérgicos, inibidores da catecol-O-metiltransferase (COMT) e a amantadina[10-14]. Não há medicação modificadora da doença de Parkinson até os dias atuais.

### Levodopa

A levodopa é o precursor da dopamina e é administrada com o inibidor da descarboxilase periférica (benserazida ou carbidopa) para evitar a conversão da levodopa em dopamina antes de atravessar a barreira hematoencefálica. É considerada a droga mais efetiva para o tratamento sintomático da DP, sendo a primeira escolha na terapêutica medicamentosa, com nível A de evidência. Além dos benefícios motores, a medicação melhora as alterações cognitivas iniciais, a qualidade de vida, prolonga a empregabilidade, a inserção social e aumenta a vida útil do indivíduo.

A dose inicial deve ser levodopa + benserazida 100/25 mg em três tomadas ao dia, podendo ser aumentada progressivamente após 15 dias. A dose ideal é a menor dose que apresenta a melhor resposta clínica (geralmente entre 300 e 600 mg/dia de levodopa). A ausência de resposta a esta droga em doses entre 1.000 e 1.500 mg sugere que o diagnóstico de DP pode estar incorreto.

A medicação deve ser tomada preferencialmente longe das refeições, podendo ser aumentada a cada semana a fim de se evitar efeitos colaterais. A medicação normalmente é bem tolerada, mas pode apresentar alguns efeitos adversos como intolerância gastrointestinal (náusea, vômito, pirose), sonolência e hipotensão ortostática. Geralmente, quando esses sintomas ocorrem, são transitórios, podendo-se optar por tomar a levodopa junto com as refeições, visando minimizar os sintomas adversos. A ingesta concomitante às refeições podem reduzir a absorção da levodopa, diminuindo a eficácia sobre os sintomas.

O uso prolongado da levodopa associado ao avanço da DP pode induzir complicações motoras como flutuações (período *on e off*), discinesias e diminuição do seu tempo de ação. A estratégia de fracionar as doses ao longo do período diurno pode ajudar na prevenção ou no retardamento destas complicações. Outras complicações que podem ocorrer são alucinação, confusão, agitação e psicose. Não se deve retirar a medicação abruptamente devido à possibilidade de ocorrer síndrome neuroléptica maligna ou crise acinética.

### Agonistas dopaminérgicos

Essa classe de medicação pode ser usada como monoterapia ou associada a levodopa no tratamento inicial da DP (nível A de evidência). O seu emprego inicial em pacientes com início dos sintomas com menos de 65 anos pode postergar ou diminuir a necessidade de uso de levodopa e, com isso, prevenir o aparecimento de sintomas de discinesias, além de reduzir o tempo *off* das flutuações motoras, adquiridas com o uso prolongado desta medicação.

As drogas mais utilizadas e mais indicadas são os não derivados do ergot, ou de segunda geração: pramipexol, ropinirol e rotigotina. Os efeitos colaterais mais comuns são a intolerância gastrointestinal, sonolência, hipotensão ortostática, alucinação, declínio cognitivo e edema de membros. A droga pode causar uma variedade de transtornos do controle de impulsos como hipersexualidade, compulsão alimentar, compras e vícios em jogos de azar. A dose inicial do pramipexol deve ser de 0,125 mg, podendo ser aumentada progressivamente a cada semana até doses entre 1,5 a 4,5 mg. São medicações ineficazes nos pacientes não responsivos ao uso de levodopa.

## Inibidores da MAO tipo B

Os inibidores da monoamina oxidase tipo B bloqueiam a degradação da dopamina, aumentando a sua disponibilidade (nível A de evidência). A selegilina e a rasagilina, quando usadas no início da doença, podem oferecer uma modesta melhora nos sintomas parkinsonianos, além disso, pode ser usada junto com a levodopa, diminuindo o período *off* em pacientes com flutuações motoras.

Essas drogas geralmente são bem toleradas, porém em algumas pessoas podem causar náusea, cefaleia, confusão, alucinação e aumentar discinesia em pacientes que usam concomitantemente a levodopa. A selegilina, por ter metabolismo similar ao das anfetaminas, causa insônia. A dose de tratamento para selegilina é entre 5 e 10 mg/dia e a rasagilina, 1 mg/dia.

## Anticolinérgicos

As drogas anticolinérgicas podem ser usadas como monoterapia em pacientes abaixo de 70 anos que apresentam tremor, não possuem bradicinesia significativa ou distúrbios da marcha (nível B de evidência). Também são indicadas em estágios mais avançados da doença quando, mesmo com o uso da levodopa, há persistência do tremor. Apesar de ter sua ação bem definida na terapia da doença, na prática evita-se o seu uso devido aos efeitos adversos como confusão e alucinação, além da preocupação com declínio cognitivo devido ao seu mecanismo de ação. Outros efeitos colaterais incluem boca seca, constipação, retenção urinária, sonolência e taquicardia. A triexifenidila, o mais usualmente prescrito, tem dose inicial de 0,5 a 1 mg/dia, podendo ser utilizado o biperideno na dose de 2 a 4 mg/dia.

## Inibidores da COMT

Essa classe de drogas aumenta a meia-vida da levodopa e a sua biodisponibilidade, prevenindo o seu metabolismo periférico, não sendo usada como monoterapia. A combinação de levodopa com inibidores da COMT pode reduzir o tempo *off* e prolongar o tempo *on* em pacientes que apresentam flutuações motoras (nível A de evidência). Como exemplo dessas medicações temos a entacapona, a dose inicial é de 200 mg/dia concomitante às doses de levodopa (com dose máxima de 1.600 mg/dia). Os efeitos colaterais mais comuns são alucinação, confusão, diarreia, náusea, discinesia e hipotensão ortostática.

## Amantadina

A amantadina é uma droga antiparkinsoniana com baixa toxicidade, útil no tratamento motor de pacientes mais jovens com doença de Parkinson precoce ou leve e para a instabilidade de marcha. Em pacientes com DP avançada, a amantadina pode ser usada como um agente antidiscinesia. Tem ação dopaminérgica, anticolinérgica e antiglutamatérgica. Apesar de apresentar nível de evidência D, há estudos não controlados que comprovam sua eficácia nos sintomas motores e na prática clínica.

Os efeitos colaterais mais importantes são: livedo reticular, edema de tornozelo, perda de peso e deficiência da função cognitiva. Raramente pode causar confusão, alucinação e pesadelos. A amantadina pode ser usada inicialmente na dose de 100 mg/dia, com aumento progressivo até 300 mg/dia.

## Tratamento dos sintomas não motores

Os sintomas não motores são muito comuns na DP, alguns presentes desde a fase inicial e outros mais tardiamente (ver também a Tabela 8.19, cujo tratamento engloba também os sintomas não motores do parkinsonismo atípico).

**Tabela 8.9**
**Tratamento farmacológico dos sintomas motores da DP**

| Medicamento | Dose | Efeitos colaterais |
|---|---|---|
| Levodopa | Dose inicial: 100 mg 3 ×/dia<br>Dose máxima:<br>1.200 mg/dia em 5-6 doses | Intolerância gastrointestinal, sonolência, hipotensão ortostática, alucinação, confusão mental, tontura, agitação e psicose. Mais tardiamente discinesias |
| Entacapona | Dose inicial: 200 mg junto com as doses da levodopa<br>Dose máxima: 1.600 mg | Alucinação, confusão, diarreia, náusea, discinesia e hipotensão ortostática |
| Pramipexol | Dose inicial: 0,125 mg 3 ×/dia<br>Dose máxima: 4,5 mg | Intolerância gastrointestinal, sonolência, hipotensão ortostática, alucinação, declínio cognitivo, edema de membros, transtornos do controle de impulsos (hipersexualidade, compulsão alimentar, compras, vícios em jogos de azar), fadiga, confusão mental |
| Selegilina<br>Rasagilina | 5 a 10 mg/dia<br>1 mg 1 ×/dia | Náusea, cefaleia, insônia, confusão mental, hipotensão postural, boca seca, alucinação e piora da discinesia se uso concomitante da levodopa |
| Amantadina | 100 mg<br>1 a 3 ×/dia | Sonolência, intolerância gástrica, livedo reticular, edema de tornozelo, alucinação, ansiedade, perda de apetite, pesadelos, sonolência e confusão |
| Triexifenidila,<br>Biperideno | 0,5 a 1 mg 2 ×/dia<br>1 mg de 12/12 h | Declínio cognitivo, confusão mental, alucinação, boca seca, constipação, retenção urinária, sonolência e taquicardia |

## Alterações do sono – distúrbio comportamental do sono REM

O clonazepam pode ser utilizado no tratamento de distúrbios do sono REM em pacientes com DP nas doses de 0,25 a 2 mg à noite (nível A de evidência). Contudo, essa medicação pode contribuir para uma piora do déficit cognitivo, assim como aumentar o risco de quedas, por isso deve ser utilizado com cautela na sua prescrição.

Não há uma evidência muito clara entre a influência de agentes dopaminérgicos e a evolução, o desenvolvimento ou a gravidade dos distúrbios do sono REM, contudo, quando se inicia a levodopa, em muitos pacientes há um aumento destes distúrbios, da mesma forma que quando se diminui a dose de levodopa diária também é relatada a melhora.

A sonolência excessiva diurna pode ser causada pelas alterações noturnas do sono, mas principalmente pode ser induzida pelo uso de agonistas dopaminérgicos para a sintomatologia motora da DP. O tratamento consiste na abordagem dos transtornos do sono noturno, mas pode-se utilizar a modafinila, que tem uma ação relativamente boa e causa poucos efeitos colaterais.

## Alteração cognitiva

O declínio cognitivo na doença de Parkinson é precoce e se agrava ao longo da doença, evoluindo para demência franca em 80% dos pacientes. As alterações cognitivas estão associadas inicialmente com a disfunção estriatofrontal, caracterizada principalmente pela disfunção executiva, e posteriormente com a redução profunda na produção de acetilcolina no nível do núcleo *accumbens*, levando a déficit mais acentuado na memória.

Inicialmente, recomenda-se evitar o uso de medicamentos que podem piorar o quadro cognitivo, como as drogas anticolinérgicas e os agonistas dopaminérgicos. Estabelecido o declínio cognitivo e a demência, as opções terapêuticas incluem os anticolinesterásicos como rivastigmina, donepezila e memantina[15-17] (maiores detalhes de doses e efeitos colaterais na Tabela 8.19).

A rivastigmina é a única que apresenta evidência clínica nível A[12]. Os efeitos colaterais mais frequentes e incluem a intolerância gastrointestinal e tontura. A dose inicial é de 1,5 mg, podendo aumentar até 12 mg/dia.

## Alterações psiquiátricas

### • Depressão

O tratamento da depressão na DP deve incluir o uso de antidepressivos tricíclicos, como primeira opção terapêutica, seguindo-se pelo uso de antidepressivos inibidores seletivos da recaptação de serotonina (ISRS) e inibidores da recaptação de serotonina e noradrenalina (ISRSN)[13,15], como visto na Tabela 8.10. Também deve ser indicada a terapia cognitivo-comportamental e o ajuste da terapia dopaminérgica que, mais recentemente, mostrou-se positivo para o tratamento de depressão na DP.

Apesar de os antidepressivos triclíclicos serem mais efetivos que os ISRS no tratamento da depressão na DP, seus benefícios são limitados pela alta taxa de efeitos colaterais que ocasionam nesses pacientes. Os ISRSN podem ser utilizados, contudo, em pacientes com doença avançada podem exacerbar os efeitos anticolinérgicos e ortostáticos.

Caso o paciente faça uso de selegilina, é contraindicado o uso de ISRS devido à possibilidade de interação entre as drogas, causando um quadro de síndrome serotoninérgica, condição clínica grave em que há um aumento desproporcional de serotonina no sistema nervoso central, ocasionando distúrbios mentais, motores e disfunção autonômica.

Os agonistas dopaminérgicos, como o pramipexol, têm se mostrado como medicamentos antidepressivos relativamente efetivos em estudos randomizados para o tratamento de pacientes com DP. Assim, seria uma estratégia interessante otimizar o tratamento com agonistas dopaminérgicos antes de iniciar as drogas antidepressivas propriamente ditas, já que o mesmo medicamento usado para os sintomas motores pode, por vezes, assumir essa função.

### • Psicose

Na presença de sintomas psicóticos no paciente com doença de Parkinson, deve-se questionar alguns pontos para evitar associação de medicações de forma excessiva ou manutenção de medicações que predispõem ao aparecimento desses sintomas. Descrevemos na Figura 8.5 um algoritmo que auxiliará na conduta adequada de pacientes portadores de alterações psiquiátricas.

### • Hipotensão ortostática

O tratamento inicial deve ser educacional, envolvendo os pacientes e cuidadores, orientando evitar fatores desencadeantes ou agravantes, como mudança abrupta de posição, desidratação ou uso excessivo de medicamento anti-hipertensivo. Em alguns casos, o uso de meia elástica e ligantes abdominais ajuda,à medida que melhora o retorno sanguíneo. Estudos randomizados demonstraram que, em casos mais graves, o uso de expansor de volume plasmático como a fludrocortisona, na dose de 0,1 a 0,3 mg/dia, e domperidona, 10 a 30 mg/dia, apresentou melhora significativa dos sintomas.

### • Constipação

Atentar para a ingesta adequada de líquidos e suplementação alimentar de fibras, podendo-se realizar uso de laxantes, como macrogol. Sempre lembrar que esses pacientes apresentam risco maior de oclusão intestinal e dificuldade de absorção adequada das medicações.

**Tabela 8.10**
**Tratamento farmacológico para depressão em pacientes com DP**

| Classe | Agente | Efeitos colaterais |
|---|---|---|
| Antidepressivos tricíclicos | Imipramina: 25 a 150 mg/dia<br>Amitriptilina: 12,5 a 75 mg/dia<br>Nortriptilina: 25 a 75 mg | Efeitos anticolinérgicos: disfunção cognitiva, hipotensão ortostática, sedação, aumento do risco para quedas, constipação, boca seca.<br>Precaução caso risco cardiovascular, retenção urinária e glaucoma de ângulo fechado |
| ISRS | Fluoxetina: 20 a 40 mg/dia<br>Paroxetina: 12,5 a 37,5 mg/dia | Agravam os sintomas motores, distonia, acatisia, tremor e sintomas extrapiramidais |
| | Sertralina: 50 a 150 mg/dia | Geralmente, não causa agravamento dos sintomas motores |
| ISRSN | Venlafaxina: 37,5 a 150 mg/dia<br>Duloxetina: 30 a 60 mg/dia | Efeitos anticolinérgicos, hipotensão ortostática. Podem agravar os sintomas motores |
| Agonista dopaminérgico | Pramipexol: 0,125 a 4,5 mg/dia | Discinesia, náuseas, tontura, sonolência, intolerância gástrica, edema de membros |

## Tratamento cirúrgico

O tratamento cirúrgico para a doença de Parkinson na atualidade consiste na colocação de estimuladores cerebrais profundos no nível dos núcleos subtalâmicos ou dos globos pálidos. O tratamento cirúrgico não muda a história natural da doença, mas oferece uma melhora dos sintomas motores em 50 a 60%, não tendo eficácia para sintomas não motores. Na maioria das vezes, é possível reduzir a dose diária da levodopa, mas não se elimina completamente o seu uso. O mecanismo de ação não está completamente esclarecido, mas pressupõe-se que ocorra modulação das oscilações neuronais errôneas no nível dos núcleos que recebem a estimulação. O procedimento está indicado *quando há* falha na tentativa do controle clínico medicamentoso, mesmo com ajustes necessários, na vigência de efeitos adversos intoleráveis com o uso de levodopa e quando o tratamento, de forma geral, não consegue mais prover qualidade de vida ao paciente. Os pacientes com sintomas de demência, psicose, depressão grave ou outra patologia que reduza sua perspectiva de vida não apresentam indicação clínica ao procedimento. A indicação da estimulação cerebral profunda deve ser realizada por especialista em distúrbios do movimento e em centros médicos terciários.

## Acompanhamento da DP na APS

A DP causa uma perda significativa na qualidade de vida do paciente, o papel da APS é abordar todos os componentes biopsicossociais desses doentes. O médico de família deve acompanhar juntamente com o neurologista os pacientes com DP, estimulando a sua participação em grupos de atividade física na UBS, terapias em grupo, outras oficinas que a unidade ofereça, além do encaminhamento para o NASF. Deve-se orientar a família quanto à necessidade de cuidado e atenção especial a esses pacientes, criando um vínculo de confiança e respeito para que qualquer piora no quadro do paciente seja conhecida e devidamente abordada pela equipe.

Os pacientes sem resposta à levodopa, refratários ao uso das medicações em doses otimizadas, com sinais de alarme descritos no Quadro 8.1 ou com Parkinson avançado devem ser referenciados ao especialista para tratamento em conjunto com a unidade básica de saúde.

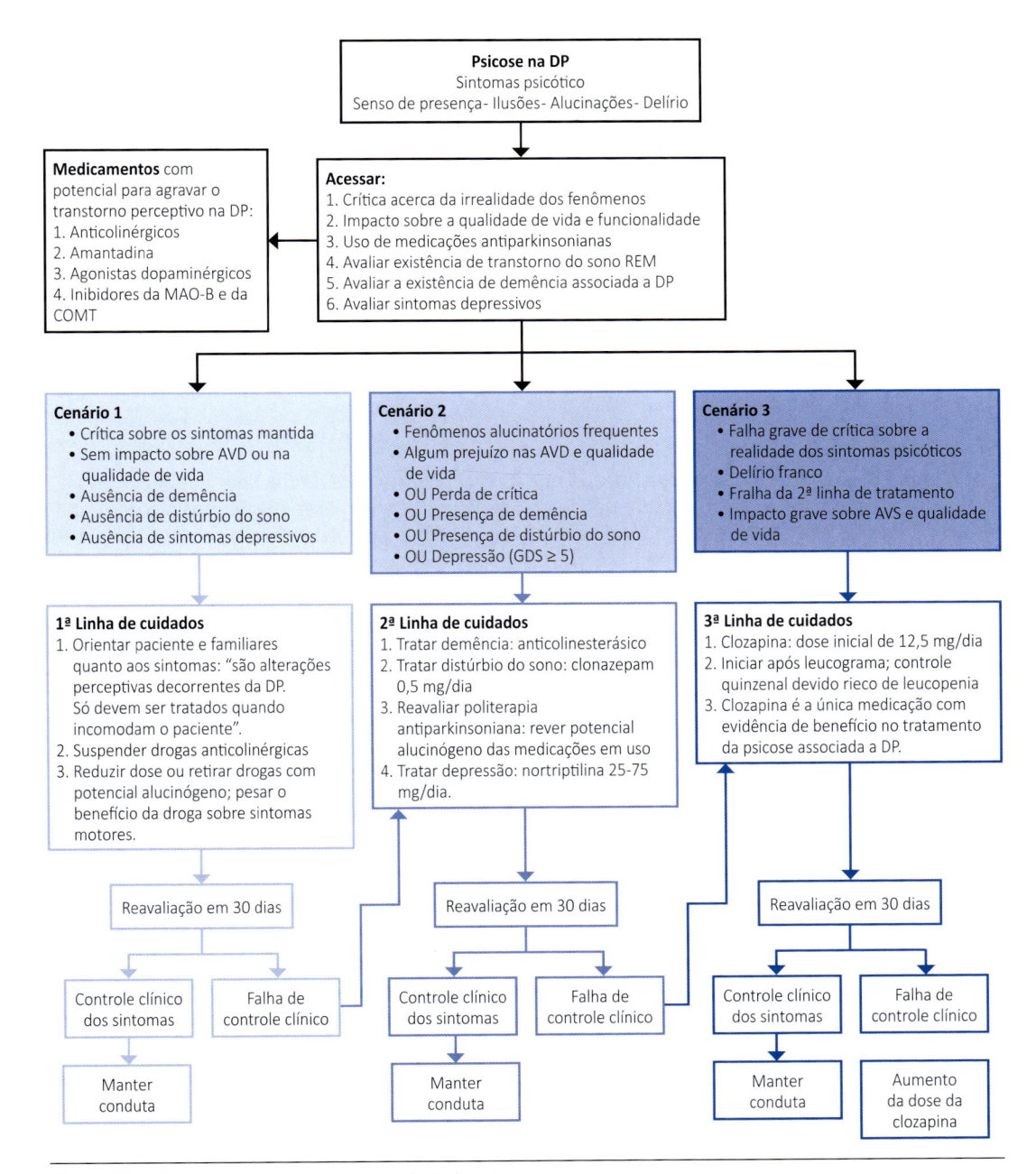

**Figura 8.5** – Algoritmo de psicose na doença de Parkinson.

- ## Parkinsonismo atípico

Parkinsonismo atípico, também conhecido como Parkinson-*plus*, caracteriza-se pela tríade de sintomas motores (rigidez, bradicinesia e tremor) associada a outros sinais e sintomas que diferem da DP (tabelas dos *sinais de alarme* e critérios de exclusão)[18]. As principais doenças neurodegenerativas e esporádicas que compõem esse grupo são: demência com corpos de Lewy (DCL), atrofia de múltiplos sistemas (AMS), paralisia supranuclear progressiva (PSP) e degeneração corticobasal (DCB). Do ponto de vista etiopatogênico, a PSP e DCB estão associadas à disfunção da proteína tau intracelular (tauopatias), enquanto a AMS, DP e DCL são secundárias ao acúmulo de alfa-sinucleína intracelular (sinucleinopatias).

## Demência com corpos de Lewy

Demência com corpos de Lewy (DCL) é uma sinucleinopatia caracterizada por quadro de demência progressiva com início entre os 50 e 80 anos de idade, associada a alucinações visuais, flutuações da cognição e parkinsonismo, que coincide ou precede o quadro de declínio cognitivo. A prevalência na população acima de 65 anos é de aproximadamente 0,4%[18], com discreta predominância no sexo masculino. A DCL é a segunda forma mais comum de declínio cognitivo progressivo de etiologia degenerativa após a doença de Alzheimer.

## Quadro clínico

A demência é principal característica do quadro clínico na DCL. O declínio cognitivo leva ao prejuízo da funcionalidade e cursa com déficit de atenção, disfunção executiva e declínio das habilidades visuoespaciais e de construção. Ao contrário da demência de Alzheimer, o comprometimento da memória no estágio inicial da doença não é uma característica comum ou predominante na DCL.

A flutuação na capacidade cognitiva ocorre em mais de 50%[20] dos pacientes com DCL. Tipicamente, a piora na função cognitiva pode durar minutos, horas ou dias e está associada com a redução da atenção e do nível de consciência, semelhante ao quadro de *delirium*. Essas flutuações estão presentes em estágios avançados de diversos tipos de demência, porém na DCL aparecem de forma precoce.

Alucinações visuais recorrentes ou persistentes acontecem em até 80%[20] dos pacientes com DCL e podem ser imagens bem formadas, muito vívidas de animais ou pessoas. Delírios, senso de presença, depressão, ansiedade, falta de iniciativa e alucinações em outras modalidades são sintomas psiquiátricos da DCL.

Parkinsonismo pode já estar presente no momento do diagnóstico, mas na maioria dos casos se desenvolve ao longo do curso da doença, em geral no primeiro ano da evolução da síndrome demencial. O fenótipo motor mais comum se caracteriza por parkinsonismo simétrico e acinético-rígido. O tremor, nesses casos, é menos prevalente quando comparado com a doença de Parkinson.

Os principais sintomas autonômicos encontrados são disfunção vesical e hipotensão ortostática. Distúrbio comportamental do sono REM é comum a todas as sinucleinopatias e muitas vezes começa anos antes do aparecimento dos sintomas cognitivos e motores, podendo tornar-se menos intenso ou mesmo evidente ao longo do tempo.

## Diagnóstico

No último consenso sobre DCL publicado em 2017 foram refinadas as recomendações dos critérios diagnósticos. A demência é a característica central da doença, ou seja, sua presença é indispensável ao diagnóstico. As outras características principais são parkinsonismo, flutuação cognitiva e alucinação visual (Figura 8.6).

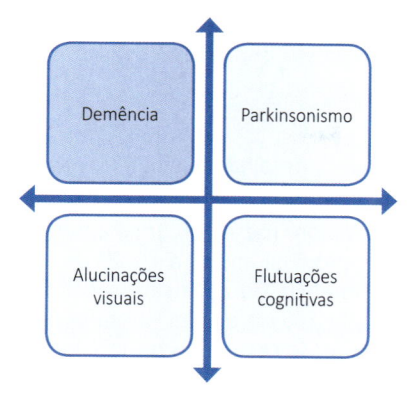

**Figura 8.6** – Principais características da DCL.

## Neuroimagem

A ressonância magnética pode revelar atrofia de caudado, putâmen e tálamo (Figura 8.7). Em contraste com a demência de Alzheimer (DA), é evidenciada uma discreta atrofia cortical difusa com preservação do lobo temporal mesial.

## Atrofia de múltiplos sistemas (AMS)

A AMS é uma sinucleinopatia com incidência anual estimada de dois a cinco casos por 100.000 habitantes[20]. O início ocorre entre 55 e 60 anos de idade e se caracteriza pela presença de parkinsonismo, ataxia cerebelar, disfunção autonômica e liberação piramidal. A doença evolui de forma rapidamente progressiva. Os pacientes possuem uma sobrevida média de 8 a 9 anos desde o início dos sintomas motores, embora existam casos que tenham sobrevivido mais de 15 anos. Há dois subtipos de AMS que se diferenciam pelo predomínio de parkinsonismo (AMS-P), responsável por cerca de 60% dos casos[18,20], ou de sintomas cerebelares (AMS-C) no quadro clínico. É importante ressaltar que a AMS

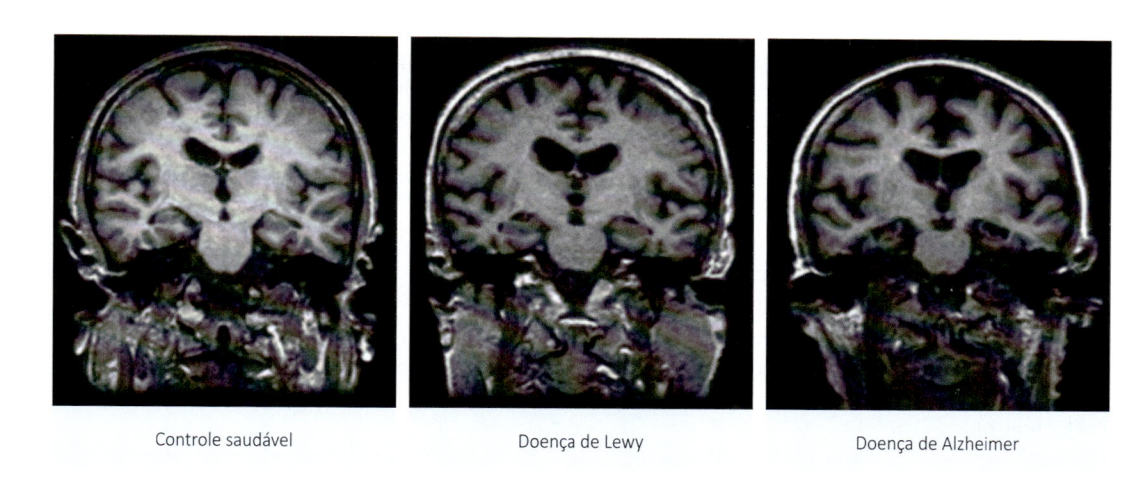

Controle saudável          Doença de Lewy          Doença de Alzheimer

**Figura 8.7** – RNM comparando controle, DCL e DA.

pode ser clinicamente indistinguível de outras síndromes parkinsonianas, especialmente em estágios iniciais da doença.

## Quadro clínico

Deve ser feita uma avaliação clínica detalhada, incluindo anamnese, exame físico e neurológico com atenção, principalmente para marcha e coordenação no paciente com suspeita de AMS.

Assim como na doença de Parkinson, meses ou anos antes dos primeiros sintomas motores a AMS pode apresentar uma fase prodrômica em 20 a 75%[21] dos casos, incluindo: disfunção sexual, hipotensão ortostática, urge-incontinência ou retenção urinária e transtorno comportamental do sono REM. A falha autonômica isolada pode preceder também o comprometimento motor na AMS. As manifestações clínicas da doença estão resumidas na Tabela 8.11.

### Sintomas motores

Pacientes com predomínio de parkinsonismo apresentam bradicinesia, rigidez, tendência a quedas (menos importante quando comparada à paralisia supranuclear progressiva), tremor e instabilidade postural. O tremor costuma ser simétrico (em alguns casos pode ser marcadamente assimétrico), postural, irregular, de alta frequência e baixa amplitude, em contraste ao tremor em "contar de moedas" típico da DP. Tais sintomas têm pouca ou nenhuma resposta à levodopa, que é critério diagnóstico obrigatório para a AMS. Espasticidade e diminuição de força dos membros causam dúvida no diagnóstico de AMS, no entanto a presença de hiper-reflexia, assim como sinal de Babinski, ocorrem em 30 a 50% dos casos.

O subtipo motor, no qual predomina a ataxia cerebelar, caracteriza-se pela marcha com base alargada, incoordenação dos membros, fala escandida, tremor de ação e disfunção oculomotora, como o nistagmo. Mais de 40% dos pacientes durante o curso da doença evoluem com posturas anormais, como a camptocormia (flexão anterior do tronco), síndrome de Pisa (flexão lateral do tronco), distonia (pés, mãos e região cervical), anterocolis desproporcional, mão estriatal (mãos ligeiramente flexionadas nas articulações metacarpofalangeanas, com extensão nas articulações interfalangeanas e, às vezes, desvio ulnar)[20,21]. Quedas recorrentes, disartria, disfonia, sialorreia e disfagia são características definidoras da doença avançada.

### Sintomas não motores

A insuficiência autonômica precoce é uma característica da atrofia de múltiplos sistemas, e os domínios mais frequentemente afetados são: sistemas urogenital e cardiovascular. A disfunção vesical e sexual (disfunção erétil em homens e dispareunia em mulheres), bem como a hipotensão ortostática foram os primeiros sinais da doença em até 50% dos pacientes, anos antes do surgimento de sinais motores. Mais de 50% dos pacientes apresentam dor incapacitante, que tem como fatores de risco doença avançada, sexo feminino e a presença de distonia[18].

A hipotensão ortostática é definida como diminuição da pressão arterial de pelo menos 30 mmHg na pressão arterial sistólica ou 15 mmHg na diastólica após 3 minutos na posição de ortostase. Os sintomas associados são síncopes frequentes, cefaleia, náuseas e vertigem.

Um terço dos pacientes com AMS pode ter disfunção do lobo frontal, caracterizada por déficit de atenção e comprometimento das funções executivas, entretanto as demais funções cognitivas estão relativamente preservadas, principalmente, quando comparadas com as outras formas de Parkinson-*plus*.

## Diagnóstico

O diagnóstico de AMS é feito por anatomopatológico *post mortem*, no entanto, como não há marcador biológico específico, foram estabelecidos critérios diagnósticos para estabelecer o diagnóstico da doença (Tabelas 8.12 a 8.14).

| Tabela 8.11 Manifestações clínicas da AMS | |
|---|---|
| Neurológicas | Parkinsonismo, sinais cerebelares, liberação piramidal, disfunção executiva |
| Psiquiátricas | Ansiedade, depressão |
| Vias aéreas superiores e pulmão | Estridor, disartria, disfonia e pneumonia de repetição |
| Pele | Hipoidrose ou anidrose; anormalidades vasomotoras |
| Trato gastrointestinal | Constipação, diarreia e disfagia |
| Trato urinário | Disfunção sexual, noctúria, urge-incontinência ou retenção urinária, infecção urinária de repetição |
| Cardiológicas | Síncope, hipotensão ortostática, hipotensão pós-prandial, hipertensão noturna, edema de membros inferiores |
| Sono | Transtorno comportamental do sono REM, apneia do sono, sonolência diurna, síndrome das pernas inquietas |

## Neuroimagem

Na fase inicial da doença, os exames de imagem podem ser considerados como normais. Entretanto, quando presentes, as alterações podem auxiliar no diagnóstico. Os principais achados de imagem são: *hot cross bun sign* (T2), hipossinal putaminal e da substância negra (gradiente-eco), atrofia putaminal (T2) e hipersinal da borda lateral putaminal (T2) – Figura 8.8.

| Tabela 8.12 Critérios diagnósticos para AMS | | |
|---|---|---|
| *Critérios diagnósticos para AMS* | | |
| **Doença esporádica, progressiva, de início no adulto acima dos 30 anos** | **Provável** | Incontinência Urinária E Disfunção Erétil (Homens) Ou Hipotensão Ortostática De 30 Mmhg Na Pa Sistólica Ou De 15 Mmhg Na Pa Diastólica Após 3 Minutos Em Pé E |
| | | Parkinsonismo: Bradicinesia, Rigidez, Tremor E Hipotensão Postural Com Pouca Ou Nenhuma Resposta À Levodopa; OU |
| | | Síndrome Cerebelar: Marcha Com Base Alargada, Incoordenação Dos Membros, Fala Escandida, Tremor De Ação E Disfunção Oculomotora Como Nistagmo |
| | **Possível** | Parkinsonismo: Bradicinesia, Rigidez, Tremor E Hipotensão Postural Com Pouca Ou Nenhuma Resposta À Levodopa; Ou |
| | | Síndrome cerebelar: marcha com base alargada, incoordenação dos membros, fala escandida, tremor de ação e disfunção oculomotora como nistagmo; E |
| | | Pelo menos uma característica que sugira disfunção autonômica (urgência miccional, esvaziamento incompleto da bexiga, disfunção erétil em homens ou diminuição significativa da PA ortostática que não atinge os critérios para AMS provável E |
| | | Pelo menos um dos seguintes sinais descritos na Tabela 8.10. |

| Tabela 8.13 Sinais adicionais para AMS possível | |
|---|---|
| **AMS-P ou AMS-C possível** | **Sinal de Babinski com hiper-reflexia e estridor laríngeo** |
| **AMS-P possível** | Parkinsonismo rapidamente progressivo, pouca resposta à levodopa; disfagia nos primeiros 5 anos; instabilidade postural nos primeiros 5 anos; marcha com base alargada, incoordenação dos membros, fala escandida, tremor de ação, disfunção oculomotora como nistagmo; atrofia de putâmen, pedúnculo cerebelar médio, ponte ou cerebelo na ressonância magnética; hipometabolismo no putâmen, tronco e cerebelo na tomografia por emissão de pósitrons (FDG-PET); tomografia computadorizada com emissão de fóton único (SPECT) com redução do transportador de dopamina no estriado |
| **AMS-C possível** | Parkinsonismo (bradicinesia e rigidez); atrofia de putâmen, do pedúnculo cerebelar médio, ponte ou cerebelo na ressonância magnética; hipometabolismo no putâmen, tronco e cerebelo no FDG-PET; redução do transportador de dopamina no estriado ao SPECT |

| Tabela 8.14 Critérios de suporte e manifestações não sugestivas de AMS | |
|---|---|
| **Critérios de suporte** | **Manifestações não sugestivas** |
| Distonia orofacial | Tremor de repouso |
| Suspiros inspiratórios ou roncos | Neuropatia clinicamente significativa |
| Contraturas de mãos e pés | Início com mais de 75 anos |
| Tremor postural e/ou de ação | História familiar de ataxia ou parkinsonismo |
| Disfonia e/ou disartria grave | Alucinações não induzidas por drogas |
| Mãos e pés gelados | Demência |
| Anterocolis desproporcional, camptocormia ou síndrome de Pisa | Lesões de substância branca sugestivas de esclerose múltipla |

## Paralisia supranuclear progressiva (PSP)

A PSP é uma síndrome clínica neurológica que classicamente se caracteriza pela presença de paralisia vertical do olhar supranuclear, instabilidade postural e síndrome demencial leve. A prevalência é de cinco a dez casos por 100.000 pessoas[22,23], com idade média de início em torno dos 65 anos de idade, sem predominância entre os sexos. Estes pacientes apresentam sobrevida curta, aproximadamente de 8 anos após o início do quadro neurológico. As causas mais frequentes de óbito são infecções, tanto a broncopneumonia aspirativa como a infecção do trato urinário.

## Quadro clínico

As características mais marcantes da doença incluem a instabilidade postural proeminente, quedas frequentes, paralisia do olhar vertical e demência progressiva. A instabilidade da marcha e as quedas precoces são características-chave da clínica da PSP e que a diferenciam de outras síndromes parkinsonianas. Com relação às outras síndromes parkinsonianas, as quedas na PSP ocorrem precocemente, dentro do primeiro ou segundo ano de evolução da doença, frequentemente levando a lesões e fraturas.

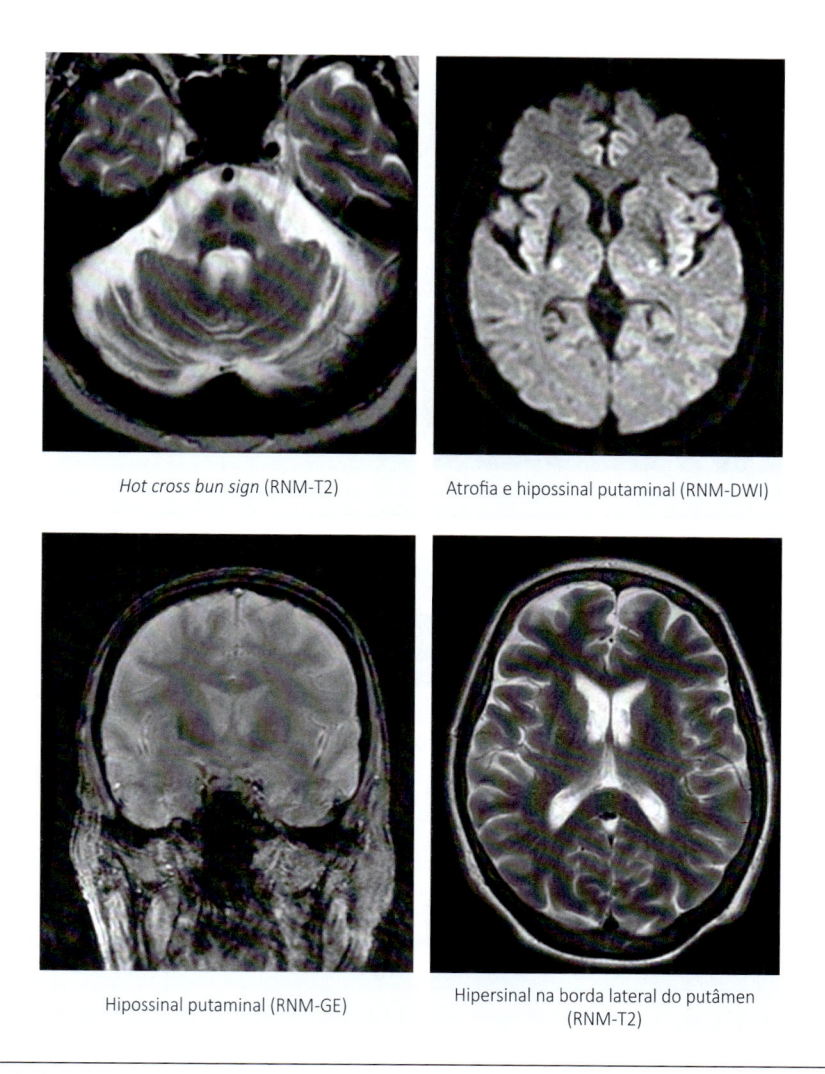

Hot cross bun sign (RNM-T2)

Atrofia e hipossinal putaminal (RNM-DWI)

Hipossinal putaminal (RNM-GE)

Hipersinal na borda lateral do putâmen (RNM-T2)

**Figura 8.8** – Achados típicos da AMS.

As manifestações clínicas da PSP são diversas (Tabela 8.15). O fenótipo clínico mais comum (cerca de 40%) é a síndrome de Richardson, caracterizada por sintomas motores acinéticos rígidos, levodopa-resistentes, que afetam os músculos axiais, tendência a quedas desde o início da doença e paresia do olhar vertical[22,23] (Figura 8.9). Declínio cognitivo e demência ocorrem com a progressão da doença. A demência subcortical frontal é típica e caracteriza-se por bradifrenia, redução da fluência verbal, processamento mental lentificado e disfunção executiva.

## Diagnóstico

O diagnóstico definitivo de PSP é feito por anatomopatológico *post mortem*. Na prática clínica não dispomos de marcadores biológicos específicos para auxiliar na determinação do diagnóstico. Usamos, portanto, os critérios diagnósticos definidos em 2017 que estabelecem níveis de acurácia para o diagnóstico da doença (Tabela 8.16).

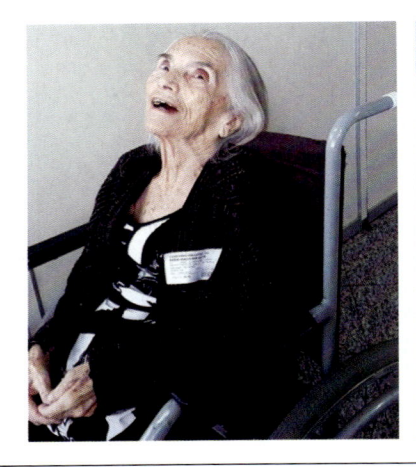

**Figura 8.9.** Imagem ilustrativa de paciente com PSP com 6 anos de evolução. Observam-se retrocolis, fáceis de espanto e dependência da cadeira de rodas

| Tabela 8.15 Variantes fenotípicas da PSP | |
|---|---|
| Síndrome de Richardson (PSP clássica) | Instabilidade precoce da marcha, quedas, paralisia supranuclear do olhar, rigidez axial, disartria, disfagia, demência progressiva |
| PSP-parkinsonismo | Tremor, bradicinesia, rigidez, resposta leve à levodopa, declínio cognitivo tardio, sobrevida mais longa (9 anos) |
| PSP-acinesia pura com **congelamento** da marcha | Dificuldade precoce da marcha, congelamento ou bloqueio motor da marcha, micrografia, hipofonia, disartria, duração mais longa da doença (11 a 15 anos) |
| PSP-síndrome corticobasal | Distonia, perda sensorial cortical, apraxia da fala, rigidez e acinesia. Comprometimento unilateral ou muito assimétrico |
| PSP-comportamental variante de demência frontotemporal | Quadro predominantemente cognitivo, alteração proeminente do comportamento, mudança de personalidade, parkinsonismo tardio |
| PSP-cerebelar | Ataxia cerebelar predominante |

## Neuroimagem

Na imagem por ressonância magnética do crânio, observamos a atrofia do mesencéfalo e dos pedúnculos cerebelares superiores. Esses achados podem ajudar a distinguir a PSP de outros distúrbios neurodegenerativos com parkinsonismo. Quando a atrofia mesencefálica é marcada, podemos observar em corte sagital o "sinal do beija-flor" e no corte axial o *morning glory sign* (Figura 8.10). A redução do diâmetro anteroposterior do mesencéfalo tem alta especificidade para o diagnóstico da PSP, quando menor que 9,35 mm. Se associada a uma proporção menor que 0,52 entre o diâmetro da base da ponte e o mesencéfalo, a especificidade é de 100%[20].

## Degeneração corticobasal

A degeneração corticobasal (DCB) é uma doença degenerativa rara e de manifestação clínica heterogênea, de caráter progressivo, que se encontra no grupo do parkinsonismo atípico. Em geral,

**Tabela 8.16**
**Critérios diagnósticos de PSP**

| *PSP provável* | |
|---|---|
| Paresia do olhar vertical ou lentificação das sacadas verticais | • Quedas não provocadas nos primeiros 3 anos de sintomas **ou**<br>• Congelamento progressivo da marcha nos primeiros 3 anos **ou**<br>• Parkinsonismo acinético-rígido, predominantemente axial, levodopa-resistente ou parkinsonismo com tremor e/ou assimétrico e/ou responsivo à levodopa **ou**<br>• Apresentação cognitivo-comportamental frontal |

| *PSP possível* |
|---|
| Paresia do olhar vertical **OU** |
| Lentificação das sacadas verticais + recuperação com mais de dois passos no ***pull test*** nos primeiros 3 anos de doença **OU** |
| **Congelamento** progressivo da marcha nos primeiros 3 anos **ou** |
| Paresia do olhar vertical ou lentificação das sacadas verticais + alteração de linguagem e da fala **OU** |
| Paresia do olhar vertical ou lentificação das sacadas verticais + síndrome corticobasal |

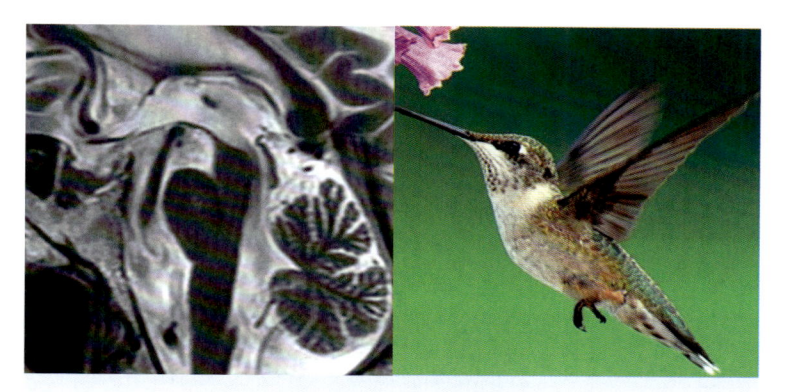

RNM-T2: atrofia do mesencéfalo: Sinal do beija-flor

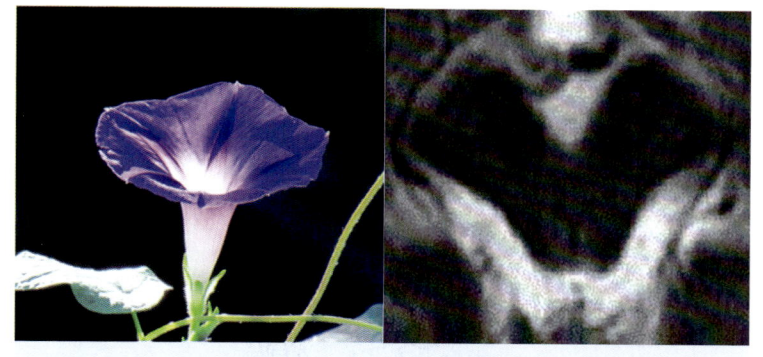

RNM-T2 Aumento das convexidade lateral do mesencéfalo, lembrando a forma da flor
Glória da Manhã

**Figura 8.10** – Imagem da RNM em PSP: sinal do beija-flor.

tem início na sexta década de vida, com prevalência de 1/100.000[24] habitantes e sobrevida média de aproximadamente 7 anos após o início do quadro clínico. A sintomatologia da DCB se caracteriza por parkinsonismo grave assimétrico, não responsivo ao uso da levodopa, distonia focal e disfunção cognitiva progressiva. Assim como na PSP, a degeneração corticobasal apresenta como marcador patológico o acúmulo anormal da proteína Tau intracelular. Na neurodegeneração relacionada à proteína Tau, os núcleos da base e os circuitos frontossubcorticais são especialmente vulneráveis, o que explica as várias apresentações clínicas da DCB. A "tauopatia" também pode comprometer o *locus ceruleus* e a substância *nigra*.

## Quadro clínico

A degeneração corticobasal é caracteristicamente marcada por assimetria, rigidez e distonias focais associadas ou não às contraturas. A dificuldade na execução de movimentos intencionais, apesar da função intacta dos neurônios motores superior e inferior (apraxia), ocorre na marcha, na fala e nos membros de forma progressiva e inexorável, provocando grande dificuldade motora no paciente. Os pacientes podem também apresentar déficit sensorial cortical, mioclonia focal, alteração de linguagem, fenômeno do membro alienígena (sensação de que o membro não pertence ao seu corpo), hiper-reflexia e presença do sinal de Babinski.

A rigidez é a manifestação mais comum da síndrome parkinsoniana na DCB, seguida por bradicinesia, tremor e distúrbio da marcha. Este último é caracterizado por instabilidade postural e quedas, e torna-se mais frequente com a progressão da doença. Além da demência, outras queixas comuns incluem depressão (73%), apatia (40%), irritabilidade (20%) e agitação (20%)[18,24,25].

## Diagnóstico

A DCB é raramente diagnosticada de forma correta, sendo negligenciada ou confundida com doença de Parkinson idiopática, um de seus diagnósticos diferenciais. A degeneração corticobasal possui vários fenótipos clínicos (Tabela 8.17), o que dificulta seu diagnóstico clínico. Os critérios clínicos estabelecidos, apesar de pouco específicos, auxiliam a definir o diagnóstico de DCB provável ou possível (Tabela 8.18).

| Tabela 8.17 Fenótipos clínicos da degeneração corticobasal | |
|---|---|
| Síndrome corticobasal (DCB clássica) | Rigidez assimétrica do membro, acinesia, distonia ou mioclonia + Apraxia orobucal ou dos membros, déficit sensorial cortical ou fenômeno de membro alienígena **Provável SCB:** dois itens em cada uma das categorias acima **Possível SCB:** um item em cada uma das categorias acima e pode ser simétrica |
| Síndrome frontal espacial-comportamental (SFC) | Pelo menos duas de: disfunção executiva, alterações comportamentais ou de personalidade, déficits visuoespaciais |
| Afasia progressiva primária variante não fluente ou agramática (APPna) | Discurso pouco fluente, agramático e pelo menos um entre: compreensão de gramática ou de sentença prejudicada com compreensão de uma única palavra relativamente preservada; distorcer a produção da fala (apraxia da fala) |
| Síndrome da paralisia supranuclear progressiva (SPSP) | Pelo menos três de: rigidez axial ou simétrica do membro ou acinesia, instabilidade postural ou quedas, incontinência urinária, alterações comportamentais, paralisia do olhar vertical supranuclear ou diminuição da velocidade das sacadas verticais |

| Tabela 8.18 Critérios diagnósticos para DCB | | |
| --- | --- | --- |
| | *DCB provável* | *DCB possível* |
| Apresentação | Início insidioso e progressão lenta | Início insidioso e progressão lenta |
| Duração mínima dos sintomas | 1 ano | 1 ano |
| Idade de início | ≥ 50 anos | Sem idade mínima |
| História familiar (2 ou mais) | Ausente | Permitida |
| Fenótipos permitidos | SCB provável SFC ou APPna + uma característica da SCB | SCB possível SFC ou APPna SPSP + uma característica da SCB |

## Neuroimagem

Em exame de ressonância magnética encefálica podemos observar uma atrofia, mais comumente, parietal e assimétrica, que é característica da doença (Figura 8.11). Pode ocorrer atrofia dos lobos frontais, principalmente da região superior parassagital. Os lobos temporais e occipitais comumente são poupados, assim como cerebelo e tronco cerebral.

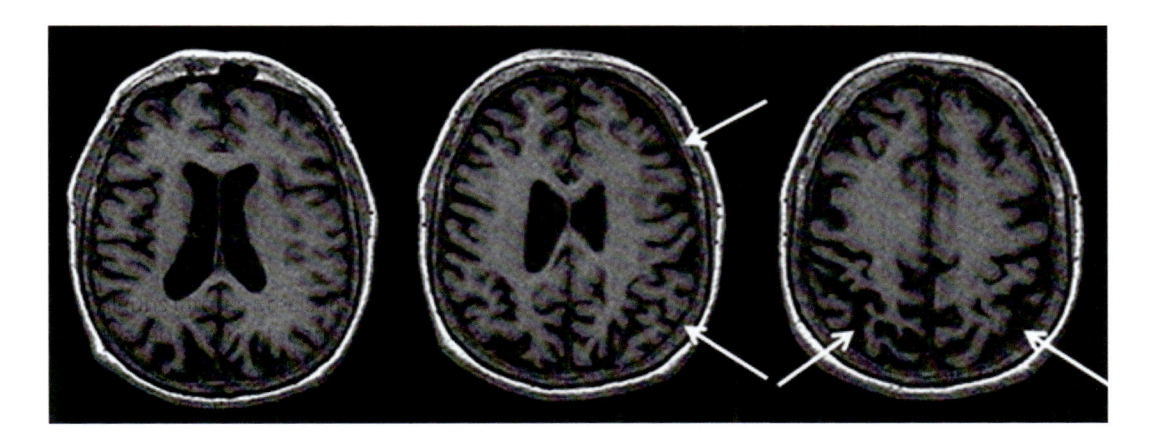

**Figura 8.11** – Achados de RNM na DCB.

## Tratamento medicamentoso do parkinsonismo atípico

De modo geral, os pacientes com parkinsonismo atípico respondem pouco ou não respondem ao uso da levodopa, mesmo com doses mais elevadas de até 1.200 mg/dia[19]. Detalharemos na Tabela 8.19 o tratamento sintomático das diferentes etiologias do parkinsonismo de uma forma geral, considerando sua similaridade na apresentação clínica e na origem dos sintomas: disfunção nigroestriatal predominante, com alterações heterogêneas, mas significativas nos circuitos frontos-subcorticais.

**Tabela 8.19**
**Tratamento sintomático do parkinsonismo atípico**

| Objetivo | Medicamento | Dose | Observação |
|---|---|---|---|
| Sintomas cognitivos | Donepezila | 5 a 10 mg/dia | Medir frequência cardíaca, pois a bradicardia é um efeito colateral |
| | Rivastigmina | 6 a 12 mg/dia | Efeitos colaterais: intolerância gástrica, piora da sialorreia |
| | Memantina | 5 a 20 mg/dia | Intolerância gástrica |
| Sintomas motores acinético-rígidos | Levodopa | 100 a 1.200 mg/dia | Na DCL, a levodopa usualmente melhora o parkinsonismo, no entanto, pode piorar os sintomas psiquiátricos. Umas das recomendações nesses casos é reduzir a dose de levodopa |
| | Amantadina | 100 a 300 mg/dia | Pode piorar alucinação, tem como efeitos colaterais a intolerância gástrica, perda de apetite e sonolência |
| Distonia | Baclofeno | 5 a 10 mg/dia | Atentar para sonolência |
| | Toxina botulínica | 6 a 12 mg/dia | Bem tolerada |
| Mioclonia | Clonazepam | 2 a 6 mg/dia | Atentar para quedas e piora cognitiva |
| Psicose | Clozapina | 6,25 a 100 mg/dia | Acompanhar com hemograma – leucopenia |
| | Quetiapina | 25 a 100 mg/dia | Pode piorar parkinsonismo |
| Incontinência urinária | Oxibutinina | 2,5 a 10 mg/dia | Encaminhar para Urologista |
| Hipotensão postural | Fludrocortisona | 0,1 a 0,3 mg/dia | Sempre realizar medidas educacionais e evitar fatores desencadeantes ou agravantes |
| Hipotensão pós-prandial | Octreotide | 25 a 50 mg 30 min antes das refeições | |
| Distúrbio do sono | Zolpidem | 5 a 10 mg/dia | Ajuda em casos de insônia inicial |
| | Clonazepam | Iniciar 0,25 mg/dia (máximo 5 mg) | Tratamento do transtorno comportamental do sono REM. Atentar para efeitos colaterais |
| Depressão e ansiedade | Nortriptilina | 25 a 150 mg/dia | Geralmente idosos não toleram doses elevadas devido aos sintomas anticolinérgicos |
| | Sertralina | 50 a 200 mg/dia | Não usar com selegilina devido à síndrome serotoninérgica |

## Acompanhamento pela Atenção Primária à Saúde

Na suspeita de um parkinsonismo atípico o paciente deve ser encaminhado ao neurologista para uma avaliação especializada e definição diagnóstica. No entanto, diante da confirmação de um diagnóstico de Parkinson-*plus*, o acompanhamento principal deve ser feito na atenção primária à saúde, tendo em vista que o tratamento do parkinsonismo atípico atualmente é exclusivamente sintomático. A abordagem holística do paciente deve envolver um manejo que inclua equipe multidisciplinar composta de apoio de fisioterapia, terapia ocupacional, fonoaudiologia, neuropsicologia, psiquiatria, serviço social e cuidados paliativos (Figura 8.12).

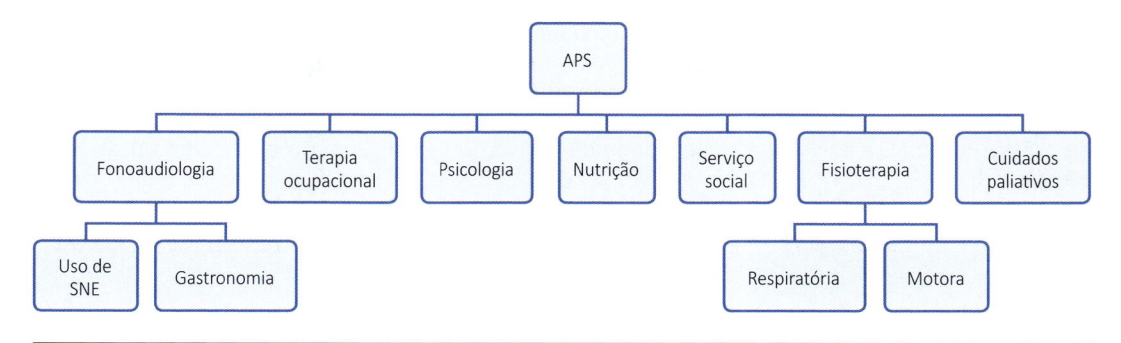

**Figura 8.12** – Tratamento multidisciplinar no parkinsonismo atípico.

## ▪ Parkinsonismo secundário

As principais causas de parkinsonismo secundário estão descritas na Tabela 8.3; detalharemos adiante as causas mais comuns e tratáveis em nível de atenção básica de saúde: de causa vascular e secundária ao uso de medicamentos. Ao final deste capitulo descrevemos uma tabela com o resumo dos dados clínicos e de imagem relevantes no diagnóstico diferencial das causas de parkinsonismo (Tabela 8.21).

### Vascular

O parkinsonismo vascular é também conhecido como parkinsonismo arteriosclerótico ou pseudoparkinsonismo. Os sintomas de parkinsonismo decorrem principalmente da isquemia recorrente e confluente de áreas encefálicas pertencentes ao sistema extrapiramidal (núcleos da base e substância negra), além das regiões da substância branca que contêm as fibras dos circuitos corticobasais[16]. A doença cerebrovascular decorre do comprometimento da parede das arteríolas por lipo-hialinose, levando a alterações na substância branca subcortical (Figura 8.13), além de lesões isquêmicas cerebrais lacunares (ou seja, menores que 2 mm) no mesencéfalo (acometendo a substância negra responsável pela produção de dopamina)[16]. Essas alterações também podem ser vistas na DP, porém são menos graves que na doença cerebrovascular. Observa-se também, em alguns casos de parkinsonismo vascular, dilatação dos ventrículos cerebrais laterais e do terceiro ventrículo.

As alterações motoras são mais evidentes nos membros inferiores, o que justifica a alteração de marcha ser a primeira manifestação e a mais proeminente. A marcha é lenta, com passos curtos, porém a base (distância entre os pés) nem sempre é estreita, como na doença de Parkinson idiopática[16]. Os pacientes apresentam, frequentemente, sensação de pés colados no chão (marcha magnética) ou congelamento da marcha. Há instabilidade postural e as pernas são mais espásticas do que rígidas, com piora progressiva, levando o paciente à dependência da cadeira de rodas. Os sintomas são insidiosos na maioria dos casos.

Com a progressão da doença cerebrovascular, os pacientes desenvolverão demência do tipo subcortical e incontinência urinária, além de aumento dos reflexos tendinosos nos membros inferiores (reflexos vivos), com achado frequente de reflexo cutaneoplantar em extensão (sinal de Babinski). Comumente, é possível observar sintomas pseudobulbares com: disartria, disfagia e disfonia, deficiência dos movimentos voluntários da língua e músculos faciais, além de labilidade emocional, com ocorrência de riso ou choro imotivados. Os tremores são raros neste tipo de parkinsonismo.

A idade do início dos sintomas do parkinsonismo vascular é semelhante ou ligeiramente superior à da doença de Parkinson idiopática. Os homens são mais frequentemente afetados, e isso se deve ao fato de a doença cerebrovascular ser mais frequente entre os homens do que nas mulheres.

Os medicamentos antiparkinsonianos não constituem uma ajuda relevante, visto que a resposta a essas medicações não é considerável. O tratamento deve ser baseado principalmente no controle dos fatores de risco para a doença cerebrovascular e fisioterapia motora, o que reitera a importância do conhecimento dessa entidade nosológica pelo médico generalista da unidade básica de saúde. Em alguns casos em que se evidencia dilatação ventricular desproporcional à atrofia encefálica, o paciente deve ser encaminhado para o especialista para diagnóstico diferencial com a hidrocefalia de pressão normal, e a eventual necessidade de derivação ventriculoperitoneal como opção terapêutica.

---

**PARA FIXAR**

Parkinsonismo vascular ocorre devido a alterações isquêmicas crônicas que afetam a substância branca subcortical e resulta em comprometimento da marcha que progride lentamente, não apresentando boa resposta com o uso de levodopa.

FATORES DE RISCO:
Diabetes, hipertensão arterial sistêmica, dislipidemia, aterosclerose, doença coronariana, apneia do sono e tabagismo crônico.

---

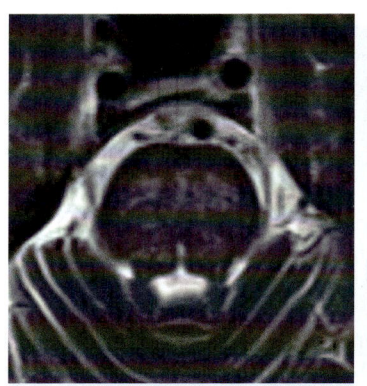 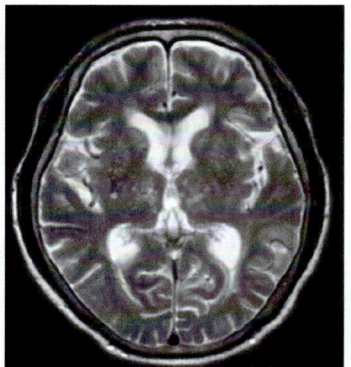 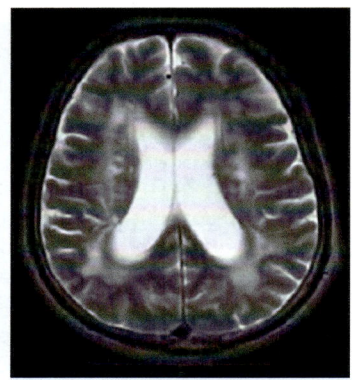

1. Lesões na ponte, frequentemente causam congelamento da marcha

2. Lesões isquêmicas difusas pelos núcleos da base e no tálamo bilateralmente

3. Lesões isquêmicas confluentes na substância branca bilateralmente

**Figura 8.13** – RNM-T2 com lesões vasculares características do parkinsonismo vascular.

## Induzido por drogas

Uma forma reversível de parkinsonismo pode resultar do uso de determinadas drogas, principalmente as medicações antagonistas dopaminérgicas, muito usadas nos transtornos psiquiátricos. Normalmente, o parkinsonismo induzido por drogas se desenvolve após o uso prolongado da medicação, estando relacionado com a dose utilizada. Os pacientes idosos e as mulheres apresentam maior risco para esta complicação.

As principais medicações descritas na Tabela 8.20 são os neurolépticos (típicos e, menos frequentemente, os atípicos em doses mais elevadas), com destaque para o haloperidol; os antieméticos, como metoclopramida e, até mesmo, os bloqueadores do canal de cálcio como a flunarizina, a cinarizina e o verapamil. Outras drogas com potencial para causar parkinsonismo são o ácido valproico e o carbonato de lítio.

O tratamento se baseia na suspensão da medicação que, normalmente, leva à completa reversão dos sintomas na maioria dos casos, podendo ocorrer em horas, dias ou, até mesmo, em meses. A não melhora dos sintomas parkinsonianos após a retirada da droga ofensiva deve levantar suspeita

| Tabela 8.20 | |
| --- | --- |
| **Principais medicações que induzem o parkinsonismo** | |
| **Neurolépticos** | Típicos<br>Haloperidol, clorpromazina<br>Atípicos<br>Clozapina, risperidona, quetiapina, olanzapina |
| **Antieméticos** | Metoclopramida |
| **Bloqueador canal de cálcio** | Flunarizina, cinarizina, verapamil |
| **Anti-histamínico** | Prometazina |
| **Outros** | Ácido valproico, carbonato de lítio |

| Tabela 8.21 | | | | | | | |
| --- | --- | --- | --- | --- | --- | --- | --- |
| **Dados clínicos e de imagem relevantes no diagnóstico diferencial das causas de parkinsonismo** | | | | | | | |
| | *DP* | *DCL* | *AMS* | *PSP* | *DCB* | *Parkinsonismo vascular* | *Parkinsonismo induzido por drogas* |
| **Simetria** | Assimétrico | Simétrico | Assimétrico | Simétrico | Assimétrico | Assimétrico ou Simétrico | Assimétrico ou Simétrico |
| **Tremor de repouso** | + | - | - | +/- | - | + | + |
| **Rigidez** | + | + | + | Axial | Membros | Membros inferiores | + |
| **Instabilidade postural precoce** | - | - | + | + | + | +/- | +/- |
| **Quedas precoces** | - | - | + | + | + | | |
| **Demência precoce** | - | + | - | - | - | - | - |
| **Disfunção autonômica precoce** | - | - | + | +/- | +/- | - | - |
| **Paresia do olhar vertical** | - | - | - | + | + | | |
| **Apraxia** | - | - | - | + | + | - | - |
| **Resposta à levodopa** | Ótima e sustentada | Pobre | Pobre e transitória | Pobre e transitória | Pobre | Inconsistente | Inconsistente |
| **Imagem** | Normal | Atrofia cortical difusa com lobo temporal preservado | Atrofia pontocerebelar, hot cross bun | Sinal do beija-flor e atrofia de mesencéfalo | Atrofia parietal assimétrica | Alteração de substância branca | Normal |
| **História familiar** | Positiva em alguns casos | Raramente positiva | Raramente positiva | Raramente positiva | Raramente positiva | Negativo | Negativo |

da possibilidade de doença parkinsoniana subclínica. Nos pacientes com indicação precisa de antipsicóticos, deve-se aventar a possibilidade da troca para um neuroléptico atípico e, preferencialmente, em baixa dose para minimizar os sintomas, preferencialmente, a quetiapina ou a clozapina. O uso de anticolinérgicos e amantadina pode melhorar a gravidade do parkinsonismo.

## REFERÊNCIAS BIBLIOGRÁFICAS

1. Spielberger S, Werner P. Overview of Parkinsonism and Approach to Differential Diagnosis In: David Burn. Oxford Textbook of Movement Disorders. United Kingdom: Oxford University Press; 2013. p. 61-72.
2. Tumas V. Fisiologia dos núcleos da base. In: Barbosa ER, Ferraz HB, Tumas V. Transtornos do Movimento Diagnóstico e Tratamento. vol 1. São Paulo: Editora e Eventos Omnifarma Ltda; 2013. p. 11-21.
3. Williams DR, Litvan I. Parkinsonian syndromes. Continuum (Minneap Minn). 2013;19(5):1189-121.
4. Hess CW, Okun MS. Diagnosing parkinson disease. 1047Continuum (Minneap Minn). 2016;22(4):1047-1063.
5. Kalia LV, Lang AE. Parkinson´s disease. Lancet. 2015;386:896-912.
6. Schapira AHV, Gallagher D. Parkinson´s Disease; Premotor Features; Diagnosis, and Early Management. In: David Burn. Oxford Textbook of Movement Disorders. United Kingdom: Oxford University Press; 2013. p. 73-81.
7. Fontão PCN, Cruz RM, Roman R. Tremor e síndromes parkinsonianas. In: Gusso G, Lopes JMC. Tratado de Medicina de Família e comunidade – Princípios, formação e prática. Livro II. São Paulo: Artmed; 2012. p. 1845-1852.
8. Thenganatt MA, Jankovic J. Parkinson disease subtypes. JAMA Neurol.2014;71(4):499-504.
9. Aguiar PMC. Parkinsonismo genético. In: Barbosa ER, Ferraz HB, Tumas V. Transtornos do Movimento Diagnóstico e Tratamento. vol 1. São Paulo: Editora e Eventos Omnifarma Ltda; 2013.p. 23-32.
10. Jimenez-Shahed J. A review of current and novel levodopa formulations for the treatment of Parkinson's disease. Ther. Deliv. 2016;7(3):179-191.
11. Fox SH, Katzenschlager R, Lim SY, Barton B, Bie RMA, Seppi K, et al. International Parkinson and Movement Disorder Society Evidence-Based Medicine Review: Update on Treatments for the Motor Symptoms of Parkinson's Disease. Movement Disorders. 2018 Aug;33(8):1248-1266. doi: 10.1002/mds.27372. Epub 2018 Mar 23.
12. Giugni JC, Okun MS. Treatment of advanced Parkinson's disease. Curr Opin Neurol. 2014;27:450-460.
13. Kulisevsky J, Luquin MR, Arbelo JM, Burguera JA, Carrillo F, Castro A, et al. Advanced parkinson's disease: Clinical characteristics and treatment (part 2). Neurologia. 2013;28(8):503-521.
14. Ffytche DH, Creese B, Politis M, Chaudhuri KR, Weintraub D, Ballard C, et al. The psychosis spectrum in Parkinson disease. Nature reviews Neurology. 2017. doi: 10.1038/nrneurol.2016.200.
15. Reichmann H. Modern treatment in Parkinson's disease, a personal approach. J Neural Transm. doi: 10.1007/s00702-015-1441-1.
16. Luquin MR, Kulisevsky J, Martin PM, Mir P, Tolosa ES. Consensus on the Definition of Advanced Parkinson's Disease: A Neurologists-Based Delphi Study (CEPA Study). Parkinson's Disease 2017; Vol 2017, doi.org/10.1155/2017/4047392.
17. Cosgrove J, Alty JE, Jamieson S. Cognitive impairment in Parkinson´s disease. Postgrad Med J. 2015;91:212-220.
18. McFarland N. Diagnostic Approach to Atypical Parkinsonian Syndromes. CONTINUUM: Lifelong Learning in Neurology. 2016;22:1117-1142.
19. Levin J, Kurz A, Arzberger T, Giese A, Höglinger G. The Differential Diagnosis and Treatment of Atypical Parkinsonism. Deutsches Aerzteblatt Online. 2016.
20. McKeith I, Boeve B, Dickson D, Halliday G, Taylor J, Weintraub D, et al. Diagnosis and management of dementia with Lewy bodies. Neurology. 2017;89(1):88-100.
21. Gilman S, Wenning G, Low P, Brooks D, Mathias C, Trojanowski J, et al. Second consensus statement on the diagnosis of multiple system atrophy. Neurology. 2008;71(9):670-676.
22. Boxer A, Yu J, Golbe L, Litvan I, Lang A, Höglinger G. Advances in progressive supranuclear palsy: new diagnostic criteria, biomarkers, and therapeutic approaches. The Lancet Neurology. 2017;16(7):552-563.
23. Höglinger G, Respondek G, Stamelou M, Kurz C, Josephs K, Lang A, et al. Clinical diagnosis of progressive supranuclear palsy: The movement disorder society criteria. Movement Disorders. 2017;32(6):853-864.

24. Ali F, Josephs K. Corticobasal degeneration: key emerging issues. Journal of Neurology. 2017;265(2):439-445.

25. Mahapatra R, Edwards M, Schott J, Bhatia K. Corticobasal degeneration. The Lancet Neurology. 2004;3(12):736-743.

26. Varanese S, Birnbaum Z, Rossi R, Rocco A. Treatment of Advanced Parkinson's Disease. Parkinson's Disease. Vol. 2010. doi:10.4061/2010/480260.

27. Kulisevsky J, Luquin MR, Arbelo JM, Burguera JA, Carrillo F, Castro A, et al. Advanced Parkinson's disease: Clinical characteristics and treatment (part 1). Neurologia. 2013;28(8):503-521.

28. Meijera FJA, Goraja B, Bloem BR, Esselink RAJ. Clinical Application of Brain MRI in the Diagnostic Work-up of Parkinsonism. Journal of Parkinson's Disease. 2017;7:211-217.

29. Korczyn AD. Vascular parkinsonism—characteristics, pathogenesis and treatment. Nat Rev Neurol. advance online publication 28 April 2015. doi: 10.1038/nrneurol.2015.61.

30. Menza M, Dobkin RD, Marin H, Mark MH, Gara M, Buyske S, et al. A controlled trial of antidepressants in patients with Parkinson disease and depression. Neurology. 2009;72;886-892. Published Online before print December 17, 2008.

31. Schapira AHV, Gallagher D. Parkinson's Disease; Premotor Features; Diagnosis, and Early Management. In: David Burn. Oxford Textbook of Movement Disorders. United Kingdom: Oxford University Press; 2013. p. 73-81.

32. Laurens B, Constantinescu R, Freeman R, Gerhard A, Jellinger K, Jeromin A, et al. Fluid biomarkers in multiple system atrophy: A review of the MSA Biomarker Initiative. 2019.

33. Golbe L, Ohman-Strickland P. A clinical rating scale for progressive supranuclear palsy. Brain. 2007;130(6):1552-1565.

34. Chahine L, Rebeiz T, Rebeiz J, Grossman M, Gross R. Corticobasal syndrome: Five new things. Neurology: Clinical Practice. 2014;4(4):304-312.

35. Armstrong M, Litvan I, Lang A, Bak T, Bhatia K, Borroni B, et al. Criteria for the diagnosis of corticobasal degeneration. Neurology. 2013;80(5):496-503.

36. Williams D, Lees A. Progressive supranuclear palsy: clinicopathological concepts and diagnostic challenges. The Lancet Neurology. 2009;8(3):270-279.

37. Stefanova N, Wenning G. Review: Multiple system atrophy: emerging targets for interventional therapies. Neuropathology and Applied Neurobiology. 2016;42(1):20-32.

38. Brook DJ. Diagnosis and management of atypical parkinsonian syndromes. J Neurol Neurosurg Psychiatry. 2002;72(Suppl I):i10-i16.

# 9

# Tremor

Rafaela Magalhães Britto Pacheco de Moraes • Karina Silveira Massruhá •
Maria Sheila Guimarães Rocha

## ▪ Introdução e conceitos

Pode parecer um dos distúrbios de movimento mais simples de ser reconhecido, uma vez que o tremor fisiológico ("natural") é uma experiência comum, principalmente quando realçado por medo, ansiedade, excitação ou, simplesmente, pelo uso de muito café. No entanto, esta simplicidade superficial esconde uma dificuldade em separar clinicamente diferentes tipos de tremor e pode tornar-se desafiador para o médico clínico no contexto da Atenção Primária à Saúde (APS). Por isso, vale ressaltar que seu reconhecimento é fundamental para avançar na compreensão da classificação, fisiopatologia e, a partir disso, estabelecer um tratamento eficaz.

O tremor é a oscilação rítmica de uma parte do corpo e está entre as formas mais comuns de distúrbio do movimento[1]. O tremor, apesar de muito frequente em idosos, também pode acometer crianças e adultos jovens.

## ▪ Importância do diagnóstico de tremor na APS

As principais causas de tremor em pacientes atendidos na Atenção Primária à Saúde são: exacerbação de tremor fisiológico, tremor essencial e as síndromes parkinsonianas, principalmente a doença de Parkinson. É importante definir corretamente o diagnóstico através do exame neurológico, pois o tratamento e o prognóstico são variados.

Devido à alta prevalência dos tremores, clínicos de todas as especialidades encontrarão esses sintomas na prática rotineira. O médico de família e a comunidade geralmente representam o primeiro contato para o paciente. É importante distinguir o tremor patológico de um tremor fisiológico comum através da história clínica e do exame físico. Apesar de não modificadores de doença, a identificação precoce e o tratamento adequado dos tremores podem proporcionar aos pacientes melhor qualidade de vida desde o início dos sintomas.

Na avaliação de qualquer tremor, o médico deve realizar um exame físico direcionado caracterizando o tipo, a duração e evolução dos sintomas. Deve-se buscar por rigidez, bradicinesia e instabilidade postural para excluir o diagnóstico de uma possível doença de Parkinson (DP). A presença de depressão e alterações autonômicas também deve alertar o médico para a possibilidade de DP, sendo esta a forma mais frequente de tremor.

Pacientes com tremores incomuns e/ou outras alterações neurológicas ao exame devem ser encaminhados para o neurologista.

## Epidemiologia

O tremor essencial é o tipo mais comum de tremor patológico e uma das mais comuns doenças neurológicas. Atinge 0,08 a 220 indivíduos por 1.000 habitantes. Na população acima de 40 anos de idade tem uma prevalência de até 5%, já na população abaixo de 40 anos varia de 2,2 a 3,3%. Tem característica bimodal, aparecendo na segunda e sexta década de vida e com incidência similar em homens e mulheres.

O tremor da doença de Parkinson geralmente acomete pacientes maiores de 50 anos, com predominância no sexo masculino, e está associado a outros sinais e sintomas clínicos.

O parkinsonismo induzido por drogas não tem prevalência exata, uma vez que os sintomas são frequentemente subdiagnosticados ou, ainda, não diagnosticados, mesmo por neurologistas. Vários grandes estudos de base populacional na Europa estimaram uma prevalência variando de 0,09 a 1,7%. A porcentagem desses pacientes aumenta com a idade, com a maior incidência entre 60 e 80 anos. Isto provavelmente ocorre porque as células dopaminérgicas e o transporte de dopamina diminuem com a idade, assim, menos bloqueio do receptor de dopamina é necessário para atingir o limiar para o parkinsonismo.

## Etiopatogenia

A fisiopatologia do tremor ainda não é completamente compreendida. Sabe-se que lesões no tronco encefálico, sistema extrapiramidal e cerebelo levam a alguns tipos de tremor devido ao acometimento de algumas vias responsáveis pela modulação do movimento, como a alça córtico-estriado-tálamo-cortical (Figura 9.1) e o triângulo de Mollaret (Figura 9.2).

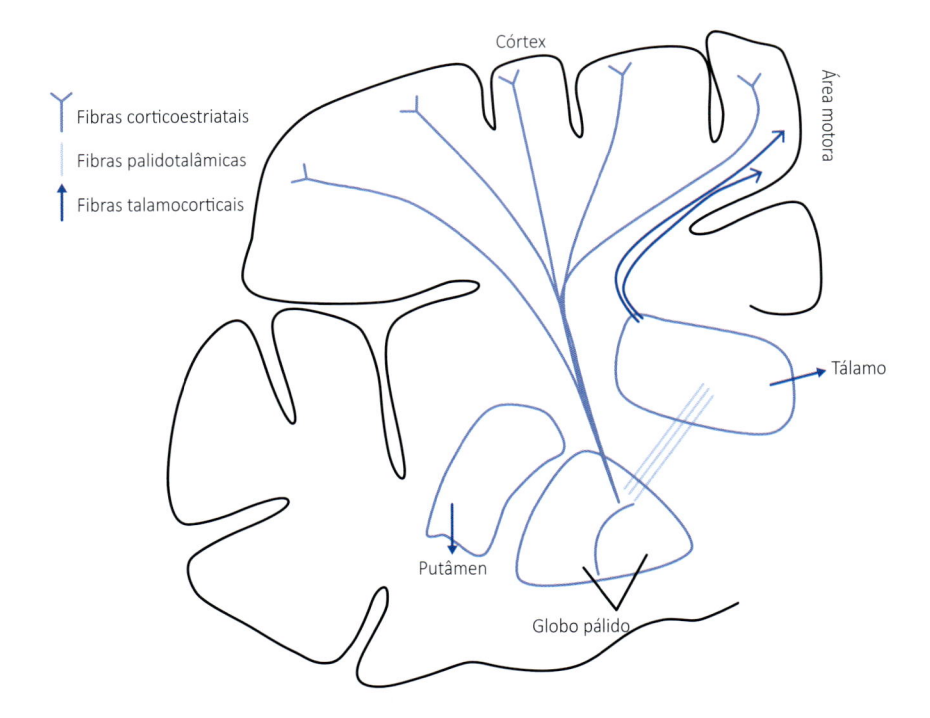

**Figura 9.1** – Alça córtico-estriado-tálamo-cortical.

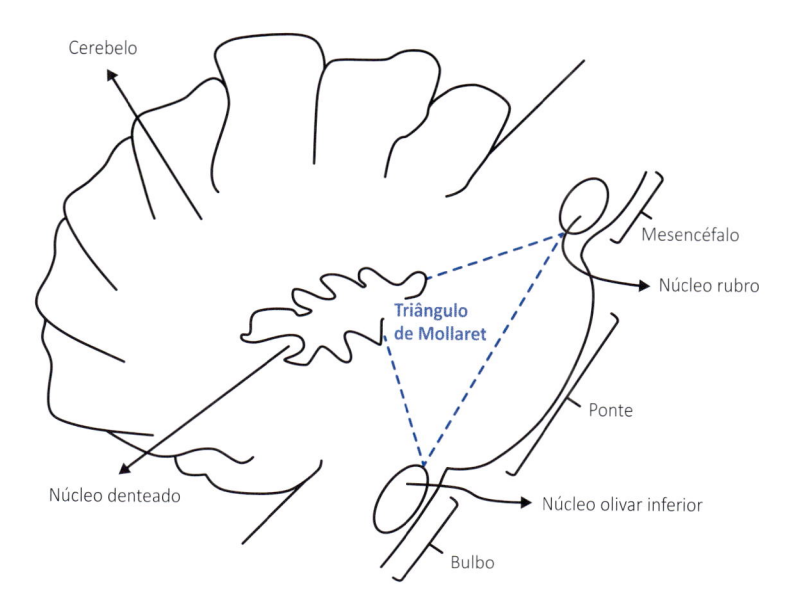

**Figura 9.2** – Triângulo de Mollaret.

O primeiro circuito origina-se de todo o córtex cerebral e se dirige ao estriado através de fibras corticoestriatais para chegar no globo pálido. Através das fibras palidotalâmicas o impulso nervoso se dirige ao núcleo ventral anterior e ventral lateral do tálamo para, posteriormente, projetar-se através das fibras talamocorticais para a área motora do córtex cerebral. Sua função fisiológica é integrar diferentes grupos musculares nos movimentos complexos e assegurar um movimento contínuo não terminado ou perturbado por influências externas irrelevantes.

O segundo circuito, chamado de triângulo de Mollaret, envolve o núcleo rubro localizado no mesencéfalo, o núcleo olivar inferior localizado no bulbo e o núcleo denteado, no cerebelo. A função fisiológica do circuito é de ajustar movimentos voluntários finos e precisos.

## ▪ Quadro clínico e diagnóstico

Muitas palavras descritivas são úteis e estão disponíveis para transmitir informações sobre o tipo de tremor que o paciente tem e facilitar a exclusão de diagnósticos diferenciais. Em contrapartida, uma descrição que não traz características específicas torna-se uma barreira na comunicação entre os médicos e acaba por atrasar a resolução do caso. Exemplo:

"Homem de 58 anos de idade com tremor vem à consulta..."

"Homem de 58 anos de idade vem à consulta com tremor fino há 3 anos, de 6-8 hertz, postural e cinético que afeta as mãos e é simétrico e bilateral"

Os tremores podem ser descritos por meio de algumas características específicas[2]:

- idade de início do tremor e evolução;
- distribuição topográfica: braço, pescoço, queixo, voz;
- frequência em hertz (Hz): fino ou grosso;
- condição de ativação: o tremor é causado pelo repouso dos membros ou durante o movimento deles;
- região do cérebro afetada: cerebelo, mesencéfalo;
- história familiar de tremor;
- presença de condições médicas associadas: hipertireoidismo, depressão, ansiedade;
- presença de condições neurológicas associadas: distonia, doença de Parkinson (DP);
- uso de medicações: antidepressivos, anticonvulsivantes, etc. (ver Quadros 9.5 e 9.7).

De maneira prática, durante uma consulta devemos, principalmente, identificá-los e descrevê-los de acordo com a sua condição de ativação, ou seja, contexto em que estão presentes (Figura 9.3):

I. **tremor de repouso**: tremor presente quando os membros estão completamente em repouso, como na doença de Parkinson, paralisia supranuclear progressiva, atrofia de múltiplos sistemas e doença de corpos de Lewy;

II. **tremor postural**: tremor presente quando o membro do paciente é elevado (tipicamente), ou seja, em posição oposta à gravidade;

III. **tremor cinético**: tremor presente durante o movimento. Podendo ser de intenção, em que a amplitude aumenta durante manobras guiadas visualmente para atingir um alvo, ação específica ou ainda cinético simples;

IV. **tremor isométrico**: ocorre durante esforço contra uma superfície estática;

V. os tremores postural e cinético, quando ocorrem simultaneamente, são comumente chamados de "**tremor de ação**".

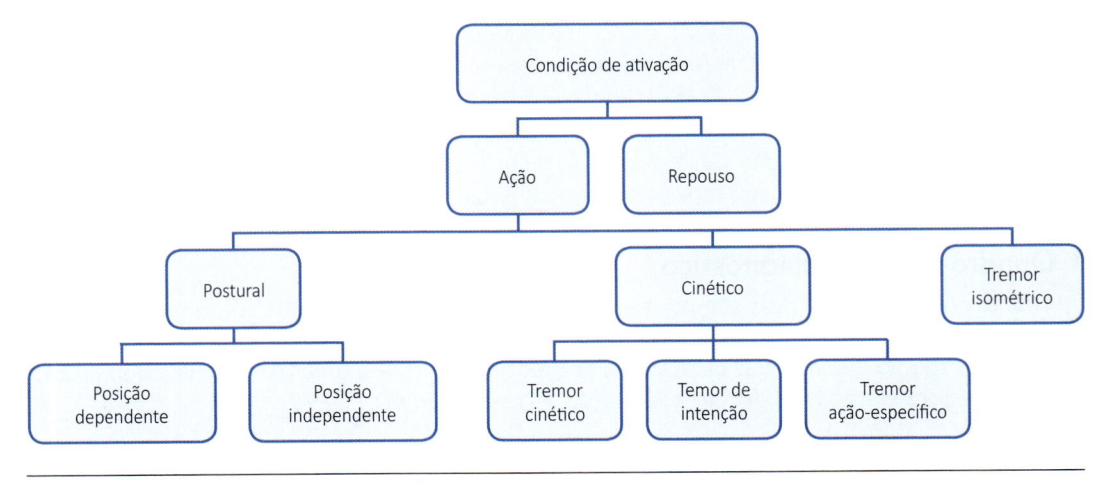

**Figura 9.3** – Condição de ativação do tremor[3].

A classificação de tremores ocorre em duas vertentes, de acordo com seus aspectos clínicos, considerados como eixo 1 (Figura 9.4) e sua etiologia, considerado eixo 2 (Figura 9.5), o que pode ajudar o médico clínico no contexto da APS a construir sua anamnese de maneira completa e objetiva.

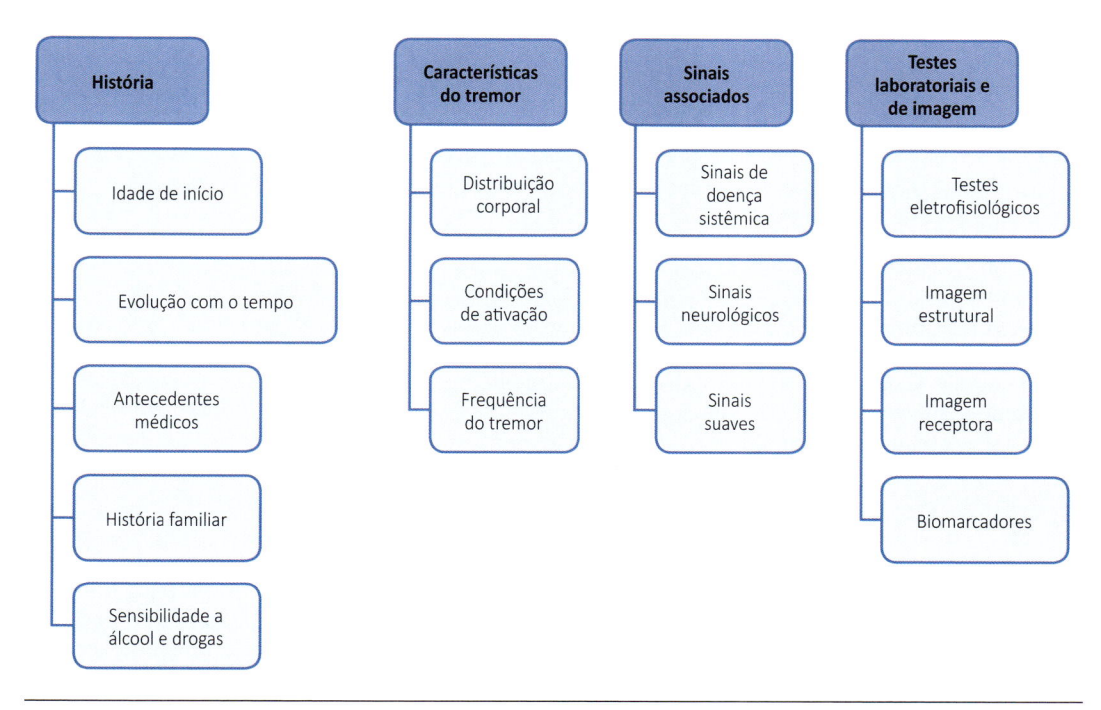

**Figura 9.4** – Eixo 1: Aspectos clínicos do tremor[3].

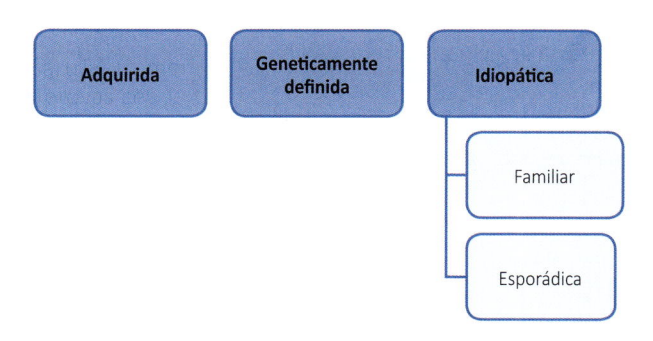

**Figura 9.5** – Eixo 2: Etiologia do tremor[3].

## ▪ Dicas para a abordagem neurológica do paciente com tremor na APS

Devemos iniciar a abordagem do paciente com tremor realizando uma boa anamnese e, em seguida, o exame neurológico. Durante a anamnese devemos inicialmente procurar estabelecer a condição de ativação do tremor, ou seja, definir se é de ação ou repouso e então questões seguintes deverão esclarecer mais detalhes sobre essa condição (Quadro 9.1).

Devemos realizar um exame neurológico detalhado e dirigido ao tremor. O examinador deve procurar provocar o tremor postural nos braços descrevendo detalhes específicos e depois deve provocar o tremor cinético descrevendo-o da mesma forma, a fim de identificá-lo corretamente, como podemos ver na Tabela 9.1.

| Quadro 9.1 |
|---|
| **Anamnese clínica diante do paciente com tremor** |
| *Anamnese* |

I. Identificar a condição de ativação utilizando perguntas específicas sobre o tremor, como por exemplo: "Você tem tremor quando está segurando uma xícara?"
II. Partes do corpo envolvidas
III. Posições do membro ou do corpo que provocam ou suprimem o tremor
IV. Idade do paciente no início da manifestação do tremor e sua evolução com o tempo
V. Reconhecimento ou não reconhecimento do tremor pelo próprio paciente
VI. Presença de dor associada
VII. Presença de movimentos adicionais ou outros sintomas neurológicos associados
VIII. Uso atual de medicações que podem induzir ao tremor
IX. Uso de substâncias que podem exacerbar o tremor, como por exemplo a cafeína
X. Experiências de diarreia, perda de peso ou intolerância ao calor
XI. História familiar de tremor em parentes de primeiro ou segundo grau

Em seguida, o examinador deve ainda procurar identificar tremor de repouso em qualquer um dos membros com o paciente sentado, deitado e em pé. Por vezes, há dificuldade em o paciente relaxar e confundir a característica do tremor, devendo-se, então, realizar manobras de distração como, por exemplo, solicitar que o paciente conte de 1 a 20 ou realize tarefas cognitivas para que a distração facilite a emergência do tremor.

| Tabela 9.1 | |
|---|---|
| **Exame neurológico do paciente com história de tremor** | |
| **Tremor postural** | **Tremor cinético** |
| **Solicitar que o paciente sustente os braços estendidos** | Solicitar que o paciente realize a manobra dedo-nariz, desenhar espirais ou escrever uma frase, beber água de um copo ou passar água de um copo para outro |
| **Movimentos regularmente recorrentes e oscilatórios?** | O movimento tem um componente intencional? Ex.: o tremor piora conforme o membro se aproxima de um alvo |
| **Articulações e direções do movimento?** | Posturas distônicas associadas durante a manobra designada? |
| **Movimentos sincrônicos entre os dois braços?** | Está associado o tremor postural? Se sim, qual a relação da severidade entre os dois? |
| **Tremor acompanhado de posturas anormais no mesmo membro? Ex.: postura fletida ou distônica** | |
| **Tremor caracterizado por distração? Ex.: diminui ou cessa ao realizar tarefas voluntariamente?** | |

# ▪ Tremor essencial (TE)

No final do século XIX, vários médicos tentaram fornecer uma separação neurológica para uma diátese de tremor que era frequentemente familiar e ocorria isoladamente de outros sinais neurológicos. Este distúrbio foi denominado tremor essencial e foi posteriormente reconhecido como um dos distúrbios neurológicos mais comuns. O termo "essencial" é devido à causa ainda ser desconhecida. A prevalência do TE aumenta com o avançar da idade, tornando-o altamente prevalente na sexta à oitava décadas de vida, com prevalência estimada na faixa de 6 a 9%[4,5].

De acordo com a declaração de consenso sobre a classificação dos tremores da força-tarefa sobre o tremor da Sociedade Internacional de Parkinson e Distúrbios do Movimento em 2018, TE é definido a partir de quatro pontos-chave (Quadro 9.2).

| **Quadro 9.2**<br>**Pontos-chave no estabelecimento do tremor essencial** |
|---|
| ▪ Síndrome de tremor isolada de ação de membros superiores bilateralmente<br>▪ Pelo menos 3 anos de duração |

Frequentemente os pacientes apresentam história familiar de tremor e referem que uma pequena dose de álcool melhora o tremor. Os fatores de piora do tremor incluem ansiedade, fadiga muscular e estresse, o que pode levar a embaraços sociais e profissionais, porém, na grande maioria dos pacientes o tremor não causa incapacidade. Descrevemos as características clínicas do TE no Quadro 9.3 e os critérios de exclusão de TE no Quadro 9.4.

| **Quadro 9.3**<br>**Características clínicas do tremor essencial** |
|---|
| ▪ Início entre a sexta e oitava década de vida<br>▪ Bilateral<br>▪ Simétrico<br>▪ Frequência em Hz diminuída (4-8 Hz)<br>▪ Predominantemente cinético<br>▪ Envolvendo as mãos e os antebraços<br>▪ Tremor da cabeça "tipo não-não" após vários anos de evolução<br>▪ Melhora com pequena dose de álcool |

## Considerações das características clínicas do TE

Na maioria dos casos, o TE se inicia em indivíduos entre a sexta e oitava década de vida, entretanto apresenta distribuição bimodal, podendo ter início em indivíduos de 20 anos de idade, devendo-se considerar que esses casos são raros e, por isso, investigar outras causas[6,7]. Pode haver uma diferença de aproximadamente 30% na média entre os lados, indicando uma assimetria discreta, e em apenas 5% o tremor pode ser marcadamente assimétrico e unilateral. Cerca de 50% dos pacientes apresentam um componente intencional importante, com piora quando a mão do paciente se aproxima de um alvo[8,9].

O tremor predominante no TE é do tipo cinético, com frequência entre 4 a 12 Hz, sendo esta inversamente relacionada à idade, com pacientes mais velhos geralmente exibindo tremores mais lentos e pacientes mais jovens com tremores mais rápidos[10,11]. Ainda, vale ressaltar que o tremor postural também pode estar presente nesses pacientes. Inicialmente, os pacientes podem apresentar tremor discreto e serem assintomáticos, sem piora por anos[12]. Entretanto, na maioria dos pacientes a piora ocorrerá com o passar dos anos. Os dois padrões mais comuns são:

**Mais comum**

Início tardio (após os 60 anos de idade) com progressão durante o passar dos anos

Início precoce (antes dos 40 anos de idade) com tremor discreto e estável por muitos anos e progressão quando idade avançada

➢ O início tardio está associado a um risco aumentado de demência, morbidade e mortalidade. Por isso, devemos ficar atentos durante o seguimento desses pacientes[8].

➢ A fisiopatologia desse tremor é controversa, porém diversos estudos apontam para disfunção cerebelar que envolve dois circuitos que se tornam alvos para o tratamento cirúrgico: córtico-ponto-cerebelo-tálamo-córtex motor e o triângulo de Guillain-Mollaret, composto pelo núcleo denteado no cerebelo, núcleo rubro no mesencéfalo e núcleo olivar inferior no bulbo[4].

| Quadro 9.4 |
| --- |
| **Critérios de exclusão de TE** |

- Outros sinais neurológicos como distonia, ataxia ou parkinsonismo
- Presença de causa conhecida de tremor fisiológico exacerbado
- História ou evidência clínica de tremor psicogênico
- Início abrupto ou deterioração lenta
- Tremor ortostático primário com frequência maior que 12 Hz
- Tremor isolado de voz, língua, mento, função específica ou postura específica

## Tremor essencial *plus*

Tremor com as características do TE e sinais neurológicos adicionais de significância incerta, como marcha prejudicada, postura distônica questionável, prejuízo de memória ou outros sinais neurológicos suaves de significância incerta que não são suficientes para classificar outra síndrome ou diagnóstico. TE associado a tremor de repouso deve ser classificado como tremor essencial *plus*. Entretanto, essa síndrome não inclui síndromes claramente definidas como tremor distônico e tremor ação-específico[3].

## Tremor distônico

Distonia é um distúrbio de movimento que causa uma anormalidade da postura tipicamente móvel e pode afetar qualquer parte do corpo. Quando o paciente também apresenta tremor na parte do corpo afetada pela distonia é que o chamamos de "tremor distônico". Outros pacientes com distonia podem ter tremor em outras partes do corpo que não associadas à postura anormal e, nesse caso, classificamos como tremor associado a distonia, como vimos anteriormente. O tremor distônico é tipicamente irregular e de frequência variável, pode ocorrer em posição específica ou em uma direção predominante. Assim, é mais evidente quando o paciente faz um movimento contrário ao da distonia e cessa o relaxamento da musculatura.

> O tremor distônico é acompanhado por distonia da mesma parte do corpo e é tipicamente irregular e posição-específico.

## Tremor psicogênico – tremor funcional

Esse tipo de tremor ocorre em pacientes com condições psiquiátricas específicas, sobretudo distúrbio de conversão. Pela história, o tremor geralmente tem um início súbito com tremor máximo desde o início ou apresenta rápida progressão. Ao exame, o tremor geralmente apresenta características não fisiológicas ou incomuns, por exemplo, pode exibir frequência variável ou mudar de direção, e uma combinação incomum de tremores de repouso, posturais e cinéticos pode ser observada. Normalmente, esse tipo de tremor cede com as manobras de distração, quando o examinador solicita que o paciente execute certas tarefas mentais ou físicas ou movimente o membro contralateral[13].

O movimento pode ser induzido com sugestões e pontos de gatilho no corpo. Há também o "fenômeno do transbordamento". Nessa situação o examinador, ao tentar impedir a manifestação do tremor, por exemplo, segura um membro acometido e a outra parte do corpo não contida pelo examinador manifesta o tremor, geralmente com uma amplitude maior ainda do que o anterior[9].

O diagnóstico do tremor psicogênico ou funcional está baseado na exclusão de causas orgânicas e, quando fechada a hipótese, é indispensável a discussão do diagnóstico com o paciente, o reconhecimento do sofrimento e encaminhamento para o psiquiatra, além de investigar outras patologias psiquiátricas subjacentes. Esse tipo de tremor não costuma responder ao tratamento medicamentoso[13].

## Tremor fisiológico exacerbado

O tremor fisiológico aumentado é um tremor de ação, tipicamente das mãos, que ocorre em diferentes intensidades em todas as pessoas. Os componentes posicionais e cinéticos do tremor fisiológico são geralmente mais rápidos e têm uma amplitude menor que a observada no tremor essencial[9].

O tremor fisiológico aumentado é um tremor cinético e postural de 8 a 12 Hz que pode ocorrer nos membros e na voz, mas não na cabeça ou no pescoço, e pode ser ainda mais exacerbado pela emoção e pelos medicamentos. Ansiedade, fadiga e excesso de café são fatores comuns que podem causar uma exacerbação do tremor fisiológico[12].

## Tremor tarefa-específico

São tremores que podem ocorrer de formal focal, comuns em pessoas que executam uma tarefa motora com a área afetada de forma repetitiva e frequente. Hoje se questiona se são uma variante de distonia ou uma síndrome isolada. O tremor primário da escrita é possivelmente a forma mais comum, sendo definido como tremor cinético das mãos que ocorre apenas durante a escrita, e não ocorre ou é mais leve durante outras tarefas que envolvem o uso das mãos. A frequência é semelhante à observada em pacientes com tremor essencial, ou seja, 4 a 8 Hz, e é aliviada pelo consumo de etanol em 30 a 50% dos casos[14].

## Tremor de ação induzido por drogas

Grande variedade de medicações pode produzir ou exacerbar um tremor de ação e a gravidade do tremor pode variar de leve a grave. As características desse tipo de tremor dependem da medicação utilizada e de possíveis predisposições individuais. Nos Quadros 9.5 e 9.6 descrevemos quais medicações podem provocar tremor de ação e os pontos-chave para diferenciar o tremor de ação induzido por drogas de outros tremores, respectivamente.

| Quadro 9.5 |
| :---: |
| **Medicações que induzem tremor** |
| *Causas comuns de tremor de ação induzido por drogas* |

- Beta-agonistas (ex.: salbutamol)
- Anticonvulsivantes (ex.: valproato de sódio)
- Tiroxina
- Lítio
- Antidepressivos tricíclicos
- Cocaína
- Anfetamina
- Nicotina

| Quadro 9.6 |
| :---: |
| **Pontos-chave para diferenciar o tremor de ação induzido por drogas de outros tremores** |
| *Pontos-chave para diferenciar o tremor de ação induzido por drogas de outros tremores* |

- História: o início do tremor segue o uso da medicação supostamente causadora e pode não ser imediato, podendo ocorrer até vários meses após o início de seu uso
- Dose-resposta: doses mais altas dos medicamentos estão associadas a maior amplitude do tremor
- Interrupção da medicação: resulta na resolução completa do tremor

## Tremor na doença de Parkinson (DP)

A DP é a causa mais comum de tremor de repouso. O tremor de repouso é tipicamente dominante na DP, porém cerca de 35% dos pacientes com DP também apresentam concomitante tremor postural ou cinético[1]. Adicionalmente, há o tremor reemergente, típico da doença de Parkinson, ou seja, o tremor some ao paciente elevar os braços e reaparece segundos após a sustentação destes.

O tremor de repouso geralmente se inicia de um lado do corpo, podendo ocorrer na mão ou no pé e perna, assim como os outros sintomas motores da DP. Com a evolução da doença, tremores e demais sintomas motores envolvem a região cervical e também o outro lado do corpo. O tremor, geralmente de repouso, envolve o primeiro e segundo dedos da mão, usualmente conhecido como tremor em contar moedas. É proeminente quando os pacientes estão distraídos ou andando e sua frequência é de 4 a 6 Hz. O tremor geralmente acomete articulações distais, como por exemplo dedos e punho e é enfatizado durante a pronação e supinação do punho[1,2]. Vale lembrar que o tremor não é uma característica cardinal para o diagnóstico de DP, em contraste com a rigidez e bradicinesia que são essenciais para o diagnóstico da doença (ver capitulo de parkinsonismo). Assim, 40% dos pacientes com DP não apresentam tremor[2].

> Cuidado com a armadilha: é errado assumir que todos os pacientes com tremor de repouso têm DP; ou que todo paciente com DP tem tremor!

## Tremor de repouso induzido por drogas

Diversas drogas podem causar tremor de repouso (Quadro 9.7), que geralmente é acompanhado de outras características de parkinsonismo como bradicinesia e rigidez. Na história clínica é possível identificar uma relação entre o uso da medicação e o início do tremor. A descontinuação da droga deve resultar em completa resolução do tremor. Ver capitulo de parkinsonismo para maiores detalhes.

| Quadro 9.7 |
| :---: |
| **Drogas que podem induzir tremor de repouso** |

- Antagonistas dos receptores de dopamina (principalmente os neurolépticos)
- Depletores de dopamina (ex.: tetrabenazina)
- Valproato de sódio
- Lítio
- Amiodarona
- Bloqueadores do canal de cálcio

## ▪ Tratamento do tremor

O tratamento do tremor é principalmente sintomático e isso deve ser informado ao paciente, assim como os pacientes devem ser orientados quanto aos efeitos colaterais das drogas indicadas para o tratamento do tremor. Deve-se iniciar com doses baixas e titular de acordo com a resposta do paciente e a tolerância à medicação. A incapacidade funcional ou o incômodo social causado pelo tremor é o que ajuda o paciente a decidir a tomada de medicação ou não. A importância do diagnóstico quanto à classificação e etiologia do tremor se deve ao tratamento específico de certos tipos de tremor (Tabela 9.2).

| Tabela 9.2<br>Tratamento do tremor de acordo com a sua classificação clínica ||
| --- | --- |
| *Tipo de tremor* | *Tratamento* |
| **Tremor postural / Intenção** | **Tremor Essencial**<br>Betabloqueador – propranolol: Nível de evidência A<br>Dose inicial: 10 a 80 mg/dia<br>Efeitos colaterais: hipotensão, bradicardia, exacerbação da asma<br>Primidona: Nível de evidência A<br>Dose inicial: 25 a 100 mg/dia<br>Efeitos colaterais: sonolência, náusea<br>Clonazepam: 0,25 a 4 mg/dia<br>Topiramato: 25 a 300 mg/dia<br>Gabapentina: 100 a 1.800 mg/dia<br>Alprazolam: 0,125 a 3 mg/dia<br>Efeitos colaterais: sonolência, náusea, anorexia, confusão mental no idoso<br>**Tremor fisiológico exacerbado**<br>Betabloqueador – propranolol<br>Dose recomendada: 10 a 80 mg/dia<br>**Tremor distônico – tremor tarefa-específico**<br>Triexifenidila: 1 a 6 mg/dia<br>Efeito colateral: boca seca, retenção urinária e confusão mental em idosos<br>Benzodiazepínico (diazepam): 5 a 15 mg/dia<br>Toxina botulínica: para tremor distônico, tarefa-específico e tremor de mandíbula |
| **Tremor de repouso** | Doença de Parkinson: medicações antiparkinsonianas descritas no capitulo de parkinsonismo<br>Retirar ou diminuir medicações que causam ou pioram o tremor |
| **Tremor refratário** | Estimulação cerebral profunda: Nível de evidência A<br>DBS (*Deep Brain Stimulation*) |

# REFERÊNCIAS BIBLIOGRÁFICAS

1. Louis ED. Diagnosis and Management of Tremor. Contin Lifelong Learn Neurol [Internet]. 2016 Aug;22(4):1143-58. Disponível em: <http://insights.ovid.com/crossref?an=00132979-201608000-00011>. Acessado em: 02/03/2019.
2. Edwards MJ, Deuschl G. Tremor Syndromes. Contin Lifelong Learn Neurol [Internet]. 2013 Oct;19:1213-24. Disponível em: <https://insights.ovid.com/crossref?an=00132979-201310000-00009>. Acessado em: 03/03/2019.
3. Bhatia KP, Bain P, Bajaj N, Elble RJ, Hallett M, Louis ED, et al. Consensus Statement on the classification of tremors from the task force on tremor of the International Parkinson and Movement Disorder Society. Mov Disord. 2018;33(1):75-87.
4. Haubenberger D, Hallett M. Essential Tremor. N Engl J Med. 2018;378:1802-10.
5. Louis ED, Broussolle E, Goetz CG, Krack P, Kaufmann P, Mazzoni P. Historical underpinnings of the term essential tremor in the late 19th century. Neurology. 2008 Sep 9;71(11): 856-859. doi: 10.1212/01.wnl.0000325564.38165.d1.
6. Louis ED, Ottman R, Allen Hauser W. How common is the most common adult movement disorder? Estimates of the prevalence of essential tremor throughout the world. Movement Disorders. 1998 Jan;13(1):5-10.
7. Dogu O, Sevim S, Camdeviren H, Sasmaz T, Bugdayci R, Aral M, et al. Prevalence of essential tremor: Door-to-door neurologic exams in Mersin Province, Turkey. Neurology. 2003 Dec 23;61(12):1804-6.

8. Louis ED. Essential tremors: A family of neurodegenerative disorders? Archives of Neurology. 2009 Oct;66(10):1202-8. doi: 10.1001/archneurol.2009.217.

9. Deuschl G, Bain P, Brin M. Consensus statement of the Movement Disorder Society on Tremor. Ad Hoc Scientific Committee. Mov Disord. 1998;13 (Suppl 3):2-23.

10. Elble RJ, Higgins C, Leffler K, Hughes L. Factors influencing the amplitude and frequency of essential tremor. Mov Disord. 1994 Nov;9(6):589-96.

11. Elble RJ, Higgins C, Hughes L. Longitudinal study of essential tremor. Neurology. 1992 Feb;42(2):441-3.

12. Elble RJ. Characteristics of physiologic tremor in young and elderly adults. Clin Neurophysiol. 2003 Apr;114(4):624-35.

13. Bhatia KP, Schneider SA. Psychogenic tremor and related disorders. Journal of Neurology. 2007 May;254(5):569-74.

14. Bain PG, Findley LJ, Britton TC, Rothwell JC, Gresty MA, Thompson PD, et al. Primary writing tremor. Brain. 1995; ;118(6):1461-72.

15. Gusso G, Lopes JMC (Org.). Tratado de Medicina de Família e Comunidade: princípios, formação e prática. Porto Alegre: Artmed; 2012. v. 2. Cap. 212.

16. Louis ED. Essential tremor. Lancet Neurol [Internet]. 2005 Feb;4(2):100-10. Disponível em: <https://linkinghub.elsevier.com/retrieve/pii/S1474442205009919>. Acessado em: 05/03/2019.

17. Louis ED, Ottman R, Allen Hauser W. How common is the most common adult movement disorder? Estimates of the prevalence of essential tremor throughout the world. Movement Disorders. 1998 Jan;13(1):5-10.

18. Dogu O, Sevim S, Camdeviren H, Sasmaz T, Bugdayci R, Aral M, et al. Prevalence of essential tremor: Door-to-door neurologic exams in Mersin Province, Turkey. Neurology. 2003 Dec 23;61(12):1804-6.

19. Barbosa MT, Caramelli P, Maia DP, et al. Parkinsonism and Parkinson's disease in the elderly: a community-based survey in Brazil (the Bambuí study). Mov Disord. 2006;21:800.

20. Benito-León J, Bermejo-Pareja F, Rodríguez J, et al. Prevalence of PD and other types of parkinsonism in three elderly populations of central Spain. Mov Disord. 2003;18:267.

21. Morgante L, Rocca WA, Di Rosa AE, et al. Prevalence of Parkinson's disease and other types of parkinsonism: a door-to-door survey in three Sicilian municipalities. The Sicilian Neuro-Epidemiologic Study (SNES) Group. Neurology. 1992;42:1901.

22. Seijo-Martinez M, Castro del Rio M, Rodríguez Alvarez J, et al. Prevalence of parkinsonism and Parkinson's disease in the Arosa Island (Spain): a community-based door-to-door survey. J Neurol Sci. 2011;304:49.

23. Trenkwalder C, Schwarz J, Gebhard J, et al. Starnberg trial on epidemiology of Parkinsonism and hypertension in the elderly. Prevalence of Parkinson's disease and related disorders assessed by a door-to-door survey of inhabitants older than 65 years. Arch Neurol. 1995;52:1017.

24. van Harten PN, Matroos GE, Hoek HW, Kahn RS. The prevalence of tardive dystonia, tardive dyskinesia, parkinsonism and akathisia The Curaçao Extrapyramidal Syndromes Study: I. Schizophr Res. 1996;19:195.

25. Wenning GK, Kiechl S, Seppi K, et al. Prevalence of movement disorders in men and women aged 50-89 years (Bruneck Study cohort): a population-based study. Lancet Neurol. 2005;4:815.

26. Fearnley JM, Lees AJ. Ageing and Parkinson's disease: substantia nigra regional selectivity. Brain. 1991;114(Pt 5):2283.

27. Volkow ND, Ding YS, Fowler JS, et al. Dopamine transporters decrease with age. J Nucl Med. 1996;37:554.

28. Marsden CD, Jenner P. The pathophysiology of extrapyramidal side-effects of neuroleptic drugs. Psychol Med. 1980;10:55.

# 10

# Distúrbios da Marcha em Adultos e Idosos

Júlian Letícia de Freitas • Rodrigo Braga Ferreira • Maria Sheila Guimarães Rocha

## ▪ Introdução

O estudo da marcha parece ser um tema específico para neurologistas, uma vez que diversas doenças neurológicas cursam com alterações da marcha. Porém, no estudo desse capítulo abordaremos uma série de doenças não neurológicas que se manifestam com alterações na deambulação. É importante identificarmos os diferentes padrões de marcha para auxiliar no diagnóstico correto e na devida terapêutica.

Os distúrbios da marcha são mais comuns em populações idosas e a sua prevalência aumenta quanto maior a idade. Estudos demonstram que na idade de 60 anos, 85% das pessoas possuem marcha normal e essa proporção cai para 18% aos 85 anos de idade[1,2]. A repercussão da marcha disfuncional na população idosa gera diminuição da mobilidade, na qualidade de vida, maior dependência de cuidadores e redução na realização de atividade física, o que aumenta o risco cardiovascular e o próprio agravamento da doença de base pela imobilidade.

A marcha parece ser uma função simples, já que é consequente a uma atividade automática. Porém, depende de processos complexos e da integridade de diversos sistemas biológicos. Para manter uma marcha normal faz-se necessária uma função adequada de todo o sistema nervoso, central e periférico. Além da interação sensitivomotora, as funções executivas, contemplando o planejamento, interpretação correta do meio e de suas próprias capacidades físicas e tomada de decisões, são importantes para uma marcha funcional[3].

A incapacidade de manter uma conversa durante a caminhada é um marcador para quedas futuras, o que se tornou uma forma clássica de avaliação da interação entre marcha e cognição[4]. Nas pessoas idosas, essa dupla tarefa se deteriora em decorrência de alterações centrais de doenças subclínicas e do uso de medicamentos. Com isso, o paciente adota uma marcha mais vulnerável, predispondo a quedas. Além disso, outra característica importante é a incapacidade de estabelecer prioridades: durante uma circunstância desafiadora, a pessoa com comprometimento cognitivo não consegue priorizar a atenção para a marcha em detrimento da outra atividade menos importante naquele momento. Em suma, as funções executivas frontais são importantes para coordenação adequada da marcha. Estudos apoiam tal afirmativa ao verificarem a alta prevalência de quedas em pacientes com quadros demenciais[5,6].

Os distúrbios da marcha em adultos e idosos, portanto, são multifatoriais, sendo uma manifestação precoce de uma patologia subjacente, como alterações da substância branca (devido a acidentes vasculares cerebrais subclínicos), disfunção vestibular, alterações visuais, cognitivas ou alterações osteomusculares, conforme ilustrado na Figura 10.1. Essa suposição é apoiada pelo fato de que indivíduos com marcha senil têm um risco aumentado de declínio cognitivo e têm uma sobrevida reduzida em comparação com indivíduos pareados por idade que andam normalmente em idade avançada.

## Importância dos distúrbios da marcha na Atenção Primária à Saúde

### Fisiologia básica da marcha

A marcha normal requer um equilíbrio delicado entre vários sistemas interativos: três sistemas sensoriais (visão, função vestibular e propriocepção), um sistema eferente locomotor (incluindo nervos, músculos, ossos, articulações e tendões) e a vigilância rigorosa por várias estruturas do SNC, envolvidas no processo cognitivo. Portanto, qualquer lesão nessas estruturas pode causar alterações da marcha e muitas vezes vários pontos desse sistema são comprometidos.

Com o exame físico podemos estabelecer padrões que ajudam a determinar onde está a lesão responsável pelos sintomas encontrados na marcha desses pacientes. Em seguida, listaremos as principais marchas encontradas nos pacientes.

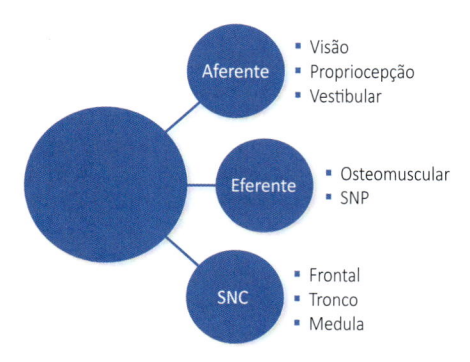

**Figura 10.1** – Demonstração dos sistemas envolvidos para a execução adequada de uma marcha normal. SNP: Sistema nervoso periférico.

## Tipos de marcha

### Marcha atáxica

A melhor descrição dessa marcha é a similaridade ao indivíduo alcoolizado: desajeitada, irregular, com base ampla e limitação no andar em linha reta (quando solicitado ao paciente andar com um pé na frente do outro, o que é conhecido como marcha em Tandem). Esse padrão de resposta é encontrado em doenças que acometem uma estrutura do sistema nervoso central responsável pelo equilíbrio, conhecida como cerebelo. Porém, outras estruturas que levam informações ao cerebelo para que este possa desempenhar o controle motor adequado podem também causar uma marcha atáxica, como é visto nas vestibulopatias e nas lesões na propriocepção (capacidade em reconhecer a localização espacial do corpo, sua posição e orientação, a força exercida pelos músculos e a posição de cada parte do corpo em relação às demais, sem utilizar a visão) por doenças do sistema nervoso periférico ou medular na coluna dorsal, conhecida como ataxia sensitiva (Figura 10.2).

### Marcha talonante

A marcha talonante é descrita como base alargada que piora no escuro ou quando o indivíduo está com os olhos fechados, com passadas altas, com arremesso do pé para frente, que bate com força ao solo e um olhar fixo no chão. A alteração está na via aferente para o sistema nervoso central, responsável pela propriocepção, que são as fibras grossas do sistema nervoso periférico e o funículo posterior da medula (Figura 10.3).

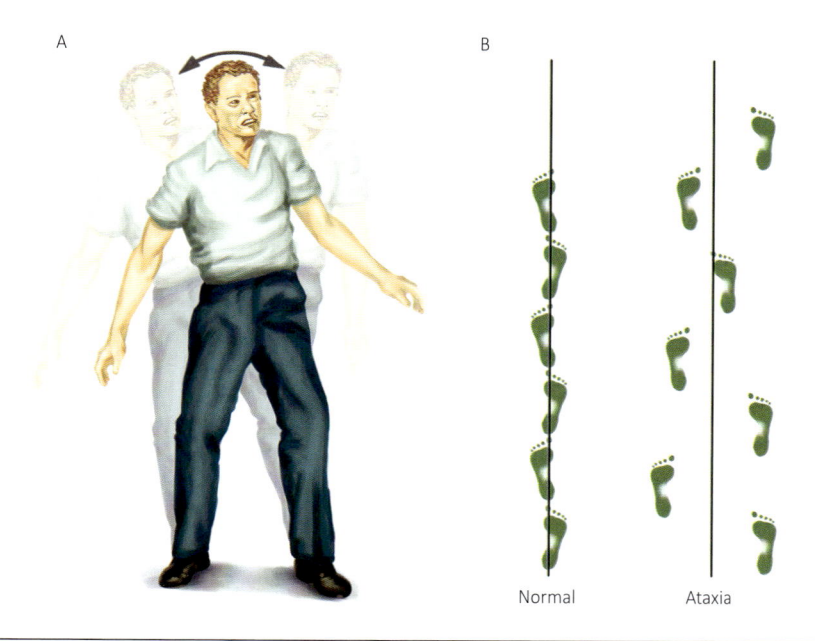

**Figura 10.2** – Ilustrações demonstrando as alterações encontradas na marcha atáxica. Em (A), demonstração de paciente com desequilíbrio, com base alargada para manter maior estabilidade. Em (B), representação esquemática da marcha em Tandem em paciente normal e com ataxia.

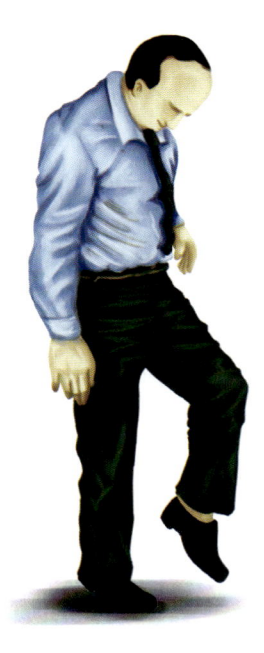

**Figura 10.3** – Ilustração demonstrando as alterações encontradas na marcha talonante. Repare o olhar para o chão a fim de compensar a perda proprioceptiva, com base alargada.

## Marcha miopática ou anserina

É caracterizada pela oscilação do quadril durante a marcha, base alargada e acentuação da lordose lombar (Figura 10.4). Tais alterações são encontradas nas miopatias com comprometimento da musculatura proximal de membros inferiores.

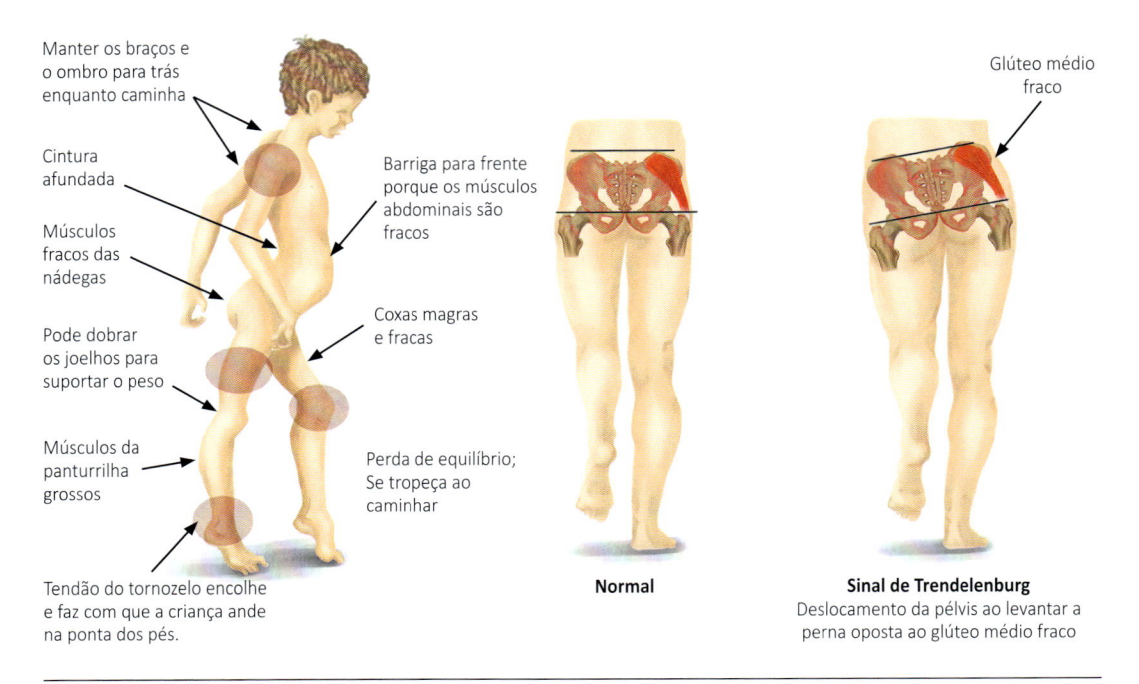

Manter os braços e o ombro para trás enquanto caminha

Cintura afundada

Músculos fracos das nádegas

Pode dobrar os joelhos para suportar o peso

Músculos da panturrilha grossos

Tendão do tornozelo encolhe e faz com que a criança ande na ponta dos pés.

Barriga para frente porque os músculos abdominais são fracos

Coxas magras e fracas

Perda de equilíbrio; Se tropeça ao caminhar

Glúteo médio fraco

**Normal**

**Sinal de Trendelenburg**
Deslocamento da pélvis ao levantar a perna oposta ao glúteo médio fraco

**Figura 10.4** – Ilustrações demonstrando as alterações encontradas na marcha miopática. Repare o aumento da curvatura lombar e o desnível da pelve durante a marcha.

## Marcha hemiparética

Pacientes com lesão no primeiro neurônio motor, ou seja, que apresentam lesões localizadas no encéfalo, tronco cerebral ou medula, geralmente causadas por acidentes vasculares cerebrais, assumem uma postura de flexão e pronação do membro superior e extensão e inversão do membro inferior, conhecida como postura de Wernicke-Mann (Figura 10.5).

## Marcha paraparética ou em tesoura

Caracterizada por adução exagerada dos membros inferiores, de modo que os joelhos podem se cruzar a cada passo, devido à espasticidade de ambos os membros inferiores e, geralmente, causada por lesão medular. Além disso o paciente arrasta os pés no chão, pois não consegue flexionar a perna devido à espasticidade, base estreita e passos curtos (Figura 10.6).

## Marcha parkinsoniana

A marcha parkinsoniana é vista em pacientes com síndrome parkinsoniana, os quais assumem uma postura encurvada, com cabeça e pescoço anteriorizados, e os joelhos flexionados. Os membros superiores apresentam leve flexão nos cotovelos e redução do balançar passivo dos mesmos durante a marcha. Durante a marcha são vistas passadas curtas (não passando a distância de um pé) e a virada do paciente é em bloco. Todas essas alterações são devidas aos sinais cardinais de bradicinesia e rigidez da síndrome parkinsoniana (Figura 10.7).

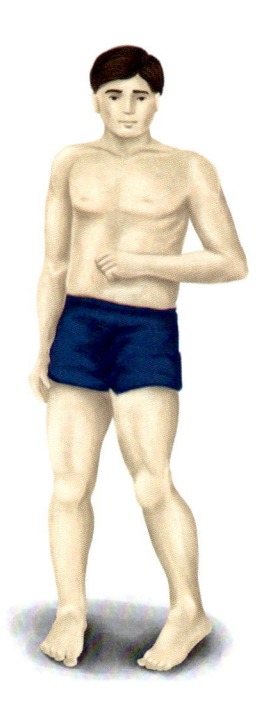

**Figura 10.5** – Ilustração demonstrando as alterações encontradas na marcha hemiparética.

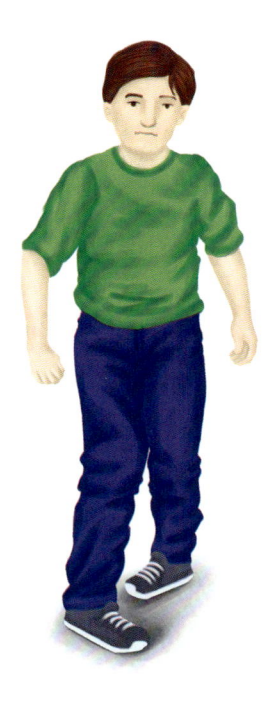

**Figura 10.6** – Ilustração demonstrando as alterações encontradas na marcha em tesoura. Repare a adução dos membros inferiores.

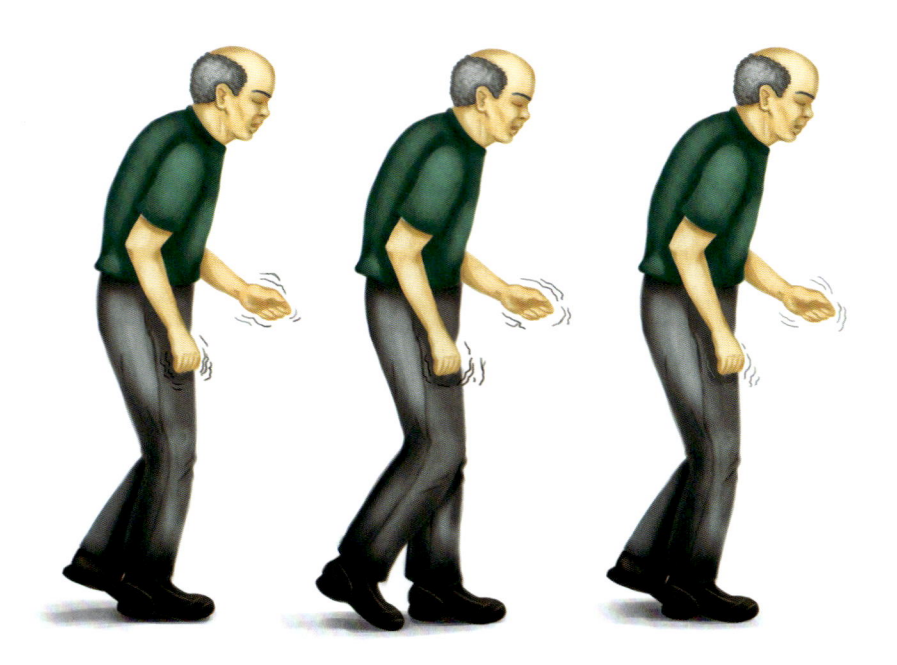

**Figura 10.7** – Ilustração demonstrando as alterações encontradas na marcha parkinsoniana.

## Marcha senil ou cautelosa

A marcha senil ou cautelosa foi tradicionalmente classificada como uma alteração inequívoca da idade, sem refletir uma doença neurológica de base. Porém, tal conceito tem sido modificado, pela observação de que nem todos os idosos com idade avançada apresentavam alteração na marcha, e os que apresentavam possuíam um risco maior de demência e de menor sobrevida[7]. A marcha senil é caracterizada por diminuição na velocidade das passadas, alargamento da base e passos mais curtos, refletindo um medo de quedas.

## Marcha apráxica

A marcha apráxica reflete a incapacidade do indivíduo de caminhar corretamente na ausência de um distúrbio sensorial, fraqueza ou incoordenação. O paciente caminha como se os pés estivessem colados no chão (marcha magnética), com grande dificuldade de tirá-los do solo, com base estreita e tendência a queda. Este tipo de alteração da marcha está frequentemente associado a quadros demenciais e na hidrocefalia de pressão normal.

## Classificação dos distúrbios da marcha

Nos últimos 20 anos, vários grupos propuseram classificações de distúrbios da marcha e da postura, focando nos sistemas neurológicos, na fonte anatômica da disfunção ou nas características clínicas. Como a marcha e os distúrbios posturais são comuns e sua avaliação faz parte do exame físico e neurológico básico, a classificação clínica deve ser clara, direta e simples de usar.

O primeiro ponto é perceber se a alteração da marcha é continua ou episódica. Os distúrbios da marcha contínuos são aqueles em que o paciente durante todo o tempo permanece com os sintomas, sendo previsível, e que por isso cria mecanismos de adaptação para manter a deambulação. Como exemplo de compensação podemos citar: na marcha atáxica, o alargamento da base como mecanismo de gerar maior estabilidade; marcha senil, com diminuição da velocidade dos passos refletindo a insegurança do indivíduo ao deambular, decorrente da síndrome do medo de cair. Nesses casos, geralmente são decorrentes de doenças neurológicas crônicas. Nos distúrbios episódicos, são imprevisíveis, e não há mecanismos adaptativos, ocasionando maior número de quedas[8]. A partir, dessas definições os distúrbios da marcha são subdivididos conforme a Figura 10.8.

## Diagnósticos diferenciais dos distúrbios da marcha

A partir dos sinais apresentados na marcha do paciente, é possível trilhar diagnósticos diferenciais, numa sequência investigativa e terapêutica. É importante estabelecermos uma sequência de avaliação clínica da marcha e a partir daí especificar em cada fase as alterações possíveis e os seus diagnósticos.

O primeiro passo é observar o paciente sentado no consultório. Em seguida, solicitá-lo a levantar da cadeira, ficar parado em pé sem realizar nenhum movimento e por último caminhar. A observação detalhada desses passos permitirá estabelecer uma linha de diagnósticos diferenciais[9], conforme demonstrado na Figura 10.9 e na Tabela 10.1.

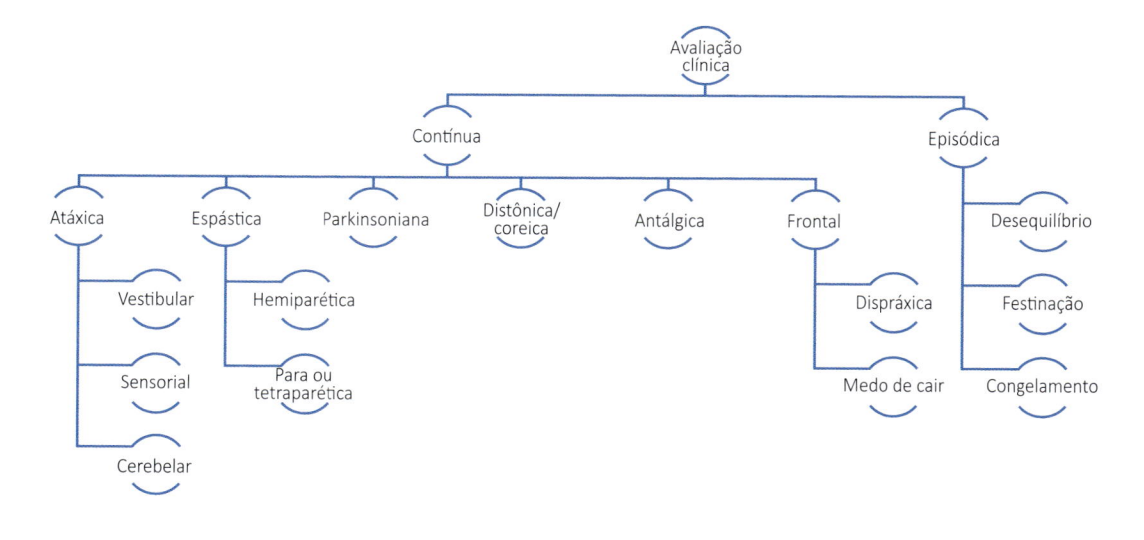

**Figura 10.8** – Classificação dos distúrbios de marcha.

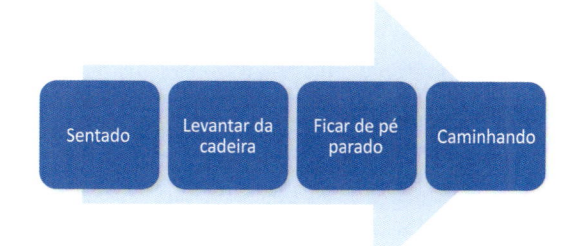

**Figura 10.9** – Sequenciamento do exame físico da marcha a ser realizado de forma simples no consultório.

**Tabela 10.1**
**Alterações encontradas em cada passo da sequência do exame físico da marcha e os diagnósticos diferenciais mais observados**

| | | | |
|---|---|---|---|
| **Sentado** | Inclinação para os lados | Deformidades da coluna ou distonia da musculatura paravertebral | |
| | | Síndrome de Pisa: doenças neurodegenerativas (DP, parkinsonismo atípico, DA) ou FI | |
| | Inclinação para trás | Parkinsonismo: DP, parkinsonismo atípico | |
| | | Lesões do sistema nervoso central | |
| | | Distonia de tronco: FI | |
| | Queda da cabeça para frente (anterocolis) | AMS, ELA, miastenia grave, polimiosite | |
| | | Fármacos | |
| | Queda da cabeça para trás (retrocolis) | DP, parkinsonismo atípico | |
| | | Distonia cervical | |
| **Levantar da cadeira** | Estratégias motoras inadequadas- os pés não são recolhidos sob o corpo | Lesões no sistema nervoso central | |
| | Lentamente, requerendo várias tentativas para levantar | Miopatias proximais e DP | |
| **Ficar de pé parado** | Base estreita | Espasticidade | |
| | | DP | |
| | Base alargada | Ataxia sensitiva e cerebelar | |
| **Caminhando** | Início da marcha | Dificuldade de dar a passada como se estivesse com os pés colados no chão (congelamento da marcha) | DP, parkinsonismo atípico Parkinsonismo dos membros inferiores: HPN e vascular |
| | | Incapacidade de parar (festinação) | DP, parkinsonismo atípico Parkinsonismo dos membros inferiores: HPN e vascular |
| | Base alargada | Ataxia cerebelar | |
| | | Ataxia sensitiva | |
| | | Ataxia vestibular | |
| | | HPN | |
| | | Parkinsonismo vascular | |
| | | Medo de cair | |

Continua...

...continuação

| Tabela 10.1<br>Alterações encontradas em cada passo da sequência do exame físico da marcha e os diagnósticos<br>diferenciais mais observados | | |
| --- | --- | --- |
| **Caminhando** | Marcha em tesoura | Paraparesias espásticas |
| | | Distonia em MMII |
| | | Mielopatia espondilótica |
| | Incapacidade de andar em linha reta | Ataxia vestibular |
| | | Ataxia cerebelar unilateral |
| | Passos curtos | Antálgica |
| | | DP e parkinsonismos atípicos |
| | | Hidrocefalia de pressão normal |
| | Balanço do braço reduzido | Hemiparesia |
| | | Distonia |
| | | Doenças reumatológicas que reduzem o movimento articular |
| | | DP |
| | Pé caído, com levantamento do membro na marcha | Neuropatia do fibular |
| | | Radiculopatia L5 |
| | | Miopatias |

DP: doença de Parkinson idiopática; DA: doença de Alzheimer; FI: fármaco-induzida; SNC: sistema nervoso central; AMS: atrofia de múltiplos sistemas; ELA: esclerose lateral amiotrófica; MMII: membros inferiores; HPN: hidrocefalia de pressão normal.

## Parkinsonismo

Todas as causas de síndrome parkinsoniana tipicamente se apresentam como marcha parkinsoniana, caracterizada pela diminuição do comprimento do passo, da velocidade da marcha, da elevação dos membros na passada e redução do balanço automático dos membros superiores. Nos quadros neurodegenerativos, algumas diferenças podem ser percebidas para separar em dois grandes grupos: doença de Parkinson idiopática (DP) e parkinsonismo atípico (paralisia supranuclear progressiva, atrofia de múltiplos sistemas, degeneração corticobasal).

A doença de Parkinson apresenta uma evolução previsível dos sintomas e de sua gravidade. É esperado que no início da doença, menos de 5 anos dos primeiros sintomas, o paciente apresente poucos sintomas na marcha, ou seja, pouca instabilidade postural e congelamento da marcha. Geralmente os pacientes se queixam mais de lentificação do passo, causada pela bradicinesia e rigidez, e esse sintoma costuma responder ao uso de levodopa. Porém, com o avançar da doença esses sintomas tornam-se graves, com muito congelamento da marcha e instabilidade postural, sendo esta a situação mais incapacitante para o paciente e com pouca melhora com as medicações dopaminérgicas (Figura 10.10).

Nos quadros parkinsonianos atípicos, ocorre início precoce e grave dos distúrbios da marcha, resposta inadequada a levodopa, aparecimento precoce de congelamento da marcha e desequilíbrio postural (Figura 10.11). A exemplo, o congelamento da marcha está presente em cerca de 7% dos pacientes com doença de Parkinson nos primeiros 2 anos da sua doença, 28% em 5 anos, 39% em 10 anos[10].

Mediante a síndrome parkinsoniana inicial com poucos distúrbios de marcha, pouca queda e instabilidade postural sugerimos tratamento com levodopa na dose inicial de 300 mg/dia (ver o capítulo específico). Na avaliação da resposta medicamentosa sugerimos os mesmos passos usados no exame da marcha abordados no início deste capítulo. Em caso de não resposta, adotar o fluxograma da Figura 10.10.

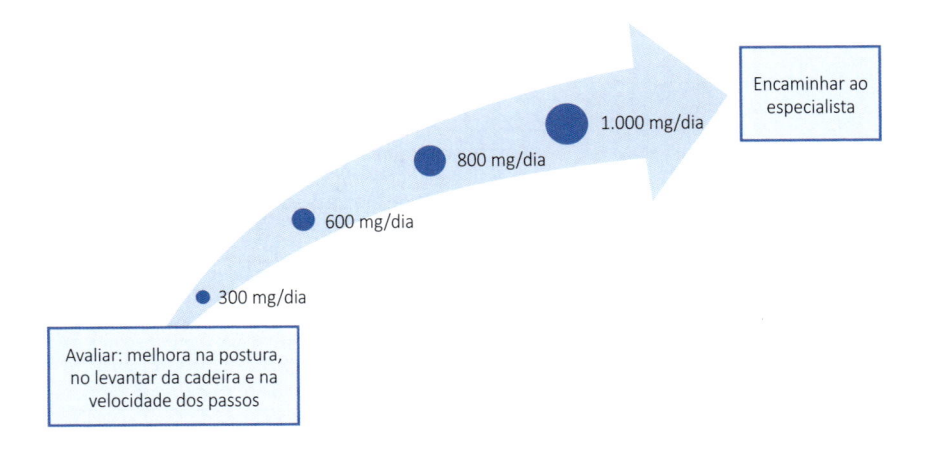

**Figura 10.10** – Demonstração de como aumentar a dose de levodopa. Caracteriza-se não resposta à medicação ao atingir a dose de 1.000 mg/dia, e nesse contexto sugerimos avaliação do especialista.

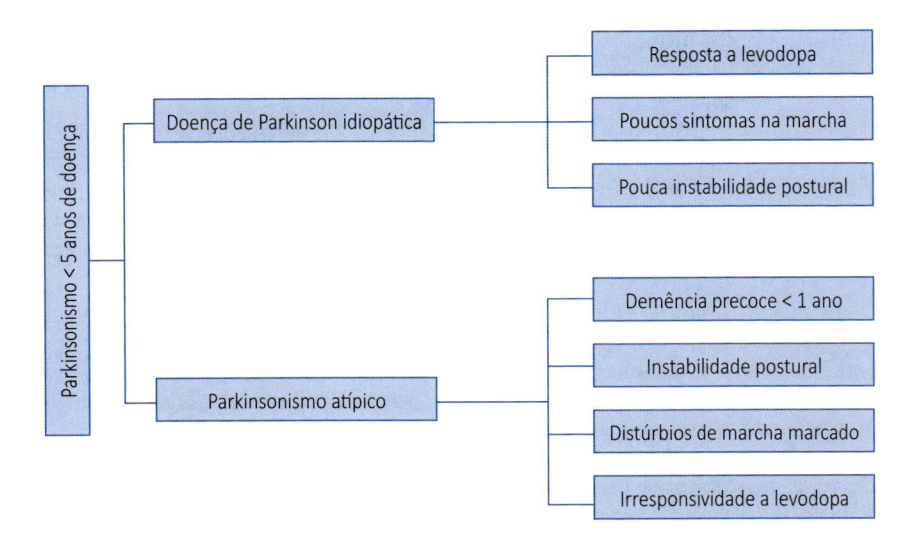

**Figura 10.11** – Esquema demonstrando como diferenciar nos quadros iniciais, por características da marcha, a doença de Parkinson idiopática e as síndromes parkinsonianas atípicas. Diante dos quadros atípicos sugerimos avalição do especialista.

## Marcha apráxica

A hidrocefalia de pressão normal (HPN) é uma síndrome clínica de evolução lenta, geralmente observada em idosos, que está associada a um volume excessivo de líquor intraventricular devido a uma disfunção na circulação do mesmo. Portanto, na ausência de doenças neurológicas prévias como meningite e hemorragia subaracnóidea.

A HPN é caracterizada pela sequência de comprometimento da marcha, caracterizado por marcha apráxica, seguido de incontinência urinária (inicialmente aumento na frequência e urgência urinária e em seguida por incontinência franca) e, eventualmente, por demência (diminuição psicomotora, apatia e disfunção executiva). Outra manifestação é o quadro de parkinsonismo predominante nos membros inferiores, caracterizado por passos curtos, velocidade reduzida e congelamento da marcha com movimentos dos braços durante a marcha normal. A marcha é sempre afetada inicialmente. Por outro lado, a presença de demência antes ou em desenvolvimento concomitante com o comprometimento da marcha é um alerta contra o diagnóstico de HPN. Em pacientes com HPN a marcha é caracterizada por passos lentos e curtos, congelamento da marcha, piora em condições de dupla tarefa e podem parecer com pacientes com doença de Parkinson, embora com movimentos preservados do braço (parkinsonismo da parte inferior do corpo). O diagnóstico baseia-se principalmente no desenvolvimento sequencial dos sintomas da HPN (idealmente antes de uma demência franca) combinado com achados da ressonância magnética, apoiado pela resposta à drenagem lombar.

A ressonância magnética (RM) é superior à tomografia computadorizada (TC) porque exclui outras possíveis causas secundárias de hidrocefalia. Mas a TC de crânio é um importante método de rastreio diagnóstico. Portanto, mediante pacientes com a clínica sugestiva de HPN e ventriculomegalia, sem causa obstrutiva definida e com índice de Evans maior que 0,31, o diagnóstico é estabelecido (Figura 10.12). É importante o raciocínio de que o achado de ventriculomegalia pode estar presente sem ser no contexto de HPN e sim proporcional ao grau de atrofia cortical degenerativa da idade ou em síndromes demenciais (Figura 10.13).

Após o diagnóstico de HPN, é importante o encaminhamento do paciente para avaliação neurocirúrgica para realização de derivação ventricular. Porém, devido à observação de alto índice de falha terapêutica, um pré-teste para avaliar a resposta à derivação foi considerado como essencial. A retirada de grandes quantidades de líquor (30 a 50 mL) com avaliação da marcha pré-teste e após 30 a 60 minutos após a coleta é a técnica empregada. A avaliação da marcha é feita medindo a velocidade da marcha, o comprimento da passada e o número de passos.

Alguns fatores precisam ser considerados junto ao paciente sobre a expectativa de melhora com a derivação ventriculoperitoneal:

a.  duração dos sintomas: pacientes com menos de 6 meses de duração têm uma chance maior de melhora, enquanto aqueles com sintomas, particularmente demência, presentes por mais de 2 ou 3 anos, apresentam taxas menores de melhora[11-13];

b.  manifestações clínicas: a apresentação tardia ou ausência de distúrbio da marcha prediz um resultado cirúrgico inadequado em mais de 80% dos pacientes[15-17]. Não é esperada melhora importante no quadro cognitivo;

c.  doença de substância branca: a maioria dos estudos descobriu que quanto mais extensas as lesões da substância branca, causadas por doença cerebrovascular, menos provável é a melhora após a derivação[18-20].

Em termos de eficácia, uma revisão sistemática de 2013 identificou 64 estudos em mais de 3.000 pacientes com HPN idiopática, incluindo 27 estudos retrospectivos, 36 estudos observacionais prospectivos e um estudo randomizado. A taxa média de melhora sustentada por 3 anos após a derivação ventricular foi de 40% em estudos nos anos 1990, 70% nos anos 2000 e 73% desde 2006. A taxa média de mortalidade foi de 9,5% nos anos 1970 e 0,2% desde 2006[21].

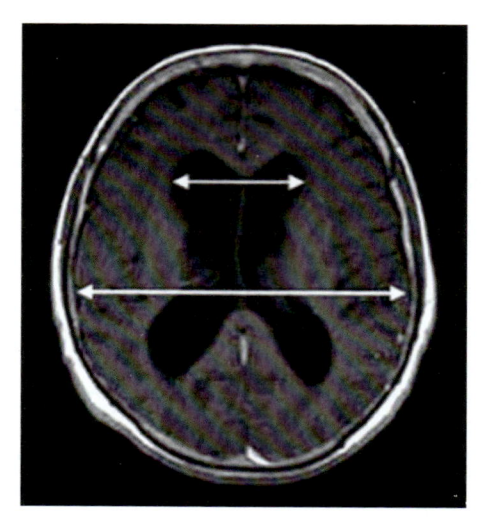

**Figura 10.12** – Representação do cálculo do índice de Evans. O índice de Evans é a razão entre a largura máxima dos cornos frontais e o maior diâmetro do cérebro.

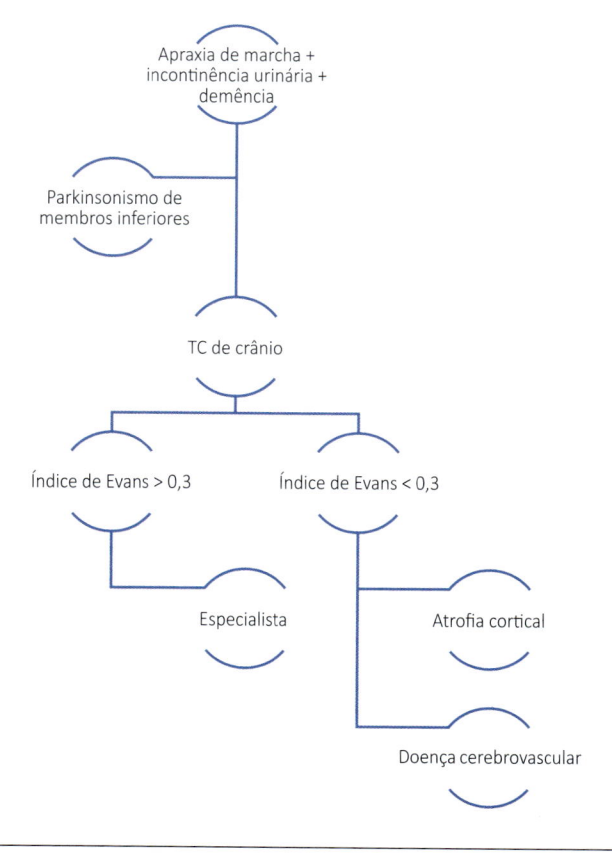

**Figura 10.13** – Esquema propondo a sequência investigativa em pacientes com clínica de parkinsonismo de membros inferiores ou com a tríade clássica de HPN. Nos casos de HPN sugerimos avaliação do especialista para derivação ventricular.

## Marcha atáxica

A marcha atáxica pode representar tanto um acometimento cerebelar como do sistema sensitivo. É importante diferenciarmos os dois tipos de ataxia para estabelecermos uma sequência de investigação e tratamento.

Nos quadros de ataxia sensitiva os pacientes apresentam, na história, evidência de piora dos sintomas em ambientes escuros ou em situações nas quais a acuidade visual está diminuída. Isso se justifica pelo fato de que, para manter um equilíbrio adequado, o corpo necessita da integração da visão, propriocepção e função vestibular, e como nesses pacientes a propriocepção é comprometida existe a compensação pela visão. Outro dado importante é que na prova índex-nariz (o paciente encosta a ponta do índex na ponta do nariz) o paciente erra o alvo e apresenta tremor no final do movimento, e isso piora quando solicitado a realizar a tarefa com os olhos fechados.

Outro teste útil é o teste de Romberg, que pode ser executado de forma simples no consultório. O teste é realizado com o paciente em pé, com os pés próximos, sem que se toquem, e os braços ao longo do corpo. O teste deve durar 1 minuto, 30 segundos com os olhos abertos e após 30 segundos com os olhos fechados. O teste é dito positivo quando o paciente mantém o equilíbrio com os olhos abertos e após fechar os olhos apresenta oscilações importantes ou tendência a queda para qualquer lado. Pacientes que apresentam tais alterações podem possuir lesão na medula, no gânglio da raiz dorsal ou no nervo periférico.

Nos quadros cerebelares, o paciente não apresenta tais características. As principais causas de ataxia cerebelar podem ser classificadas conforme o tempo de instalação: agudas, são aquelas que se instalam em minutos a horas; subagudas, início de dias a semanas, e crônicas. As principais causas de ataxia cerebelar são listadas a seguir. Definido o quadro de ataxia do tipo cerebelar, a investigação pelo especialista se faz necessária, principalmente nos quadros subagudos e crônicos. Nos quadros agudos, é recomendado o encaminhamento ao pronto-atendimento médico, por se tratar de uma emergência médica (Figura 10.15).

Em pacientes com ataxia sensitiva, as principais causas são as deficiências vitamínicas, toxinas, infecciosas e doenças autoimunes[22] (Tabela 10.2 e Figura 10.16). Nas deficiências vitamínicas, recomentamos o tratamento conforme a deficiência vitamínica diagnosticada[23].

Para pacientes com deficiência de vitamina $B_{12}$ constatada em exame laboratorial, e com fator de risco considerável (cirurgia bariátrica ou gastrectomias, anemia perniciosa, vegetarianos ou veganos, doença celíaca, uso de inibidores de bomba de prótons), a reposição de cianocobalamina intramuscular é recomendada na dose de 1.000 µg por 7 dias, seguida e injeções semanais por 1 mês, a seguir manter uma ampola por mês. A duração do tratamento varia conforme a persistência da causa. A melhora neuropsiquiátrica após o tratamento da deficiência de vitamina $B_{12}$ geralmente ocorre por um longo período de tempo (p. ex., começando dentro de 3 meses e continuando a melhorar por até 1 ano). No entanto, alguns achados neurológicos podem ser irreversíveis, especialmente se eles estiverem presentes há muito tempo. Em uma série de 1991 envolvendo 121 indivíduos com deficiência de vitamina $B_{12}$ com achados neurológicos, todos tiveram alguma melhora neurológica, em um grau que estava inversamente relacionado à extensão e duração da doença. A recuperação neurológica foi completa em 47% e apenas 6% tiveram incapacidade neurológica residual moderada a grave[24,25].

A deficiência de ácido fólico possui como fator de risco distúrbios do intestino delgado associados à má absorção, cirurgia gástrica, gastrite atrófica, uso de inibidor de bomba de prótons, uso crônico e abusivo de álcool, uso de anticonvulsivantes (fenobarbital, fenitoína), uso de metotrexato, pirimetamina e trimetoprim. O ácido fólico deve ser reposto na dose de 5 mg/dia.

A deficiência de tiamina geralmente está associada a deficiência nutricional global, com baixa ingesta calórica, o que ocorre em situações de pobreza, etilismo crônico, distúrbios alimentares, ou em alta demanda metabólica como quadros infecciosos graves. A reposição deve ser feita com 100 mg ao dia.

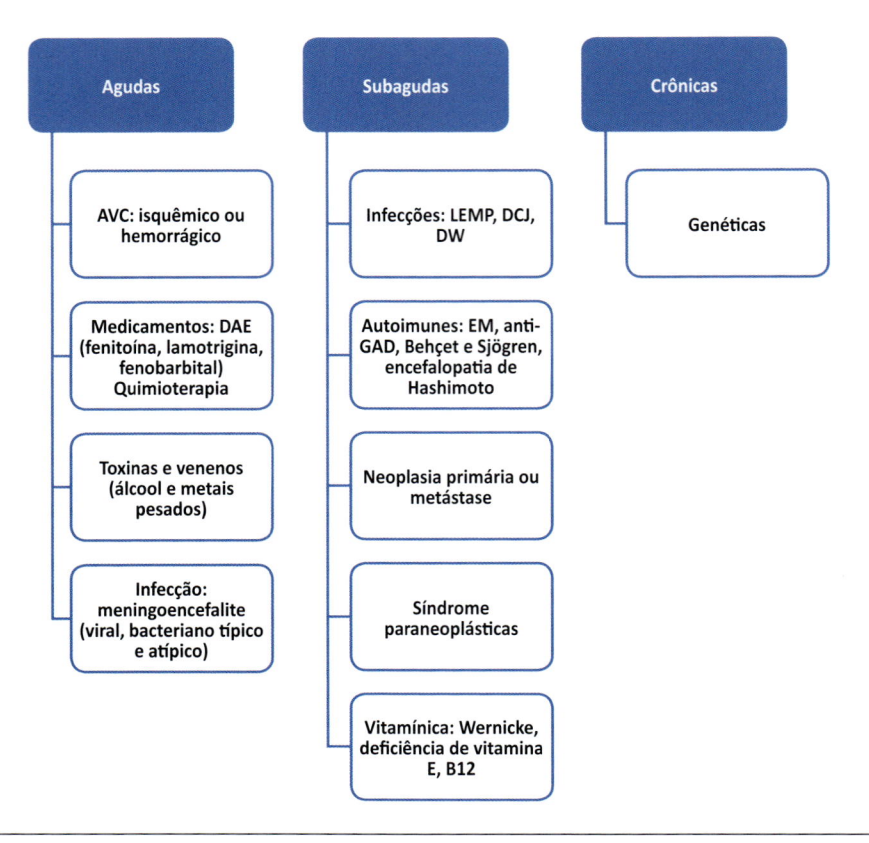

**Figura 10.15** – Esquema demonstrando as principais causas conforme a classificação da ataxia cerebelar, de acordo com o tempo de instalação. DAE: droga antiepiléptica; LEMP: leucoencefalopatia multifocal progressiva; DCJ: doença de Creutzfeldt-Jakob; DW: doença de Whipple; EM: esclerose múltipla.

| Tabela 10.2 Principais causas de ataxia sensitiva | | |
|---|---|---|
| Causas | Deficiência vitamínica | B12 |
| | | Ácido fólico |
| | | Tiarrina |
| | | Vitamina E |
| | | Cobre |
| | Tóxica | Quimioterapia |
| | | Piridoxina |
| | Infeccioso | Sífilis |
| | | HTLV |
| | | HIV |

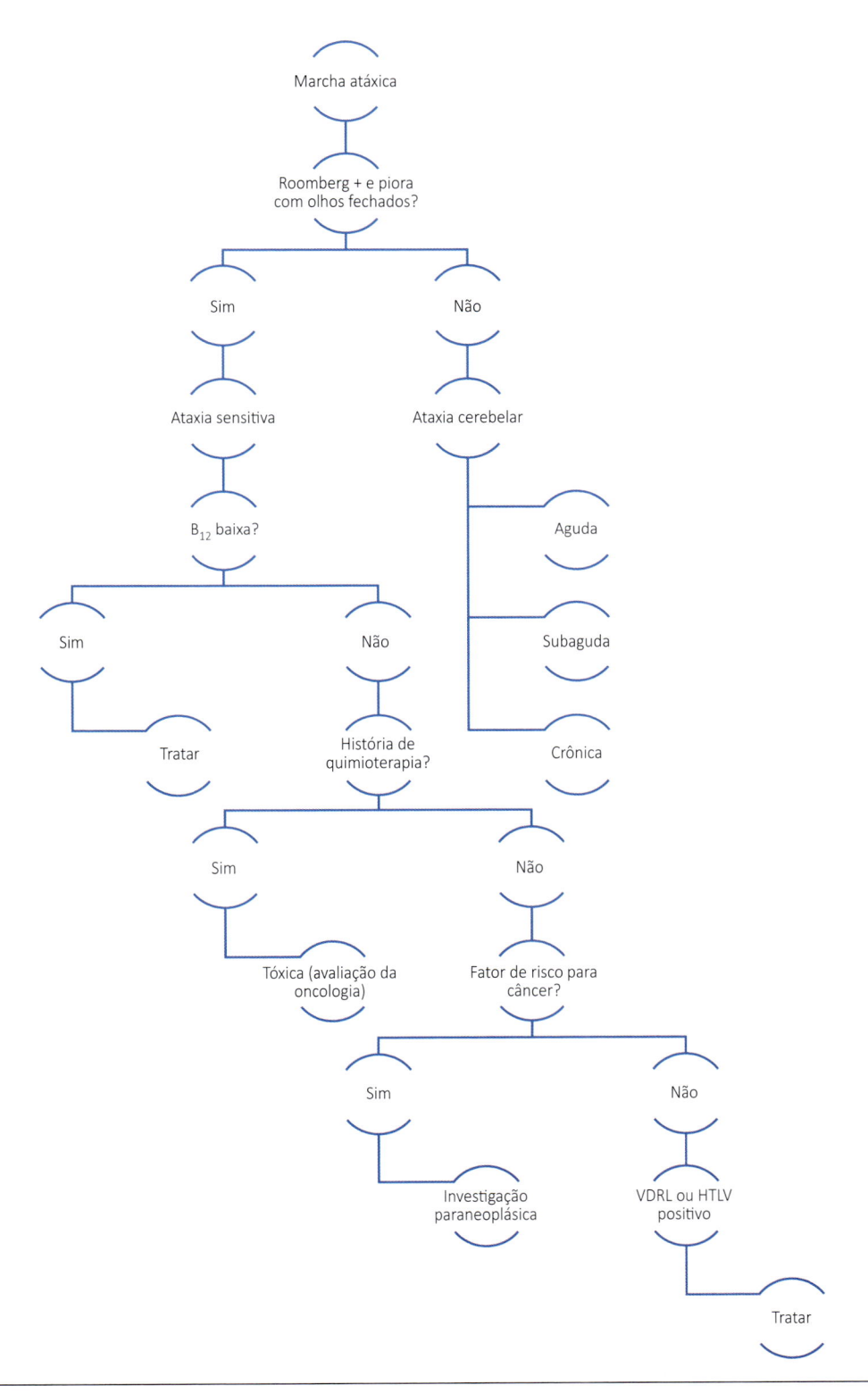

**Figura 10.16** – Esquema proposto para a investigação de um quadro de ataxia.

A deficiência do cobre é bem mais rara e entra no diagnóstico diferencial das hipovitaminoses, principalmente a deficiência de $B_{12}$. Nos casos de deficiência de vitamina E, geralmente está associada uma doença autossômica recessiva com mutação no gene TTPA (tempo de tromboplastina parcial ativada) que cursa com hipovitaminose E associada a ataxia mista, tanto sensorial como cerebelar.

Em pacientes em tratamento ou após terem realizado tratamento quimioterápico, a causa tóxica é bem provável e nesses casos não há tratamento específico a ser realizado. Nos pacientes com fatores de risco para câncer, a investigação de neoplasia de órgãos sólidos e hematológica é importante. Nesses casos de suspeita de síndrome paraneoplásica é aconselhado encaminhamento para avaliação do especialista.

Doenças reumatológicas como o lúpus eritematoso sistêmico e a síndrome de Sjögren podem acometer os nervos periféricos, cursando com polineuropatia e ataxia sensitiva. Nesses casos, o tratamento principal é o da doença de base.

Nos quadros infecciosos, como sífilis, o tratamento específico é mandatório. O melhor tratamento é com penicilina e dependerá do estágio clínico de cada paciente. A infecção por HTLV 1 e 2 não possui tratamento específico, porém pode-se considerar um curso de corticoide em caso de piora progressiva e nesses casos encaminhar para avaliação do especialista.

## Mielopatia espondilótica

A espondilose cervical refere-se a um processo degenerativo progressivo que afeta os corpos vertebrais cervicais e os discos intervertebrais. Esse processo pode levar ao estreitamento (estenose) do canal medular central, comprimindo a medula espinal cervical, produzindo uma síndrome de disfunção da medula espinal conhecida como mielopatia espondilótica cervical. A mielopatia ocorre em 5 a 10% dos pacientes com espondilose cervical sintomática. Outras síndromes clínicas associadas à espondilose cervical incluem dor no pescoço e radiculopatia cervical. A espondilose está presente em radiografias em 70 a 95% dos pacientes com 65 anos, embora a maioria destes pacientes sejam assintomáticos. Pacientes sintomáticos podem apresentar-se com queixas de dor no pescoço ou ombros.

A radiculopatia é o resultado direto da compressão de uma raiz nervosa e pode produzir dor, parestesia ou fraqueza na distribuição das raízes nervosas. A mielopatia, pelo contrário, é a compressão da medula espinal com ou sem comprometimento vascular. O quadro clínico tem um amplo espectro, desde a evidência radiográfica com sintomas leves, como pequenas alterações na sensibilidade, até quadro de tetraparesia e dificuldade grave de marcha. A mielopatia pura pode ser indolor; mas pode também ocorrer com dor central funicular. Embora a maioria dos pacientes se apresenta com uma mielopatia pura, 41% apresentam radiculopatia concomitante cursando com dor do tipo neuropática, parestesia ou fraqueza. Outros sinais comuns de mielopatia significativa incluem distúrbios da marcha com espasticidade e uma marcha em tesoura.

Pacientes com mielopatia avançada podem ter comprometimento intestinal ou, mais comumente, urgência e incontinência urinária. Nesses casos em que a suspeita diagnóstica é de compressão medular sugerimos encaminhamento para avaliação neurocirúrgica.

A abordagem dos pacientes consiste em tratamento conservador como o uso de colar cervical, fisioterapia, farmacoterapia e modificação comportamental. A terapia conservadora é geralmente reservada para os doentes que estão estáveis e sem sinais neurológicos significativos. Esta terapia também é reservada para pacientes neurologicamente estáveis com comorbidades graves que iriam colocá-los em maior risco cirúrgico.

A decisão de prosseguir com o tratamento cirúrgico requer uma discussão aberta e abrangente com o paciente, explicando que o objetivo da cirurgia é para evitar a progressão da doença e estabilizar a coluna cervical; o retorno do paciente para a linha de base é, por vezes, um resultado inatingível. A indicação principal para a intervenção cirúrgica é piora dos déficits neurológicos com confirmação da mielopatia espondilótica em exame de imagem e a exclusão de outras patologias que possam contribuir para piora[26].

# REFERÊNCIAS BIBLIOGRÁFICAS

1. Bloem B, Haan J, Lagaay A, van Beek W, Wintzen A, Roos R. Investigation of Gait in Elderly Subjects Over 88 Years of Age. Topics in geriatrics. 1992;5(2):78-84.
2. Sudarsky L. Gait disorders: prevalence, morbidity, and etiology. Advances in Neurology. 2001;87:111-17.
3. Woollacott M, Shumway-Cook A. Attention and the control of posture and gait: a review of an emerging area of research. Gait & Posture. 2002;16(1):1-14.
4. Lundin-Olsson L, Nyberg L, Gustafson Y. "Stops walking when talking" as a predictor of falls in elderly people. The Lancet. 1997;349(9052):617.
5. Camicioli R, Howieson D, Lehman S, Kaye J. Talking while walking: The effect of a dual task in aging and Alzheimer's disease. Neurology. 1997;48(4):955-958.
6. Sheridan P, Solomont J, Kowall N, Hausdorff J. Influence of Executive Function on Locomotor Function: Divided Attention Increases Gait Variability in Alzheimer's Disease. Journal of the American Geriatrics Society. 2003;51(11):1633-1637.
7. Snijders A, van de Warrenburg B, Giladi N, Bloem B. Neurological gait disorders in elderly people: clinical approach and classification. The Lancet Neurology. 2007;6(1):63-74. [literatura adicional]
8. Giladi N, Horak F, Hausdorff J. Classification of gait disturbances: Distinguishing between continuous and episodic changes. Movement Disorders. 2013;28(11):1469-1473.
9. Nonnekes J, Goselink R, Růžička E, Fasano A, Nutt J, Bloem B. Neurological disorders of gait, balance and posture: a sign-based approach. Nature Reviews Neurology. 2018;14(3):183-189. [literatura adicional]
10. Giladi N, McDermott M, Fahn S, Przedborski S, Jankovic J, Stern M, et al. Freezing of gait in PD: Prospective assessment in the DATATOP cohort. Neurology. 2001;56(12):1712-1721.
11. Petersen R, Mokri B, Laws E. Surgical treatment of idiopathic hydrocephalus in elderly patients. Neurology. 1985;35(3):307-307.
12. Marmarou A, Young H, Aygok G, Sawauchi S, Tsuji O, Yamamoto T, et al. Diagnosis and management of idiopathic normal-pressure hydrocephalus: a prospective study in 151 patients. Journal of Neurosurgery. 2005;102(6):987-997.
13. Graff-Radford N, Godersky J, Jones M. Variables predicting surgical outcome in symptomatic hydrocephalus in the elderly. Neurology. 1989;39(12):1601-1601.
14. Fisher C. The Clinical Picture in Occult Hydrocephalus. Neurosurgery. 1977;24(CN_suppl_1):270-284.
15. Hebb A, Cusimano M. Idiopathic Normal Pressure Hydrocephalus: A Systematic Review of Diagnosis and Outcome. Neurosurgery. 2001;49(5):1166-1186.
16. Black P. Idiopathic normal-pressure hydrocephalus. Journal of Neurosurgery. 1980;52(3):371-377.
17. Hughes C, Siegel B, Coxe W, Gado M, Grubb, R, Coleman R, Berg L. Adult idiopathic communicating hydrocephalus with and without shunting. Journal of neurology, neurosurgery and psychiatry. 1978;41(11):961-971.
18. Vanneste J. Diagnosis and management of normal-pressure hydrocephalus. Journal of Neurology. 2000;247(1):5-14.
19. Krauss J, Droste D, Vach W, et al. Cerebrospinal fluid shunting in idiopathic normal-pressure hydrocephalus of the elderly: effect of periventricular and deep white matter lesions. Neurosurgery. 1996;39(2):292-300.
20. Boon A, Tans J, Delwel E, et al. Dutch Normal-Pressure Hydrocephalus Study: the role of cerebrovascular disease. Journal of Neurosurgery. 1999;90:221.
21. Toma A, Papadopoulos M, Stapleton S, Kitchen N, Watkins L. Systematic review of the outcome of shunt surgery in idiopathic normal-pressure hydrocephalus. Acta Neurochirurgica. 2013;155(10):1977-1980.
22. Gwathmey K. Sensory Polyneuropathies. Continuum (Minneap Minn). 2017;23(5):1411-1436.
23. Kumar N. Nutrients and Neurology. Continuum (Minneap Minn). 2017;23(3):822-861.
24. Vasconcelos O, Poehm E, McCarter R, et al. Potential outcome factors in subacute combined degeneration: review of observational studies. Journal of General Internal Medicine. 2006;21(10):1063-1068.
25. Healton E, Savage DG, Brust JC, Garrett TJ, Lindenbaum J. Neurologic aspects of cobalamin deficiency. Medicine (Baltimore). 1991;70(4):229-225.
26. SaterenZoller E, Cannell D, Chyatte D, Fogelson J, Sharma M. Diagnosis and medical and surgical management of cervical spondylotic myelopathy. Journal of the American Academy of Physician Assistants. 2015;28(10):29-36.

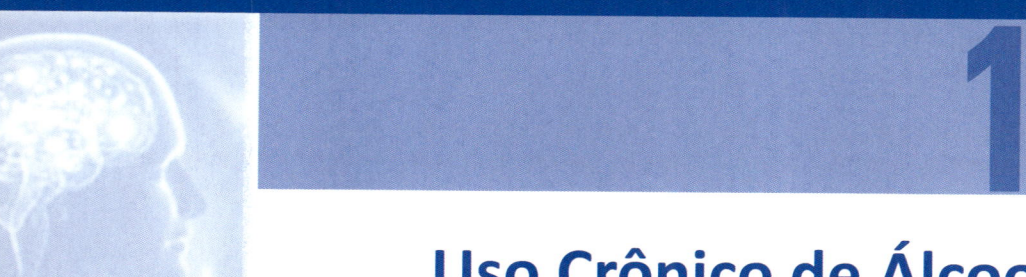

# Uso Crônico de Álcool e Complicações Neurológicas

Fernando José de Sousa • Maria Sheila Guimarães Rocha

## ▪ Introdução

O uso abusivo e crônico de álcool é um problema comum no mundo atual. Cerca de 1/3 da população adulta dos Estados Unidos bebe excessivamente e rotineiramente[1]. No Brasil, segundo levantamento realizado pela Organização Mundial de Saúde (OMS) em 2016, o consumo de álcool aumentou 43,5% em 10 anos no país, superando a média internacional[2].

Apesar de a intoxicação pelo álcool ser mais frequentemente lembrada por seu quadro agudo, uma vez que está associada a grande número de complicações, como acidentes, violência doméstica, suicídio e homicídios, deve-se sempre lembrar que a dependência alcóolica está ligada a um grande número de complicações crônicas, como a desnutrição, suscetibilidade a traumas e, principalmente, a diversas doenças neurológicas. Tanto o etanol quanto seu metabólito ativo, o acetaldeído, podem causar danos diretos às células nervosas, principalmente neurônios em desenvolvimento[1,3]. Neste capítulo abordaremos as principais complicações relacionadas ao seu uso crônico.

## ▪ Importância dos distúrbios neurológicos decorrentes do álcool na APS

Apesar de o tratamento do alcoolismo não ser uma das políticas prioritárias da Atenção Primária à Saúde (APS) no Brasil, dados da Organização Mundial de Saúde mostram que o efeito do consumo de álcool na mortalidade supera doenças como tuberculose, HIV/AIDS, diabetes e hipertensão. Seu uso também agrava ou precipita tais condições[2]. Por este motivo, os serviços de Atenção Primária à Saúde têm uma posição estratégica para a abordagem precoce e na contribuição para a mudança da relação de indivíduos e seus familiares com o uso desta substância.

As equipes de APS devem ser capacitadas para identificar as possíveis complicações neurológicas relacionadas ao alcoolismo, visando elaborar ações de prevenção de agravos, diagnóstico, tratamento, reabilitação e redução de danos.

## ▪ Epidemiologia

Segundo dados da OMS, 2,3 bilhões de pessoas são consumidores atuais de álcool. Tal consumo é considerado um dos principais fatores de risco para a carga global de doenças e seu uso abusivo está relacionado com cerca de 3 milhões de mortes anuais em todo o mundo. A maior parte das lesões fatais ocorre em grupos etários relativamente jovens, na faixa etária de 20 a 39 anos, onde aproximadamente 25% de todas as mortes são atribuíveis ao álcool[2].

Nos resultados da Pesquisa Nacional de Saúde de 2013 observou-se que 13,7% da população brasileira apresentavam consumo abusivo de álcool. A prevalência se mostrou maior entre homens, adultos jovens, com cor da pele preta ou indígena, fumantes e pessoas que avaliaram sua saúde como boa ou muito boa[4].

Além das consequências à saúde, o uso excessivo das bebidas alcoólicas causa perdas sociais e econômicas importantes para indivíduos e para a sociedade como um todo. Um estudo de revisão de 2009 estimou que os custos associados ao álcool ultrapassam 1% do produto interno bruto (PIB) dos países de alta e média renda[2].

O álcool tem papel importante no início e no curso de vários distúrbios neurológicos. Enquanto agente tóxico, o álcool pode afetar diretamente as células do sistema nervoso periférico e central, bem como os músculos, afetando tanto o sistema nervoso periférico como o central. O uso prolongado e crônico de etanol está associado com a lesão de estruturas cerebrais responsáveis pela capacidade cognitiva do indivíduo (memória, solução de problemas, etc.) e também do controle emocional. As manifestações neurológicas decorrentes do uso do álcool também podem ocorrer de forma aguda, como nas miopatias, na encefalopatia de Wernicke, mielinose pontina e na doença cerebrovascular (Tabela 11.1).

| Tabela 11.1 | |
|---|---|
| **Manifestações neurológicas associadas ao uso abusivo do álcool** | |
| **Sistema Nervoso Central** | Demência |
| | Degeneração cerebelar alcoólica |
| | Marchiafava- Bignami |
| | Encefalopatia de Wernicke |
| | Síndrome de Korsakoff |
| | Doença cerebrovascular |
| | Mielopatia subaguda |
| | Epilepsia |
| | Ambliopia tabaco-álcool |
| | Degeneração hepatolenticular |
| | Mielinose pontina |
| **Sistema Nervoso Periférico** | Polineuropatia sensitivomotora |
| | Miopatia |

# Etiopatogenia

## Metabolização do etanol

O etanol, principal forma de consumo do álcool no mundo, é uma molécula pequena, com absorção relativamente lenta pelo estômago e absorção mais rápida pelo intestino. Por ser solúvel em água ele acessa rapidamente a corrente sanguínea. Mais de 90% do etanol absorvido são eliminados pelo fígado e 2 a 5% são excretados sem modificações na urina, no suor e na respiração. O início do metabolismo do etanol é a oxidação do acetaldeído pela enzima denominada álcool desidrogenase (ADH). Esta enzima converte o etanol em acetaldeído que, mesmo em pequenas concentrações, é tóxico para o organismo. A enzima aldeído desidrogenase (ALDH), por sua vez, converte o acetaldeído em acetato. A maior parte do acetato produzido atinge outras partes do organismo pela corrente sanguínea, onde participa de outros ciclos metabólicos (Figura 11.1)[5].

O sistema de enzimas microssomais oxidativas (SEMO) pertence à família dos citocromos e compreende um sistema alternativo de metabolização do álcool no fígado. O SEMO transforma o etanol em acetaldeído pela ação do citocromo P4502E1 ou CYP2E1, presentes nas células hepáticas[5].

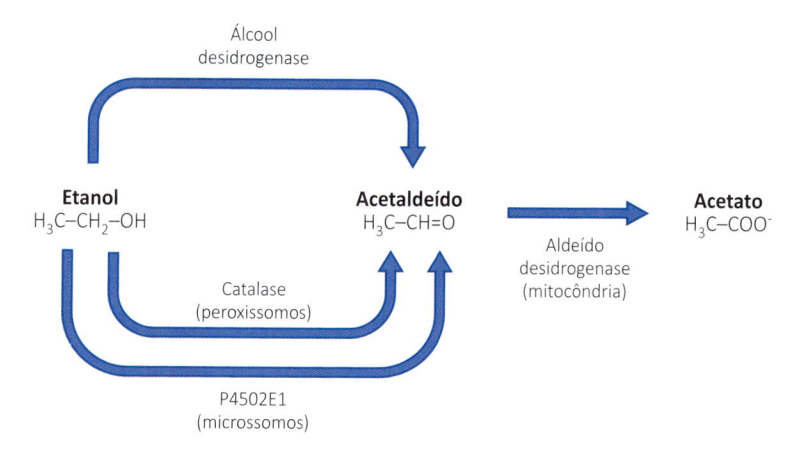

**Figura 11.1** – Metabolismo do etanol.

## ▪ Quadro clínico e diagnóstico

### Síndrome de Wernicke-Korsakoff

Uma das mais conhecidas complicações neurológicas da deficiência de tiamina, a síndrome de Wernicke-Korsakoff, tem como principal condição associada o alcoolismo crônico. O termo se refere a duas síndromes, que representam diferentes estágios da doença. A encefalopatia de Wernicke (EW) é uma síndrome aguda que requer tratamento emergencial para prevenir a morte ou a alta morbidade. Já a síndrome de Korsakoff refere-se a uma condição crônica que ocorre, em geral, como consequência da encefalopatia de Wernicke[6,7].

A primeira descrição da síndrome EW ocorreu em 1881, quando Carl Wernicke, famoso médico russo, descreveu a clássica tríade encontrada: confusão mental, oftalmoplegia ou nistagmo, ataxia da marcha associada ou não a polineuropatia. Além disso, o autor demonstrou achados anatomo-patológicos de hemorragias puntiformes ao redor de aqueduto, 3º e 4º ventrículos nesses indiví-duos. Após alguns anos, o psiquiatra russo Sergei Korsakoff publicou sobre uma síndrome amnéstica crônica onde o comprometimento da memória era desproporcionalmente maior do que de outros domínios. Ambas as observações descreviam alterações num contexto de alcoolismo crônico, porém a relação desse fator com a síndrome só foi exposta anos mais tarde por outros investigadores[7].

A tiamina é um cofator de inúmeras enzimas importante no metabolismo energético. Entre-tanto, a necessidade de tiamina varia conforme o tipo de tecido celular e sua taxa metabólica, com maior demanda dessa vitamina nas situações em que há aumento do metabolismo e alta ingestão de glicose. Isso explica o início da encefalopatia de Wernicke em pacientes suscetíveis após adminis-tração de glicose endovenosa antes da suplementação de tiamina[6].

A clássica síndrome da encefalopatia de Wernicke é formada pela tríade de encefalopatia (de-sorientação, desatenção), disfunção oculomotora (nistagmo, paralisias do olhar) e ataxia de marcha. Entretanto, nem sempre tais sintomas se manifestam juntos, sendo um achado comum a manifes-tação incompleta dessa tríade. Outros sinais incluem polineuropatia, principalmente em membros inferiores, disfunção vestibular sem perda auditiva e, raramente, hipotermia[6,7].

Os exames laboratoriais disponíveis não permitem o diagnóstico do quadro, uma vez que os ní-veis séricos normais de tiamina podem não se correlacionar com os níveis cerebrais. Dessa forma, o diagnóstico deve ser primariamente clínico. Alguns exames de imagem, como a ressonância magné-tica, podem auxiliar na elucidação do caso, podendo-se encontrar lesões típicas como hipersinal em T2 e FLAIR em regiões de diencéfalo e periventriculares, além de aqueduto cerebral, tálamo medial e corpos mamilares (Figura 11.2A). A atrofia do corpo mamilar é uma anormalidade relativamente específica em pacientes com lesões crônicas após a encefalopatia de Wernicke[8].

A síndrome de Korsakoff é uma manifestação neuropsiquiátrica tardia da encefalopatia de Wernicke, na qual o paciente apresenta déficits importantes na memória anterógrada e retrógrada, apatia, mantendo *sensorium* intacto e relativa preservação da memória de longo prazo e de outras habilidades cognitivas. Atenção e comportamento social são relativamente preservados. Sujeitos afetados são capazes de conduzir uma conversa socialmente apropriada que pode parecer normal para um espectador desavisado. Os pacientes com síndrome de Korsakoff, via de regra, desconhecem sua doença (anosognosia)[7,8].

Como o diagnóstico pode ser desafiador, a suspeita clínica já indica o tratamento, principalmente porque a infusão de tiamina é segura e barata. Recomenda-se assim, nos pacientes com quadro sugestivo de encefalopatia de Wernicke, a infusão endovenosa de 100 mg de tiamina (infundida durante 30 minutos), três vezes ao dia, por dois dias consecutivos. Após essa fase, reduzir a dose para 100 mg uma vez ao dia, por via endovenosa ou intramuscular, por mais 5 dias. A partir de então, o tratamento pode ser modificado para via oral, mantendo-se no mínimo 100 mg ao dia e deve ser continuada mesmo na alta hospitalar. Importante lembrar que esses pacientes comumente apresentam outros déficits nutricionais associados e que os mesmos também deverão ser corrigidos (outras vitaminas, magnésio, etc.)[7].

Conforme citado anteriormente, lembrar que a infusão de glicose pode precipitar ou piorar a encefalopatia de Wernicke, assim, a administração de tiamina deve sempre preceder a da glicose[6].

## Doenças cerebrovasculares

O alcoolismo crônico aumenta o risco para a ocorrência de acidente vascular encefálico, tanto isquêmico quanto hemorrágico, porém com uma correlação bem mais forte com este último. No contexto de sangramentos, esse grupo de pacientes está sujeito a hemorragias tanto intraparenquimatosas quanto subaracnóideas (Figura 11.2B). O prognóstico nos eventos vasculares também é pior nos alcoólatras[9].

Do ponto de vista fisiopatológico, o consumo excessivo e diário de álcool leva a níveis mais altos de pressão arterial sistólica e diastólica, por intervir em múltiplos mecanismos: alteração nos níveis séricos de cortisol, renina e aldosterona, aumento do tônus simpático, principalmente em situações de abstinência, hemoconcentração pela desidratação, efeitos tóxicos diretos ao endotélio, disfunção plaquetária, entre outros. Além disso, é comum doença hepática concomitante relacionada ao abuso de álcool, além de maiores taxas de crises convulsivas e trauma nesses pacientes, predispondo a hemorragias cerebrais agudas ou hematoma subaracnóideo crônico[9-11].

O hematoma subdural crônico é caracterizado por uma coleção sanguínea, encapsulada, de evolução crônica, localizada entre a dura-máter e a aracnoide. Deve ser considerado em pacientes com ou sem história de trauma que apresentem uma mudança no estado mental sem doença associada preexistente, déficit neurológico focal e cefaleia com ou sem déficit neurológico focal. Além disso, um sintoma comum nos hematomas subdurais é a presença de distúrbios da marcha, manifestados em geral como uma marcha insegura, com os pés afastados e com tendência a desvios (marcha atáxica). Assim, todo paciente com histórico de etilismo crônico e com o quadro neurológico acima descrito deve ser encaminhado para pronto-atendimento emergencial e realização de exame de imagem[11,12]. Uma simples tomografia de crânio demonstrará a imagem típica do hematoma subdural que poderá ter aspecto crônico (hipodensidade no espaço subdural), agudo (hiperdensidade) ou crônico agudizado (hiperdensidade de entremeio à hipodensidade) (Figura 11.2C).

## Crises convulsivas

Trata-se de uma complicação comum na história natural do etilismo crônico. Não apenas pelo risco de lesões estruturais, relacionadas a traumas ou acidentes vasculares, mas também como uma manifestação da síndrome de abstinência[13,14].

Cerca de 10 a 30% dos indivíduos em abstinência apresentarão crises convulsivas. Em geral, tal manifestação acontece nas primeiras 48 horas após parar de beber ou reduzir significativamente a dose ingerida. Também pode ser ocasionada pela suspensão abrupta de benzodiazepínicos ou distúrbios hidroeletrolíticos (hipoglicemia e hiponatremia, principalmente)[13,14].

As crises relacionadas com a abstinência costumam apresentar-se como convulsões tônico-clônicas generalizadas, ocorrendo isoladamente ou em grupos de duas ou três. Crises com início focal e generalização posterior devem chamar a atenção para a possibilidade de lesão estrutural prévia[13,14].

## Demência

O uso abusivo de álcool foi associado a mudanças nas estruturas cerebrais, bem como a prejuízos cognitivos e executivos em estudos observacionais e de imagem. Apesar da relação inequívoca da lesão isolada pelo álcool poder levar a comprometimento cognitivo ainda carecer de evidências, o abuso de álcool aumenta o risco para todos os tipos de demência[15]. A neuroimagem de encéfalo mostrará atrofia global do parênquima cerebral sem predileção por lobos específicos (Figura 11.2D).

A fisiopatologia parece estar mais relacionada com questões multifatoriais, através de toxicidade direta, deficiências nutricionais, encefalopatia hepática, epilepsia, traumatismo craniano ou lesões vasculares. Além disso, o uso abusivo de álcool está associado a níveis mais baixos de educação, tabagismo e depressão, que também são fatores de risco para demência[16,17].

## Degeneração cerebelar alcoólica

Causada, em geral, pela combinação da neurotoxicidade do álcool e desnutrição, a atrofia cerebelar acomete cerca de 30% dos pacientes com abuso crônico de álcool. O acometimento é preferencialmente em regiões da linha média do cerebelo, principalmente o vérmis anterior e superior. Os sintomas neurológicos se iniciam gradualmente, em semanas a meses (raramente abrupto ou em anos), e tipicamente ocorrem após 10 anos ou mais de uso abusivo de álcool. O paciente apresenta-se com fraqueza, instabilidade e incoordenação, principalmente de membros inferiores. Também podem-se associar disartria, tremor postural (frequência de 3 a 5 Hz) e diplopia intermitente. No exame neurológico as provas cerebelares mostram marcada desproporção entre membros inferiores e superiores, sendo pior nos inferiores. O tratamento visa a abstinência de álcool, melhora nutricional e fisioterapia. O prognóstico é melhor quanto mais precoce forem instituídas tais medidas[18]. A tomografia ou ressonância de crânio evidenciará atrofia importante do cerebelo, principalmente da região de vérmis cerebelar (Figura 11.2E).

## Doença de marchiafava-bignami

A doença de Marchiafava-Bignami é um quadro raro, fortemente associado a etilistas crônicos com desnutrição. É caracterizada por intensa desmielinização ou necrose do corpo caloso e da substância branca subcortical. O quadro clínico é caracterizado por confusão mental e comprometimento da consciência inicialmente, seguido de demência, espasticidade, disartria, incoordenação e incapacidade de andar. Também pode apresentar-se como uma síndrome de desconexão inter-hemisférica que aponta o envolvimento do corpo caloso. Os pacientes podem entrar em coma e morrer, sobreviver por muitos anos em uma condição demente ou ocasionalmente se recuperar. A doença pode apresentar-se de forma aguda, subaguda ou crônica[19].

Na tomografia computadorizada de crânio observam-se lesões hipodensas no corpo caloso, principalmente ao corte sagital. Na ressonância de crânio, lesões com sinal baixo em T1 e sinal alto em T2/FLAIR, sem efeito de massa, havendo redução da intensidade do sinal mais centralmente com a cronificação do processo (Figura 11.2F). O prognóstico é ruim, porém alguns pacientes apresentam melhora com suplementação nutricional agressiva e abstinência de álcool[19].

## Ambliopia tabaco-álcool

Trata-se de uma neuropatia óptica, bilateral, que acomete nervo, quiasma e trato óptico. Alcoólatras idosos e malnutridos são os principais acometidos. O tabaco contém cianidas que, em pacientes com comprometimento da função hepática, causa dano direito ao nervo óptico. Na doença ocorre desmielinização central da bainha de mielina do nervo óptico[20].

O quadro clínico mostra evidências de comprometimento bilateral e progressivo, com turvação e perda visual. A evolução mostra escotoma central e preservação da visão periférica. Tal comprometimento pode ser observado nos potenciais evocados visuais. O tratamento visa a nutrição com suplementação vitamínica e abstinência de álcool e tabaco. Pacientes com fundoscopia normal podem se recuperar facilmente, enquanto na atrofia óptica avançada isso é menos provável. A ambiopia tabaco-álcool tem prognóstico variável, dependendo do grau de exposição ao tabaco e álcool antes da interrupção do hábito e quantidade de acuidade visual no momento do diagnóstico[20,21].

## Neuropatias

Neuropatias periféricas são uma complicação comum em alcóolatras. Como etiologia, é a segunda causa mais comum no mundo, ficando atrás apenas da diabetes *mellitus*. Além do efeito direto da toxicidade do álcool, a deficiência nutricional que acompanha esse grupo de pacientes serve como fator de piora da evolução clínica. O quadro clínico se apresenta como polineuropatia simétrica, neuropatia autonômica ou, ainda, mononeuropatia de compressão. A lesão nervosa é principalmente axonal, complicada por uma desmielinização quando há déficit nutricional associado[22].

A polineuropatia evolui com sintomatologia mais grave distalmente nos membros, de forma simétrica, com sintomas sensoriais, motores e autonômicos, com piora lenta e progressiva. Os pacientes descrevem seus sintomas como dormência, formigamento, queimação, dor, fraqueza, além de demonstrarem ataxia da marcha do tipo sensorial. Também pode apresentar mononeuropatia por compressão, sendo que os mais comuns são o nervo mediano, no segmento do túnel do carpo; ulnar, no segmento do cotovelo e nervo fibular, na cabeça da fíbula. Também se deve lembrar da clássica "paralisia do sábado à noite", que em geral está associada a compressão do nervo radial durante períodos de sedação devido à intoxicação pelo álcool, na região média do braço[22,23].

O tratamento consiste no abandono do álcool e reposição vitamínica, principalmente de tiamina, além de melhora do estado nutricional geral. O prognóstico costuma ser bom, exceto nos casos de neuropatia grave. Para os sintomas sensitivos, medicamentos para dor neuropática como amitriptilina e gabapentina oferecem bons resultados[23].

## Miopatias

Tanto a intoxicação aguda quanto o uso crônico de álcool podem afetar negativamente o sistema muscular. Essa influência é independente do grau de desnutrição e leva, consequentemente, à perda de massa muscular. Basicamente, o álcool interfere em diversas enzimas responsáveis pela síntese proteica muscular, além de contribuir para o aumento do tônus anabólico. O quadro clínico mostra acometimento de músculos proximais, principalmente, em geral simétrico, podendo, entretanto, ser assimétrico ou focal. Nos casos agudos é comum o paciente apresentar dor associada. Nos casos crônicos a dor é bem menos proeminente, podendo ocorrer na forma de câimbras. O tratamento é a abstinência ao álcool e o prognóstico de recuperação é bom[24,25].

## ▪ Acompanhamento das manifestações neurológicas do alcoolismo na APS

Por ser a porta de entrada e contato preferencial do indivíduo com o sistema de saúde, o médico da APS deve não apenas ter conhecimento das complicações neurológicas relacionadas ao alcoolismo, como também entender que uma tarefa essencial é a prevenção do etilismo em si e das manifestações clínicas e neurológicas[23].

É importante ter atualizado o diagnóstico situacional do território abrangido e, a partir daí, conhecer a prevalência do problema na população sob seu cuidado e suas implicações no processo saúde e doença. Também é necessário o planejamento de ações voltadas ao cuidado destes indivíduos e suas famílias[23].

A interrupção do hábito etílico é o cerne do tratamento das complicações neurológicas pelo álcool. Assim, a utilização de ações de conscientização e educação, além do manejo de casos pela equipe de saúde através de técnicas sabidamente eficazes como a abordagem motivacional e intervenção breve, a partir da lógica da redução de danos, deve fazer parte do planejamento da equipe da APS (ver Tabela 11.2). Quando necessário e disponível, os casos mais complexos podem ser discutidos com os Núcleos de Apoio à Saúde da Família (NASF) e referidos aos Centros de Atenção Psicossocial (CAPS)[1,23].

Também é imprescindível estar atentos aos aspectos nutricionais do paciente, mantendo, no mínimo, a reposição profilática de tiamina, na dose de 100 a 300 mg/dia[3,7].

Os pacientes com comprometimento cognitivo devem, além das medidas citadas anteriormente, realizar rastreio adicional, visando identificar fatores associados. Inicialmente, recomenda-se a realização de exame de imagem (tomografia computadorizada ou ressonância magnética de crânio) e dosagens de vitamina $B_{12}$, TSH e VDRL. Já a suspeita de neuropatia ou miopatia deve ser complementada com eletroneuromiografia e exames laboratoriais gerais, a fim de investigar diagnósticos diferenciais, como doenças imunomediadas[1,3,5].

Nas crises convulsivas, numa primeira avaliação deve-se procurar descartar um fator provocador inicial, como hipoglicemia, hiponatremia, medicação, intoxicação por substâncias ou abstinência

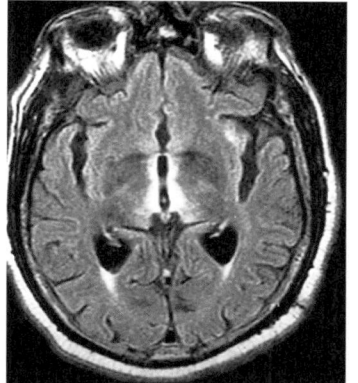

A. RNM FLAIR – encefalopatia de Wernicke.

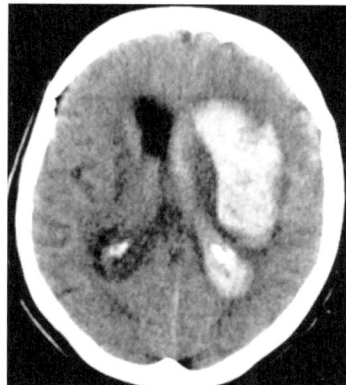

B. Tomografia de crânio – AVCH.

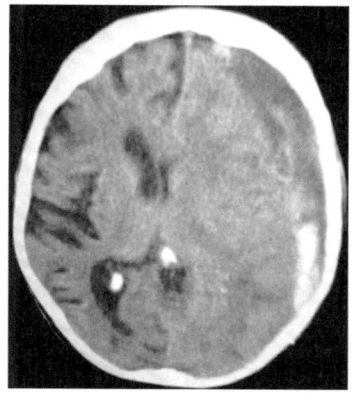

C. Tomografia de crânio – hematoma subdural crônico agudizado.

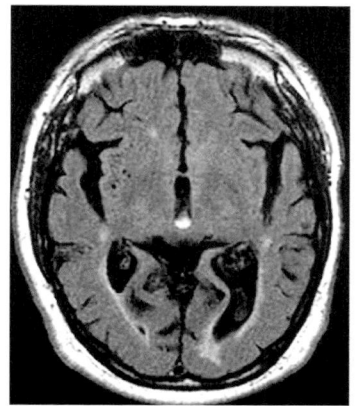

D. RNM (T1) – atrofia global encefálica na demência alcoólica.

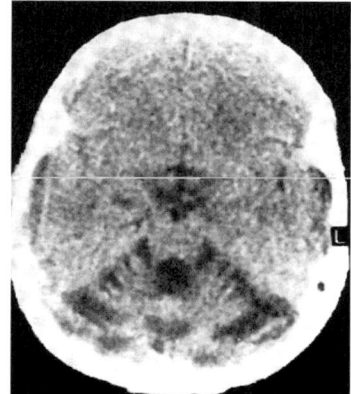

E. Tomografia de crânio – degeneração cerebelar alcoólica.

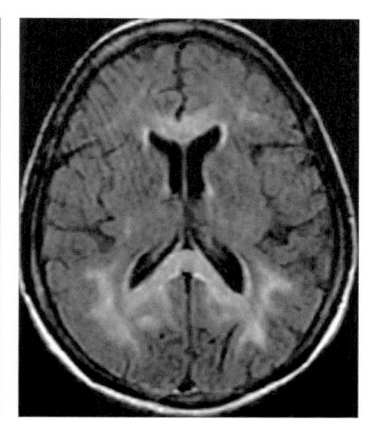

F. RNM FLAIR – Marchiafava-Bignami.

**Figura 11.2** – Neuroimagem nas manifestações encefálicas do alcoolismo.

de substâncias (particularmente benzodiazepínicos). Exame de imagem também é importante nessa primeira avaliação. As convulsões subsequentes, que se seguem à redução ou cessação do consumo de álcool e não apresentam novas características, como traumatismo cranioencefálico ou febre, não requerem o mesmo grau de avaliação. A esmagadora maioria das crises de abstinência é autolimitada e não requer tratamento com anticonvulsivantes. Entretanto, caso paciente apresente uma frequência alta de crises e enquanto é realizada a investigação, esse tratamento pode ser iniciado. Uma opção interessante é a carbamazepina, que também contribui para o controle de outros sintomas da abstinência. Caso seja iniciado o tratamento medicamentoso das crises e, no final da investigação, determine-se que a etiologia das mesmas estava relacionada com a abstinência, deve-se realizar a suspensão gradual do anticonvulsivante[22,24].

Os casos de maior gravidade ou de difícil diagnóstico devem ser encaminhados para a atenção secundária (neurologia, psiquiatra ou hospitalar).

| Tabela 11.2 | |
| :--: | :--: |
| Sinais de alerta para a presença de manifestações neurológicas no indivíduo etilista | |
| *Sinais e sintomas* | *Diagnóstico* |
| Perda de memória anterógrada<br>Confabulação<br>Distúrbios comportamentais<br>Apatia<br>Anosognosia | Síndrome de Korsakoff<br>Demência relacionada ao álcool |
| Déficit neurológico súbito<br>Distúrbio da linguagem<br>Alteração da marcha<br>Rebaixamento do nível de consciência | Doença cerebrovascular aguda<br>- AVCI<br>- AVCH<br>- Hematoma subdural<br>- Hemorragia subaracnóidea |
| Ataxia da marcha aguda<br>Alteração da motricidade ocular<br>Confusão mental<br>Rebaixamento do nível de consciência | Encefalopatia de Wernicke |
| Fraqueza muscular localizada<br>Mialgia<br>Atrofia muscular | Miopatia |
| Alteração da sensibilidade em bota e luva<br>Disestesias<br>Alteração da marcha de evolução crônica<br>Alteração de pele e fâneros<br>Dor do tipo neuropática | Polineuropatia |
| Alteração da marcha progressiva<br>Ataxia sensitiva<br>Dor<br>Alterações vesicais | Degeneração combinada subaguda de medula |
| Turvação visual progressiva bilateral<br>Redução da acuidade visual bilateral<br>Escotoma central<br>Preservação da visão periférica | Neuropatia óptica tabaco-álcool |

# REFERÊNCIAS BIBLIOGRÁFICAS

1. Zernig G, Saria A, Kurz M, O'Malley SS. Handbook on Alcoholism – Pharmacology and Toxicology Series. Boca Raton, FL: CRC Press; 2000, p. 173.
2. Global Status Report on Alcohol and Health 2018. Geneva: World Health Organization; 2018. Licence: CC BY-NC-SA 3.0 IGO.
3. Noble JM, Weimer LH. Neurologic Complications of Alcoholism. Continuum (Minneap Minn) 2014;20(3):624-641.
4. Heavy drinking in Brazil: results from the 2013 National Health Survey. Epidemiol Serv Saúde (Brasília). abr-jun 201524(2):227-237.
5. National Institute on Alcohol Abuse and Alcoholism. Alcohol Alert: Alcohol Metabolism. No. 35, PH 371. Bethesda, MD: the Institute; 1997.
6. Koguchi K, Nakatsuji Y, Abe K, Sakoda S. Wernicke's encephalopathy after glucose infusion. Neurology. 2004 Feb 10;62(3):512.
7. Donnelly A. Wernicke-Korsakoff syndrome: recognition and treatment. Nurs Stand. 2017 Mar 29;31(31):46-53.
8. Antunez E, Estruch R, Cardenal C, Nicolas JM, Fernandez-Sola J, Urbano-Marquez A. Usefulness of CT and MR imaging in the diagnosis of acute Wernicke's encephalopathy. AJR Am J Roentgenol. 1998 Oct;171(4):1131-7.
9. Zhang C, Qin YY, Chen Q, et al. Alcohol intake and risk of stroke: A dose-response meta-analysis of prospective studies. Int J Cardiol. 2014 Jul 1;174(3):669-77. doi: 10.1016/j.ijcard.2014.04.225. .
10. O'Keefe EL, DiNicolantonio JJ, O'Keefe JH, Lavie CJ. Alcohol and CV Health: Jekyll and Hyde J-Curves. Progress in Cardiovascular Diseases. 2018; 61(1):68-75.
11. Schmidt L, Gørtz S, Wohlfahrt J, Melbye M, Munch TN. Recurrence of Subdural Haematoma in a Population-Based Cohort- Risks and Predictive Factors. PLOS ONE. 2015;10(10),e0140450.
12. deRoux SJ, Sgarlato A. Subdural Hemorrhage, a Retrospective Review with Emphasis on a Cohort of Alcoholics. Journal of Forensic Sciences. 2015;60(5):1224-1228.
13. Attilia F, Perciballi R, Rotondo C, Capriglione I, Iannuzzi S, Attilia ML, et al. Alcohol withdrawal syndrome: diagnostic and therapeutic methods. Riv Psichiatr. 2018 May-Jun;53(3):118-122.
14. Victor M, Brausch C. The role of abstinence in the genesis of alcoholic epilepsy. Epilepsia. 1967;8(1):1.
15. Charness ME, Simon RP, Greenberg DA. Ethanol and the nervous system. N Engl J Med. 1989;321(7):442.
16. Charness ME. Brain lesions in alcoholics. Alcohol Clin Exp Res. 1993;17(1):2.
17. Dematteis M, Pennel L. Alcohol and Neurology. Presse Med. 2018 Jul-Aug;47(7-8 Pt 1):643-654.
18. Victor M, Adams RD, Mancall EL. A restricted form of cerebellar cortical degeneration occurring in alcoholic patients. Arch Neurol. 1959;1:579.
19. Rosa A, Demiati M, Cartz L, Mizon JP. Marchiafava-Bignami disease, syndrome of interhemispheric disconnection, and right-handed agraphia in a left-hander. Arch Neurol. 1991 Sep;48(9):986-8.
20. Solberg Y, Rosner M, Belkin M. The association between cigarette smoking and ocular diseases. Surv Ophthalmol. 1998 May-Jun;42(6):535-47.
21. Chiotoroiu SM, Noaghi M, Stefaniu GI, Secureanu FA, Purcarea VL, Zemba M. Tobacco-alcohol optic neuropathy--clinical challenges in diagnosis. J Med Life. 2014 Oct-Dec;7(4):472-6.
22. Julian T, Glascow N, Syeed R, Zis P. Alcohol-related peripheral neuropathy: a systematic review and meta-analysis. J Neurol. 2018 Nov 22.
23. Estruch R, Nicolás JM, Villegas E, Junqué A, Urbano-Márquez A. Relationship between ethanol-related diseases and nutritional status in chronically alcoholic men. 1993;28(5):543.
24. Simon L, Jolley SE, Molina PE. Alcoholic Myopathy: Pathophysiologic Mechanisms and Clinical Implications. Alcohol Res. 2017;38(2):207-217.
25. Kimball SR, Lang CH. Mechanisms Underlying Muscle Protein Imbalance Induced by Alcohol. Annu Rev Nutr. 2018 Aug 21;38:197-217.
26. Ministério da Saúde, Secretaria Executiva, Coordenação Nacional de DST e Aids. A Política do Ministério da Saúde para atenção integral a usuários de álcool e outras drogas. Brasília: Ministério da Saúde, 2003.

# 12

# Acidente Vascular Cerebral na Atenção Primária à Saúde

Michel Ferreira Machado • Pablo Nascimento Oliveira • Paula Camila Alves

## ▪ Introdução e conceitos

A Organização Mundial de Saúde (OMS) define Acidente Vascular Cerebral (AVC) como a presença de sintomas de alteração focal ou global da função cerebral com surgimento agudo e duração de 24 horas ou mais, em decorrência de distúrbio vascular cerebral. A duração de sintomas é primordial para a diferenciação entre AVC e Acidente Isquêmico Transitório (AIT), sendo este caracterizado por sintomas neurológicos com duração menor que 1 dia e não resultam em alteração em estudo de neuroimagem[1,2]. O AVC pode ser dividido em isquêmico (AVCI) ou hemorrágico (AVCH).

O AVCI e o AIT resultam da interrupção da vascularização de determinada região cerebral, que pode ou não ser secundária a alterações patológicas dos próprios vasos sanguíneos, intra ou extracranianos. Assim, esse processo fisiopatológico pode estar relacionado à obstrução *in situ* da artéria (aterosclerose, dissecção, ou displasia fibromuscular), ser secundário a uma embolia oriunda de fonte distante (p. ex., coração) ou à hipoperfusão sistêmica, decorrente de um aumento da viscosidade sanguínea ou de problemas circulatórios[3]. Em função disso, o AVCI pode ser classificado de acordo com seu mecanismo etiológico em:

I.    oclusão ou estenose de grandes artérias extra ou intracranianas (20%);

II.   cardioembólico (20%);

III.  oclusão de pequenas artérias perfurantes (25%);

IV.   causas raras (5%);

V.    criptogênico ou de etiologia indeterminada (30%).

Por outro lado, o AVCH caracteriza-se por uma ruptura de vasos no interior do parênquima cerebral (hemorragia intraparenquimatosa) ou no espaço subaracnóideo (hemorragia subaracnóidea). Embora menos comum, tende a ser mais grave e a apresentar pior prognóstico que o AVCI, com maior morbimortalidade[4,5]. Pode ser causado por alterações primárias, como a vasculopatia cerebral hipertensiva e a angiopatia amiloide, ou ser secundário a outras comorbidades, como discrasias sanguíneas, neoplasias, malformações arteriovenosas e aneurismas[4].

## ▪ Importância da abordagem do AVC na Atenção Primária à Saúde (APS)

Tendo em vista a existência de fatores de risco modificáveis e a atuação conjunta da Unidade Básica de Saúde e do Programa de Saúde da Família na prevenção e promoção à saúde, observa-se grande importância desse eixo assistencial no que diz respeito à identificação de pacientes de risco e à individualização do cuidado com os mesmos, objetivando a redução da atual incidência da doença cerebrovascular no Brasil.

Assim, a atividade médica nesse nível deve priorizar a prevenção primária do AVC na população. Conhecer os fatores de risco associados com a doença cerebrovascular e determinar a orientação para a sua modificação e ação de saúde pública prioritária no nosso País. Além disso, o profissional da saúde no nível da APS tem papel relevante no plano de cuidado do paciente em longo prazo após o evento cerebrovascular, prevenindo complicações secundárias às sequelas da lesão vascular cerebral e garantindo a prevenção secundária de novos eventos.

## Epidemiologia do AVC

O AVC é a segunda causa mais frequente de mortalidade no mundo[5]. De acordo com as estatísticas de países europeus, a doença é responsável por mais de um milhão de mortes por ano e, dessas, cerca de 15% ocorrem em indivíduos com menos de 65 anos. Apesar disso, tem havido uma redução das taxas de mortalidade entre os anos de 1990 e 2010 para cerca de 37% em países desenvolvidos e 22% em países em desenvolvimento[6]. O Brasil tem as maiores taxas de mortalidade por AVC entre os países da América Latina e, em 2009, a doença foi responsável por cerca de 10,2% de todas as mortes no país[7,8]. O AVC também é uma importante causa de comprometimento funcional. Em indivíduos com mais de 65 anos de idade, 6 meses após o evento cerebrovascular, 26% estão completamente dependentes para suas atividades de vida diária e 46% têm algum grau de comprometimento cognitivo[9].

Nos Estados Unidos, são registrados anualmente 610.000 casos novos de AVC e 185.000 eventos recorrentes, enquanto na China as taxas de incidência estão entre as mais altas do mundo[10,11]. A incidência mundial de AVC por isquemia é de 68%, enquanto a incidência de AVC por hemorragia (intracerebral e subaracnóidea combinada) é de 32%. Observa-se maior incidência de AVC hemorrágico nos países de baixa e média renda[12].

## Etiopatogenia do AVC

Os fatores de risco para o AVC podem ser divididos em não modificáveis e modificáveis (Tabela 12.1). Dentre os fatores não modificáveis, pontua-se o gênero, a idade, a hereditariedade e a localização geográfica. Os fatores de risco modificáveis incluem a hipertensão arterial sistêmica (HAS), o diabetes *mellitus* (DM), a dislipidemia, a obesidade, o sedentarismo, a fibrilação atrial (FA) e o tabagismo[13].

Após os 55 anos de idade a ocorrência de AVC aumenta em cerca de duas vezes. Quanto ao sexo, os homens são os mais acometidos em idades inferiores aos 85 anos, havendo uma inversão de incidência por sexo após esta idade, tendo em vista principalmente a maior expectativa de vida feminina. Quanto à localização geográfica, o hispânico tem 1,5 vez mais chances de sofrer um AVC do que o não hispânico[13].

**Tabela 12.1**
**Fatores de risco não modificáveis e modificáveis para a ocorrência de acidente vascular cerebral**

| Fatores não modificáveis | Fatores modificáveis |
| --- | --- |
| Sexo | Hipertensão arterial sistêmica |
| Idade | Diabetes *mellitus*, obesidade, dislipidemia, sedentarismo |
| Hereditariedade | Fibrilação atrial |
| Localização geográfica | Tabagismo |

Segundo a OMS, a HAS contribui para a ocorrência de 62% de todos os casos de AVC. Quanto maior a pressão arterial sistêmica (PAS), maior o risco de AVCI e da mortalidade relacionada a ele[14]. A FA é importante fator de risco para AVCI. Segundo alguns estudos, a presença de FA aumenta o risco de evento cerebrovascular em cerca de cinco vezes. Essa cardiopatia é mais comum em idades mais avançadas, apresentando-se com uma prevalência torno de 8,6% entre pacientes abaixo de 60 anos e maior que 50% entre aqueles com mais de 90 anos. Isto, associado à maior expectativa de vida feminina, faz com que a FA seja mais prevalente em mulheres (37%), quando comparadas aos homens (29,9%)[15].

O diabetes *mellitus* (DM), assim como a dislipidemia e a obesidade, constitui fator importante na patogênese do AVC e está relacionado com os eventos cerebrovasculares em cerca de 25% dos casos, sendo o risco relativo de um paciente diabético apresentar um AVCI de 1,8 a 6%. A alteração dos lipídios age como fator de risco para doença cerebrovascular, e o uso de estatinas pode reduzir entre 10 e 50% a chance de um paciente dislipidêmico desenvolver AVCI[3]. O tabagismo, por fim, também contribui para o aumento de risco de AVCI através principalmente dos mecanismos de aumento de agregação plaquetária e de concentração de fibrinogênio sérico, o que resulta em risco até duas vezes maior de chance de ocorrência de AVCI, quando comparado ao risco em indivíduos não fumantes[13].

## ▪ Quadro clínico e diagnóstico

A apresentação clínica de um AVCI geralmente é semelhante ao AVCH e os sinais e sintomas podem variar a depender do local acometido, porém normalmente se manifestam com um quadro agudo de perda de força muscular unilateral, do equilíbrio, assimetria de face, alterações visuais, distúrbios da fala, dor de cabeça nova e intensa, rebaixamento do nível de consciência ou até mesmo morte súbita, a depender da extensão da lesão (Tabela 12.2)[3].

Lesões de território carotídeo (relacionado às artérias carótidas, cerebrais anteriores e médias) podem ocasionar fraqueza ou dormência geralmente em um lado do corpo, englobando face, membro superior e inferior, podendo apresentar confusão, dificuldade de falar ou de compreender a linguagem, além de alteração visual. Já lesões que acometem o território posterior (relacionado às artérias basilar e vertebrais) podem resultar em alterações de nervos cranianos (como diplopia, ptose palpebral, anisocoria, paralisia facial de fenótipo periférico, nistagmo, vertigem, disartria e disfagia), além de alteração motora e sensitiva, alteração visual e de coordenação[3].

| Tabela 12.2 Principais sintomas e sinais de AVC ||
|---|---|
| *Sinal ou sintoma* | *Prevalência* |
| Paresia do membro superior | 69% |
| Paresia do membro inferior | 61% |
| Disartria ou afasia | 57% |
| Marcha parética ou atáxica | 53% |
| Paresia facial | 45% |
| Alteração da motricidade ocular | 27% |
| Alteração de campo visual | 24% |
| Cefaleia | 14% |

Na fase aguda, o primeiro exame a ser realizado é a tomografia computadorizada (TC) de crânio sem contraste e seu principal objetivo é diferenciação entre AVC isquêmico e AVC hemorrágico, além de outros diagnósticos neurológicos que possam cursar com déficit agudo. Nas primeiras 6 horas após o AVCI, cerca de 60% das TC de crânio são normais, de forma que, na presença de déficit neurológico focal agudo, mesmo com exame de imagem normal, não se pode desconsiderar entre as hipóteses diagnósticas o AVCI. Alterações precoces podem estar presentes em grandes infartos, como naqueles do território da artéria cerebral média, e incluem: perda da diferenciação entre substância cinzenta e substância branca, hiperdensidade na topografia de grandes artérias, principalmente na artéria cerebral média, e apagamento de sulcos e fissuras denotando efeito de massa pelo edema citotóxico gerado pela isquemia.

Já o diagnóstico do AVCH pela TC de crânio é relativamente fácil, pois o sangramento agudo aparece como área de hiperdensidade espontânea (branco) em relação ao parênquima cerebral. No caso da hemorragia subaracnóidea o sangue será visualizado nos sulcos e cisternas, mas se a TC de crânio for normal e houver alta suspeita clínica (paciente com cefaleia de início súbito de forte intensidade com ou sem sinais focais associados), deverá se proceder com a coleta de líquor por punção lombar.

## ▪ Tratamento do AVC

   I.    Prevenção primária.
   II.   Fase aguda.
   III.  Prevenção secundária.

## Prevenção primária[16]

É fundamental que os profissionais de saúde da APS estimem o risco individual de um primeiro AVC para cada paciente. Embora a maioria dos fatores de risco tenha um efeito independente, pode haver interações importantes entre esses fatores que precisam ser consideradas na estratificação do risco global ou na escolha de um programa de modificação de risco adequado.

O uso de uma ferramenta de avaliação de risco, como a AHA/ACC CV *Risk Calculator* (http://my.americanheart.org/cvriskcalculator), pode ajudar a identificar indivíduos que poderiam se beneficiar de intervenções terapêuticas. Essas calculadoras são úteis para alertar o médico assistente sobre possíveis riscos, mas ainda assim as decisões de tratamento precisam ser consideradas no contexto do perfil geral de risco do paciente (Classe IIa, nível de evidência B). Assim, recomenda-se:

a.   obter a história familiar a fim de identificar pacientes que podem ter o risco aumentado de AVC (Classe IIa, Nível de evidência A);

b.   estimular indivíduos adultos saudáveis a realizar atividade física aeróbica de intensidade moderada a vigorosa por pelo menos 40 min/dia, três a quatro vezes por semana (Classe I; Nível de evidência B);

c.   estimular mudanças no estilo de vida e iniciar o tratamento com um inibidor da coenzima HMG, coenzima-A redutase (estatina), para a prevenção primária do AVC isquêmico em pacientes com alto risco em 10 anos (escore de Framingham > 10%) para eventos cardiovasculares (Classe I; Nível de evidência A);

d.   orientar a evitar ingestão de sódio e aumentar a ingestão de potássio (Classe I; Nível de evidência A);

e.   realizar medidas regulares da PA e implementar o tratamento adequado de pacientes com hipertensão (Classe I; Nível de evidência A);

f.   tratar os hipertensos para uma meta de pressão arterial abaixo de 140/90 mmHg (Classe I; Nível de evidência A);

g. iniciar o uso de estatina em pacientes adultos com diabetes *mellitus*, especialmente aqueles com fatores de risco adicionais (Classe I; Nível de evidência A);

h. reduzir ou suspender os hábitos de etilismo e tabagismo (Classe I; Nível de evidência A);

i. considerar o uso de aspirina para profilaxia cardiovascular para pacientes cujo risco cardiovascular seja suficientemente alto (escore de Framingham > 10%), para que os benefícios superem os riscos associados ao uso do medicamento (Classe IIa; Nível de evidência A).

## Tratamento da fase aguda

O tratamento do AVCI agudo compartilha semelhanças com outras emergências vasculares, em que a recanalização e reperfusão do tecido isquêmico, a interrupção da propagação do infarto e a prevenção de recorrência são os três objetivos principais a serem alcançados. O termo "tempo é cérebro" tem sido usado para enfatizar a rapidez com que milhões de neurônios são irreversivelmente perdidos a cada minuto em que o tratamento da doença aguda é postergado[1]. Atualmente a reperfusão do tecido cerebral pode ser obtida através da administração de agentes trombolíticos (trombólise endovenosa) e da remoção mecânica do trombo (trombectomia). Essas terapias podem minimizar o comprometimento neurológico, a incapacidade permanente e a mortalidade relacionada com a doença[3].

## Trombólise endovenosa

O uso do ativador de plasminogênio tecidual (rt-PA), também conhecido como alteplase, é um dos tratamentos mais efetivos e seguros com o objetivo de preservar a área de penumbra. O principal estudo que avaliou o papel desse trombolítico no AVC isquêmico foi organizado pelo grupo americano *The National Institute of Neurological Disorders and Stroke r-tPA Stroke Study Group* (NINDS) e publicado em 1995[4]. Foram randomizados 624 pacientes para o tratamento com alteplase ou placebo dentro das 3 horas do início dos sintomas do AVC. O estudo foi dividido em duas partes. Na primeira, que incluiu 291 pacientes, o desfecho principal foi a melhora de pelo menos quatro pontos na *National Institute of Health Stroke Scale* (NIHSS) 24 horas após o início do quadro clínico, porém não houve diferença estatística entre os grupos. Na segunda, 333 pacientes foram randomizados da mesma forma, mas o desfecho principal foi a condição de incapacidade após 3 meses. Nesse caso houve uma diferença absoluta de 12% na chance de estar com mínimo ou nenhum comprometimento neurológico após o AVC, favorecendo o grupo tratado com trombolítico. Posteriormente outras pesquisas foram realizadas, avaliando principalmente a possibilidade de aumento da janela terapêutica para além das 3 horas, com resultados igualmente favoráveis.

Assim, a administração do rt-PA deve ser feita o mais rápido possível em pacientes maiores de 18 anos cuja instalação dos sintomas neurológicos ocorreu há, no máximo, 4,5 horas (Classe I, Nível de evidência A). No caso dos pacientes incapazes de fornecer informação (afásicos ou com rebaixamento do nível de consciência) ou dos que acordam com o sintoma, o horário de instalação dos sintomas é definido como o momento em que o mesmo foi visto assintomático pela última vez.

Uma revisão sistemática e metanálise de 12 estudos que envolveu 7.012 pacientes com AVCI agudo mostrou que aqueles tratados com alteplase têm um aumento significativo nas taxas de sobrevivência e independência no final do acompanhamento (46,3 *versus* 42,1%; OR: 1,17; 95% IC: 1,06-1,29; p = 0,001). Por outro lado, as taxas de hemorragia fatal durante os primeiros 7 dias e mortalidade entre 7 dias e o final de seguimento foram, respectivamente, de 3,6% e 11,5% *versus* 0,6% e 13,6% do grupo-controle. Em outras palavras, o risco inicial do tratamento acaba sendo compensado pela redução de mortalidade[13].

## Trombectomia mecânica

Aproximadamente 1/3 dos pacientes com AVCI agudo apresenta como causa do AVC uma oclusão proximal de um grande vaso intracraniano. A evolução natural da doença nessas condições costuma ser ruim, com pequena recuperação neurológica e elevada mortalidade. Apesar da eficácia do uso endovenoso do rt-PA, nem todos pacientes têm recanalização, e alguns têm recanalização inicial com posterior reoclusão[2]. As taxas de recanalização são estimadas em 30% nas oclusões da artéria cerebral média ou basilar e de apenas 10% nas oclusões distais da artéria carótida interna (o chamado "T" carotídeo)[17]. Na tentativa de melhorar esses resultados tem sido utilizado o tratamento endovascular. Com essa nova tecnologia as taxas de recanalização e o desfecho clínico favorável variaram, respectivamente, entre 61 e 92% e 40 e 58%[14]. Esses avanços revolucionaram o tratamento do AVCI agudo.

A trombólise endovenosa e a trombectomia mecânica são procedimentos terapêuticos reservados ao ambiente hospitalar e obedecem a critérios rigorosos de inclusão e exclusão. O profissional da APS deve ter conhecimento dessas possibilidades terapêuticas e orientar os familiares de todo indivíduo em risco para um evento cerebrovascular, a procurar imediatamente o pronto-atendimento médico no caso de sintomas agudos compatíveis com um AVC. Isto possibilitará a inclusão do paciente no plano terapêutico que permitirá a redução de sequelas neurológicas e da mortalidade.

## Telemedicina – TeleAVC

A utilização de tecnologia em telemedicina vem se estendendo progressivamente em todo o mundo, consolidando-se como uma ferramenta muito poderosa na ampliação do acesso à assistência especializada e qualificada, independentemente da barreira física da distância. A terapia trombolítica com suporte por telemedicina é uma realidade em diversos países e já tem experiências exitosas no Brasil. A telemedicina para o AVC pode ser muito útil como suporte dos centros de referência às unidades de menor complexidade, tanto no processo de assistência quanto na facilitação da promoção de fóruns regulares de discussão à distância e educação permanente. Pode ser utilizada como suporte para o diagnóstico e tratamento do AVC agudo para hospitais que atendam aos critérios mínimos para o tratamento agudo destes pacientes, conforme disposto neste documento[15].

## Papel da atenção primária na prevenção secundária do AVC

O controle dos fatores de risco (FR) compõe um item fundamental na estratégia de prevenção, tanto para pacientes sobreviventes de um AVC quanto para aqueles que sofreram um AIT. Nesse sentido, a atenção primária à saúde passa a ter um papel ainda mais relevante e deve objetivar desenvolver um conjunto de ações que abranja a promoção de hábitos saudáveis e utilize terapia farmacológica, sempre que necessário, para o controle desses fatores de risco[18,19].

I. Hipertensão arterial: constitui um fator de risco tanto para o AVC isquêmico quanto para o hemorrágico. Deve ser enfatizada a importância do consumo de alimentos com menor concentração de sal e gorduras, e maior ingestão de vegetais e frutas. Os benefícios de redução de PA já são obtidos a partir da redução de valores de 10 mmHg na pressão sistólica e 5 mmHg na pressão diastólica. O regime anti-hipertensivo ideal para o manejo da PA é incerto, porque as comparações entre os regimes são limitadas, porém diuréticos tiazídicos ou a sua combinação com inibidores da enzima conversora de angiotensina ou bloqueadores seletivos dos receptores de angiotensina I, parecem ser adequados. Independentemente disso, os esquemas devem ser individualizados levando em consideração doenças concomitantes e efeitos colaterais. A meta é manter níveis pressóricos abaixo de 140 x 90 mmHg.

II. Diabetes: representa um fator de risco que dobra as chances de um AVCI ocorrer. Aproximadamente 20% dos diabéticos irão falecer devido ao AVC. Devem ser checados os níveis de hemoglobina glicada a cada 3 meses até alcançar valores abaixo de 7%. A partir daí a frequência de dosagens passa a ser a cada 6 meses. O esquema de tratamento deve ser modificado se os valores se mantiverem acima de 7%. É importante um acompanhamento nutricional concomitante para auxílio no manejo não farmacológico da doença.

III. Dislipidemia: muitos estudos têm comprovado que o colesterol total e a fração LDL eleva-dos, e a fração HDL reduzida são riscos para o AVC; quanto aos triglicerídeos, existe alguma controvérsia, mas a tendência também é de se enquadrar como fator de risco. A terapia com estatina (pelo menos a sinvastatina 40 mg/dia) deve ser mantida mesmo com níveis de LDL abaixo de 100 mg/dL. É importante ficar atento para as queixas de mialgia e realizar dosagens periódicas dos níveis de transaminases e CPK, pois elevações significativas (acima de três vezes para transaminases e dez vezes para CPK) nesses marcadores podem indicar a necessidade de troca de classe de hipolipemiante (para uma estatina de baixa intensidade – fluvastatina) ou mesmo a suspensão temporária da estatina.

IV. Tabagismo: estudos epidemiológicos mostram redução do risco de AVC com a cessação do tabagismo. O tabagismo é uma condição crônica para a qual há tratamentos cognitivos--comportamentais e medicamentosos. O aconselhamento para suspensão e a orientação para evitar exposição a ambientes com fumaça de cigarro deve ser a primeira etapa. A utilização de drogas específicas (como reposição de nicotina, bupropiona, vareniclina) pode necessária em casos refratários. Nesses casos, deve-se considerar o encaminhamento para o pneumologista.

V. Consumo de álcool: o *National Institute on Alcohol Abuse and Alcoholism* define como al-coólatra pesado o homem que bebe mais de quatro doses (*drinks*) por dia ou 14 por se-mana, e a mulher que bebe mais que três *drinks* por dia ou sete por semana. O alcoolismo consiste em um fator de risco para ambos os tipos de AVC. Esclarecer sobre os efeitos de-letérios do álcool é essencial. Deve-se ainda estabelecer parcerias com centros de atenção psicossocial, para onde o paciente possa ser encaminhado, a fim de receber um suporte multiprofissional para auxílio na luta pela cessação do etilismo.

VI. Antitrombóticos: o uso de antitrombóticos é fundamental para a prevenção secundária de novos eventos cerebrovasculares, portanto a sua aderência deve ser cobrada. No caso do AVC não cardioembólico, a recomendação é pelo uso de antiplaquetários. O AAS nas doses de 50 a 325 mg/dia ou clopidogrel 75 mg/dia são as principais opções nesse cenário. Há casos, no entanto, de AVC que tem um mecanismo cardioembólico (principalmente secun-dários à fibrilação atrial), nos quais o antiplaquetário normalmente é substituído por um anticoagulante. A principal opção ainda é a warfarina e o controle do INR deve ser muito rígido (alvo entre 2 e 3) a fim de minimizar os riscos de sangramento ou de uma anticoagu-lação não efetiva, o que manteria o paciente sob riscos aumentados de recorrência de um novo AVC. Atualmente já estão disponíveis anticoagulantes diretos (dabigatran, apixaban, edoxaban e rivaroxaban), que não necessitam de exames laboratoriais frequentes, têm uma menor taxa de sangramento intracraniano e estão associados a menor mortalidade, mas apresentam um custo maior e uma indicação restrita apenas para os casos de pacientes com fibrilação atrial não valvar (próteses valvares, prolapso/estenose mitral ou aórtica gra-ves, valvopatias reumáticas) e sem disfunção renal (*clearance* de creatinina < 30 mL/mim).

## Abordagem das complicações tardias pós-AVC na APS

Após o tratamento da fase aguda do AVC, duas preocupações são o cerne do plano de cuidado do paciente: a reabilitação física e emocional e a prevenção de complicações, que em muitas situa-ções extrapolam a esfera neurológica (Tabela 12.3). Destacamos algumas de importância maior:

I. disfunção cognitiva: diversos estudos têm demonstrado a presença de comprometimen-to cognitivo após um evento de AVC, com taxas que variam entre 6 a 32% em pacientes seguidos por 3 a 20 meses[20]. A idade, a extensão do AVC, a hipertensão arterial e o nível educacional são alguns dos fatores preditores para essa evolução. Pacientes que evoluem com agitação ou apatia, dificuldade progressiva para deambular e controlar os esfíncteres e queixas de memória podem estar apresentando sinais de um comprometimento cognitivo;

II. depressão: a depressão pode ocorrer em até 1/3 dos pacientes com AVC e está associada a pior desfecho funcional e maior mortalidade[21,22];

III. pneumonia: deve-se notar ainda que casos de pneumonias recorrentes podem estar indicando alguma limitação de sua capacidade de deglutição decorrente da lesão neurológica vascular;

IV. epilepsia estrutural: cerca de 13% dos pacientes também estão mais suscetíveis a desenvolverem epilepsia estrutural (secundária a lesão vascular cerebral). Nesta situação, o indivíduo necessitará de tratamento com medicamento antiepiléptico (ver secção de Epilepsia).

| Tabela 12.3<br>Complicações tardias do AVC | |
|---|---|
| **Neurológicas** | Disfunção cognitiva<br>Distúrbios da linguagem<br>Distúrbios da deglutição<br>Bexiga neurogênica<br>Epilepsia estrutural |
| **Psiquiátricas** | Depressão<br>Distúrbios comportamentais |
| **Ortopédicas** | Luxação de ombro ou quadril<br>Retrações tendíneas<br>Quedas<br>Fraturas |
| **Pele** | Úlceras de pressão |
| **Infecciosas** | Pneumonia aspirativa<br>Infecção urinária |
| **Vascular** | Trombose venosa profunda |
| **Geral** | Desnutrição |

## Cuidados importantes no acompanhamento ambulatorial na APS

1. Checar exames laboratoriais gerais, perfil lipídico e HBa1c a cada consulta. Encaminhar para o nutricionista para auxílio no tratamento não medicamentoso de eventuais descompensações metabólicas.

2. Checar PA a cada consulta e estimular a aferição em dias e horários diferentes para permitir uma avaliação mais efetiva sobre o seu controle.

3. Verificar aderência medicamentosa ou efeitos colaterais e avaliar necessidade de modificar o esquema terapêutico de forma a garantir melhor aderência ou menos efeitos colaterais.

4. Avaliar se há sintomas de alteração de humor (depressão, labilidade emocional, irritabilidade ou ansiedade), comportamento (perda de interesse em atividades agradáveis, impulsividade) ou de comprometimento cognitivo (esquecimentos, perda de memória, dificuldade com tarefas simples) e, a depender do caso, considerar o acompanhamento psicológico e encaminhamento para reavaliação neurológica ou psiquiátrica. Tratar a depressão com o uso de inibidores de recaptação da serotonina (fluoxetina).

5. Verificar se há espasticidade, deformidades ou dor articular que limitam a realização de atividades básicas e comprometem ainda mais a qualidade de vida. Encaminhar para serviços

especializados em reabilitação (assistência multidisciplinar com equipes de fisioterapia e terapia ocupacional) ou para o ortopedista na suspeita de luxação de ombro ou quadril.

6. Checar o risco de tromboembolismo venoso profundo, principalmente nos pacientes acamados em decorrência de déficit neurológico motor grave. Considerar a prevenção com uso de anticoagulantes – heparina de baixo peso molecular.

7. Perguntar ativamente sobre episódios de tosse e engasgos ao deglutir os alimentos, sialorreia, sensação de alimento parado na garganta, pois podem ser sinais de disfagia. Nesse caso, realizar encaminhamento para avaliação fonoaudiológica.

8. Em caso de sialorreia excessiva, prescrever medicamentos com ação anticolinérgica (propantelina, amitriptilina), se for possível modificar os medicamentos em uso para apresentações na forma líquida ou dispersível.

9. Tratar a dor de origem central (ver secção de dor).

10. Enfatizar a importância de cessação de tabagismo ou etilismo e encaminhar para serviços que dispõem de programas específicos para o tratamento da dependência.

11. Estimular a realização de atividade física aeróbica.

12. Reavaliar anualmente se houve progressão da gravidade das estenoses carotídeas assintomáticas, através de exames de imagem não invasivos (ultrassom Doppler de carótidas) e, se for o caso, reencaminhar para a reavaliação neurológica.

13. Preencher ou renovar documentações necessárias para atender a programas sociais para pessoas portadoras de necessidades especiais (FGTS e PIS, transporte livre) e às exigências da previdência social (auxílio-doença, aposentadoria por invalidez).

14. Enfatizar a importância do controle dos fatores de risco e seu impacto sobre a redução de recorrência de novos eventos cerebrovasculares.

15. Se o caso permitir, estimular a reintegração social: ir até o portão de casa para ver a rua, caminhar fora de casa, fazer compras no mercado, retorno para o trabalho.

16. Orientar a respeito de sinais que podem ser indicativos de infecções e sobre a necessidade de atendimento médico o mais breve possível.

17. Evitar prescrever medicamentos que possam trazer sonolência como efeito colateral (isso pode comprometer a realização das atividades de reabilitação) e aqueles que sabidamente interagem com a warfarina e outros anticoagulantes (isso pode diminuir ou aumentar o efeito do anticoagulante).

## REFERÊNCIAS BIBLIOGRÁFICAS

1. Siket MS. Treatment of Acute Ischemic Stroke. Emerg Med Clin N Am. 2016;34:861-882.

2. Martins SMO, Freitas GR, Passos P. Acidente vascular cerebral isquêmico agudo: tratamento trombolítico e intraarterial. In: Rotinas em Unidade Vascular. Luiz Antônio Nasi, org. Porto Alegre: Artmed; 2012.

3. Lansberg MG, O'Donnell MJ, Khatri P, et al. Antithrombotic and thrombolytic therapy for ischemic stroke: Antithrombotic Therapy and Prevention of Thrombosis. 9th ed. American College of Chest Physicians Evidence-Based Clinical Practice Guidelines. Chest. 2012 Feb;141(2 Suppl):e601S-e636S.

4. National Institute of Neurological Disorders and Stroke rt-PA Stroke Study Group. Tissue plasminogen activator for acute ischemic stroke: the National Institute of Neurological Disorders and Stroke rt-PA Stroke Study Group. N Engl J Med. 1995;333:1581-1587.

5. Lozano R, Naghavi M, Foreman K, et al. Global and regional mortality from 235 causes of death for 20 age groups in 1990 and 2010: a systematic analysis for the Global Burden of Disease Study 2010. Lancet. 2012;380(9859):2095.

6. Townsend N, Nichols M, Scarborough P, Rayner M. Cardiovascular disease in Europe – epidemiological update 2015. Eur Heart J. 2015 Oct 21;36(40):2696-705. doi: 10.1093/eurheartj/ehv428. Epub 2015 Aug 25.

7. Lotufo PA. Stroke in Brazil: a neglected disease. São Paulo Med J. 2005;123(1):3-4.

8. Benjamin EJ, Blaha MJ, Chiuve SE, et al. Heart Disease and Stroke Statistics – 2017 Update: A Report From the American Heart Association. Circulation. 2017;135(10):e14.

9. Go AS, Mozaffarian D, Roger VL, et al. American Heart Association Statistics Committee and Stroke Statistics Subcommittee. Heart disease and stroke statistics – 2014 update: a report from the American Heart Association. Circulation. 2014; 129:e28-e292.

10. Benjamin EJ, Blaha MJ, Chiuve SE, et al. Heart Disease and Stroke Statistics – 2017 Update: A Report From the American Heart Association. Circulation. 2017;135(10):e146.

11. Wang W, Jiang B, Sun H, et al. Prevalence, Incidence, and Mortality of Stroke in China: Results from a Nationwide Population-Based Survey of 480,687 Adults. Circulation. 2017 Feb;135(8):759-771.

12. Krishnamurthi RV, Feigin VL, Forouzanfar MH, et al. Global and regional burden of first-ever ischaemic and haemorrhagic stroke during 1990-2010: findings from the Global Burden of Disease Study 2010. Lancet Glob Health. 2013;1(5):e259.

13. Haršány M, Tsivgoulis G, Alexandrov AV. Intravenous thrombolysis in acute ischemic stroke: standard and potential future applications. Expert Rev Neurother. 2014 Aug;14(8):879-92.

14. Catanese L, Tarsia J, Fisher M. Acute Ischemic Stroke Therapy Overview. Circulation Research. 2017;120:541-558.

15. Drummond A, Pearson B, Lincoln NB, Berman P. Ten year follow up of a randomised controlled trial of care in a stroke rehabilitation unit. BMJ. 2005;331:491-2.

16. Kernan WN, Ovbiagele B, Black HR, et al. Guidelines for the Prevention of Stroke in Patients With Stroke and Transient Ischemic Attack. Stroke. 2014;45:2160-2236.

17. Peisker T, Koznar B, Stetkarova I, Widimsky P. Acute stroke therapy: A review. Trends Cardiovasc Med. 2017 Jan;27(1):59-66.

18. Gagliard RJ. Prevenção primária da doença cerebrovascular. Diagn Tratamento. 2015;20(3):88-94.

19. Jacova C, Pearce LA, Costello R, et al. Cognitive impairment in lacunar strokes: the SPS3 trial. Ann Neurol. 2012;72:351.

20. Kutlubaev MA, Hackett ML. Part II: predictors of depression after stroke and impact of depression on stroke outcome: an updated systematic review of observational studies. Int J Stroke. 2014;9:1026-1036. doi: 10.1111/ijs.12356.

21. Bartoli F, Lillia N, Lax A, et al. Depression after stroke and risk of mortality: a systematic review and meta-analysis. Stroke Res Treat. 2013;2013:862978. doi: 10.1155/2013/862978.

# 13

# Miopatias na Atenção Primária à Saúde

Eduardo de Paula Estephan

## Introdução e conceitos

As miopatias compreendem um conjunto heterogêneo de distúrbios caracterizados por anormalidades da estrutura ou do funcionamento do músculo esquelético. As miopatias podem ser de origem hereditária ou adquirida. Em diversas situações, as miopatias estão associadas a doenças sistêmicas crônicas, doenças autoimunes, distúrbios metabólicos agudos ou crônicos ou decorrentes do uso de medicamentos de uso amplo, como as estatinas e corticosteroides. O quadro de miopatia pode ocorrer em qualquer idade, desde recém-nascidos a indivíduos idosos. O tema deve ser de interesse na prática médica, tanto para pediatras como clínicos gerais e demais profissionais em atividade na Atenção Primária à Saúde (APS).

## Importância das miopatias na Atenção Primária à Saúde

O quadro de miopatia é frequentemente encontrado na prática clínica da atenção primária, mas o reconhecimento e o diagnóstico dessas condições podem ser desafiadores. No entanto, quando esses pacientes se apresentam, é importante que o médico generalista tenha um alto nível de suspeita de um distúrbio subjacente do músculo, reconheça os padrões de fraqueza e anormalidades laboratoriais que corroboram a hipótese de distúrbio do músculo e saiba quando encaminhar para exames especializados e avaliação de especialista neuromuscular. Neste capítulo vamos discutir os sintomas e sinais que podem alertar o médico generalista sobre a possibilidade de doença muscular subjacente, bem como os elementos básicos de uma investigação diagnóstica apropriada, quando encaminhar para um especialista, e os cuidados gerais necessários no seguimento de pacientes nessas condições.

## Achados clínicos que devem sugerir doença muscular

Geralmente, pacientes com miopatias relatam sintomas de fadiga, intolerância ao exercício, fraqueza generalizada e dor muscular; entretanto, esses sintomas são relativamente inespecíficos e podem ser consequência de condições não miopáticas, como distúrbios cardiopulmonares, condições ortopédicas, doenças reumatológicas, efeitos adversos de medicamentos, falta de condicionamento físico e até depressão. Em contraste, padrões específicos de fraqueza muscular (acometendo preferencialmente alguns grupos musculares), fraqueza fatigável, atrofia muscular, miotonia e mioglobinúria recorrente são sintomas que devem levantar suspeitas de uma miopatia subjacente[1]. Em geral, em doenças próprias dos músculos os pacientes queixam-se de dificuldade para realizar tarefas específicas, como levantar do chão, subir escadas, pentear o cabelo, e não necessariamente relatam espontaneamente fraqueza.

Na anamnese deve-se buscar informações sobre a duração dos sintomas e sobre a história pregressa – incluindo dados do desenvolvimento neuropsicomotor e da primeira infância – bem como uma história familiar de sintomas semelhantes ou diagnóstico de miopatia. Miopatias inflamatórias como a polimiosite e a dermatomiosite podem ocorrer em qualquer idade, ao passo que a miosite por corpúsculos de inclusão geralmente ocorre no final da idade adulta, por exemplo.

Já algumas miopatias congênitas, distrofias congênitas, miopatias metabólicas e mitocondriais podem apresentar-se ao nascimento ou na primeira infância, podendo haver outras alterações como déficit de crescimento, atraso de marcos motores e contraturas musculares. Essas condições comumente são causa da síndrome do bebê hipotônico, e levam a um quadro periférico de bebê hipotônico caracterizado por ausência de movimentos espontâneos, movimentos provocados praticamente exclusivos na posição deitada apoiada no plano da cama, mas com bom contato visual. Quando há deformidades ortopédicas associadas a hipotonia periférica, algumas doenças musculares se tornam mais prováveis, como a distrofia miotônica congênita, a miopatia congênita (com envolvimento dos músculos faciais e frequentemente da musculatura respiratória) ou distrofia muscular congênita (geralmente responsável por muitas contraturas).

Na primeira infância até os 2 anos de idade, as doenças musculares que já se manifestam geralmente levam a um quadro de hipotonia difusa que afeta não apenas o tronco, mas também os membros, com diminuição da força muscular em geral, levando à dificuldade com alterações posturais e à escassez de gestos espontâneos. O olhar é atento e a criança se interessa por objetos oferecidos, mas não tenta agarrá-los. As deformidades osteoarticulares podem ser congênitas ou precoces e progressivas, podendo afetar os pés (pé plano, rigidez do pé, pé cavo medial, pé equino, etc.) ou a coluna (cifose devida a colapso da coluna vertebral ou rigidez espinal). Esse quadro é semelhante entre moléstias neuromusculares em geral (quadro periférico decorrente de doenças de neurônio motor, nervo periférico ou músculo) e não exatamente específico de miopatias, mas é bem diferente de quadros centrais (com alterações encefálicas), os quais nos primeiros anos de vida são caracterizados por espasticidade periférica e alteração do contato visual.

Após os 2 anos de idade, em geral, há um quadro de quedas frequentes, dificuldade de subir escadas ou incapacidade de correr e levantar-se da posição sentada no chão (a qual pode ser evidenciada pela manobra de Gowers, quando a criança apoia as mãos no chão e depois na parte superior das coxas para ficar de pé, devido à fraqueza principalmente do quadríceps). A fraqueza dos músculos do membro superior resulta em dificuldade para realizar atividades com os braços levantados e transportar cargas pesadas. Cabe lembrar que nenhum sinal isolado é suficiente para levantar a hipótese de qualquer doença neuromuscular, e deve-se ter em mente evitar ansiedade excessiva por parte dos pais. Quando os achados clínicos são inconclusivos, o paciente deve ser reavaliado alguns meses depois para permitir melhor entendimento da evolução dos sintomas.

Entretanto, outras miopatias hereditárias e adquiridas podem não apresentar qualquer sinal ou sintoma até a adolescência ou idade adulta. Informações sobre a forma de instalação (súbita, aguda, subaguda ou crônica) e progressão (se evolui clinicamente com piora ou melhora linear, se a evolução mostra surtos de piora, ou se a apresentação foi monofásica) dos sintomas, bem como sobre fatores que os provocam ou exacerbam, também são pistas diagnósticas relevantes na avaliação de pacientes com doença muscular presumida.

Por exemplo, pacientes relatando o início dos sintomas após o início de uma terapia hipolipemiante (principalmente estatinas) podem estar experimentando uma miopatia adquirida induzida por medicação, enquanto aqueles com sintomas após uma refeição rica em carboidratos podem ter uma paralisia periódica. Por fim, quando houver história familiar de doença ou sintomas semelhantes, deve-se tentar determinar um padrão de herança, o que pode ajudar a orientar futuros testes genéticos e aconselhamento.

Ao examinar a força, é fundamental determinar o padrão e a distribuição dos déficits em pacientes com fraqueza muscular. Há alguns padrões básicos de fraqueza muscular[2], cujo reconhecimento pode melhorar significativamente a acurácia diagnóstica de testes auxiliares ou direcioná-los. A força muscular pode ser testada manualmente ou pela observação da capacidade funcional em pacientes que não cooperam com o exame. É importante que o clínico classifique a força da musculatura cranial (inervada por nervos cranianos), proximal e distal de uma maneira sistemática, de modo que avaliações retrospectivas intra e interavaliador sejam consideradas confiáveis. Além disso, o exame de força permite reconhecer o padrão específico de fraqueza ajudando a estreitar o diagnóstico diferencial de doenças ou então excluir um distúrbio muscular primário (Tabela 13.1). Vários diferentes distúrbios musculares hereditários e adquiridos que podem ser importantes para os clínicos da atenção primária estão listados nas Tabelas 13.2 e 13.3.

Fraqueza fixa de musculatura de cinturas escapular e pélvica é o padrão mais comum e, portanto, menos específico, ocorrendo em pacientes com miopatias subjacentes, como distrofias musculares de cinturas e miopatias adquiridas. Fraqueza da cintura escapular geralmente é percebida como fraqueza para elevar os braços até objetos suspensos (comumente gerando dificuldade para executar tarefas com braços elevados, como estender roupas em varal ou pentear o cabelo), enquanto aqueles com fraqueza proximal dos membros inferiores (cintura pélvica) podem descrever dificuldade de se levantar da posição sentada sem utilizar os braços, ou para subir degraus.

O padrão de fraqueza distal pode ocorrer em miopatias distais, miopatias metabólicas, miopatias congênitas e distrofias miotônicas; no entanto, mais comumente é estar presente em polineuropatias comprimento-dependentes (sobretudo quando há sintomas e déficits sensoriais distais coexistentes). Uma distribuição escapuloperoneal de fraqueza, afetando braços proximalmente e pernas distalmente, é em geral vista nos pacientes com distrofia fascioescapuloumeral (embora haja outras miopatias hereditárias que podem levar a esse padrão de fraqueza).

A fraqueza intermitente ou fatigável pode predominar em miopatias metabólicas, paralisias periódicas ou distúrbios da junção neuromuscular (p. ex., miastenia grave), com o retorno aos níveis de

| Tabela 13.1 Padrão de fraqueza em diversas condições neuromusculares | |
|---|---|
| *Padrão de fraqueza* | *Distúrbios mais relacionados* |
| **Fraqueza de cinturas** | Distrofias, polimiosite, dermatomiosite |
| **Fraqueza distal simétrica** | Polineuropatias, miopatias distais, miopatias metabólicas, miopatias congênitas e distrofia miotônica tipo 1 |
| **Fraqueza distal assimétrica** | Doença de neurônio motor; mononeuropatia múltipla; polirradiculoneurite |
| **Distribuição escapuloperoneal** | Distrofia escapuloumeral tipos 1 e 2 |
| **Fraqueza intermitente ou fatigável** | Miopatias metabólicas, paralisias periódicas, distúrbios da junção neuromuscular (miastenia grave) |
| **Dor muscular, fraqueza e mioglobinúria** | Rabdomiólise; miopatias metabólicas |
| **Distal do membro superior e proximal no membro inferior** | Miosite por corpúsculos de inclusão |
| **Fraqueza associada a miotonia** | Distrofia miotônica tipos 1 e 2 |
| **Fraqueza da musculatura de nervos cranianos** | Miastenia grave, doença de neurônio motor, distrofia muscular oculofaríngea, distrofia miotônica |

**Tabela 13.2**
**Principais miopatias hereditárias e características diferenciadoras**

| Doença muscular | Características |
| --- | --- |
| **Distrofinopatias (Duchenne-Becker)** | Herança ligada ao X, fraqueza proximal, pseudo-hipertrofia da panturrilha, contraturas, perda de deambulação, fraqueza cardiorrespiratória, cardiomiopatia, CPK marcadamente elevada (> 50 vezes o normal)<br>Terapias disponíveis: corticosteroides, terapia gênica |
| **Distrofia muscular de cinturas** | Maioria de herança recessiva; variabilidade genotípica e fenotípica (mais de 30 tipos); geralmente início em infância tardia ou adulto; fraqueza proximal; pode haver cardiomiopatia; CPK geralmente > 5 vezes o valor de referência |
| **Distrofia fascioescapuloumeral** | Herança autossômica dominante; início no adulto; fraqueza facial, nos músculos escapulares, bíceps e tríceps; frequentemente assimétrica; fraqueza da distribuição peroneal com queda do pé em alguns; características inflamatórias e distróficas na biópsia |
| **Distrofia oculofaríngea** | Herança autossômica dominante, penetrância maior em homens, início após 50 anos; ptose palpebral e fraqueza de musculatura extraocular sem diplopia; fraqueza facial, disfonia, disfagia |
| **Miopatia por distúrbios do metabolismo de carboidratos** | Exame motor pode ser normal entre as crises. Fenômeno de segundo fôlego em alguns; mialgias após exercício; rabdomiólise de repetição; lactato, amônia ou piruvato aumentado(s), testes bioquímicos demonstram deficiências enzimáticas específicas<br>Terapias: reposição enzimática, refeições com baixo teor de carboidrato e alto de proteína; condicionamento aeróbico |
| **Miopatia por distúrbios do metabolismo de lipídios** | Exame motor pode ser normal entre as crises; mialgias após exercício; rabdomiólise de repetição; hipoglicemia não cetótica; acidúria; envolvimento cardiorrespiratório; encefalopatia<br>Terapias: carnitina, refeições com baixo teor de gordura e alto de proteína; evitar atividade em jejum, no frio ou prolongada |
| **Miopatias mitocondriais** | Genotipicamente e fenotipicamente diverso; distúrbios multissistêmicos que afetam os sistemas nervoso central, respiratório, endócrino, oftalmológico, gastrointestinal; fibras vermelhas rasgadas e coloração anormal das enzimas oxidativas na biópsia muscular |
| **Canalopatias musculares** | Miotonia clínica ou eletrofisiológica ou fraqueza episódica na ausência de distrofia; exame motor pode ser normal entre as crises; pode ocorrer fraqueza proximal progressiva, manifestações cardíacas, arritmias e anormalidades do desenvolvimento; alterações na temperatura ambiente podem piorar a miotonia |
| **Distrofia miotônica tipo 1 - Steinert** | Autossômico dominante, com fenômeno de antecipação; fraqueza facial e distal dos membros, atrofia, miotonia; distúrbios multissistêmicos que afetam os sistemas cardíaco, respiratório, endócrino, oftalmológico, reprodutivo e gastrointestinal |

força quase normais entre os episódios. No entanto, sintomas episódicos com dor muscular, fraqueza e mioglobinúria também podem ser experimentados por pacientes saudáveis sem miopatia após realização de exercício físico muito intenso. O padrão de fraqueza distal do membro superior e proximal no membro inferior é quase patognomônico para miosite por corpúsculos de inclusão, particularmente quando assimétricos e envolvendo flexores profundos dos dedos. Pacientes com fraqueza da musculatura inervada por nervos cranianos podem apresentar ptose, oftalmoplegia, disartria

| Tabela 13.3 Principais miopatias adquiridas e características diferenciadoras | |
|---|---|
| *Doença muscular* | *Características* |
| **Polimiosite** | Fraqueza proximal; disfagia em alguns; pode estar associada a doença do tecido conjuntivo, miocardite, doença pulmonar intersticial, malignidade; CPK marcadamente elevada (> 10 vezes o valor normal); anticorpos específicos; inflamação endomisial na biópsia Tratamento com imunossupressores |
| **Dermatomiosite** | Fraqueza proximal; disartria e disfagia em alguns; pode estar associada a doença do tecido conjuntivo, miocardite, doença pulmonar intersticial, vasculite, malignidade; manifestações cutâneas patognomônicas: heliótropo, pápulas de Gottron, sinal de xale; CPK marcadamente elevada (> 10 vezes o valor normal); anticorpos específicos; atrofia perifascicular e inflamação perivascular na biópsia Tratamento com terapias imunossupressoras |
| **Miosite por corpúsculos de inclusão** | Fraqueza dos flexores do punho e profundo dos dedos, extensores do joelho, dorsiflexores do tornozelo; muitas vezes assimétrica; disfagia; Inflamação endomisial, vacúolos marginados contendo amiloide, TDP43 ou P62 na biópsia muscular; sem resposta a tratamentos imunossupressores |
| **Miopatia tireotóxica** | Fraqueza proximal; musculatura extraocular e bulbar acometida; reflexos profundos aumentados, fasciculações, mioquimia; miastenia grave (em associação com doença de Graves) ou paralisia periódica tireotóxica (hipocalêmica) podem se associar |
| **Miopatia hipotireóidea** | Fraqueza proximal; relaxamento tardio dos reflexos tendinosos profundos, pseudomiotonia; miastenia grave pode estar associada |
| **Miopatia por corticosteroides** | Fraqueza proximal; aparência cushingoide; eletromiografia geralmente normal, o que pode ajudar a diferenciar de outras formas de miopatia; atrofia de fibra tipo 2B na biópsia |
| **Miopatia do doente crítico** | Fraqueza generalizada; comprometimento de músculo respiratório; fibras musculares atróficas e necróticas na biópsia e ausência de filamentos espessos de miosina; corticosteroides aumentam o risco de desenvolver a miopatia |
| **Sarcopenia** | Geralmente após os 60 anos de idade; perda generalizada e progressiva da massa muscular, redução da força muscular e comprometimento funcional; CPK normal |
| **Miopatia inflamatória induzida por drogas** | Fraqueza proximal; causada por agentes redutores do colesterol, L-triptofano, D-penicilamina, interferon-alfa, imatinibe; infiltrados inflamatórios endomisiais, perimisiais e perivasculares na biópsia; tratamento com agentes imunossupressores |

e disfagia. Certas combinações dessas características devem levar os clínicos a suspeitar quanto à possibilidade de miopatia (distrofia muscular oculofaríngea ou distrofia miotônica), mas também de outras condições neuromusculares, como miastenia grave e doenças do neurônio motor (que também podem mimetizar miopatia quando a fraqueza do extensor do pescoço é muito evidente).

Pacientes que apresentam relaxamento muscular defeituoso podem ter miotonia ou paramiotonia, que estão presentes em doenças específicas (p. ex., distrofia miotônica tipos 1 e 2 e paramiotonia congênita). Sintomas sistêmicos associados, como doença cardiopulmonar, características dismórficas e comprometimento cognitivo, também podem ajudar a determinar uma causa subjacente para miopatia ou auxiliar no diagnóstico de uma condição não miopática.

## ▪ Exames laboratoriais

As creatinas quinases (CPK) são enzimas encontradas principalmente no músculo esquelético e no miocárdio. O nível de CPK é o estudo laboratorial inicial mais útil na avaliação do paciente com suspeita de doença muscular. Entretanto, é importante reconhecer que talvez seja normal em alguns pacientes miopáticos (p. ex., aqueles com condições lentamente progressivas, com atrofia muscular muito pronunciada ou aqueles em uso de corticosteroides) e podem estar elevados naqueles sem miopatia (p. ex., após exercício físico intenso ou em pacientes com endocrinopatias, como hipotireoidismo)[1,2].

O grau de elevação do nível de creatina pode fornecer um indício de sua significância clínica. Uma elevação sustentada de CPK cima de dez vezes o limite superior é esperada na polimiosite não tratada, ao passo que uma elevação discreta e transitória pode ocorrer após um exame de eletroneuromiografia ou outro trauma muscular. Em meninos, quando níveis plasmáticos de CPK são 50 vezes maiores que o normal, o principal diagnóstico a ser considerado é uma distrofinopatia (distrofia muscular de Duchenne ou distrofia muscular de Becker).

Certos grupos étnicos e demográficos também são propensos a níveis de CPK pouco acima do limite superior, na ausência de miopatia, incluindo afro-americanos e recrutas militares[3,4]. Portanto, os valores laboratoriais devem ser interpretados individualmente e correlacionados clinicamente. Em geral, a elevação da CPK acima de três vezes o limite superior do normal requer o encaminhamento do paciente para um especialista. Pacientes com sintomas inespecíficos, exame neurológico normal e CPK normal ou levemente elevada (até três vezes o valor normal) têm baixíssima probabilidade de ter miopatia subjacente.

Testes sorológicos menos úteis para miopatia incluem aldolase, aspartato aminotransferase (AST/TGO), alanina aminotransferase (ALT/TGP), lactato desidrogenase e gamaglutamil transferase (quando se tenta diferenciar entre patologia muscular e hepática). As isoenzimas da creatina quinase não são consideradas úteis quando se avaliam pacientes com suspeita de miopatia. Estudos laboratoriais adicionais que podem ser considerados na avaliação do paciente com miopatia, bem como para excluir outras condições sistêmicas, incluem eletrólitos séricos, testes de função tireoidiana, marcadores inflamatórios, marcadores imunológicos, testes do vírus da imunodeficiência humana e exame de urina[1,2].

## ▪ Exames complementares

### Eletroneuromiografia

Neste exame, a resposta muscular à estimulação elétrica nervosa ou a uma contração voluntária é testada, e as velocidades de condução dentro dos nervos são medidas. Os resultados distinguem entre uma resposta muscular normal e uma resposta com padrão miopático ou de padrão neuropático (perda de fibras nervosas ou desnervação), permitindo na maioria das vezes distinção entre doenças com envolvimento do músculo e do nervo/neurônio motor[5].

A eletroneuromiografia deve ser considerada em todos os pacientes com suspeita de miopatia. Os estudos de condução nervosa são tipicamente normais em casos de miopatia, e são úteis porque podem excluir uma condição neuromuscular coexistente ou mimetizadora, como a neuropatia ou um distúrbio da transmissão da junção neuromuscular. A etapa da agulha do exame pode confirmar a presença de uma miopatia quando unidades motoras polifásicas, de baixa amplitude, curta duração e com recrutamento paradoxal são flagradas. A doença do neurônio motor, que em certos casos pode mimetizar miopatia, pode ser testada e excluída pela eletroneuromiografia. No entanto, em alguns pacientes com miopatia um estudo eletromiográfico pode ser não revelador.

### Biópsia muscular

A decisão de realizar uma biópsia muscular deve ser feita pelo especialista e, para ser otimamente informativa, deve ser realizada em um centro especializado com técnica de congelação em nitrogênio (ou substituto adequado), que permite a avaliação das fibras em disposição transversa, mantendo a sua disposição e organização. Métodos de parafina para doenças musculares têm utilidade muito limitada fora de contexto oncológico.

A biópsia muscular é considerada a base para o diagnóstico das miopatias. Excetuando-se os pacientes nos quais a causa é evidente na avaliação inicial (p. ex., presença de um agente miotóxico ou hipertireoidismo; quadros típicos de Duchenne, distrofia fascioescapuloumeral ou distrofia miotônica), uma biópsia muscular é frequentemente necessária. A Figura 13.1 mostra uma biópsia normal e outra com alterações típicas Duchenne.

Além de poder determinar a presença de uma miopatia inflamatória (que exigiria o uso de medicação imunomoduladora), ela pode, em alguns casos, demonstrar características que poderiam ajudar no diagnóstico de formas hereditárias específicas. Especialistas neuromusculares podem auxiliar na orientação de cirurgiões e patologistas antes da biópsia, tanto no que diz respeito aos locais

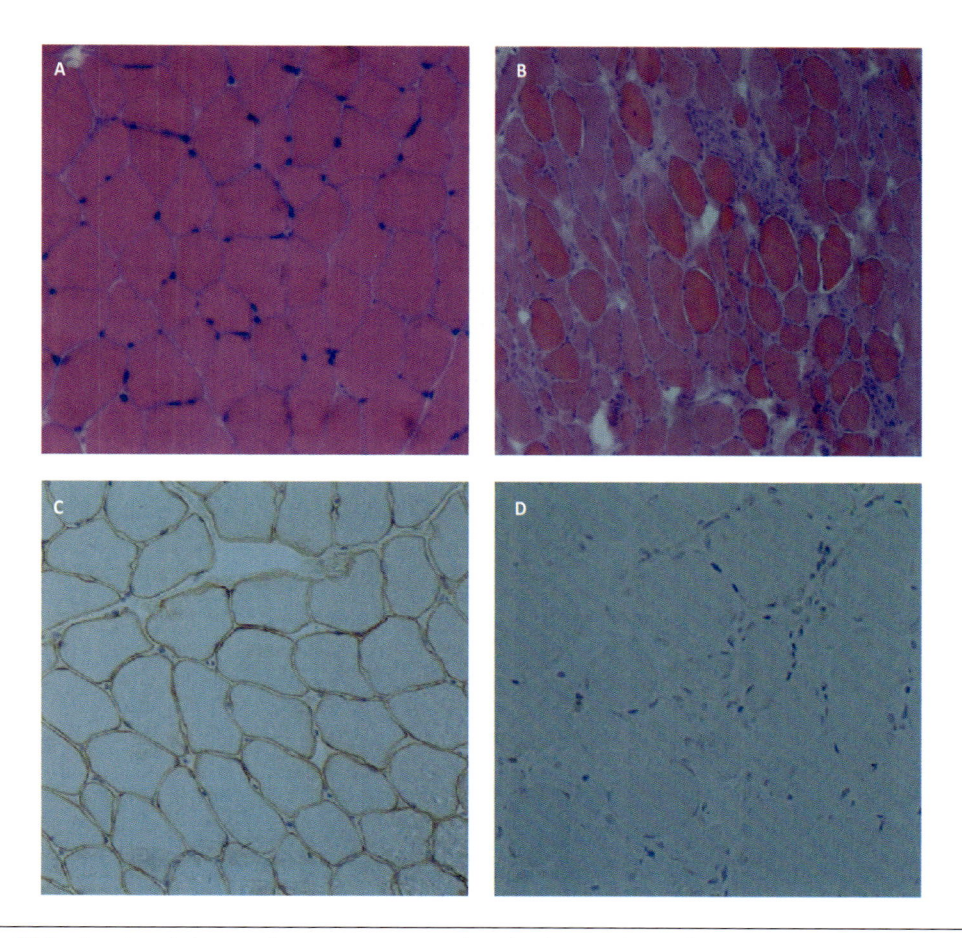

**Figura 13.1 – A.** Coloração hematoxilina e eosina mostrando músculo normal, com fibras de tamanho homogêneo, forma poligonar preservada, e tecido conjuntivo de endomísio e perimísio sem alterações; aumento de 100×. **B.** Coloração hematoxilina e eosina mostrando músculo com padrão distrófico, com fibras de tamanho variado (muitas atrofiadas, alguma hipercontraídas), com perda do padrão poligonar, aumento moderado de tecido conjuntivo (fibrose), com necrose de algumas fibras e infiltrado autofágico; aumento de 100×. **C.** Imunoistoquímica para distrofina (distrofina 2) mostrando marcação normal para esta proteína, sendo mais intensa na membrana (sarcolema); aumento de 200×. **D.** Imunoistoquímica para distrofina (distrofina 2) mostrando ausência completa de marcação para essa proteína, que em um contexto de padrão distrófico confirma diagnóstico de distrofinopatia (Duchenne); aumento de 200×.

mais apropriados para biópsia quanto a preparações especiais, colorações ou técnicas que possam ser necessárias para um diagnóstico histológico específico.

## Ressonância magnética

O exame do músculo com imagens ponderadas em T1, ponderadas em T2 com supressão de gordura, e no STIR pode ajudar a determinar a presença de miopatia e seu padrão.

## Testes moleculares

Testes genéticos são essenciais para o diagnóstico definitivo de miopatias hereditárias. A maneira mais custo-efetiva é determinar o(s) gene(s) a ser(em) testado(s) usando características clínicas e eletrodiagnósticas, bem como achados de biópsia muscular e de imagem. Com o advento do sequenciamento de próxima geração se tornando mais acessível, mais genes podem ser testados simultaneamente; no entanto, isso também aumenta a chance de identificar "variantes de significado incerto" (VUS), o que pode representar um desafio na determinação de sua patogenicidade e no alcance de um diagnóstico definitivo. O encaminhamento a um especialista neuromuscular pode ajudar a evitar o envio de testes desnecessários e a determinar o significado clínico dessas variantes de significância incerta.

## ▪ Manejo de complicações e reabilitação

Nas miopatias em geral, mas em especial nas adquiridas, o manejo de complicações e a reabilitação são o foco do tratamento. Equipe multidisciplinar com médicos especialista e clínico geral, fisioterapia motora e respiratória, fonoaudiologia, psicologia, enfermagem, nutricionista e terapia ocupacional consiste no fator de maior impacto na qualidade de vida dos pacientes na maioria dos tipos de miopatias. O cuidado deve ser individualizado, com promoção de ganho funcional, precaução de contraturas e dor miofascial, prevenção de infecções, antecipação de complicações esperadas para melhor tratá-las e aconselhamento genético, quando couber.

Cada doença exige cuidados mais específicos, e ainda pacientes com a mesma doença podem apresentar necessidades diferentes. Segue abaixo uma lista de recomendações em linhas gerais para quadros de miopatia crônica, que servem mais como um norteamento para o clínico geral, com a ressalva de que, dependendo da miopatia, pode haver necessidades a mais ou a menos:

I.   fisioterapia e terapia ocupacional, para promover a mobilidade e prevenir contraturas;

II.  avaliação nutricional, para controle de peso, restrição de sal (para pacientes em uso de corticoterapia) e otimização de ganho muscular;

III. fonoterapia para pacientes com disartria ou disfagia;

IV.  imunizações pneumocócicas e influenza;

V.   luz do sol e uma dieta balanceada rica em vitamina D e cálcio para melhorar a densidade óssea e reduzir o risco de fraturas;

VI.  avaliação anual por um cardiologista (em doenças com risco de miocardiopatia e arritmia);

VII. avaliação por um pneumologista e cardiologista antes de cirurgias;

VIII. monitoramento para escoliose;

IX.  teste de função pulmonar basal e periodicamente, a depender da evolução, antes da dependência da cadeira de rodas;

X.   agentes ou circunstâncias a evitar: injeções de toxina botulínica; succinilcolina e anestésicos inalatórios devido à suscetibilidade a hipertermia maligna ou reações semelhantes à hipertermia maligna;

XI.  aconselhamento genético e avaliação de familiares em risco, quando pertinente.

## ▪ Principais doenças musculares

### Distrofia muscular congênita

A distrofia muscular congênita é um grupo de doenças cuja característica comum é a fraqueza muscular de início muito precoce. Essas condições raras geralmente são herdadas em um padrão autossômico recessivo. O diagnóstico é baseado na presença de hipotonia neonatal, em geral com deglutição, mímica facial e músculos respiratórios envolvidos. O acometimento cardíaco é incomum. Alguns casos têm um início tardio e são diagnosticados quando a criança não consegue adquirir habilidades motoras esperadas para a idade.

Em geral, essas doenças têm pouco potencial para progressão, mas são graves desde o início, com tendência a contraturas musculares espontâneas, classicamente produzindo espinha rígida. Os níveis de CPK são muitas vezes elevados, mas o diagnóstico precoce repousa principalmente sobre os achados clínicos, assistidos em alguns casos por biópsia muscular, ressonância magnética do cérebro (principalmente em deficiência de merosina) e, finalmente, testes genéticos.

### Distrofia muscular de Duchenne (DMD)

A DMD afeta todos os músculos do corpo, incluindo os músculos esqueléticos, do miocárdio e alguns músculos lisos. A doença é herdada em uma base recessiva ligada ao X, de modo que apenas os meninos são afetados, salvo em raros casos de mulheres portadoras sintomáticas, quando há aumento da CPK, oligo ou assintomática. A grande maioria dos pacientes tem mais de 3 anos no início dos sintomas da doença, quando sobretudo os músculos dos quadris são primeiramente envolvidos.

Logo no início é possível identificar a clássica pseudo-hipertrofia de panturrilhas (Figura 13.2). A apresentação começa com quedas frequentes, dificuldade de correr, para levantar-se de uma posição agachada (sinal de Gowers) ou subir escadas. Posteriormente, o paciente evolui com anteversão pélvica e marcha miopática, com báscula de quadril por fraqueza dos músculos glúteos. A hiperlordose se desenvolve como mecanismo compensatório, devido à fraqueza dos músculos abdominais. Os membros superiores estão envolvidos mais tarde no curso da doença. A fraqueza dos músculos do ombro resulta em escápula alada e dificuldade de levantar os braços. Sem tratamento, os pacientes perdem a capacidade de andar com uma idade média de 9,5 anos[6].

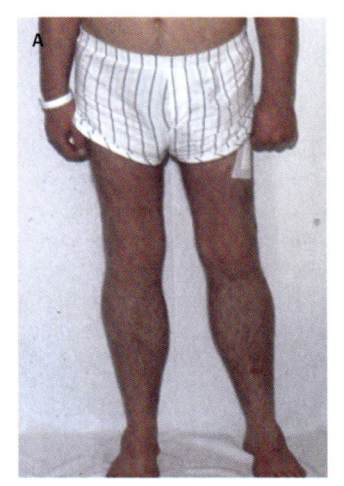 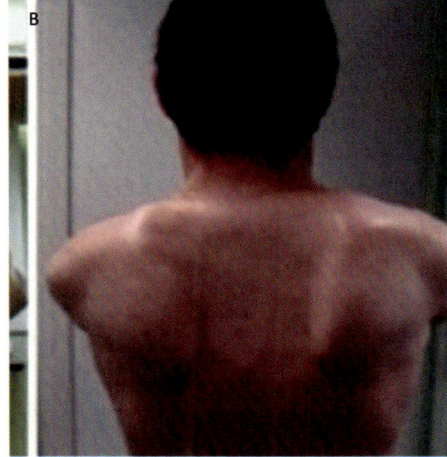

**Figura 13.2 – A.** Vista anterior de paciente com distrofinopatia (doença de Becker) mostrando atrofia de coxas, pseudo-hipertrofia de panturrilhas e contratura de aquileus. **B.** Vista posterior de dorso de paciente com distrofia muscular de Becker evidenciando escápula alada bilateral.

A degeneração da fibra muscular e a fibrose progressiva do miocárdio resultam em cardiomiopatia dilatada, afetando principalmente o ventrículo esquerdo, e comprometimento da contratilidade com uma fração de ejeção abaixo de 45%. A idade no início do envolvimento cardíaco varia. Os testes de rastreio de rotina permitem o início precoce da terapia com inibidores da enzima conversora de angiotensina (IECA)[7]. O grupo de trabalho do NHLBI de 2014 recomenda o uso de IECA ou bloqueadores de receptor de angiotensina aos 10 anos de idade em meninos com DMD, mesmo assintomáticos, para prevenir a miocardiopatia[8].

Independentemente da idade, a terapia farmacológica deve ser iniciada quando há o aparecimento de sintomas de insuficiência cardíaca ou quando há anormalidades como fração de ejeção do ventrículo esquerdo deprimida, dimensões anormais da câmara ou presença de fibrose miocárdica, observadas em exames de imagem. Dosagem e seleção de inibidores da ECA são deixados a critério clínico[7].

As complicações respiratórias são uma das principais causas de morbidade e mortalidade em pessoas com DMD, e incluem: fadiga muscular respiratória, obstrução do muco, atelectasia, pneumonia e insuficiência respiratória. Uma abordagem antecipada do manejo inclui o monitoramento da função muscular respiratória e o uso oportuno de recrutamento do volume pulmonar, de tosse assistida, da ventilação assistida no período noturno e da ventilação diurna subsequente[9]. Uma avaliação precoce deve ser realizada principalmente para detectar a hipercapnia noturna, que induz a baixa qualidade do sono e afeta adversamente o aprendizado. Quanto a deficiências cognitivas e psicológicas, 30% têm uma diminuição significativa no quociente intelectual e dificuldades de aprendizagem, sendo a dislexia, a disgrafia e a discalculia comuns nestes indivíduos.

A terapia com corticosteroides foi sugerida pela primeira vez na década de 1980, e embora os benefícios da terapia com glicocorticoides estejam bem estabelecidos, permanece a incerteza sobre quais glicocorticoides são melhores e em quais doses[10]. Atualmente, a corticoterapia é iniciada entre 3 e 6 anos de idade, preferencialmente antes de perda funcional importante, sendo o deflazacort (0,9 mg/kg por dia) ou a prednisona (0,75 mg/kg por dia) as doses mais recomendadas, com a ressalva de que o deflazacort parece induzir menos ganho de peso[11]. Nos pacientes tratados com corticosteroides, a caminhada é perdida em média 2,5 anos mais tarde que os não tratados. Mesmo após a perda da marcha, o tratamento é continuado com base na sua capacidade de melhorar a função muscular do membro superior e a respiração e de retardar a progressão da escoliose.

## Distrofia muscular de Becker (DMB)

A distrofia muscular de Becker (DMB) é uma doença alélica à distrofia muscular de Duchenne. Assim, a anormalidade genética responsável pela DMB afeta o mesmo gene DMD no cromossomo X. Em contraste com a DMD, entretanto, a distrofina é produzida, mas de forma anormal e por isso danifica as células musculares.

O quadro clínico é mais brando quando comparado ao da DMD, tendo geralmente uma apresentação semelhante à da distrofia muscular de cinturas. O início do quadro clínico é na infância ou na adolescência, sendo a fraqueza muscular o principal sintoma de apresentação. A fraqueza ocorre nos membros inferiores, geralmente acompanhada de dores musculares. Aqui também é característica a pseudo-hipertrofia de panturrilhas (Figura 13.2). As deficiências na mobilidade são aproximadamente as mesmas que na DMD, mas com um ritmo de progressão muito mais lento. A perda da capacidade de andar, se ocorrer, começa por definição após os 15 anos. Os pacientes devem ser rastreados para envolvimento cardíaco, independentemente da idade.

## Distrofia miotônica tipo 1 (DM1) – Doença de Steinert

A distrofia miotônica do tipo 1 (DM1) é uma desordem muscular genética na qual há herança autossômica dominante, com característica de antecipação gênica. Por se tratar de uma mutação de expansão com aumento de número de repetições, geralmente os descendentes de um paciente tendem a ter uma expansão maior (com mais repetições que seu genitor acometido) e, portanto, um quadro clínico mais grave e de início mais precoce.

Os pacientes apresentam fraqueza muscular de predomínio distal e de face, com ptose palpebral, disartria e disfagia, além da característica dificuldade de relaxar os músculos (miotonia). Mais comumente, a miotonia acomete flexores dos dedos da mão, orbiculares dos olhos e língua. Há características fenotípicas estereotipadas da doença, que levam a uma face típica: calvície, atrofia de músculos mastigatórios – em especial os temporais – palato ogival, ptose palpebral, boca com lábio superior invertido.

As deficiências cognitivas são muito comuns e as dificuldades de aprendizagem podem dominar o quadro clínico. Catarata precoce é uma das manifestações mais comuns da DM1, e em casos muito leves, com expansão com poucas repetições, pode ser a única manifestação. O envolvimento cardíaco pode permanecer assintomático mesmo quando grave, enfatizando a necessidade de uma avaliação diagnóstica precoce, devido a risco de morte súbita por arritmia.

## Miopatias induzidas por drogas

Certos medicamentos são conhecidos por causarem elevações da creatina quinase e podem predispor ao desenvolvimento de miopatia[12] (Tabela 13.4). Talvez os mais reconhecidos entre esses medicamentos miotóxicos nos últimos anos sejam os inibidores da hidroximetilglutaril-coenzima-A redutase (estatinas). O desenvolvimento de uma miopatia tóxica no contexto do uso de estatina tem sido bem descrito na literatura e pode incluir quatro quadros clínicos: mialgia, elevações de CPK, fraqueza muscular e rabdomiólise[13]. Geralmente estes sintomas são relativamente leves e podem reverter com a descontinuação do agente agressor. Em pacientes sem rabdomiólise, a troca por estatinas menos miotóxicas pode ser bem-sucedida, uma vez resolvidos os sintomas da miopatia[14].

Entretanto, um pequeno subgrupo de pacientes expostos a estatinas pode desenvolver uma miosite necrosante mediada por anticorpo antirreceptor de hidroximetilglutaril-coenzima-A similar

| Tabela 13.4 Miopatias induzidas por drogas e por distúrbios endócrinos | | |
|---|---|---|
| **Distúrbios endócrinos** | **Drogas imunossupressoras** | **Outras drogas** |
| Disfunção tireoidiana | Cloroquina | Estatinas e fibratos |
| Hipotireoidismo | Interferon-alfa | Antirretrovirais (zidovudina, zalcitabina, didanosina, lamivudina, emtricitabina) |
| Hipertireoidismo (oftalmopatia tireoidiana, paralisia periódica) | Ciclosporina | Corticosteroides |
| Transtorno paratireoide | Tacrolimus | Bloqueadores neuromusculares |
| Transtorno adrenal (síndrome de Cushing; insuficiência adrenal) | Vincristina | Amiodarona |
| Deficiência de testosterona | Penicilamina | L-triptofano |
| Síndrome carcinoide | Imatinibe | Labetalol |
| Diabético (mionecrose) | | Cimetidina |
| Acromegalia | | Finasterida |
| | | Omeprazol |
| | | Propofol |
| | | Anticonvulsivantes: fenitoína, lamotrigina |

à miosite necrosante de pacientes com desordens de tecido conectivo ou síndromes paraneoplásicas[15,16]. A incidência de miosite necrosante autoimune induzida por estatina é estimada em dois casos por milhão por ano[16]. Essa condição, embora rara, deve ser considerada e amplamente avaliada pela biópsia muscular em pacientes que desenvolvem acentuadas elevações da CPK (acima de dez vezes o valor normal) e fraqueza muscular que persistem além da descontinuação de uma estatina[17,18]. Quando confirmado o diagnóstico, o tratamento imunossupressor deve ser iniciado.

## Sarcopenia

A sarcopenia é caracterizada por perda generalizada e progressiva da massa muscular, redução da força muscular e consequente comprometimento funcional. A prevalência varia com a localização e definição utilizada. No entanto, estima-se que seja de até 29% entre as pessoas idosas no cenário de cuidados de saúde da comunidade e entre 14 a 33% para aqueles portadores de doença crônica[19].

A sarcopenia é definida pela tríade de perda de massa muscular, perda de força muscular e perda de função física. Não há consenso sobre números exatos para quantificar esses parâmetros. O grupo de trabalho internacional sobre sarcopenia (IWGS) sugere níveis limiares para o índice de músculo esquelético abaixo de 7,23 kg/m$^2$ para homens e abaixo de 5,67 kg/m$^2$ para as mulheres. Em termos de função, usa-se a velocidade de marcha abaixo de 1 m/s para limiar de má função muscular, considerando teste de caminhada de 6 minutos[20]. Não há alteração de CPK nesses casos.

A sarcopenia pode ser desencadeada por vários fatores, incluindo idade, deficiências nutricionais, alterações hormonais, distúrbios metabólicos, comorbidades, inflamação, efeitos adversos dos medicamentos, predisposição genética e o efeito do ambiente precoce. Isso resulta em redução da massa e força muscular, levando ao *status* sarcopênico que provoca fraqueza e mobilidade reduzida, com descondicionamento a jusante e redução da reserva fisiológica, que induz a propensão à redução do exercício físico e da atividade, o que leva a atrofia adicional dos músculos e à perda de força muscular, completando assim ciclo vicioso para a sarcopenia. É importante notar que caquexia é definida como uma perda de massa muscular secundária a uma doença crônica e, portanto, difere da sarcopenia.

Atualmente, as opções terapêuticas básicas para o manejo da sarcopenia incluem exercícios com resistência, aumento da ingestão de proteínas e suplementação com 25-OH-vitamina D, se necessário. Cessar tabagismo também é uma prática comprovadamente benéfica na sarcopenia. Uso de hormônio do crescimento e análogos, assim como de testosterona e análogos, carece de evidência científica comprovando que os benefícios superam os riscos, embora o aumento de anabolismo pareça realmente melhorar o desempenho muscular em pessoas sarcopênicas[21].

## Miopatias inflamatórias

As miopatias inflamatórias, também chamadas de miosites, são condições raras que afetam múltiplos órgãos além do músculo e frequentemente levam a um comprometimento grave da qualidade de vida[22]. Os principais sintomas incluem o início agudo (dentro de vários dias) ou subagudo (dentro de várias semanas) de fraqueza nos braços e pernas (veja a Tabela 13.4 para uma visão geral de todos os sintomas em diferentes subtipos de miosite). Queixas típicas incluem problemas em andar e subir escadas ou levantar um objeto acima da cabeça. A dor é frequentemente um sintoma acompanhante e, exceto nos casos de miosite de corpos de inclusão, a avaliação laboratorial geral geralmente mostra um aumento significativo da creatina quinase (CPK) em 10 a 50 vezes e pode elevar as enzimas "hepáticas" (TGO e TGP) como um indicador de dano às células musculares.

Pacientes com dermatomiosite (DM) apresentam sinais de inflamação da pele, como pápulas de Gottron nos lados dorsais das mãos e dos dedos, edema periorbital e eritema da face (erupção heliotrópica), na parte anterior superior do tórax (sinal V) ou no pescoço posteriormente (sinal de xale). Observam-se eritema e telangiectasia periungueais, assim como pele rachada e espessada das partes ventral e dorsal dos dedos e das mãos ("mãos de mecânico"). A inflamação muscular provoca fraqueza proximal que pode desenvolver-se agudamente (dentro de vários dias) ou de forma subaguda (dentro de algumas semanas a alguns meses). A dor pode estar presente e o exame laboratorial geralmente mostra um aumento importante da CPK (10 a 50 vezes o valor de referência).

Existem diversas variantes da DM clássica, como a DM amiopática, que ocorre em aproximadamente 20% dos casos, nos quais apenas manifestações cutâneas estão presentes, mas não há fraqueza dos músculos e elevação da CPK. A DM adermatopática (dermatomiosite *sine dermatitis*) é uma síndrome oposta, na qual a fraqueza e os sinais histológicos são semelhantes aos da DM, mas não há lesões inflamatórias da pele[23]. No entanto, é muito mais provável que a maioria desses pacientes seja classificada erroneamente e, de fato, representem casos de síndrome antissintetase ou outras formas de miosite sobrepostas.

A dermatomiosite juvenil afeta crianças e geralmente se apresenta com febre e erupção cutânea, podendo haver calcinose da pele. Anormalidades na deglutição podem ocorrer em todas as formas graves de DM. O autoanticorpo mais comum e mais conhecido, associado à forma clássica de DM, é o anticorpo anti-Mi-2, que é encontrado em até 20% dos pacientes com DM[24]. O autoanticorpo Anti-Jo1, quando positivo, correlaciona-se positivamente com sintomas de fibrose pulmonar. Os sinais histopatológicos da DM consistem em inflamação perimisial, atrofia perifascicular (Figura 13.3) e elevação perifascicular dos complexos antígenos de MHC classe 1[22].

A polimiosite (PM) é de longe a forma mais controversa de miosite e provavelmente é superdiagnosticada no meio clínico[25]. O diagnóstico de polimiosite deve ser feito por exclusão de todos os outros tipos de miosite e, em cursos crônicos de PM presumida, uma distrofia muscular também deve ser descartada.

A erupção cutânea ou outros sinais de inflamação da pele não ocorrem na PM. Atualmente, é bem aceito que nenhum dos autoanticorpos descritos esteja verdadeiramente associado à doença. Achados histopatológicos de PM incluem uma "invasão" de fibras musculares por células T CD8+ citotóxicas e aumento da expressão dos anticorpos MHC classe I. Sinais relevantes de acúmulo de proteína, como na miosite de corpos de inclusão (ver a seguir) ou aumento de tecido conectivo, como na distrofia muscular, devem estar ausentes[22].

A miopatia necrosante (MN) imunomediada leva a uma fraqueza proximal aguda ou subaguda dos braços e pernas. O curso da doença é frequentemente mais rápido e mais grave quando comparado com a DM e PM. Níveis de CPK são geralmente muito altos, com uma variação de 20 a 50 vezes o normal. Dois autoanticorpos foram associados à miopatia necrosante: os anticorpos anti-SRP, que são encontrados em cerca de 10 a 20%, com maior associação a cardiomiopatia[26], a uma forma

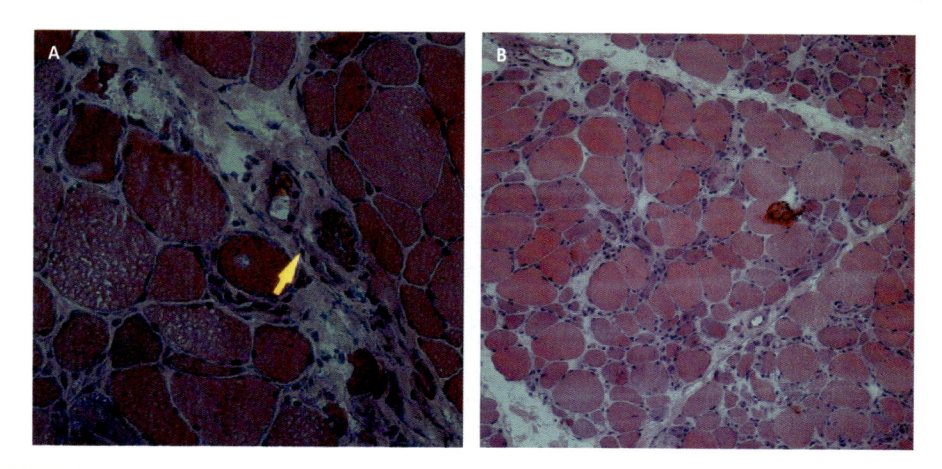

**Figura 13.3** – Coloração hematoxilina e eosina de em biópsia de músculo de paciente com dermatomiosite. **A.** Aumento de 200×, evidenciando infiltrado inflamatório perivascular (seta). **B.** Aumento de 100× evidenciando atrofia preferencial das fibras na periferia do fascículo (atrofia perifascicular).

grave com atrofia muscular, a doença pulmonar intersticial e disfagia[27,28]; o segundo autoanticorpo identificado em até 60% de certas coortes de miopatia necrosante é o anti-HMGCR[15], estando presente em 30 a 60% dos pacientes com exposição prévia a estatinas[16,29]. Há maior associação com malignidade em pacientes com anti-HMGCR em comparação com os pacientes com anti-SRP. O quadro histológico da MN exibe miofibras necróticas dispersas, de grau variável, infiltração moderada e principalmente focal de anticorpos MHC classe I, particularmente em áreas com fibras necróticas e ligação do complemento ao sarcolema[22].

## Miosite por corpúsculos de inclusão

A apresentação clínica da miosite por corpúsculos de inclusão é distinta de todas as outras formas de miosite: a elevação da CPK é muito mais suave (até 10 a 15 vezes o valor de referência), o início é muito mais assimétrico e pode começar com comprometimento unilateral de uma perna ou braço, por exemplo, a perna proximal, o antebraço ou a panturrilha ventral; a progressão é muito mais lenta que a de outras formas de miosite, no entanto, a progressão continua implacavelmente e leva a uma profunda atrofia muscular[30] (Tabela 13.5).

| Tabela 13.5 Visão geral da apresentação clínica, autoanticorpos, patologia muscular e tratamento nos principais subtipos de miosite | | | | |
|---|---|---|---|---|
| **Características** | **Dermatomiosite** | **Miosite necrosante** | **Polimiosite** | **Miosite por corpúsculos de inclusão** |
| Início e curso da doença | Início agudo a subagudo; curto ou crônico, leve ou grave | Início agudo/ subagudo; progresso lento e crônico possível | Início agudo/ subagudo; progresso lento e crônico possível | Lentamente progressivo; sempre crônica |
| Fraqueza, sintomas extramusculares | Tetraparesia amiopática/ proximal ± disfagia; manifestação específica de pele e órgãos; malignidade | Tetraparesia proximal; manifestação extramuscular rara: coração, pulmão; malignidade | Tetraparesia proximal ± disfagia. Nenhuma manifestação extramuscular | Flexores de dedos longos, extensores de joelho, disfagia |
| Nível de CPK, autoanticorpos | Normal ou ~10-50 vezes elevado Mi-2, MDA5 (ILD!), TIF-1γ (malignidade), NXP2 (malignidade), SAE | ~10–50 vezes elevada SRP, HMGCR (malignidade) | ~10–50 vezes elevada | Normal a 15 vezes elevado |
| Patologia muscular | Inflamação perimisial e atrofia perifascicular, MHC classe I | Necrose dispersa; MHC classe I | Células T endomisiais CD8+ | Células T endomisiais CD8+, MHC classe I, amiloide, vacúolos, tubulofilamentos, comprometimento mitocondrial (COX, inclusões) |
| Tratamento e sua resposta | Geralmente boa resposta, exceto em casos associados a malignidade | Resposta geral boa-moderada, mas escalonamento muitas vezes necessário | Principalmente boa resposta | Nenhuma imunossupressão básica |

O padrão típico de envolvimento muscular inclui fraqueza dos flexores longos dos dedos, do quadríceps, do tibial anterior e geralmente, em menor extensão, de todos os outros músculos dos braços e pernas. Disfagia é comum e pode se apresentar como sintoma inicial. A fraqueza muitas vezes leva a quedas prejudiciais e a disfagia pode causar pneumonia por aspiração, o que explica uma maior taxa de mortalidade nesses pacientes[31].

Mais homens do que mulheres são afetados (duas a três vezes) e a maioria dos pacientes tem mais de 50 anos de idade quando os primeiros sintomas aparecem, mas o diagnóstico pode ser feito muito mais tarde[32]. Alterações na pele não estão presentes. O quadro histológico engloba a "invasão" das fibras musculares por células T CD8+ citotóxicas, expressão aumentada de anticorpos MHC classe I, sinais de acúmulo de proteína pela detecção de amiloide (vermelho do Congo, tioflavina S, imuno-histoquímica para p62 ou TDP-43), detecção de tubulofilamentos em microscopia eletrônica, vacúolos e sinais de dano mitocondrial evidenciados por prova histoquímica de fibras musculares deficientes de COX e inclusões paracristalinas.

Os glicocorticosteroides são a base do tratamento para PM, DM e miosite necrosante, enquanto a miosite por corpúsculos de inclusão é tratada de forma diferente. A imunossupressão a longo prazo deve ser iniciada em paralelo com o esteroide, a menos que apenas um curso moderado da doença esteja presente. Os imunossupressores incluem metotrexato, azatioprina ou micofenolato mofetil. Caso o regime padrão com esteroides e os imunossupressores mencionados acima não sejam tolerados ou não sejam suficientemente eficazes, duas opções alternativas estão disponíveis: ciclosporina oral ou imunoglobulina G intravenosa. Se a imunossupressão padrão e a IVIG não forem suficientes, deve ser considerado um escalonamento do tratamento com o anticorpo monoclonal rituximabe ou a ciclofosfamida. Nenhum tratamento efetivo está atualmente disponível para a miosite por corpos de inclusão[30]. O anticorpo monoclonal alemtuzumabe levou a uma melhora transitória em alguns pacientes dentro de um estudo de prova de conceito, mas evidências, fortes o suficiente para recomendá-lo como tratamento, ainda não há[33].

## REFERÊNCIAS BIBLIOGRÁFICAS

1. Jackson CE, Barohn RJ. A pattern recognition approach to myopathy. Continuum (Minneap Minn). 2013;19(6 Muscle Disease):1674-1697.
2. Barohn RJ, Dimachkie MM, Jackson CE. A pattern recognition approach to patients with a suspected myopathy. Neurol Clin.2014;32(3):569-593, vii.
3. Kenney K, Landau ME, Gonzalez RS, Hundertmark J, O'Brien K, Campbell WW. Serum creatine kinase after exercise: drawing the line between physiological response and exertional rhabdomyolysis. Muscle Nerve. 2012;45(3):356-362.
4. Neal RC, Ferdinand KC, Ycas J, Miller E. Relationship of ethnic origin, gender, and age to blood creatine kinase levels. Am J Med. 2009;122(1):73-78.
5. Fardeau M, Desguerre I. Diagnostic workup for neuromuscular diseases Handb Clin Neurol. 2013;113:1291-1297.
6. Van Essen AJ, Verheij JBGM, Reefhuis J, et al. The natural history of Duchenne muscular dystrophy: analysis of data from a Dutch survey and review of age-related events. Leyden Muscular Dystrophy 2004. J Pediatr Orthop. 2016;36:63-69.
7. Duboc C, Meune B, Pierre, et al. Perindopril preventive treatment on mortality in Duchenne muscular dystrophy: 10 years follow-up Am Heart J. 2007;154:596-602.
8. McNally EM, Kaltman JR, Benson DW, et al. Contemporary cardiac issues in Duchenne muscular dystrophy. Working Group of the National Heart, Lung, and Blood Institute in collaboration with Parent Project Muscular Dystrophy. Circulation. 2015;131:1590-98.
9. Bach JR, Martinez D. Duchenne muscular dystrophy: continuous noninvasive ventilatory support prolongs survival. Respir Care. 2011 Jun;56(6):744-50.
10. Griggs RC, Herr BE, Reha A, Elfring G, Atkinson L, Cwik V, et al. Corticosteroids in Duchenne muscular dystrophy: major variations in practice. Muscle Nerve. 2013 Jul;48(1):27-31.

11. Griggs RC, Miller JP, Greenberg CR, Fehlings DL, Pestronk A, Mendell JR, et al. Efficacy and safety of deflazacort vs prednisone and placebo for Duchenne muscular dystrophy. Neurology. 2016 Nov 15;87(20):2123-2131.

12. Mor A, Wortmann RL, Mitnick HJ, Pillinger MH. Drugs causing muscle disease. Rheum Dis Clin North Am. 2011;37(2):219-231,vi.

13. Thompson PD, Clarkson P, Karas RH. Statin-associated myopathy. JAMA. 2003;289(13):1681-1690.

14. Joy TR, Hegele RA. Narrative review: statin-related myopathy. Ann Intern Med. 2009;150(12):858-868.

15. Christopher-Stine L, Casciola-Rosen LA, Hong G, Chung T, Corse AM, Mammen AL. A novel autoantibody recognizing 200-kd and 100-kd proteins is associated with an immune-mediated necrotizing myopathy. Arthritis Rheum. 2010;62(9):2757-2766.

16. Mammen AL, Chung T, Christopher-Stine L, et al. Autoantibodies against3-hydroxy-3-methylglutaryl-coenzyme A reductase in patients with statin-associated autoimmune myopathy. Arthritis Rheum. 2011;63(3):713-721.

17. Grable-Esposito P, Katzberg HD, Greenberg SA, Srinivasan J, Katz J, Amato AA. Immune-mediated necrotizing myopathy associated with statins. Muscle Nerve. 2010;41(2):185-190.

18. Nazir S, Lohani S, Tachamo N, Poudel D, Donato A. Statin-associated autoimmune myopathy: a systematic review of 100 cases. J Clin Rheumatol. 2017;23(3):149-154.

19. Cruz-Jentoft AJ, Landi F, Schneider SM, Zuniga C, Arai H, Boirie Y, et al. Prevalence of and interventions for sarcopenia in ageing adults: a systematic review. Report of the International Sarcopenia Initiative (EWGSOP and IWGS). Age Ageing. 2014;43(6):748–59.

20. Fielding RA, Vellas B, Evans WJ, Bhasin S, Morley JE, Newman AB, et al. Sarcopenia: an undiagnosed condition in older adults. Current consensus definition: prevalence, etiology, and consequences. International working group on sarcopenia. J Am Med Dir Assoc. 2011;12(4):249-56.

21. Fuggle N, Shaw S, Dennison E, Cooper C. Sarcopenia. Best Pract Res Clin Rheumatol. 2017 Apr;31(2):218-242.

22. Dalakas MC. Doenças musculares inflamatórias. N Engl J Med. 2015;372(18):1734-47.

23. Iaccarino L, Ghirardello A, Bettio S, Zen M, Gatto M, Punzi L, et al. The clinical features, diagnosis and classification of dermatomyositis. J Autoimmun. 2014 Feb-Mar;48-49():122-7.

24. Gunawardena H. The Clinical Features of Myositis-Associated Autoantibodies: a review. Clin Rev Allergy Immunol. 2017 Feb;52(1):45-57.

25. Benveniste O, Stenzel W, Allenbach Y. Advances in serological diagnostics of inflammatory myopathies. Curr Opin Neurol. 2016;29(5):662-73.

26. Miller T, Al-Lozi MT, Lopate G, Pestronk A. Myopathy with antibodies to the signal recognition particle: Clinical and pathological features. J Neurol Neurosurg Psychiatry. 2002;73(4):420-8.

27. Targoff IN, Johnson AE, Miller FW. Antibody to signal recognition particle in polymyositis. Arthritis Rheum. 1990;33(9):1361-70.

28. Suzuki S, Nishikawa A, Kuwana M, Nishimura H, Watanabe Y, Nakahara J, et al. Inflammatory myopathy with-anti-signal recognition particle antibodies: Case series of 100 patients. Orphanet J Rare Dis. 2015;10:61.

29. Allenbach Y, Drouot L, Rigolet A, Charuel JL, Jouen F, Romero NB, et al. Anti-HMGCR autoantibodies in European patients with autoimmune necrotizing myopathies: Inconstant exposure to statin. Medicine (Baltimore). 2014;93(3):150-7.

30. Schmidt K, Schmidt J. Inclusion body myositis: advancements in diagnosis, pathomechanisms, and treatment. Curr Opin Rheumatol. 2017 Nov; 29(6):632-638.

31. Price MA, Barghout V, Benveniste O, Christopher-Stine L, Corbett A, de Visser M, et al. Mortality and Causes of Death in Patients with Sporadic Inclusion Body Myositis: Survey Study Based on the Clinical Experience of Specialists in Australia, Europe and the USA. J Neuromuscul Dis. 2016 Mar 3;3(1):67-75.

32. Cox FM, Titulaer MJ, Sont JK, Wintzen AR, Verschuuren JJ, Badrising UA. A 12-year follow-up in sporadic inclusion body myositis: an end stage with major disabilities. Brain. 2011 Nov;134(Pt 11):3167-75.

33. Dalakas MC, Rakocevic G, Schmidt J, Salajegheh M, McElroy B, Harris-Love MO, et al. Effect of Alemtuzumab (CAMPATH 1-H) in patients with inclusion-body myositis. Brain. 2009 Jun;132(Pt 6):1536-44.

# 14

# Polineuropatias Periféricas na Atenção Primária à Saúde

Pedro Henrique Marte de Arruda Sampaio

## ▪ Introdução e conceitos

O sistema nervoso periférico (SNP) inclui as raízes nervosas, os plexos nervosos, os nervos periféricos, os neurônios sensitivos primários e seus respectivos corpos celulares localizados nos gânglios da raiz dorsal, os corpos celulares dos neurônios motores inferiores localizados no corno anterior da medula, os nervos cranianos (III a XII), as junções neuromusculares e os músculos. No SNP a célula de Schwann é responsável pelo suporte e trofismo dos axônios, bem como pela produção e manutenção da bainha de mielina[1].

Neuropatia periférica é um termo genérico utilizado para definir distúrbios do nervo periférico, independentemente do padrão da lesão ou da causa. O termo polineuropatia é geralmente usado para descrever um distúrbio generalizado e relativamente simétrico dos nervos periféricos, acometendo diversos nervos em um padrão comprimento-dependente (ou seja, de distal para proximal). Dentre as polineuropatias, a mais frequentemente encontrada é a polineuropatia distal e simétrica (PDS).

A lesão focal de um único nervo (mononeuropatia) comumente decorre de trauma ou compressão, ao passo que a lesão simultânea ou sequencial de dois ou mais (mononeuropatia múltipla) é geralmente decorrente de causas compressivas, vasculites ou infecciosas (pelo *M. leprae*).

Radiculopatia e plexopatia são termos utilizados para descrever distúrbios de raízes e plexos (braquial e lombossacral), respectivamente. Por fim, nas polirradiculoneuropatias há o acometimento multifocal de raízes, plexos e nervos e, como na síndrome de Guillain-Barré, estão geralmente associadas a causas inflamatórias e autoimunes[2].

As neuropatias periféricas podem ser divididas em axonais ou desmielinizantes, de acordo com o alvo primário da lesão: o axônio ou a bainha de mielina (célula de Schwann). A distinção entre os dois tipos é importante tanto do ponto de vista de apresentação clínica, quanto para guiar a investigação diagnóstica e o tratamento[2]. Os diferentes tipos de neuropatias periféricas adquiridas estão resumidos na Tabela 14.1.

**Tabela 14.1**
**Diferentes tipos de neuropatias periféricas**

| Tipo | Padrão | Etiologia |
|---|---|---|
| Polineuropatia | Diversos nervos, distal, simétrico, comprimento-dependente | Tóxica, carencial, doenças sistêmicas, hereditárias |
| Mononeuropatia | Um nervo isoladamente | Compressão, trauma |
| Mononeuropatia múltipla | Dois ou mais nervos | Compressão, autoimune (vasculites), infecção |
| Radiculopatia | Uma raiz nervosa | Compressão |
| Multirradiculopatia | Duas ou mais raízes nervosas | Compressão, autoimune, infecção, infiltrativa |
| Plexopatia | Plexo braquial e/ou lombossacral | Autoimune, infecção, infiltrativa |
| Ganglionopatia | Gânglios da raiz dorsal (sensitivos e/ou autonômicos) | Autoimune, paraneoplásico, tóxico |
| Neuronopatia motora | Corpo celular do neurônio motor inferior | Degenerativa (doença do neurônio motor), infecção |
| Polirradiculoneuropatia | Raízes, plexos, nervos (multifocal) | Autoimune, paraneoplásica |

## ▪ Importância da neuropatia na Atenção Primária à Saúde

As neuropatias são, na maioria das vezes, manifestações neurológicas de doenças sistêmicas frequentes na população e que são abordadas e acompanhadas pelos profissionais de saúde na APS. As principais causas de neuropatia são o diabetes *mellitus* e o alcoolismo, ambas as situações são de alta prevalência. O reconhecimento dos sinais e sintomas das neuropatias em suas variadas apresentações permite que o médico da APS defina a requisição de exames adequados para a elucidação diagnóstica, a necessidade de tratamento imediato ou referenciamento aos setores especializados e o acompanhamento seguro dos casos que não necessitam permanecer em centros neurológicos de referência.

## ▪ Epidemiologia

Acredita-se que cerca de 1 a 3% da população geral sofram de algum tipo de polineuropatia. A prevalência tende a aumentar com a idade, podendo chegar a 7% quando considerada somente a população com mais de 65 anos[3]. Dados sobre prevalência relacionados ao sexo são divergentes: alguns estudos encontraram uma prevalência discretamente maior de polineuropatias em pacientes do sexo feminino (em uma proporção de 2,1:1,5), enquanto outros não observaram uma maior prevalência entre os sexos ou até mesmo uma discreta predominância em pacientes do sexo masculino (em uma proporção de 1,4:1)[3].

A PDS é o tipo mais comum de neuropatia periférica, e está associada a diversos fatores de risco e doenças[4]. Em pacientes diabéticos, estudos apontam que até 50% dos pacientes devem apresentar sinais clínicos ou subclínicos de polineuropatia ao longo da evolução da doença[5]. O diabetes *mellitus* é a causa de até 40% de todas a polineuropatias, além de ser responsável por diversas outras formas de neuropatias periféricas[5] (veja Quadro 14.1). Além disso, quadros como o pré-diabetes e síndrome de intolerância à glicose estão associados ao desenvolvimento da polineuropatia diabética, e o melhor controle dos níveis glicêmicos está correlacionado com a redução da lesão e controle da neuropatia em pacientes com diabetes do tipo 1[5].

Uma maior proporção de polineuropatias também é encontrada em pacientes com infecção pelo vírus da imunodeficiência humana (HIV), e estima-se que até 35% dos pacientes infectados pelo HIV apresentem sinais clínicos de polineuropatia distal e simétrica[6]. Em etilistas crônicos, o risco relativo para desenvolvimento de polineuropatia é estimado em 3,9, e até 66% dos pacientes podem desenvolver polineuropatia[3].

---

**Quadro 14.1**
**Neuropatias associadas ao diabetes *mellitus*[7]**

- Polineuropatia distal e simétrica
- Neuropatia autonômica
- Caquexia neuropática diabética
- Neuropatia induzida pelo tratamento
- Neuropatia hipoglicêmica
- Polirradiculopatia torácica
- Radiculoplexopatia diabética (amiotrofia diabética)
- Mononeuropatias (compressivas)
- Neuropatias cranianas

---

As mononeuropatias são também afecções comuns do nervo periférico. A neuropatia do nervo mediano no segmento do punho, também conhecida como síndrome do túnel do carpo, é a mononeuropatia mais comum, atingindo uma incidência ao redor de 100 casos para cada 100.000 habitantes por ano[8]. A compressão do nervo ulnar no cotovelo (síndrome do túnel cubital), a lesão do nervo cutâneo lateral da coxa (meralgia parestésica) e a neuropatia idiopática do nervo facial (paralisa de Bell) são outras mononeuropatias comuns na população em geral[8].

Outras formas de neuropatia periférica são mais raras. Dentre as polineuropatias hereditárias, a doença de Charcot-Marie-Tooth (ou polineuropatia hereditária sensitiva e motora) é o tipo mais comum, com uma prevalência estimada de 40 a 82 casos por 100.000 habitantes[3]. As polineuropatias inflamatórias e autoimunes também são menos comuns e estima-se que representem de 2 a 16% de todas as polineuropatias[3]. As principais causas são a Síndrome de Guillain-Barré (SGB) e a polirradiculoneuropatia inflamatória desmielinizante crônica (PIDC). Na era pós-poliomielite, a SGB tornou-se a principal causa de paralisia flácida aguda em crianças[9]. A SGB pode afetar indivíduos de qualquer faixa etária, e sua incidência aumenta linearmente com a idade. A SGB tem uma incidência anual que varia de um a dois casos por 100.000 habitantes por ano. Homens são afetados uma vez e meia mais que mulheres em todas as faixas etárias[10]. Similarmente à SGB, a PIDC é uma neuropatia periférica desmielinizante adquirida, imunomediada, porém de evolução crônica[11]. A PIDC é uma doença rara, com prevalência estimada entre 0,8 e 8,9 casos para cada 100.000 habitantes, e incidência anual estimada entre 0,15 a 1,6 para cada 100.000 habitantes. Assim como na SGB, a PIDC afeta mais pacientes do sexo masculino e de idade avançada[12].

## Etiopatogenia

As neuropatias periféricas apresentam uma variedade de causas metabólicas, tóxicas, carenciais, infecciosas, autoimunes e hereditárias, conforme resumido no Quadro 14.2. Ainda assim, mesmo nos principais centros de referência, em até quase 1/3 dos pacientes nenhuma causa específica é identificada, a despeito de investigação etiológica extensa[2].

Nas polineuropatias axonais a disfunção no nível do corpo celular e dos mecanismos de transporte axonal levaria a uma deficiência no transporte de nutrientes, proteínas estruturais e fatores tróficos às regiões mais distais do axônio, e consequentemente à degeneração dessas regiões. Dessa forma, as fibras mais longas, por apresentarem os terminais axonais mais distantes do corpo celular, são acometidas mais precocemente e em maior gravidade. Uma vez que o processo de lesão axonal progride no sentido distal para proximal, as polineuropatias axonais frequentemente apresentam um padrão de acometimento comprimento-dependente, distal e simétrico. De maneira geral, os demais componentes do nervo permanecem relativamente preservados nesses processos, de forma que a regeneração axonal é possível, ainda que frequentemente seja lenta e incompleta[13].

| Quadro 14.2<br>Etiologias das neuropatias periféricas |
| --- |
| **Metabólicas e associadas a doenças sistêmicas**<br>• Diabetes *mellitus*<br>• Hipotireoidismo<br>• Uremia<br>• Insuficiência hepática<br>• Neuropatia do doente crítico<br>• Doenças autoimunes (LES, síndrome de Sjögren, artrite reumatoide, poliarterite nodosa)<br>• Paraneoplasia (tumores sólidos, neoplasias hematológicas, MGUS) |
| **Tóxicas**<br>• Álcool<br>• Quimioterápicos (derivados de platina, taxanos, vincristina)<br>• Antibióticos (dapsona, isoniazida, metronidazol, nitrofurantoína)<br>• Antirretrovirais<br>• Amiodarona<br>• Colchicina<br>• Dissulfiram<br>• Fenitoína<br>• Piridoxina ($B_6$)<br>• Anti-TFN (infliximabe)<br>• Metais pesados<br>• Organofosforados |
| **Carenciais**<br>• Cobalamina ($B_{12}$)<br>• Piridoxina ($B_6$)<br>• Tiamina ($B_1$)<br>• Cobre<br>• Vitamina E |
| **Infecciosas**<br>• Hanseníase<br>• HIV<br>• Herpesvírus (HSV-1 e 2, VZV, EBV, CMV)<br>• Hepatites B, C e E<br>• Doença de Lyme |
| **Hereditárias**<br>• Doença de Charcot-Marie-Tooth<br>• Porfiria aguda intermitente<br>• Amiloidose familiar |

Nas neuropatias periféricas desmielinizantes a disfunção primária ocorre na bainha de mielina, e geralmente a perda axonal é secundária. Na síndrome de Guillain-Barré ocorre a ativação de linfócitos T e a produção de anticorpos contra proteínas presentes nos nervos periféricos[14,15]. Em cerca de 2/3 dos casos os sintomas neurológicos se iniciam entre 2 a 4 semanas após um quadro infeccioso, sendo mais comumente provocado por *Campylobacter jejuni*, *Mycoplasma pneumoniae*, citomegalovírus e Epstein-Barr. A SGB pode, também, ser precedida por outros tipos de eventos, tais como imunizações ou cirurgias. Esses eventos corresponderiam ao gatilho para uma resposta autoimune cruzada[15]. Na maioria dos casos, o padrão eletrofisiológico da SGB é o de uma polirradiculoneuropatia desmielinizante e, em cerca de 1/3 dos pacientes o padrão eletrofisiológico é indicativo de comprometimento axonal primário. Para esses casos, quando a infecção precedente é devida à bactéria *Campylobacter jejuni*, foi demonstrado um mimetismo molecular entre antígenos de superfície da bactéria e o gangliosídeo-tetraexosilmonossialosídeo (GM1). Este gangliosídeo é um dos componentes do axolema[15]. A patogenia da PIDC não é compreendida completamente. Diferentes evidências sugerem que seja devida a uma agressão ao nervo periférico, de caráter autoimune, humoral e celular, ocasionando um processo de desmielinização multifocal crônico. A perda axonal é secundária ao processo desmielinizante, e geralmente está associada às sequelas motoras e sensitivas. A resposta aos imunoterápicos reforça a hipótese de um mecanismo fisiopatológico imunomediado[11].

## ▪ Quadro clínico

O tipo mais comum de neuropatia periférica adquirida é a PDS, comumente causada por distúrbios tóxico-metabólicos, carenciais ou associada a doenças sistêmicas[8]. O padrão é típico de uma polineuropatia axonal comprimento-dependente, com o paciente apresentando inicialmente sintomas sensitivos mediados por fibras finas, como dormência, parestesias e dor neuropática (esta tipicamente em choque ou queimação), inicialmente nos dedos e solas dos pés e que lentamente ascende para segmentos mais proximais (Figura 14.1). Eventualmente, os sintomas podem assumir um padrão de bota e luva, obedecendo o padrão comprimento-dependente de lesão: os sintomas atingem os joelhos ao mesmo tempo que se iniciam os sintomas nas pontas dos dedos das mãos. Sintomas sensitivos mediados por fibras grossas mielinizadas, como perda do tato discriminativo, da sensibilidade vibratória e de artrestesia também podem estar presentes, mas geralmente em

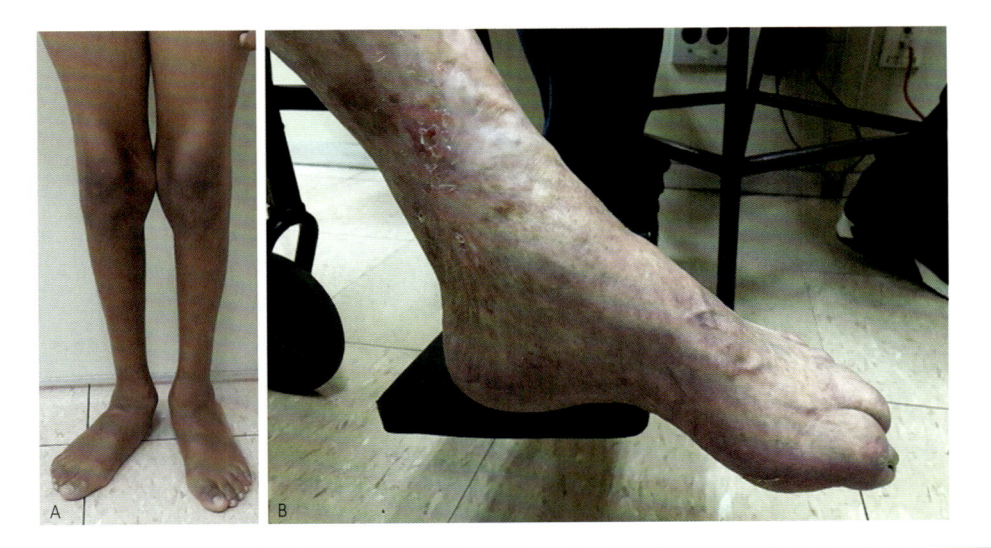

**Figura 14.1 – A.** Pés planos e atrofia distal das pernas (aspecto de garrafa de champanhe invertida) em um paciente com uma polineuropatia sensitivo-motora hereditária (doença de Charcot-Marie-Tooth). **B.** Pé cavo, hálux em martelo e alterações tróficas da pele em um paciente com uma polineuropatia axonal de muitos anos de evolução.

menor intensidade do que os sintomas de dor e parestesias[8]. Alterações tróficas da pele, como ressecamento e perda de pelos, podem ocorrer na PDS e são decorrentes da lesão de fibras finas autonômicas. Essas alterações ocorrem na mesma topografia que as alterações de sensibilidade, assumindo o mesmo padrão de bota e luva[16].

Fraqueza e atrofia muscular são achados tardios e ocorrem em músculos distais dos membros inferiores; o primeiro sinal observado geralmente é a fraqueza para extensão dos dedos dos pés ou para dorsiflexão do pé. Os reflexos tendinosos profundos costumam estar preservados, mas quando alterados, geralmente se observa- redução dos reflexos aquileus, com preservação dos demais reflexos[16]. Sinais de liberação piramidal, como hiper-reflexia, espasticidade e presença de reflexo cutâneo plantar em extensão não são esperados, e sua presença deve suscitar a investigação de lesões de sistema nervoso central ou, no caso de suspeita de uma polineuropatia carencial por deficiência de cobalamina ou cobre, a associação de degeneração subaguda combinada da medula espinal[17].

Outra causa comum de neuropatia periférica são as radiculopatias cervical e lombar associadas a alterações degenerativas da coluna e dos discos intervertebrais[8]. Do ponto de vista clínico, o quadro é comumente assimétrico, e as principais queixas são de dor lombar ou cervical, associadas a sintomas de parestesias, dormência e dor no dermátomo das raízes afetadas. Geralmente, a força muscular está preservada, em parte pela sobreposição de inervação de múltiplas raízes para um mesmo músculo. Em casos mais graves, no entanto, fraqueza, atrofia e fasciculações podem ocorrer, em distribuição que segue o miótomo da raiz afetada[8]. Os reflexos tendinosos profundos podem estar reduzidos no nível da lesão; por exemplo, uma radiculopatia em nível de C6 grave pode ocasionar a redução do reflexo bicipital ipsolateral à lesão. A Tabela 14.2 resume os principais reflexos tendinosos profundos e seus respectivos níveis medulares de integração. As manobras de impacto, como a manobra de Lasègue, são úteis no diagnóstico das radiculopatias[18]. Sinais de neurônio motor superior podem ser encontrados no contexto de estenose de canal medular associada à radiculopatia.

Dentre as mononeuropatias, a síndrome do túnel do carpo (STC) é a mais prevalente. Os sintomas de dor, parestesias e dormência ocorrem na distribuição do nervo mediano, incluindo a palma, os três primeiros dedos e a face lateral do 4º dedo da mão. Esses sintomas costumam acordar o paciente à noite e podem piorar durante ou logo após uma atividade manual (como lavar pratos ou digitar no teclado). Eventualmente, o paciente pode desenvolver fraqueza para abdução do polegar e atrofia da região tenar[8]. A percussão do nervo no seu trajeto pelo túnel do carpo pode reproduzir os sintomas (sinal de Tinel)[20].

| Tabela 14.2 Níveis medulares de integração e nervos responsáveis pelos reflexos tendinosos profundos mais comuns[19] | | |
|---|---|---|
| **Reflexo** | **Nível medular** | **Nervo** |
| Bicipital | C5, C6 | Musculocutâneo |
| Tricipital | C7, C8 | Radial |
| Braquiorradial | C5, C6 | Radial |
| Flexor dor dedos | C8, T1 | Mediano, ulnar |
| Adutor | L2, L3, L4 | Obturador |
| Patelar | L3, L4 | Femoral |
| Aquileu | L5, S1 | Ciático |

A SGB é heterogênea, com diversas manifestações e variantes clínicas. Sintomas sensitivos positivos iniciais, como parestesias ou dores em extremidades, costumam preceder o quadro motor de horas a dias. Segue-se a fraqueza muscular aguda e progressiva, relativamente simétrica e ascendente, acompanhada da ausência ou hipoatividade dos reflexos miotáticos. O grau de fraqueza pode variar desde o comprometimento discreto da marcha até a paralisia completa dos músculos apendiculares, respiratórios e bulbares. O sétimo nervo craniano é o mais frequentemente afetado e a diparesia facial é uma manifestação clínica habitual. Aproximadamente metade dos casos evolui com algum tipo de disfunção do sistema autonômico, como labilidade pressórica, diaforese, alterações pupilares e distúrbios urinários e fecais[15]. A síndrome de Miller-Fisher (SMF) é uma variante da síndrome de Guillain-Barré, composta pela tríade de oftalmoparesia extrínseca, ataxia e arreflexia, podendo vir acompanhada de fraqueza muscular. Quando acompanhada de alteração do nível de consciência e sinais de comprometimento do tronco encefálico, causando uma rombencefalite, é denominada de encefalite de Bickerstaff (EB). Formas focais de apresentação, tais como a SGB paraparética (SGB-P), paralisia braquiocervicofaríngea (PBCF) e polineurite craniana (PNC) também são encontradas, ainda que em menor frequência[21]. Em 90% dos casos o declínio neurológico na SGB progride em até 4 semanas. Atingido o nadir, após um período denominado de platô inicia-se a regressão espontânea, lenta e gradual, dos déficits neurológicos, ao longo de semanas a meses. Após esse período pode-se constatar o retorno completo à normalidade clínico-neurológica ou haver evolução para um quadro sequelar[15].

A PIDC se manifesta através de uma fraqueza muscular proximal e distal, em geral clinicamente simétrica, associada, em maior ou menor intensidade, a uma perda da sensibilidade vibratória e dolorosa. Os reflexos de estiramento estão ausentes ou diminuídos. Há variantes clínicas na apresentação e ao longo da evolução na PIDC. Tais variantes incluem apresentações exclusivamente motoras ou sensitivas, focais, assimétricas ou predominantemente distais. A evolução clínica pode se fazer através de surtos recorrentes, de maneira cronicamente progressiva ou com início agudo, neste caso mimetizando a síndrome de Guillain-Barré. Por definição, a PIDC só pode ser diagnosticada após constatada uma evolução dos sinais e sintomas por pelo menos 8 semanas[11].

O Quadro 14.3 apresenta um resumo dos achados clínicos destas e de outras neuropatias periféricas menos comuns. A Figura 14.2 contém exemplos de padrões de alteração da sensibilidade em diferentes tipos de neuropatia periférica.

| **Quadro 14.3** |
| :---: |
| **Achados clínicos das diferentes neuropatias periféricas adquiridas** |

**Polineuropatia distal e simétrica**
**Sintomas:** Dor, parestesias, dormências nos pés
**Evolução:** Crônica, lentamente progressiva, simétrica
**Exame:**
- Sensitivo: diminuição simétrica da sensibilidade dolorosa e vibratória, padrão bota e luva
- Motor: normal; fraqueza distal nos membros inferiores (tardio)
- Reflexos: normais; podem estar hipoativos ou ausentes distalmente (aquileus)
- Outros: alterações tróficas da pele em padrão bota e luva.

**Síndrome do túnel do carpo**
**Sintomas:** Dor, parestesias, dormências nos três primeiros dedos e palma da mão; fraqueza para segurar objetos
**Evolução:** Crônica, lentamente progressiva; pode ser bilateral
**Exame:**
- Sensitivo: diminuição sensibilidade dolorosa e vibratória, na topografia do nervo mediano
- Motor: fraqueza e atrofia para abdução do polegar do lado afetado
- Reflexos: normais
- Outros: sinal de Tinel pode estar presente

Continua...

| Quadro 14.3 |
| :--: |
| **Achados clínicos das diferentes neuropatias periféricas adquiridas** |

**Outras mononeuropatias**
**Sintomas:** Dor, parestesias, dormências na distribuição do nervo afetado; fraqueza associada ao nervo afetado
**Evolução:** crônica, pode ter início agudo
**Exame:**
- Sensitivo: diminuição sensibilidade dolorosa e vibratória, na topografia do nervo afetado
- Motor: normal; ou fraqueza e atrofia nos músculos inervados pelo nervo afetado
- Reflexos: normais ou eventualmente reduzidos nos nervos afetados (veja Tabela 14.2)

**Exemplos:** nervo ulnar no cotovelo (síndrome do túnel cubital), nervo cutâneo-lateral da coxa (meralgia parestésica), neuropatia idiopática do nervo facial (paralisa de Bell)

**Mononeuropatia múltipla**
**Sintomas:** Dor, parestesias, dormências e fraqueza na distribuição dos nervos afetados; frequentemente assimétricas
**Evolução:** aguda/subaguda (vasculites) ou crônica (hanseníase, NMM, MADSAM)
**Exame:**
- Sensitivo: diminuição da sensibilidade dolorosa e vibratória na topografia dos nervos afetados
- Motor: fraqueza e atrofia nos músculos inervados pelos nervos afetados
- Reflexos: normais ou eventualmente reduzidos nos nervos afetados (veja Tabela 14.2)

**Exemplos:** vasculites sistêmicas (LES, poliarterite nodosa, Churg-Strauss, AR, Sjögren), hanseníase, NMM, MADSAM

**Radiculopatia cervical/lombossacral**
**Sintomas:** Dor, parestesias e dormências, irradiando do pescoço ou da coluna lombar até a extremidade dos membros, seguindo o trajeto do dermátomo afetado; geralmente assimétrico
**Evolução:** geralmente crônica, pode ter agudizações
**Exame:**
- Sensitivo: normal; pode haver discreta diminuição da sensibilidade dolorosa e vibratória na topografia do dermátomo afetado
- Motor: normal; fraqueza (com ou sem fasciculações e atrofia) de padrão do miótomo afetado.
- Reflexos: normais ou eventualmente reduzidos no segmento afetado (veja Tabela 14.2)
- Outros: sinais de liberação piramidal podem ocorrer no contexto de estenose de canal medular associada

**Multirradiculopatia**
**Sintomas:** Dor, parestesias, dormências e fraqueza na distribuição segmentar afetada (cervical/torácico/lombossacral); frequentemente unilateral ou assimétrico
**Evolução:** aguda/subaguda (inflamatória, infecciosa, neoplásica) ou crônica (espondilodiscopatia)
**Exame:**
- Sensitivo: diminuição sensibilidade dolorosa e vibratória, nos dermátomos das raízes afetadas
- Motor: fraqueza, atrofia e fasciculações nos músculos inervados pelas raízes afetadas
- Reflexos: reduzidos nos segmentos afetados (veja Tabela 14.2)
- Outros: síndrome da cauda equina (raízes sacrais)

**Exemplos:** compressiva (espondilodiscopatia), infecciosa (CMV, VZV, Lyme, tuberculose), autoimune, sarcoidose, infiltração neoplásica, pós-radioterapia

**Plexopatia**
**Sintomas:** Dor, parestesias, dormências e fraqueza na distribuição do plexo afetado; frequentemente unilateral ou assimétrico
**Evolução:** aguda/subaguda
**Exame:**
- Sensitivo: diminuição da sensibilidade dolorosa e vibratória na distribuição do plexo afetado
- Motor: fraqueza e atrofia nos músculos inervados pelo plexo afetado
- Reflexos: reduzidos na topografia do plexo afetado

**Exemplos:** infecção (CMV, VZV, HSV, Lyme, hepatite E); associada ao diabetes *mellitus* (amiotrofia diabética), inflamatória (síndrome de Parsonage-Turner), pós-radioterapia (plexopatia actínica)

Continua...

...continuação

| Quadro 14.3 |
| :---: |
| **Achados clínicos das diferentes neuropatias periféricas adquiridas** |

**Síndrome de Guillain-Barré**

**Sintomas:** Dor e parestesias em extremidades, seguidas de fraqueza ascendente, dificuldade de marcha e equilíbrio, geralmente após infecção ou vacina

**Evolução:** aguda (< 4 semanas)

**Exame:**
- Sensitivo: pode ser normal; diminuição sensibilidade dolorosa e vibratória distal ou em padrão de bota e luva
- Motor: tetraparesia proximal e distal; pode ter paresia facial associada; insuficiência respiratória em casos mais graves
- Reflexos: reduzidos ou abolidos globalmente
- Outros: disautonomia

**Polirradiculoneuropatia inflamatória desmielinizante crônica**

**Sintomas:** Fraqueza, desequilíbrio, dificuldade de marcha, dormência e parestesias em extremidades

**Evolução:** crônica (> 8 semanas), em surtos ou progressiva

**Exame:**
- Sensitivo: diminuição da sensibilidade dolorosa e vibratória distal ou em padrão de bota e luva
- Motor: tetraparesia proximal e distal dos quatro membros
- Reflexos: reduzidos ou abolidos globalmente

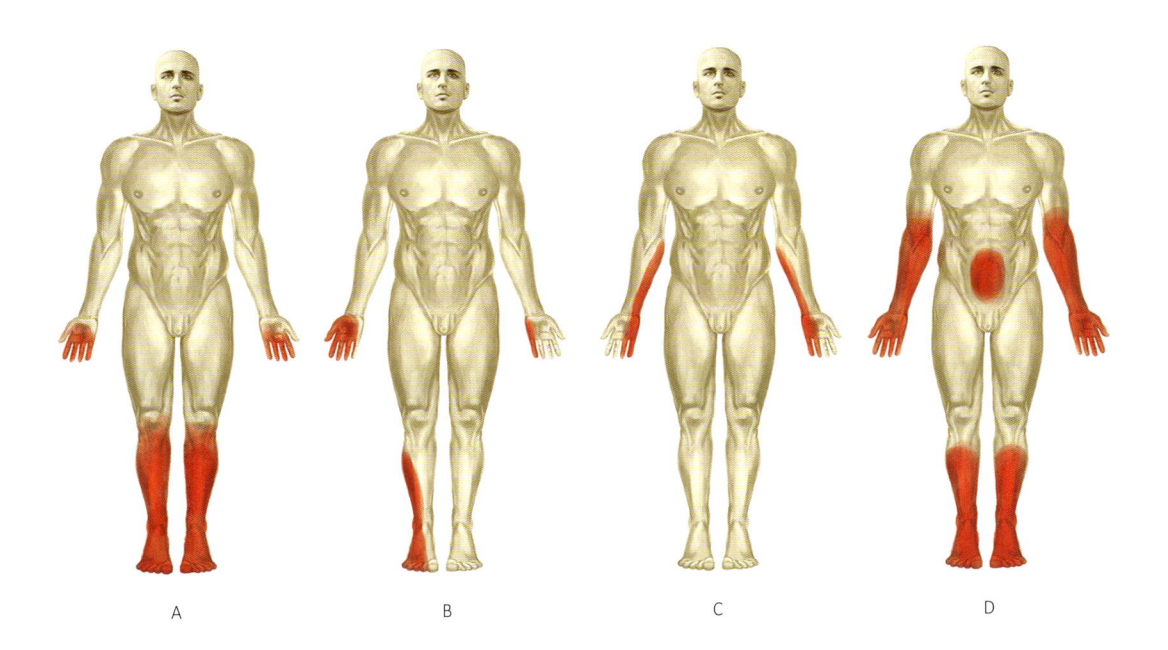

A          B          C          D

**Figura 14.2 –** Diferentes padrões de alteração da sensibilidade em neuropatias periféricas. **A.** Polineuropatia distal e simétrica. Note o padrão comprimento-dependente e simétrico. **B.** Mononeuropatia múltipla, com alteração da sensibilidade na topografia dos nervos mediano direito, ulnar esquerdo e fibular superficial direito. **C.** Multirradiculopatia afetando as raízes de C8-T1 bilateralmente. **D.** Polineuropatias inflamatórias (SGB, PIDC). Observe o padrão não comprimento-dependente e a perda de sensibilidade na região abdominal.

# ▪ Exames complementares e diagnóstico

Diversos fatores devem ser considerados quando se avalia um paciente com queixa compatível com polineuropatia, em especial a PDS. Pacientes com sintomas leves e com uma etiologia compatível conhecida, como diabetes *mellitus*, hipotireoidismo descontrolado ou etilismo crônico, provavelmente não precisam de uma investigação laboratorial extensa e podem ser seguidos ambulatorialmente no contexto da atenção primária à saúde. Entretanto, pacientes que apresentem sintomas atípicos para PDS, como evolução rápida, assimetria ou sintomas severos, bem como aqueles sem etiologia definida para a neuropatia, devem ser submetidos a uma investigação diagnóstica mais detalhada e encaminhados a um centro especializado caso necessário[4,8] (veja os Quadros 14.4 e 14.5). Como sempre, a história e o exame físico devem guiar a investigação para outras etiologias específicas (veja o Quadro 14.2). A ressonância magnética de coluna tem pouca utilidade na investigação diagnóstica na PDS, embora seja importante para excluir o comprometimento medular em casos selecionados ou na suspeita de radiculopatia[22].

Dentre os exames complementares, a eletroneuromiografia (ENMG) é recomendada para avaliação das neuropatias periféricas[24]. Na PDS, os achados eletrofisiológicos são tipicamente de uma neuropatia axonal, distal e simétrica. Ainda assim, em pacientes com sinais e sintomas predominantemente de fibras finas (como dor e parestesias), os estudos de condução nervosa e eletromiografia podem ser normais. Nesses casos, pacientes com suspeita de PDS devem ser observados e a ENMG repetida se houver progressão de sinais ou sintomas[8].

Na SGB, os estudos eletrofisiológicos são importantes para a confirmação do diagnóstico e para a classificação entre os subtipos desmielinizantes e axonais[25]. Achados eletroneuromiográficos su-

---

### Quadro 14.4
### Achados em neuropatias que requerem investigação especializada[8]

- Quadro assimétrico
- Padrão não comprimento-dependente (p. ex., fraqueza proximal importante, sensibilidade pior em mãos que em pés)
- Predomínio motor
- Ataxia sensitiva
- Envolvimento autonômico proeminente
- Início agudo
- Sintomas severos ou rapidamente progressivos

---

### Quadro 14.5
### Exames laboratoriais iniciais para polineuropatias[4,23]

- Hemograma completo
- Glicose sérica e hemoglobina glicosilada
- Ureia e creatinina séricas
- Enzimas hepáticas
- Função tireoidiana
- Dosagem de vitamina $B_{12}$
- Eletroforese de proteínas séricas (com imunofixação, se disponível)
- Anticorpos antinucleares
- Fator reumatoide
- Sorologias (HIV, hepatite B e C, sífilis)
- Anti-Ro, Anti-La (na suspeita e sinais clínicos de síndrome de Sjögren)
- Homocisteína e ácido metilmalônico (se níveis de vitamina $B_{12}$ limítrofes)
- Punção liquórica (na suspeita de PIDC ou SGB)

gestivos de desmielinização incluem a redução da velocidade de condução motora e sensitiva, aumento das latências motoras distais, bloqueio parcial da condução motora, dispersão temporal e aumento da latência das ondas F. Achados que sugerem as formas axonais incluem a redução da amplitude dos potenciais motores e sensitivos e bloqueio parcial da condução motora transitório (também chamado de bloqueio reversível)[25]. Na PIDC, os achados na ENMG são típicos de um processo desmielinizante, mas também costumam ser encontrados sinais de perda axonal secundária[11].

A punção lombar é um exame importante no diagnóstico da SGB e da PIDC. O exame do líquido cefalorraquidiano (LCR) pode revelar o aumento de proteínas (acima de 50 mg/dL) associado à contagem de leucócitos normal (menos que 10 leucócitos por mm$^3$), achado conhecido como dissociação albuminocitológica[15,21,25]. Entretanto, até metade dos pacientes com SGB pode ter o exame do LCR normal na primeira semana de evolução. Em pacientes com PIDC, mais de 80% dos pacientes apresentam este achado[11].

## ▪ Tratamento

O manejo da PDS consiste em tratar a doença de base e aliviar os sintomas decorrentes da neuropatia periférica. Do ponto de vista etiológico, a correta identificação da causa de base e o seu tratamento adequado são o principal fator no controle da progressão da polineuropatia. Por exemplo, reduzir ou cessar a ingesta etílica é imprescindível no controle da polineuropatia alcoólica, e a reposição vitamínica é essencial no tratamento da polineuropatia por deficiência de vitamina $B_{12}$.

Similarmente, em casos de PDS associada a doenças reumatológicas, o tratamento da doença pode parar ou até mesmo reverter a progressão da neuropatia. Em pacientes com diabetes *mellitus*, o controle glicêmico pode reduzir a progressão da doença e de suas complicações, incluindo a PDS. Isto já está bem estabelecido para o diabetes do tipo 1 e pode ser verdadeiro para o diabetes do tipo 2 e pré-diabetes[26,27]. A PDS é também causa frequente de dor neuropática, e o tratamento sintomático é similar ao das demais causas[8] (veja capítulo sobre dor neuropática).

Na SGB, os tratamentos incluem a administração de imunoglobulina humana intravenosa em altas doses (IgIV) ou a plasmaférese[15,25]. Independentemente da instituição de imunoterapias para o tratamento, os pacientes devem ser monitorados atentamente em decorrência do risco de insuficiência respiratória e disautonomia (arritmias, labilidade pressórica). Medidas de suporte em regime de internação em Unidade de Terapia Intensiva para tratamento dos referidos distúrbios são frequentemente necessárias[28].

Na PIDC, em decorrência da intensidade do comprometimento motor e sensitivo, a maioria dos pacientes necessita de tratamento. Os tratamentos com níveis de evidência 1 e grau de recomendação A são a imunoglobulina humana por via endovenosa em altas doses (IgEV), os corticosteroides, e a plasmaférese. A escolha do tratamento deve ser individualizada, levando-se em consideração as características clínicas e comorbidades do paciente[11]. Após o início do tratamento, os pacientes devem ser reavaliados rotineiramente, em um centro especializado, para determinar a resposta à medicação e a necessidade de substituição da modalidade de tratamento em refratários. Pacientes respondedores ao tratamento e que apresentem doença ativa, necessitam exclusivamente de terapia de manutenção. Esta pode ser suspensa em pacientes em remissão, embora recaídas sejam frequentes. Outras medicações imunossupressoras (azatioprina, ciclofosfamida ciclosporina, metotrexato) podem ser utilizadas em casos refratários aos tratamentos-padrão[11].

## ▪ Acompanhamento das polineuropatias na APS

O adequado reconhecimento das diversas causas de neuropatias periféricas, sua investigação apropriada e a referência ao especialista no momento preciso são essenciais na atenção primária à saúde. A PDS, por exemplo, decorre de alterações metabólicas, como diabetes e hipotireoidismo, costuma ter evolução crônica e lentamente progressiva, e pode ser manejada na atenção primária. Por outro lado, a evolução atípica de uma polineuropatia, ou uma mudança no padrão de evolução, devem levar o médico da atenção primária a expandir o leque diagnóstico e considerar o encaminhamento ao especialista. De maneira similar, algumas neuropatias periféricas, como a síndrome de Guillain-Barré, apresentam evolução rápida e com alto índice de morbimortalidade se não tratadas precocemente. A pronta identificação desses casos e sua referência a um centro especializado é essencial.

# REFERÊNCIAS BIBLIOGRÁFICAS

1. Catala M, Kubis N. Gross anatomy and development of the peripheral nervous system. Peripheral Nerve Disorders. 2013;29-41. doi: 10.1016/b978-0-444-52902-2.00003-5.
2. Hanewinckel R, Ikram MA, Van Doorn PA. Peripheral neuropathies. Handbook of Clinical Neurology. 2016;263-282. doi: 10.1016/b978-0-12-802973-2.00015-x.
3. Hanewinckel R, van Oijen M, Ikram MA, van Doorn PA. The epidemiology and risk factors of chronic polyneuropathy. European Journal of Epidemiology. 2015;31(1):5-20. doi: 10.1007/s10654-015-0094-6.
4. Hughes R. Investigation of peripheral neuropathy. BMJ. 2010;341(1):c6100-c6100. doi: 10.1136/bmj.c6100.
5. Callaghan BC, Cheng HT, Stables CL, Smith AL, Feldman EL. Diabetic neuropathy: clinical manifestations and current treatments. The Lancet Neurology. 2012;11(6):521-534. doi: 10.1016/s1474-4422(12)70065-0.
6. Kaku M, Simpson DM. Neuromuscular complications of HIV infection. The Neurology of HIV Infection. 2018;201-212. doi: 10.1016/b978-0-444-63849-6.00016-5.
7. Tracy JA, Dyck PJB. The Spectrum of Diabetic Neuropathies. Physical Medicine and Rehabilitation Clinics of North America. 2008;19(1):1-26. doi: 10.1016/j.pmr.2007.10.010.
8. Callaghan BC, Price RS, Feldman EL. Distal Symmetric Polyneuropathy. JAMA. 2015;314(20):2172. doi: 10.1001/jama.2015.13611.
9. Royden Jones H. Guillain-Barré syndrome: Perspectives with infants and children. Seminars in Pediatric Neurology. 2000;7(2):91-102. doi: 10.1053/pb.2000.6690.
10. Sejvar JJ, Baughman AL, Wise M, Morgan OW. Population Incidence of Guillain-Barré Syndrome: A Systematic Review and Meta-Analysis. Neuroepidemiology. 2011;36(2):123-133. doi: 10.1159/000324710.
11. Nobile-Orazio E. Chronic inflammatory demyelinating polyradiculoneuropathy and variants: where we are and where we should go. Journal of the Peripheral Nervous System. 2014;19(1):2-13. doi: 10.1111/jns5.12053.
12. Mahdi-Rogers M, Hughes RAC. Epidemiology of chronic inflammatory neuropathies in southeast England. European Journal of Neurology. 2013;21(1):28-33. doi: 10.1111/ene.12190.
13. Dumitru D, Zwarts MJ, Amato AA. Electrodiagnostic Medicine. 2nd. Ed. Philadelphia: Hanley & Belfus, 2002. p. 888-9.
14. Hahn AF. Guillain-Barré syndrome. The Lancet. 1998;352(9128):635-641. doi: 10.1016/s0140-6736(97)12308-x.
15. Yuki N, Hartung H-P. Guillain-Barré Syndrome. New England Journal of Medicine. 2012;366(24):2294-2304. doi: 10.1056/nejmra1114525.
16. Russell J, Zilliox LA. Diabetic Neuropathies. CONTINUUM: Lifelong Learning in Neurology. 2014;20:1226-1240. doi: 10.1212/01.CON.0000455884.29545.d2.
17. Staff NP, Windebank AJ. Peripheral Neuropathy Due to Vitamin Deficiency, Toxins, and Medications. CONTINUUM: Lifelong Learning in Neurology. 2014;20:1293-1306. doi: 10.1212/01.CON.0000455880.06675.5a.
18. Van der Windt DA, Simons E, Riphagen II, Ammendolia C, Verhagen AP, Laslett M, et al. Physical examination for lumbar radiculopathy due to disc herniation in patients with low-back pain. Cochrane Database of Systematic Reviews. 2010 Feb 17;(2):CD007431. doi: 10.1002/14651858.cd007431.pub2.
19. Campbell WW. DeJong's the neurologic examination. 6th Ed - Philadelphia, Lippincott Williams & Wilkins, 2005. p. 470-83.
20. Kuhlman KA, Hennessey WJ. Sensitivity and specificity of carpal tunnel syndrome signs. Am J Phys Med Rehabil. 1997;76(6):451-7.
21. Wakerley BR, Uncini A, Yuki N. Guillain-Barré and Miller Fisher syndromes—new diagnostic classification. Nature Reviews Neurology. 2014;10(9):537-544. doi: 10.1038/nrneurol.2014.138.
22. Callaghan B. Tests and Expenditures in the Initial Evaluation of Peripheral Neuropathy. Archives of Internal Medicine. 2012;172(2):127. doi: 10.1001/archinternmed.2011.1032

23. England JD, Gronseth GS, Franklin G, Carter GT, Kinsella LJ, Cohen JA, et al. Practice Parameter: Evaluation of distal symmetric polyneuropathy: Role of laboratory and genetic testing (an evidence-based review): Report of the American Academy of Neurology, American Association of Neuromuscular and Electrodiagnostic Medicine, and American Academy of Physical Medicine and Rehabilitation. Neurology. 2008;72(2):185-192. doi: 10.1212/01.wnl.0000336370.51010.a1.

24. AANEM policy statement on electrodiagnosis for distal symmetric polyneuropathy. Muscle & Nerve. 2017;57(2):337-339. doi: 10.1002/mus.26003.

25. Willison HJ, Jacobs BC, van Doorn PA. Guillain-Barré syndrome. The Lancet. 2016;388(10045):717-727. doi: 10.1016/s0140-6736(16)00339-1.

26. Callaghan BC, Little AA, Feldman EL, Hughes RA. Enhanced glucose control for preventing and treating diabetic neuropathy. Cochrane Database of Systematic Reviews. 2012 Jun 13;(6):CD007543. doi: 10.1002/14651858.cd007543.pub2.

27. Reduction in the Incidence of Type 2 Diabetes with Lifestyle Intervention or Metformin. New England Journal of Medicine. 2002;346(6):393-403. doi: 10.1056/nejmoa012512.

28. Van den Berg B, Bunschoten C, van Doorn PA, Jacobs BC. . Mortality in Guillain-Barre syndrome. Neurology. 2013;80(18):1650-1654. doi: 10.1212/wnl.0b013e3182904fcc.

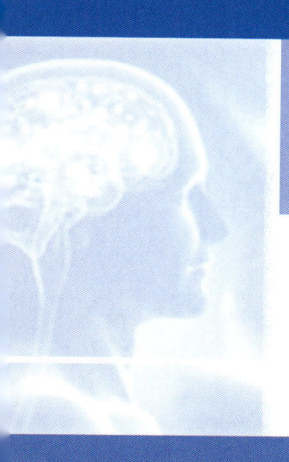

# Cuidados Paliativos nas Doenças Neurológicas

## ▪ Introdução

### Cuidado paliativo

A definição mais recente da Organização Mundial de Saúde diz que: "Os cuidados paliativos (CP) são uma abordagem que melhora a qualidade de vida dos pacientes (adultos e crianças) e de suas famílias frente a doenças que ameaçam a continuidade da vida, através da prevenção e alívio do sofrimento por meio da identificação precoce, avaliação e tratamento impecáveis da dor e outros problemas, psicossociais e espirituais. Proporciona alívio da dor e outros sintomas angustiantes; afirma a vida e considera a morte como um processo natural; não pretende apressar ou adiar a morte; integra os aspectos psicológicos e espirituais do atendimento ao paciente; oferece um sistema de apoio para ajudar o paciente a viver o mais ativamente possível até a morte; oferece um sistema de apoio para ajudar a família a lidar durante o adoecimento do paciente e em seu próprio luto; usa uma abordagem de equipe multidisciplinar para atender às necessidades dos pacientes e de suas famílias, incluindo aconselhamento de luto, se indicado; melhorará a qualidade de vida e também poderá influenciar positivamente o curso da doença; é aplicável no início do curso da doença, em conjunto com outras terapias que se destinam a prolongar a vida, como quimioterapia ou radioterapia, e inclui as investigações necessárias para melhor entender e gerenciar complicações clínicas angustiantes."[1].

### Quando indicar o cuidado paliativo

Formalmente indicado para todas as doenças graves e que ameaçam a continuidade da vida, sejam elas agudas ou crônicas. Como exemplo de doença aguda potencialmente fatal podemos citar um acidente vascular encefálico extenso, infarto agudo do miocárdio ou quadro de sepse grave. Em casos como estes, mesmo o tratamento inicial oferecido sendo considerado curativo como, por exemplo, no infarto agudo a revascularização miocárdica, ou na sepse grave os antibióticos, as doenças podem não cursar com recuperação satisfatória e podemos lidar com diversas situações, como sequelas graves e limitantes (p. ex., insuficiência cardíaca grave após infarto agudo extenso), perda de funcionalidade (após acidente vascular encefálico) e complicações irreversíveis. Sendo assim, novas metas de cuidado e uma nova abordagem, voltada para o controle de sintomas e melhora da qualidade de vida podem ser necessárias, assim como discussões sobre diretivas antecipadas de vontade e limitação de novos tratamentos invasivos durante uma nova intercorrência clínica.

No entanto, como ainda não temos equipes suficientes para atender a todas estas demandas, usamos ferramentas como, por exemplo a "pergunta surpresa" que, associada a indicadores de piora clínica de cada doença, ajuda-nos a identificar pacientes sob o risco de morrer no próximo ano e que se beneficiarão da abordagem paliativa[1,2]. Desta forma, ao avaliar pacientes na atenção primária, nos ambulatórios médicos de especialidade, dentro de hospitais ou em qualquer serviço de saúde pergunte-se:

**"Você se surpreenderia se este paciente falecesse nos próximos 12 meses?"**

Se sua resposta for NÃO, eu não me surpreenderia se meu paciente viesse a falecer no próximo ano, então lembre-se de que ele pode se beneficiar de discussões claras sobre seu cuidado, incluindo controle de sintomas, melhora da qualidade de vida, preferências ao final da vida, diretivas antecipadas de vontade e acolhimento familiar.

Após responder à pergunta surpresa, identifique quais doenças e comorbidades seu paciente apresenta e em qual estágio de doença ele está (Quadros 15.1 e 15.2). Uma ferramenta útil foi ela-

| **Quadro 15.1** |
| --- |
| **Indicadores gerais de piora da saúde** |

**Procure por indicadores gerais de piora da saúde**
I. Internações hospitalares não programadas
II. Capacidade funcional ruim ou em declínio com limitada reversibilidade: pessoa confinada a cama ou ao assento por mais de 50% do tempo diurno
III. Dependente de outros para cuidados pessoais devido a problemas físicos ou mentais. Necessita de mais ajuda do cuidador
IV. Perda de peso significativa nos últimos 3 a 6 meses ou índice de massa corpórea baixo
V. Sintomas persistentes apesar do tratamento otimizado da condição de base
VI. A pessoa ou sua família solicita cuidado paliativo, interrupção ou limitação de tratamento buscando foco na qualidade de vida

| **Quadro 15.2** |
| --- |
| **Indicadores clínicos de condições de saúde avançadas** |

**Procure por quaisquer indicadores clínicos de uma ou mais condições avançadas**
I. **Câncer**: capacidade funcional em declínio devido a progressão do câncer, estado físico muito debilitado para tratamento do câncer ou tratamento para controle de sintomas
II. **Demência e fragilidade**: incapaz de vestir-se, caminhar ou comer sem ajuda, redução na ingestão de alimentos e líquidos e dificuldade na deglutição, incontinência urinária e fecal, incapaz de manter contato verbal, pouca interação social, fratura de fêmur, múltiplas quedas, episódios frequentes de febre ou infecções (pneumonia aspirativa)
III. **Doença neurológica**: deterioração progressiva da capacidade física ou da função cognitiva mesmo com terapia otimizada, problemas da fala com dificuldade progressiva de comunicação ou deglutição, pneumonia aspirativa recorrente; falta de ar ou insuficiência respiratória
IV. **Doença cardiovascular**: classe funcional III/IV de NYHA – insuficiência cardíaca ou doença coronariana extensa e intratável com falta de ar ou dor precordial em repouso ou aos mínimos esforços. Doença vascular periférica grave e inoperável
V. **Doença respiratória**: doença respiratória crônica grave com falta de ar em repouso ou aos mínimos esforços entre as exacerbações, necessidade de oxigenoterapia por longo prazo, já precisou de ventilação para insuficiência respiratória ou ventilação é contraindicada
VI. **Doença renal**: estágios 4 e 5 de doença renal crônica (TFG < 30 mL/minuto) com piora clínica, insuficiência renal complicando outras condições limitantes ou tratamentos, decisão de suspender a diálise devido à piora clínica ou intolerância ao tratamento
VII. **Doença hepática**: cirrose avançada com uma ou mais complicações no último ano; ascite resistente a diuréticos, encefalopatia hepática, síndrome hepatorrenal, peritonite bacteriana, sangramentos recorrentes de varizes esofágicas. Transplante hepático está contraindicado
VIII. **Deterioração clínica** e sob o risco de morrer de qualquer outra condição ou complicação que não seja reversível.

borada por médicos da Atenção Primária da Universidade de Edimburgo, liderados pelo médico de família Scott Murray, estudioso do processo de morrer e entusiasta da integração precoce de cuidados paliativos na comunidade. A ferramenta se chama SPICT e já foi traduzida para o português[3].

## Cuidados paliativos nas doenças neurológicas na APS

As condições neurológicas de longa duração formam um conjunto diversificado resultante de lesão ou doença do sistema nervoso que afetará um indivíduo pelo resto de sua vida, seja pelo caráter progressivo inexorável, seja pela incapacidade das sequelas geradas por um processo agudo destrutivo e irrecuperável (Tabela 15.1).

Em conjunto, essas condições de longa duração são mais comuns do que a maioria dos clínicos percebe. Cerca de 10 milhões de pessoas no Reino Unido estão vivendo com uma condição neurológica que tem um impacto significativo em suas vidas, e elas representam 19% das internações hospitalares[4-6]. Dentre as afecções neurodegenerativas, as mais comuns são: doença de Parkinson (prevalência de 110-180/100.000), esclerose múltipla (80-140/100.000), esclerose lateral amiotrófica (6-7/1000.000), atrofia de múltiplos sistemas (5/100.000) e paralisia supranuclear progressiva (7/100.000)[6].

Além dessas, os tumores cerebrais primários, os acidentes vasculares encefálicos e a demência de Alzheimer também devem ser consideradas, pois são frequentemente atendidas na unidade básica de saúde e nos serviços de neurologia e apresentam a mesma complexidade, necessidade e dilemas dos demais distúrbios neurológicos progressivos citados, beneficiando-se da abordagem multidisciplinar dos cuidados paliativos.

As doenças neurológicas são em grande parte incuráveis, reduzem a expectativa de vida, estão associadas a dor, depressão, distúrbios comportamentais e outros sintomas de difícil controle. Miyasaki e cols. mostraram que a carga de sintomas na doença de Parkinson (DP) avançada é semelhante à do câncer metastático. Os cuidadores de pacientes com doenças neurológicas também apresentam taxas semelhantes, se não maiores, de sofrimento e *burnout* que os cuidadores de pacientes com câncer[1,6].

| Tabela 15.1 Condições neurológicas passíveis de definição de cuidados paliativos | |
|---|---|
| Condições de início súbito | Acidente vascular cerebral Trauma cranioencefálico Traumatismo raquimedular Meningoencefalites Tumores do sistema nervoso central |
| Condições intermitentes | Epilepsia |
| Condições progressivas | Esclerose múltipla (EM) Esclerose lateral amiotrófica (ELA) Doença de Parkinson (DP) Paralisia supranuclear progressiva (PSP) Demências Doença de Huntington Atrofia de múltiplos sistemas (AMS) Leucodistrofias |
| Condições estáveis com ou sem degeneração relacionada à idade | Paralisia cerebral Miopatias hereditárias Polineuropatias crônicas |

Os cuidados paliativos proporcionam uma avaliação holística do paciente e da família, considerando os aspectos físicos, psicológicos, sociais e espirituais com uma abordagem multidisciplinar[5,6]. Pode ser útil auxiliando na comunicação, no controle de sintomas, na elaboração de plano de cuidados e diretivas antecipadas de vontade, cuidados de fim de vida e suporte às famílias durante o cuidado com o paciente e no luto.

## • Indicação de cuidado paliativo nas doenças neurológicas

O envolvimento dos cuidados paliativos no doente neurológico vai diferir diante do diagnóstico e depende da história natural da doença. A ELA tem uma expectativa de vida média de 3 a 5 anos a partir do início dos sintomas, e os sintomas e incapacidades experimentados pelo paciente podem ser profundos logo após o diagnóstico, de modo que os cuidados paliativos são frequentemente apropriados desde o diagnóstico. A DP tem um prognóstico mais longo, com uma média de 15 anos. Assim, uma abordagem de cuidados paliativos pode ser útil durante a progressão da doença e a internação em uma unidade de cuidados paliativos ou *hospice* pode acontecer na fase terminal da doença[4,5].

Reavaliações frequentes, consultas com intervalos menores, visitas domiciliares, boa anamnese e exame físico, busca ativa de sinais e sintomas com o próprio paciente ou seus familiares ajudarão o médico e a equipe de saúde a reconhecer o declínio cognitivo, funcional e nutricional dos pacientes e o risco de piora nos próximos meses (Quadro 15.3). Alguns sinais de alerta devem ser lembrados para o reconhecimento de pacientes adentrando a fase final de vida, tornando assim possível o adequado planejamento de cuidados, orientações aos familiares e alívio do sofrimento do paciente e de seus cuidadores.

Todos os médicos, incluindo os neurologistas, deveriam ter familiaridade e alguma prática para exercerem algumas habilidades dos cuidados paliativos, como a comunicação de más notícias, avaliação e gerenciamento de sintomas, discussões sobre plano de cuidados e diretivas antecipadas de vontade e avaliação e acolhimento do cuidador. Para pacientes mais complexos ou avançados, o encaminhamento para equipes de especialistas em cuidados paliativos pode ser apropriado, incluindo interconsulta de cuidados paliativos para pacientes internados, encaminhamento ao ambulatório de cuidado paliativo, cuidados paliativos domiciliares ou centros de cuidados paliativos (*hospices*)[4-6].

| Quadro 15.3 |
| :---: |
| **Sinais de alerta de declínio funcional nas doenças neurológicas** |

I.   Internações recorrentes devidas a pneumonia, infecção urinária, quedas e lesões de pele por pressão
II.  Perda de peso inexplicada
III. Disfagia
IV.  Piora da funcionalidade: restrito à cama ou ao assento, perda de capacidade para autocuidado e outras incapacidades
V.   Piora cognitiva: sonolência excessiva diurna, pouco contactuante, e maior grau de apatia
VI.  Sintomas de difícil controle: distúrbios comportamentais, agressividade, crises convulsivas recorrentes
VII. Dupla incontinência: urinária e fecal

## • Comunicação de cuidado paliativo

Independentemente da área de atuação, os profissionais de saúde têm como base de seu trabalho as relações humanas e, por isso, precisam aprimorar suas habilidades em comunicação. Todos aqueles que trabalham com seres humanos em situação de doença ou sofrimento e, principalmente, com aqueles que vivenciam a terminalidade, necessitam saber não apenas o que, mas quando e como falar e também, quando calar, substituindo a frase por um toque afetivo[7].

Uma das principais habilidades de comunicação necessária ao profissional é a escuta, à medida que permite identificar as reais demandas do paciente (Tabela 15.2). Algumas ferramentas como o protocolo SPIKES (*Settings, Perception, Invitation, Knowledge, Emotions, Summary*) podem ajudar neste processo de aperfeiçoamento das técnicas de comunicação[7].

| **Tabela 15.2**<br>**Etapas e estratégias de comunicação no cuidado paliativo** | |
| --- | --- |
| *Etapas* | *Estratégias* |
| I. Prepare-se para comunicar | Escolha um local tranquilo, reservado, de preferência com acomodações para sentar. Reserve tempo para a conversa |
| II. Descubra o quanto o paciente sabe, o quanto quer ou tolera saber | Utilize perguntas abertas:<br>O que você sabe sobre sua doença?<br>O que você teme sobre sua condição? Identifique sinais de ansiedade extrema, sofrimento exacerbado, atente à linguagem não verbal, avaliando as condições emocionais do paciente |
| III. Compartilhe a informação | Com tom de voz suave, porém firme, utilizando vocabulário adequado à compreensão do outro<br>▪ Seja claro, faça pausas para que o paciente possa falar<br>▪ Valide a compreensão fazendo perguntas curtas<br>▪ Utilize o toque afetivo e a proximidade física<br>▪ Verbalize compaixão e solidariedade ao sofrimento do outro |
| IV. Acolha os sentimentos | ▪ Permaneça junto do paciente<br>▪ Permita e estimule a expressão de sentimentos<br>▪ Verbalize a disponibilidade para ouvi-lo |
| V. Planeje o seguimento | ▪ Fale claramente sobre sintomas, possibilidades de tratamento e prognósticos<br>▪ Estabeleça junto com o paciente metas e ações<br>▪ Verbalize disponibilidade para o cuidado e o não abandono<br>▪ Deixe claro como e onde encontrá-lo se necessário |

## ▪ Plano de cuidados e diretivas antecipadas de vontade

Ao contrário do que a maioria dos profissionais de saúde pensa, falar sobre preferências na fase final de vida, valores, terminalidade e sobre morte com os pacientes não os afasta das consultas, não piora sintomas depressivos ou traz desesperança. Na realidade entrevistas com pacientes que tiveram oportunidade de discutir sobre prognóstico e terminalidade com seus médicos mostram que tais pacientes se sentiram mais aliviados e satisfeitos.

Em se tratando das doenças neurológicas, é de extrema importância que os neurologistas não percam a oportunidade de terem tais discussões enquanto seus pacientes se encontram capazes mentalmente para manifestarem seus desejos e preocupações. Ouvi-los também alivia o fardo dos familiares em tomarem decisões por eles e ajuda no entendimento das preferências e desejos do doente, dos medos relacionados com a doença e a sua progressão, preparando-os para os desafios quando o declínio funcional acontecer. Muitos destes pacientes perdem a capacidade de decisão e de comunicação, não mais podendo expressar suas vontades.

Vamos tomar como exemplo de discussões a respeito de plano de cuidados e diretivas antecipadas de vontade um doente com esclerose lateral amiotrófica. Faz parte da boa prática médica e da equipe multidisciplinar explicar e registrar em prontuário as decisões a respeito de uso de sonda nasoenteral, gastrostomia, uso de ventilação não invasiva, confecção de traqueostomia e ventilação mecânica prolongada e escolhas a respeito de ressuscitação cardiopulmonar. Na Holanda, onde a eutanásia e o suicídio assistido são permitidos, 31% dos pacientes com ELA recorrem a um destes procedimentos[8].

Medidas como traqueostomia e ventilação mecânica prolongada podem melhorar a respiração, prevenir pneumonia aspirativa e aumentar a sobrevida, entretanto no decorrer na doença o paciente pode experimentar a chamada síndrome *locked in* (em que o paciente mantém consciência normal, mas se encontra completamente incomunicável e imóvel), alguns pacientes perdem a capacidade de falar após a traqueostomia, e ainda podem ser necessárias aspirações frequentes (de hora em hora muitas vezes), podendo gerar incômodos e prolongar o sofrimento[8].

Um estudo na Alemanha demonstrou que 66% dos pacientes com ELA em ventilação mecânica prolongada foram submetidos a intubação de urgência e 81% deles não foram informados ou deram consentimento para a realização do procedimento[8]. Por isso as discussões sobre a morte e o morrer com o paciente e seus familiares devem ser claras, francas e permitir que o paciente manifeste seus medos e preocupações em relação à terminalidade antes que um evento agudo e potencialmente fatal aconteça e antes que ele perca sua capacidade de decisão e de comunicação.

## ▪ Controle de sintomas durante o cuidado paliativo

Em cuidados paliativos, o controle de sintomas crônicos pode oferecer conforto e garantir qualidade de via ao paciente terminal (Tabela 15.3).

| Tabela 15.3 Principais sintomas crônicos e seu manejo no cuidado paliativo | | |
| --- | --- | --- |
| *Sintoma* | *Medidas* | *Medicamentos* |
| Constipação | Garantir hidratação suficiente | Laxantes<br>I. Osmóticos: como lactulose e polietilenoglicol<br>II. Estimulantes: bisacodil e sene |
| Dispneia | Dependendo da patologia podemos indicar ventilação não invasiva, traqueostomia e ventilação mecânica prolongada | I. Uso de opioides, como morfina em dose baixa |
| Dispneia relacionada com ansiedade | | São utilizados agentes ansiolíticos de ação mais rápida que podem ser administrados em determinado horário:<br>▪ Lorazepam a cada 6 horas<br>▪ Midazolam: de forma contínua endovenoso nas 24 horas |
| Dor | Checar as condições do leito<br>Mudanças de decúbito frequentes<br>Presença de úlceras de pressão | I. Considerar uso de adjuvantes como antidepressivos duais, tricíclicos, relaxantes musculares e anti-inflamatórios não hormonais<br>II. Dependendo da causa, da gravidade e da cronicidade podem ser considerados analgésicos simples como dipirona e paracetamol, opioides fracos como tramadol e codeína, opioides fortes como morfina, adesivo de buprenorfina |

Continua...

...continuação

| Tabela 15.3 Principais sintomas crônicos e seu manejo no cuidado paliativo | | |
|---|---|---|
| *Sintoma* | *Medidas* | *Medicamentos* |
| Insônia e agitação | Checar condições do quarto em que dorme Considerar estímulos externos ambientais que possam contribuir para agitação (calor, frio, barulho, excesso de luz, etc.) | Para esta finalidade podem ser utilizados antidepressivos, antipsicóticos, benzodiazepínicos, etc. Quetiapina Amitriptilina Mirtazapina Clonazepam Zolpidem Melatonina |
| Espasticidade | Fisioterapia Mobilização no leito | Baclofeno Tizanidina Benzodiazepínicos Toxina botulínica A |
| Pigarro e secreção espessa em vias aéreas superiores | Hidratação suficiente Medidas de suporte, tais como nebulização com soro fisiológico, técnicas de tosse manualmente assistida, drenagem postural modificada, dispositivos de insuflação, oscilação da parede torácica de alta frequência | Agentes mucolíticos como ambroxol e N-acetilcisteína |
| Fadiga | Estimular exercícios físicos e fisioterapia sempre que possível | Inibidores de recaptação da serotonina (citalopram) ou um psicoestimulante (modafinila ou metilfenidato) |
| Sialorreia | Radioterapia das glândulas salivares é uma alternativa | Amitriptilina Butilescopolamina Toxina botulínica A injetada nas glândulas salivares |

# REFERÊNCIAS BIBLIOGRÁFICAS

1. World Health Organization. Global Atlas of Palliative Care. World Health Organization. 2014.
2. Gómez-Batiste X, Martínez-Muñoz M, Blay C, et al. BMJ Supportive & Palliative Care. Published Online First: 14 December 2012 doi: 10.1136/bmjspcare2012-000211.
3. Supportive & Palliative Care Indicators Tool, The University of Edinburgh Disponível em: <https://www.spict.org.uk/front-page>. Acessado em: 20/03/2019.
4. Boersma I, Myasaki J, Kurtner J, Kluger B. Palliative care and neurology: Time for a paradigm shift. J Neurol. 2014;83;561-567. Published online before print July 2, 2014. DOI: 10.1212/WNL.000000000000674.
5. Oliver DJ, Borasio GD, de Visser M, Grisold W, et al. A consensus review on the development of palliative care for patients with cronic and progressive neurological disease. European Journal of Neurology. 2015;0:1-9. doi: 10.1111/ene.12889.
6. Royal College of Physicians, National Council for Palliative Care, British Society of Rehabilitation Medicine. Long-term neurological conditions: management at the interface between neurology, rehabilitation and palliative care. Concise Guidance to Good Practice series, No 10. London: RCP, 2008.
7. Academia Nacional de Cuidados Paliativos. Manual de Cuidados Paliativos da ANCP. 2ª ed. São Paulo: ANCP; 2012.
8. McPhee SJ, Winker MA, Rabow MW, Pantilat SZ, Markowitx AI. Care at the Close of Life: Evidence and Experience. JAMA and Archives Journals. American Medical Association. 2011;84(4):498-499.

# Parte 2

# NEUROLOGIA PEDIÁTRICA

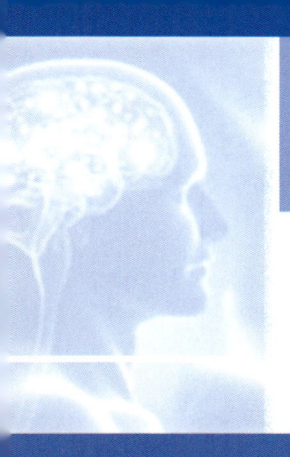

# 16

# Cefaleia na Infância

Aline Turbino Neves Martins da Costa • Cristiane Maria da Rocha

## ▪ Importância do assunto na Atenção Primária à Saúde

A cefaleia é a condição neurológica mais comum na população pediátrica, afetando mais de 80% de crianças e adolescentes. É uma das preocupações mais comuns nas consultas e atendimentos de urgência do médico pediatra e uma preocupação significativa para a criança e sua família[1].

A prevalência das cefaleias aumenta com a idade em ambos os sexos, e cresce mais acentuadamente nas meninas do que nos meninos durante a puberdade. Na adolescência, 27% das meninas e 20% dos meninos relatam dores de cabeça frequentes ou graves ao longo do ano[2].

Nos atendimentos de emergência, as causas mais comuns de cefaleia na infância são as doenças virais (39-57%) e a migrânea (16%-18%)[3].

As cefaleias são classificadas, segundo a Classificação Internacional de Distúrbios da Cefaleia (versão beta da ICHD-III), em primárias e secundárias. No primeiro grupo estão a migrânea e a cefaleia tensional. No segundo grupo, estão os quadros decorrentes de outras doenças tais como infecções, trauma, lesões expansivas e até abuso de analgésicos, e que se resolvem após o tratamento adequado da causa subjacente[4].

A incidência de cefaleia secundária devida a causas graves ou com risco de vida é baixa, mas seu diagnóstico é função do médico da atenção primária. O desafio está em identificar sinais de alerta que justifiquem a investigação adicional.

Existem, ainda, quadros variados, que cursam de forma isolada, mas que juntos formam o que se chama de *síndrome periódica*, que nem sempre cursam concomitantes à migrânea, mas que são muito comuns na infância. Os achados podem ser:

- perturbação gastrointestinal recorrente;
- síndrome de vômitos cíclicos;
- dores abdominais de repetição (migrânea abdominal);
- vertigem paroxística benigna;
- torcicolo paroxístico benigno.

## ▪ Síndromes mais comuns de cefaleia primária na infância

### Migrânea

A migrânea é a forma mais comum de cefaleia primária que causa incapacidade na infância. É relativamente comum, provavelmente subdiagnosticada e com prevalência geral de 7,7% nesse grupo etário[5]. As características típicas da cefaleia são localização unilateral, qualidade pulsátil, intensidade moderada ou grave, agravamento durante a atividade física de rotina e associação com náusea e/ou fotofobia e fonofobia. As crises de dor podem estar associadas a sintomas autonômicos cranianos e sintomas de alodinia cutânea[5].

Em crianças, o vômito e a vertigem podem ser os precursores da migrânea, e podem ser mais proeminentes do que a cefaleia, tornando difícil o diagnóstico da migrânea em alguns casos. Pode ser também bilateral e ocorrer nas regiões temporal ou frontal. Nessa faixa etária tem menor duração do que em adultos, por volta de 30 a 60 minutos. A exacerbação dos sintomas com luz ou som pode ser inferida observando-se o comportamento da criança, que procura um local silencioso e escuro para deitar. Os ataques são frequentemente associados a diminuição do apetite, náusea ou vômito. Os gatilhos mais comuns, que desencadeiam a dor, incluem privação do sono, doença, febre, estresse, jejum e desidratação[6].

## Migrânea com aura

Aura é definida por manifestações neurológicas transitórias, completamente reversíveis, que sinalizam o comprometimento do córtex cerebral ou do tronco encefálico.

Aproximadamente 1/4 dos pacientes com migrânea apresentará aura. As auras podem começar antes, após ou no início da dor de cabeça e geralmente duram de 5 a 20 minutos, podendo durar até 60 minutos. Excepcionalmente a aura é prolongada, com duração superior a 60 minutos.

A aura mais comum é a relacionada com alterações visuais, como escotoma ou cintilação, mas podem ocorrer alterações visuais mais complexas. Aura sensorial (dormência ou formigamento) é comum, mas auras complexas como confusão, fraqueza, amnésia ou afasia podem ocorrer. Esses sintomas podem ser assustadores, mas na migrânea o início dos sintomas é tipicamente gradual e não abrupto, e se repete nos episódios com a cefaleia[4].

## Cefaleia do tipo tensional

São cefaleias muito mais comuns, menos incapacitantes e geram menos consultas médicas do que a migrânea. Costumam ter intensidade de leve a moderada, descrita como uma pressão em forma de faixa ao redor da cabeça, e pode durar horas ou dias. Fatores precipitantes incluem fadiga, doença e estresse (semelhante à enxaqueca), mas também podem incluir desconforto e tensão muscular, particularmente na região cervical e do ombro. Essas dores de cabeça podem ser episódicas (< 15 dias por mês) ou crônicas (≥ 15 dias por mês). Como em qualquer tipo de dor de cabeça, é essencial uma história completa para identificar os fatores associados[4].

## Cefaleia crônica

A CIDH-3 beta define cefaleia crônica como a que ocorre em 15 ou mais dias a cada mês por 3 ou mais meses. A prevalência geral de migrânea crônica em adolescentes é de 0,78%, mas sobe para 1,75% ao incluir pacientes com cefaleia por uso excessivo de medicação, ou seja, três vezes mais. O padrão típico é iniciar com uma migrânea episódica que gradualmente se torna mais e mais frequente até que esteja ocorrendo em mais de 15 dias por mês[7].

## Cefaleias trigeminoautonômicas na infância

Este é um grupo de cefaleias idiopáticas, com a fisiopatologia desconhecida, caracterizado por dores paroxísticas e intensas, tipicamente associadas a pelo menos um sintoma autonômico significativo, como injeção conjuntival ipsolateral, lacrimejamento, rinorreia, edema palpebral, sudorese facial, miose ou ptose. As síndromes diferem quanto à duração, frequência e ritmo dos ataques, bem como nos sintomas autonômicos e nas opções terapêuticas utilizadas[4]. É parcialmente explicada por uma ativação das vias nociceptivas trigeminovasculares e concomitantemente à ativação autonômica craniana reflexa. Crianças com sintomas de TACs devem ter neuroimagem, uma vez que causas secundárias desses sintomas já foram descritas[8].

## Quadro clínico e diagnóstico

A história clínica é o elemento mais importante na avaliação de uma criança com dor de cabeça. Sintomas associados, história médica pregressa, história familiar, fatores de estresse, hábitos de sono, humor, dieta ingerida, hidratação, atividade e fatores desencadeantes são essenciais nesse contexto.

As dores de cabeça podem estar associadas a doenças sistêmicas e uso excessivo de medicamentos, por isso é importante obter um histórico médico completo. Buscar outros sintomas também é importante, pois pode haver pistas para uma causa subjacente da cefaleia (p. ex., taquicardia, tremor e intolerância ao calor sugestivos de hipertireoidismo ou história de torcicolo episódico consistente com migrânea).

A migrânea tem carater hereditário e obter uma história familiar é essencial (Quadro 16.1). É fundamental discutir a história social também, pois o estresse na escola, em casa ou com amigos pode precipitar dores de cabeça. Fatores desencadeantes de dor de cabeça como sono insuficiente, desidratação ou ingestão de alimentos processados e com aromatizantes podem estar associados à cefaleia. É útil construir um diário de dor de cabeça para verificar a frequência e reconhecer os gatilhos e padrões associados[4].

| Quadro 16.1 |
| :---: |
| **Anamnese dirigida** |

- Qual a característica da dor de cabeça? Peso, aperto, pressão, pontadas
- Quando começaram as dores de cabeça?
- Houve algum evento precipitante da dor? Traumatismos, infecções
- As dores de cabeça estão piorando em frequência e intensidade?
- Quais os gatilhos que desencadeiam a dor de cabeça?
- Onde se localiza a dor? Tem característica migratória?
- A dor acorda a criança durante o sono?
- Há outros sintomas acompanhados? Fotofobia, fonofobia, náuseas e vômitos
- Existem outros sintomas associados à dor de cabeça como aura?
- O que a criança faz durante um episódio de dor de cabeça?
- Qual a duração e frequência da dor de cabeça?
- Existem fatores de melhora ou exacerbação da dor?

## Exame físico

Deve incluir a verificação de sinais vitais e um exame físico completo, observando alterações que podem ser sinais de doença sistêmica relacionada a dores de cabeça. A palpação do couro cabeludo, cabeça, face, pescoço e ombros deve ser feita para identificar evidências de limitação do movimento da nuca, sensibilidade muscular, pontos-gatilho e áreas de hipersensibilidade. Os problemas dentários devem ser avaliados por meio de exame bucal, com atenção aos dentes e à função da articulação temporomandibular. Um exame neurológico minucioso deve ser realizado e, sempre que possível, com o neurologista. Qualquer nova anormalidade focal requer avaliação adicional[4].

## Quando pedir tomografia ou ressonância de encéfalo?

A prioridade de escolha da neuroimagem na faixa etária pediátrica é sempre a ressonancia magnética, porque não usa radiação. O inconveniente é a necessidade de sedação em alguns casos. A seguir estão listadas as situações que podem estar associadas às causas de cefaleia secundária[9] (Quadro 16.2):

- cefaleia relacionada ao sono (desperta por causa da cefaleia);
- cefaleia em menores de 6 anos de idade;
- regressão do desenvolvimento neuropsicomotor;
- exame neurológico anormal;
- cefaleia crescente e/ou frequente (com mudança no padrão anterior);
- piora da cefaleia com manobra de Valsalva;
- cefaleia exclusivamente occipital.

A Academia Americana de Neurologia afirma que:

1. não é necessário fazer estudo de neuroimagem de rotina em crianças com dores de cabeça recorrentes e um exame neurológico normal;
2. a neuroimagem deve ser considerada em crianças com exame neurológico anormal, e/ou coexistência de convulsões;
3. a neuroimagem deve ser considerada em crianças nas quais existam características históricas para sugerir o início recente de cefaleia grave, mudança no tipo de cefaleia ou se há características associadas que sugiram disfunção neurológica, com sintomas prolongados focais e não reversíveis[10].

| Quadro 16.2 |
| :--: |
| **Sinais de alerta para cefaleias secundárias** |

- Novo tipo de dor de cabeça ou aumento progressivo da gravidade e frequência
- Exacerbação da dor de cabeça com esforço, espirro ou tosse
- Início repentino da dor de cabeça severa (< 6 meses de duração)
- Sintomas de doença sistêmica que podem incluir perda de peso, suores noturnos, febre, dores articulares, etc.
- Transtorno sistêmico conhecido, incluindo estado de hipercoagulabilidade, doenças genéticas, câncer, doenças reumatológicas, imunodepressão
- Exame neurológico anormal, incluindo papiledema, alterações da orientação, ataxia ou outras anormalidades ou assimetrias vistas ao exame
- Dor de cabeça que acorda a criança do sono ou que está sempre presente de manhã

## Tratamento das cefaleias primárias na infância

Uma vez excluídas as causas secundárias de cefaleia e sendo possível estabelecer um diagnóstico adequado da cefaleia primária, o trabalho de educação com os familiares e o manejo da cefaleia pode começar.

Três etapas são importantes para o manejo bem-sucedido da cefaleia:

- conscientização da família e do paciente sobre o diagnóstico da cefaleia primária;
- aceitação de que não há lesão intracraniana ou outra doença sistêmica subjacente;
- conversar com o paciente e a família sobre estratégias de tratamento com múltiplas etapas.

Um diário de dor de cabeça é frequentemente útil para reconhecer gatilhos e padrões de dor de cabeça e para avaliar a resposta ao tratamento. Estratégias como dormir bem, evitar a desidratação, alimentar-se a cada 3 horas e fazer atividade física regularmente são eficazes em auxiliar a melhora das cefaleias primárias.

Os quatro principais domínios do tratamento da cefaleia incluem:

1. terapia abortiva;
2. modificações no estilo de vida;

3. terapias complementares;
4. tratamento preventivo.

As crianças têm grande melhora quando aprendem a reconhecer e evitar os agentes desencadeantes da dor de cabeça, e iniciam uma terapia abortiva apropriada, usando um medicamento, na dose certa, no início do quadro de dor. No entanto, pacientes com migrânea crônica muitas vezes exigem mais tempo e uma abordagem múltipla, usando elementos de todos os quatro domínios de tratamento.

## Tratamento da dor aguda (terapia abortiva)

A intervenção precoce é uma característica essencial do tratamento abortivo bem-sucedido da migrânea ou cefaleia tensional, pois o tratamento é mais eficaz no início do quadro de dor. Nesse momento a criança deve repousar. Medicamentos que não exigem prescrição controlada, como naproxeno, ibuprofeno e paracetamol, são frequentemente eficazes para crianças com migrânea. Nos EUA a dipirona não é utilizada, mas em nosso meio ela é comercializada e tem uma ótima resposta em termos de potência analgésica e pode ser usada. Para dores de cabeça mais graves, os anti-inflamatórios não esteróides (AINEs) podem ser combinados com paracetamol e/ou cafeína, desde que a criança não esteja exagerando no uso da cafeína (não tem idade mínima – chás, café, refrigerantes). Se os AINEs não forem eficazes, pode-se considerar o uso de triptanos (agonistas do receptor 5-HT1) e se não houver contraindicação: em maiores de 6 anos está indicado o rizatriptano e, para adolescentes, almotriptano, porém ambos não estão disponíveis na rede pública[11].

Necessário ficar atento aos derivados de opiáceos e barbitúricos que *não devem* ser usados no tratamento da cefaleia infantil. Esses tratamentos podem alterar a resposta da dor no nível celular, diminuindo o limiar da mesma e aumentando o risco de cronificação do quadro[12].

Para aqueles com náuseas e vômitos significativos associados à migrânea, antieméticos podem ser usados em conjunto com os medicamentos abortivos. A metoclopramida associada à dipirona potencializa o efeito analgésico e melhora também a gastroparesia, além de aumentar a absorção das medicações analgésicas. A prometazina mostrou-se um antiemético eficaz, sendo também uma boa opção para crianças e adolescentes[13].

## Modificações do estilo de vida

Rotinas que podem agravar e precipitar as dores de cabeça precisam ser investigadas e modificadas quando parece provável que elas estão contribuindo para a dor e a incapacidade da criança.

Alguns dos gatilhos mais comuns na infância são: privação do sono, erro alimentar (obesidade, anemia, baixa ingesta geral e de magnésio e vitaminas do complexo B e anemia) ou jejum, estresse da escola e/ou famíliar, sedentarismo, infecções de repetição.

Assim, pacientes com migrânea devem procurar dormir de forma regular, ter refeições regulares e nutritivas, limitar o uso da cafeína (presente no café, em refrigerantes e medicações para dor), manter uma boa hidratação, gerenciar o estresse e exercitar-se regularmente. Se for identificada preocupação excessiva, ansiedade, depressão ou outras causas de estresse a consulta com um psicólogo é muitas vezes benéfica[14].

## Terapia preventiva

Há consenso de que, quando os pacientes relatam mais de 3 dias de cefaleia por mês, deve-se considerar o início da terapia preventiva diária. É importante discutir as expectativas, pois as terapias preventivas podem levar de 6 a 12 semanas para se tornarem eficazes. Deve-se considerar o uso de profiláticos, de forma individual, considerando riscos, benefícios e os efeitos colaterais apresentados. Normalmente essa etapa terapêutica é de competência do especialista, uma vez que é necessária uma análise mais detalhada caso a caso. De todo modo, se o médico de família sente-se habilitado a iniciar essa fase, deverá seguir o que é consenso na literatura (vide Capítulo 2 – Abordagem das Cefaleias na Atenção Primária).

Infelizmente, poucos medicamentos preventivos têm estudos randomizados e controlados em populações pediátricas. O estudo mais rigoroso sobre terapia preventiva para migrânea pediátrica não foi capaz de detectar diferenças estatísticas entre o uso de topiramato, amitriptilina ou placebo. Outras opções de tratamento incluem os betabloqueadores, como o propranolol, e antidepressivos tricíclicos, como a amitriptilina e a nortriptilina. Existem alguns estudos abertos com o uso de ácido valproico para a prevenção da migrânea em crianças, mas o ácido valproico é teratogênico, portanto, não é uma opção ideal para meninas adolescentes[15].

A dose inicial de qualquer medicação profilática deve ser baixa, com posterior aumento progressivo até a dose desejada ou tolerada, a fim de minimizar os efeitos colaterais e aumentar a chance de sucesso do tratamento.

A escolha da medicação preventiva é muitas vezes baseada em comorbidades e possíveis contraindicações existentes. Por exemplo, em crianças com migrânea, mas que não tenham uma boa alimentação, o início de profilaxia com medicações que atuam na migrânea e aumentam o apetite é uma boa escolha, por exemplo: cipro-heptadina (Apetivin BC®) na dose de 4-8 mg uma a duas vezes ao dia e o pizotifeno na dose de 0,5 a 1,5 mg/dia, ambos não fornecidos pelo SUS. Outras orientações terapêuticas (ver Capítulo 2 – Abordagem das Cefaleias na Atenção Primáriia à Saúde).

Uma vez que as dores de cabeça estão controladas, segue-se o tratamento por 6 meses até 2 anos, e quando optado por suspensão do tratamento é recomendado o desmame progressivo até a retirada completa do profilático[16].

A Tabela 16.1 apresenta todas as medicações citadas nesse capítulo.

## Terapias complementares

Terapias complementares desempenham um papel importante no manejo da dor episódica crônica ou recorrente. Técnicas que podem melhorar a incapacidade gerada pela dor de cabeça incluem terapia cognitivo-comportamental, terapia de *biofeedback*, ioga e técnicas de relaxamento. A terapia cognitivo-comportamental tem a maior evidência científica para apoiar seu uso no manejo da migrânea crônica em adolescentes, e deve ser discutida como uma opção para qualquer paciente com mais de 15 dias de dor.

A fisioterapia e a atividade física regular também são capazes de amenizar as dores da migrânea[17].

## Nutracêuticos

Nutracêuticos são produtos isolados ou purificados a partir de alimentos, vendidos sob formas medicinais, que trazem benefícios à saúde, incluindo a prevenção e o tratamento de doenças.

Embora haja apenas um pequeno número de ensaios controlados de suplementos para o manejo de dores de cabeça em crianças, os resultados do estudo CHAMP evidenciaram os benefícios e os poucos efeitos colaterais do uso[15]. A riboflavina (vitamina $B_2$) pode ser eficaz para o tratamento da migrânea em adultos, com doses diárias variando de 25 a 400 mg/dia[18]. O magnésio também tem sido usado para o controle preventivo e de fase aguda. Um estudo pediátrico usando óxido de magnésio na dose de 9 mg/kg por dia constatou que aqueles que tomaram magnésio experimentaram uma diminuição significativa na frequência da dor de cabeça[19]. A coenzima Q10 é outro suplemento que pode ser útil para o tratamento da migrânea e tem poucos efeitos colaterais. Vide a seguir as drogas mais comumente usadas para tratamento agudo e preventivo da cefaleia na infância e suas respectivas doses[20].

| Tabela 16.1<br>Drogas mais utilizadas no tratamento das cefaleias na infância | | | |
|---|---|---|---|
| | *Dose* | *Adulto/Dia* | *Dose Máxima* |
| **Analgésicos Anti-inflamatórios** | | | |
| Ibuprofeno | 10 mg/kg/dose | 400-600 mg | 2.400 mg |
| Acetaminofeno | 10-12,5 mg/kg/dose | 650-1.000 mg | 4.000 mg |
| Dipirona | 10-15 mg/kg/dose | 500-1.000 mg | 4.000 mg |
| Naproxeno sódico | 5-7 mg/kg/dose | 250-500 mg | 1250 mg |
| **Adjuvantes** | | | |
| Metoclopramida | 1-2 mg/kg/dose | | |
| Prometazina | 0,25-1 mg/kg/dose | | 25 mg/dose |
| Nutracêuticos* | | | |
| Riboflavina (vit. $B_2$) | 50-400 mg/dia | | |
| Magnésio quelado | 5-9 mg/kg/dia | | |
| Coenzima Q10 | 50-100 mg | | |
| **Antidepressivos** | | | |
| Amitriptilina | 0,1-1 mg/kg/dia | | 50-100 mg |
| Nortriptilina | 10-75 mg | | |
| **Antiepilépticos** | | | |
| Topiramato | 1-2 mg/kg/dia | | 50-200 mg |
| Valproato de sódio | 20-40 mg/kg/dia | | 1.500 mg |

*Únicos que precisam ser manipulados, todos os outros são distribuídos pelo SUS.

## LEITURA OBRIGATÓRIA

1. Headache Classification Committee of the International Headache Society (IHS). The International Classification of Head- ache Disorders, 3rd ed. (beta version). Cephalalgia. 2013;33(9):629-808.
2. Holland S, Silberstein SD, Freitag F, et al.; Quality Standards Subcommittee of the American Academy of Neurology and the American Headache Society. Evidence- based guideline update: NSAIDs and other complementary treatments for episodic migraine prevention in adults: report of the Quality Standards Subcommittee of the American Academy of Neurology and the American Headache Society. Neurology. 2012;78(17):1346-1353.
3. Lewis DW, Ashwal S, Dahl G, et al.; Quality Standards Subcommittee of the American Academy of Neurology; Practice Committee of the Child Neurology Society. Practice parameter: evaluation of children and adolescents with recurrent headaches: report of the Quality Standards Subcommittee of the American Academy of Neurology and the Practice Committee of the Child Neurology Society. Neurology. 2002;59(4):490-498.

# REFERÊNCIAS BIBLIOGRÁFICAS

1. Lateef TM, Merikangas KR, He J, et al. Headache in a national sample of Ameri- can children: prevalence and comorbidity. J Child Neurol. 2009;24(5):536-543.
2. Abu-Arafeh I, Razak S, Sivaraman B, Graham C. Prevalence of headache and migraine in children and adolescents: a systematic review of population-based studies. Dev Med Child Neurol. 2010;52(12):1088-1097.
3. Schobitz E, Qureshi F, Lewis D. Pediatric headaches in the emergency department. Curr Pain Headache Rep. 2006;10(5):391-396.
4. Headache Classification Committee of the International Headache Society (IHS). The International Classification of Headache Disorders. 3rd ed. (beta version). Cephalalgia. 2013;33(9):629-808.
5. Abu-Arafeh I, Russell G. Prevalence of headache and migraine in schoolchildren. BMJ. 1994;309(6957):765-769.
6. Split W, Neuman W. Epidemiology of migraine among students from randomly selected secondary schools in Lodz. Headache. 1999;39(7):494-501.
7. Lipton RB, Manack A, Ricci JA, Chee E, Turkel CC, Winner P. Prevalence and burden of chronic migraine in adolescents: results of the Chronic Daily Headache in Adolescents Study (C-dAS). Headache. 2011;51(5):693-706.
8. Pakalnis A, Yonker M. 'Other' headache syndromes in children. Pediatr Ann. 2010;39(7):440-446.
9. Medina LS, Pinter JD, Zurakowski D, Davis RG, Kuban K, Barnes PD. Children with headache: clinical predictors of surgical space-occupying lesions and the role of neuroimaging. Radiology. 1997;202(3):819-824.
10. Lewis DW, Ashwal S, Dahl G, et al.; Quality Standards Subcommittee of the American Academy of Neurology; Practice Committee of the Child Neurology Society. Practice parameter: evaluation of children and adolescents with recurrent headaches: report of the Quality Standards Subcommittee of the American Academy of Neurology and the Practice Committee of the Child Neurology Society. Neurology. 2002;59(4):490-498.
11. Sakai F. Oral triptans in children and adolescents: an update. Curr Pain Headache Rep. 2015;19(3):8. doi: 10.1007/s11916- 015-0478-z.
12. Bigal ME, Rapoport AM, Sheftell FD, Tepper SJ, Lipton RB. Transformed migraine and medication overuse in a tertiary headache center clinical characteristics and treatment outcomes. Cephalalgia. 2004;24(6):483-490.
13. Patniyot IR, Gelfand AA. Acute treatment therapies for pediatric migraine: a qualitative systematic review. Headache. 2016;56(1):49-70.
14. O'Brien HL, Kabbouche MA, Kacper-Ski J, Hershey AD. Treatment of pediatric migraine. Curr Treat Options Neurol. 2015;17(1):326. doi: 10.1007/s11940-014- 0326-1.
15. Powers SW, Coffey CS, Chamberlin LA, et al.; CHAMP Investigators. Trial of amitriptyline, topiramate, and placebo for pediatric migraine. N Engl J Med. 2017;376(2):115-124.
16. Holland S, Silberstein SD, Freitag F, et al.; Quality Standards Subcommittee of the American Academy of Neurology and the American Headache Society. Evidence- based guideline update: NSAIDs and other complementary treatments for episodic migraine prevention in adults: report of the Quality Standards Subcommittee of the American Academy of Neurology and the American Headache Society. Neurology. 2012;78(17):1346-1353.
17. Powers SW, Kashikar-Zuck SM, Allen JR, et al. Cognitive behavioral therapy plus amitriptyline for chronic migraine in children and adolescents: a randomized clinical trial. JAMA. 2013;310(24):2622-2630.
18. Wang F, Van Den Eeden SK, Ackerson LM, Salk SE, Reince RH, Elin RJ. Oral magnesium oxide prophylaxis of frequent migraines headache in children: a randomized, double-blind, placebo-controlled trial. Headache. 2003;43(6):601-610.
19. Tfelt-Hansen PC. Evidence-based guideline update: pharmacologic treatment for episodic migraine prevention in adults: report of the Quality Standards subcommittee of the American Academy of Neurology and the American Headache Society. Neurology. 2013;80(9):869-870.
20. Miano S, Parisi P, Pelliccia A, Luchetti A, Paolino MC, Villa MP. Melatonin to prevent migraine or tension-type headache in children. Neurol Sci. 2008;29(4):285-287.

# 17

# Epilepsia na Infância

Cristiane Maria da Rocha

## ▪ Introdução

A epilepsia é uma doença cerebral caracterizada pela presença de duas crises epilépticas não provocadas com intervalo maior que 24 h ou de pelo menos uma crise epiléptica em algum momento da vida, com alta chance de novos episódios recorrentes semelhantes ao primeiro dentro dos próximos 10 anos. A crise epiléptica, por sua vez, é a manifestação clínica de uma descarga elétrica repetitiva e maciça, súbita, autolimitada e relativamente rápida em uma determinada área do cérebro. Sua expressão clínica dependerá da região cerebral onde ocorreu a descarga, se ficou restrita a essa região (crise parcial) ou se generalizou para ambos os hemisférios (crise generalizada)[1].

A incidência da epilepsia na infância é considerada alta na população e estimada em 70 por 100.000, porém, com um provável melhor prognóstico ao longo da vida, se comparada à do adulto. Estima-se que 0,5 a 1% de todas as crianças terão pelo menos um evento epiléptico na vida e 3 a 5% das crianças terão pelo menos uma crise epiléptica febril nos primeiros 5 anos de vida[2]. A maioria dos estudos aponta uma discreta predominância de epilepsia no sexo masculino e em classes sociais mais baixas, mas nenhuma diferença inter-racial[3].

A manifestação clínica, a evolução, o prognóstico, a etiologia e o tratamento da epilepsia na infância são diferentes, se comparados ao adulto, embora tenham pontos em comum no que diz respeito aos mecanismos epileptogênicos e parâmetros de avaliação.

A abordagem inicial, feita no capítulo de Epilepsia no adulto quanto a conceitos básicos, classificação, critérios de tratamento inicial e seguimento, aplica-se na faixa etária pediátrica, porém, guardadas algumas particularidades. Esse capítulo tem como objetivo identificar os pontos de maior relevância para condução da epilepsia na infância pelo Médico de Família que faz atendimento ambulatorial, com o intuito de guiá-lo até que a criança consiga uma consulta com o especialista.

## ▪ Como reconhecer uma crise?

Crises epilépticas são fenômenos clínicos que surgem, em sua maioria, sem causa aparente, ou seja, "não provocados". Costumam ser movimentos "estereotipados" ou cursar associados a comportamentos diferentes do que é visto na criança, e quando se repetem costumam ser muito parecidos e no mesmo horário do primeiro evento. Por isso, a anamnese detalhada com o descritivo do fenômeno é tão importante. Atualmente, a possibilidade de filmar em tempo real o evento auxilia muito no esclarecimento do quadro clínico, principalmente se esse for recorrente.

Atenção para as seguintes situações:

- queda ao solo com rápida recuperação da consciência e sem amnésia pós-ictal, ou seja, o paciente lembra de tudo até o início do episódio: mais comum em quadros sincopais;
- fenômenos que cursam com cianose ou palidez são mais prováveis de terem alguma relação com distúrbios cardíacos, como arritmia, por exemplo;
- eventos desencadeados por "birra" ou choro seguidos de perda de tônus corporal e rebaixamento da consciência são muito comuns em crianças com até 3 anos, com perda de fôlego e anemia ferropriva;
- comportamentos estranhos que ocorrem no meio da noite, em geral em crianças entre 6 e 8 anos de idade, normalmente são parassonias (terror noturno, sonambulismo etc.).

## ▪ Causas mais comuns na infância

A etiologia da epilepsia na infância é muito variada e é estratificada conforme a faixa etária. Está longe do escopo desse livro discutir detalhes da mesma, bem como sua etiopatogenia, porém, conhecer o que é mais comum nesses casos poderá auxiliar o Médico da Família na conduta inicial, enquanto o pequeno paciente não é atendido pelo neurologista infantil (Tabela 17.1).

| Tabela 17.1 Causas mais comuns de epilepsia na infância | | |
| --- | --- | --- |
| *Período neonatal* | *Abaixo de 2 anos de idade* | *Acima de 3 anos de idade* |
| ▪ Doenças metabólicas agudas<br>▪ Anóxia neonatal<br>▪ Malformação do SNC<br>▪ Doenças genético-metabólicas (DGM) | ▪ Convulsão febril<br>▪ Doenças metabólicas agudas decorrentes de infecções (diarreia, vômitos, etc.)<br>▪ Infecções do SNC<br>▪ DGM | ▪ Síndromes epilépticas da infância<br>▪ Trauma<br>▪ Infecções do SNC<br>▪ Doenças metabólicas agudas decorrentes de infecções (diarreia, vômitos, etc.) |

## ▪ Diagnóstico diferencial

Nem sempre é fácil reconhecer uma crise epiléptica na infância. A semiologia das crises é muito variada nessa faixa etária e confunde-se com situações comuns da prática clínica.

Fique atento para alguns exemplos:

- cólicas infantis, em menores de 9 meses, que não cessam com medicação analgésica e são associadas a alguma atividade motora: flexão de tronco, tremor de mãos e/ou pés, olhar vago. Pode ser um tipo de crise epiléptica grave chamada espasmo. Peça para alguém filmar o evento!;
- parada comportamental rápida, que não interfere na brincadeira ou no fluxo de pensamento da criança. Pode ser uma epilepsia conhecida como *ausência*. Há casos em que os familiares só percebem passados muitos meses do início porque, sem tratamento, esses episódios tornam-se muito frequentes passam a impactar na qualidade de vida da criança;
- eventos noturnos, em geral, no mesmo horário, caracterizados por despertar súbito, algum movimento de pernas ritmado, olhos abertos, vocalizações que duram alguns minutos, em que a criança volta a dormir normalmente e não lembra do acontecido da noite anterior. Pode ser uma *epilepsia do sono*.

Além destas, é necessário considerar algumas condições clínicas muito comuns na faixa etária pediátrica. Veja a seguir.

## Perda de fôlego

Conhecida também como crise de birra ou tomada de choro. É o evento que mais se confunde com crise epiléptica. Após chorar, cair ou ser contrariada, a criança para, adquire uma postura um pouco tônica, fica pálida ou cianótica e após 1 a 3 minutos volta ao normal, às vezes até chorando um pouco, algumas vezes um pouco hipotônica e depois recobra a atividade normalmente.

Em geral ocorre antes dos 2 anos de idade e tem sempre um fator desencadeador (raiva, choro, contrariedade, etc.), além de poder estar associada a anemia ferropriva ou a ferropenia.

Os episódios tendem a ser progressivamente mais distanciados entre si e de menor duração, à medida que a idade vai aumentando, ao contrário da epilepsia, que costuma piorar se não tratada. Em nosso ambulatório a correção dos níveis de ferro e complementação vitamínica, além de orientação familiar, tem sido o melhor tratamento para esses casos, os quais apresentam boa resposta clínica.

## Terror noturno

É o distúrbio de sono mais comum que pode ser confundido com crise epiléptica em crianças maiores. Caracteriza-se por um despertar súbito e parcial, onde a criança senta na cama no meio da noite, em geral precedido de um grito, fica parada, com os olhos abertos, com expressão de pavor, muitas vezes verbaliza algo, outras vezes não, e caso seja despertada nesse momento não se lembra do que estava acontecendo ou, às vezes, retrata algum pesadelo comumente com animais. É mais frequente no sexo masculino e na faixa etária entre 6 e 8 anos.

## Mioclonia benigna do sono

São abalos musculares rítmicos, isoladamente nos membros ou mais raramente generalizados, de curta duração, cedem espontaneamente ou ao restringirmos o membro com os abalos. Ocorrem no início do sono, mas é muito comum durante as mamadas. Tem caráter benigno e nenhuma correlação eletroencefalográfica. São mais comuns no lactente jovem e podem surgir em qualquer idade.

## Quadros sincopais

É uma condição caracterizada por perda súbita da consciência, às vezes precedida de turvamento visual, mas outras vezes não há nenhum comemorativo. A criança recobra rapidamente a consciência e seu cuidador percebe extremidades frias, palidez ou sudorese. A investigação cardiológica convencional é normal, sendo indicada nesses casos a realização do *tilt test* para confirmação diagnóstica.

## Distúrbios tóxicos

No lactente, a bromoprida e a cisaprida têm como efeito adverso reação caracterizada por irritabilidade acentuada, seguida ou não de postura tônica generalizada de todo o corpo com duração menor que 2 minutos. Ocorre em geral após a administração da droga, mesmo em doses terapêuticas. A suspensão da droga resolve o quadro.

Existem outras drogas de uso corrente pediátrico que causam crises epilépticas realmente por redução do limiar de excitabilidade da criança: clozapina, tramadol, teofilina, baclofen, etc. Ou drogas que favorecem crises por redução da absorção dos anticonvulsivantes (antiácidos e protetores gástricos).

## ▪ Situações frequentes no atendimento médico

No atendimento clínico na UBS ou até no pronto-socorro é muito comum a chegada de crianças logo após uma crise epiléptica (pós-comicial ou após o ictus). Normalmente elas chegam sonolentas ou acordadas, mas um pouco lentificadas (bradipsíquicas) e seus pais ou cuidadores extremamente angustiados com o quadro atual, querendo uma rápida resolução do problema. O primeiro passo é acalmar esses cuidadores e verificar os sinais vitais da criança. Em seguida, checar se é o primeiro episódio ou se o paciente já é portador de epilepsia. Veja a seguir as recomendações.

## Crise convulsiva febril

As crises convulsivas febris são extremamente comuns e ocorrem em torno de 2 a 5% de todas as crianças. Costumam ser rápidas, generalizadas, benignas e autolimitadas (forma simples). Em 1/3 dos casos têm características atípicas (forma complexa): ocorrem em menores de 18 meses de idade, com presença de sinais focais, duração maior que 15 minutos e múltiplas crises em um mesmo episódio febril. Esses casos costumam ter maior recorrência e estão relacionados a um risco maior de epilepsia.

As doenças virais são comumente relacionadas aos quadros de convulsão febril. Os vírus mais relacionados a elas são: influenza, adenovírus, parainfluenza, vírus sincicial respiratório e, mais raramente, o rotavírus.

Os fatores de risco que favorecem a recorrência são:

- crises de etiologia sintomática (lesões cerebrais preexistentes);
- sinais focais ao exame neurológico;
- estado de mal epiléptico;
- história familiar;
- crises febris precedendo o quadro de crise única não febril;
- erro na prescrição da droga antiepiléptica: dose subclínica, posologia errada ou medicação inadequada para a síndrome epiléptica (p. ex., uso de carbamazepina para crises mioclônicas).

As crises epilépticas febris ou convulsão febril (CF) necessitam, em geral, de investigação da causa infecciosa e do exame de eletroencefalograma (EEG) e, muito raramente, de exame de imagem.

A Academia Americana de Pediatria recomenda a indicação de ressonância de encéfalo nos casos em que é necessária imagem (CF complexa), para evitar a exposição da criança à radiação da tomografia, pelo alto risco de malignidade futura[4].

O tratamento para crise epiléptica febril da infância deverá ser pautado na causa que desencadeou a crise, ou seja, tratar a infecção. O início de DAE para CF é realizado apenas com base nos principais critérios a seguir:

- idade < 18 meses;
- CF atípica ou complexa (vide acima);
- CF recorrente;
- Crianças com infecções febris recorrentes.

Nesse caso, a droga de escolha é o fenobarbital 3-5 mg/kg/dia. Iniciar sempre com a menor dose. Também poderá ser administrado valproato de sódio 15-60 mg/kg/dia, preferencialmente em maiores de 2 anos, pelo alto risco de hepatite tóxica medicamentosa.

## Paciente já tem diagnóstico de epilepsia

Neste caso, devemos investigar as possíveis causas desencadeantes da crise:

- não aderência ao uso das drogas antiepilépticas (DAE);
- uso de subdoses das DAE pelo paciente;
- uso de DAE inadequadas ao tipo de epilepsia;
- fatores de descompensação, tais como:
  - infecção;
  - distúrbio metabólico;
  - privação de sono;

- estresse;
- menstruação.

Para o diagnóstico preciso é necessário obter história clínica e informações detalhadas do paciente e acompanhante verificando:

- quais as medicações em uso atual, dose, modo de uso e principalmente a aderência ao tratamento;
- se há fatores clínicos para descompensação;
- se o paciente apresenta crises frequentes, apesar do uso correto e dosagem adequada da DAE (epilepsia refratária?);
- considerar a possibilidade de uma crise esporádica, pois poderá haver escape de crises mesmo quando há bom controle das mesmas.

1. Se for por falta de aderência às DAE ou dosagem incorreta, sem história de fatores desencadeantes:

    1.1. Orientar somente o uso correto (posologia e horário) das medicações e alta em seguida.

    1.2. Não há necessidade de indicar internação, pois o paciente está em tratamento ambulatorial e deve receber alta assim que obtenha recuperação completa da consciência.

2. Quando for crise esporádica, com uso adequado de DAE:

    2.1. Identificar os fatores de descompensação.

    2.2. Se necessário, realizar exames subsidiários para o diagnóstico de distúrbio metabólico (eletrólitos) e infeccioso (hemograma, urina tipo I, Rx de tórax).

    2.3. Tratar ou corrigir os fatores desencadeantes identificados.

    2.4. Manter o paciente em observação, se for possível, pelo tempo que estiver realizando os exames, caso esses sejam necessários, ou até a recuperação completa da consciência.

    2.5. Manter e ajustar as DAE em uso.

3. Se o paciente apresentar crises subentrantes ou estado de mal epiléptico, deverá ser internado e tratado como descrevemos no capítulo correspondente.

4. Paciente com epilepsia refratária:

    4.1. Deverão ser investigados possíveis fatores de descompensação.

    4.2. Uso inadequado das DAE (horários inadequados, diluição de comprimidos, associação com medicamentos para refluxo etc.);

    4.3. A internação só se tornará necessária se houver aumento significativo das crises, não recuperação da consciência ou alterações infecciosas ou metabólicas que necessitem de tratamento hospitalar.

    4.4. Se estes pacientes tiverem realizado investigação prévia com exames de imagem *não há necessidade de repetição*, a não ser que haja suspeita de nova afecção, como trauma ou processo infeccioso.

    4.5. *Evitar a troca das DAE em uso ou associação com outra DAE*, pois o paciente faz acompanhamento neurológico ambulatorial. A mudança da DAE deverá ficar a cargo do neurologista acompanhante.

## Paciente com a primeira crise convulsiva

1. Identificar, através da anamnese, se é crise única de fato ou recorrente e se houve algum fator desencadeante, como distúrbio metabólico, infecção, trauma, intoxicação exógena, etc.

    1.1. Verificar a faixa etária e tentar pontuar a causa mais comum para esse caso.

2. Através da anamnese, tentar identificar como começou a crise, qual foi o primeiro sinal de alarme, porque ajudará a escolher a droga mais adequada para idade até a consulta do especialista. Siga as orientações abaixo:

   2.1. Crianças com até 24 meses: fenobarbital 3-5 mg/kg/dia em dose única (1-2 anos) ou a cada 12 h (abaixo de 1 ano). Na apresentação a 4% fornecida pelo SUS cada 1 gt = 1 mg.

   2.2. Crianças na primeira infância e se tiverem alguma comorbidade associada (p. ex., paralisia cerebral, atraso global, autismo, etc.) podem responder bem com valproato de sódio 15-60 mg/kg/dia. Iniciar com a dose mais baixa e em duas tomadas.

   2.3. Crianças com crises epilépticas relacionadas ao período do sono respondem bem a carbamazepina 10-30 mg/kg/dia a cada 8 h. Iniciar com 1/3 da dose e ir aumentando a cada 7 dias.

   2.4. Recomenda-se a realização de exames gerais: glicemia, hemograma, função hepática, dosagem de eletrólitos, urina tipo I e Rx de tórax, principalmente se houver suspeita de infecção associada.

   2.5. Encaminhar com urgência para um serviço de referência com atendimento especializado.

# REFERÊNCIAS BIBLIOGRÁFICAS

1. Wilmshurst JM, Gaillard WD, Vinayan KP et al. Summary of recommendations for the management of infantile seizures: Task Force Report for the ILAE Commission of Pediatrics. Epilepsia. 2015 Aug;56(8):1185-97. doi: 10.1111/epi.13057. Epub 2015 Jun 30.
2. Gaínza-Lein M, Sánchez Fernández I, Jackson M. Association of Time to Treatment With Short-term Outcomes for Pediatric Patients with Refractory Convulsive Status Epilepticus. JAMA Neurol. 2018 Apr 1;75(4):410-418. doi: 10.1001/jamaneurol.2017. 4382.
3. Cui W, Kobau R, Zack MM, Helmers S, Yeargin-Allsopp M. Seizures in Children and Adolescents Aged 6-17 Years – United States, 2010-2014. MMWR Morb Mortal Wkly Rep. 2015;64(43):1209-14.
4. Pearce MS, Salotti JA, Little MP, et al. Radiation exposure from CT scans in childhood and subsequent risk of leukaemia and brain tumours: a retrospective cohort study. Lancet. 2012 Aug 4;380(9840):499-505. doi: 10.1016/S0140-6736(12)60815-0. Epub 2012 Jun 7.

# LEITURA RECOMENDADA

1. Nitrini R, Bacheschi LA. A neurologia que todo médico deve saber. 3ª ed. São Paulo: Editora Atheneu; 2015.

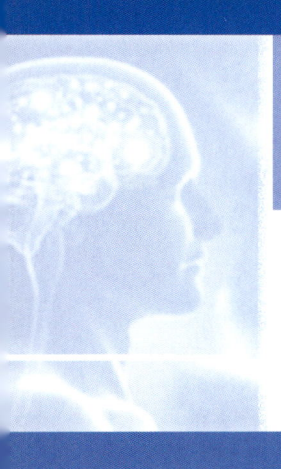

# 18

# Transtorno do Desenvolvimento Neuropsicomotor

Thúlio Carvalho Morais

## ▪ Introdução

Após o nascimento, o recém-nascido ainda não está plenamente preparado para o meio em que acabou de chegar. O sistema nervoso passará por alterações evolutivas e adaptativas que permitirão a este neonato tornar-se um lactente que possa sentar, ficar em pé, andar e correr. É de conhecimento popular que a criança passa por etapas de aquisição de habilidades ao longo do seu crescimento, as quais são inerentes ao ser humano.

Por definição, o desenvolvimento neuropsicomotor (DNPM) consiste no crescimento e desenvolvimento neurológico e psicológico dos seres humanos desde a infância até a fase adulta, com início ainda na fase intrauterina, num contínuo que vai tendo interação íntima e inevitável com o meio ambiente[1].

No entanto, do mesmo modo que alguns fatores internos ou externos podem modular de forma positiva este desenvolvimento, outros fatores provenientes das mesmas fontes podem alterá-lo de forma a resultar em um atraso ou uma regressão dos marcos do desenvolvimento. Sejam doenças neurológicas ou metabólicas geneticamente determinadas, sejam privações de estímulos ambientais, nutricionais ou psicológicos, uma ampla gama de fatores pode contribuir para esta alteração, cuja investigação irá requerer a identificação pelo Pediatra ou Médico de Família (MF) precocemente, seguida da participação de um Neurologista Pediátrico.

Na prática clínica pediátrica, o DNPM é avaliado conjuntamente com o desenvolvimento ponderoestatural da criança, sendo conhecimento integrante do campo de atuação da especialidade básica. Saber reconhecer o atraso do desenvolvimento neuropsicomotor e investigar causas comuns pode evitar o atraso de medidas intervencionistas em condições nas quais o especialista (Neurologista Pediátrico) não está tão facilmente disponível.

Este capítulo tem como objetivo fornecer um resumo sobre o adequado DNPM e um guia sobre o raciocínio de investigação etiológica para a criança com alteração do mesmo.

## ▪ Desenvolvimento neuropsicomotor adequado

O conceito tradicional de DNPM engloba a avaliação individual de seis domínios físicos e psicológicos: motor grosseiro, motor fino, linguagem receptiva, linguagem expressiva, solução de problemas e habilidades sociais adaptativas[2]. Todos esses domínios são avaliados com o auxílio de tabelas com os marcos do desenvolvimento por idade, que podem ser encontrados em livros de puericultura ou de neurologia pediátrica.

A escala mais utilizada para estes fins é a Escala de Denver II, cujos testes propostos indicam se há ou não atraso em algum dos domínios avaliados (pessoal-social, motor fino e adaptativo, linguagem e motor grosseiro). Ela aponta marcos do desenvolvimento até os 6 anos de idade.

## ▪ Alterações do desenvolvimento neuropsicomotor

Devido à maior velocidade e ao maior número de marcos obtidos ao longo dos primeiros 2 anos de vida, é geralmente neste período que as alterações do desenvolvimento são inicialmente percebidas. No entanto, elas não são exclusivas deste período, o que deve manter o pediatra alerta para os diferentes tipos de alteração do DNPM que podem surgir ao longo dos anos.

Tais alterações podem ser divididas levando-se em consideração duas características: a quantidade de domínios envolvidos e a progressão temporal com que ela se instala. Tais divisões encontram-se na Tabela 18.1.

O conhecimento topográfico de algumas doenças do sistema nervoso central ajuda na exemplificação de alguns tipos de alteração do DNPM.

Doenças neuromusculares (ou seja, do sistema nervoso periférico) costumam levar a atrasos dissociados puramente motores, com progressão temporal que varia de acordo com a característica de base da doença. Por exemplo, enquanto algumas miopatias congênitas podem ter curso regular ou estagnado, algumas distrofias musculares têm curso involutivo.

Doenças com disfunção encefálica (ou seja, do sistema nervoso central) costumam promover comprometimento global do desenvolvimento (motor e cognitivo) que igualmente vai apresentar diferentes formas de evolução, dependendo da etiologia de base[2].

A Tabela 18.2 traz as principais causas de atraso do DNPM de acordo com o domínio predominantemente acometido.

A regressão do DNPM, ou seja, a perda dos marcos do desenvolvimento já previamente alcançados, deve sinalizar o pediatra para doenças de caráter progressivo. Os principais exemplos são as encefalopatias progressivas, as distrofias musculares e os transtornos do espectro autista. O encaminhamento para o Neurologista Pediátrico deve ser feito de forma precoce, pois algumas das patologias podem ter terapias modificadoras da doença (como por exemplo a adrenoleucodistrofia ligada ao X).

É importante ressaltar aqui que alguns pacientes apresentam uma aparente involução do DNPM em vigência de piora clínica concomitante, configurando uma "pseudorregressão" do DNPM. Esse quadro é desencadeado secundariamente por situações clínicas potencialmente tratáveis, e costuma ter grande potencial de reversão após resolvida a condição deflagradora. Como exemplos, temos quadros de epilepsia mal controlada, uso excessivo de medicações antiepilépticas, doenças sistêmicas infecciosas e inflamatórias e até problemas emocionais, como a depressão[2].

| Tabela 18.1 Alterações do DNPM segundo domínios evolutivos ||
|---|---|
| **Domínios envolvidos** | **Progressão temporal** |
| Atraso global: comprometimento de dois ou mais domínios (ocasionalmente, todos) | Regular: paciente mantém aquisição dos marcos em velocidade constante |
| Dissociação: atraso isolado de um domínio ou maior comprometimento de um domínio em relação a outros menos comprometidos | Estagnado: paciente não adquire novos marcos |
| Desvio: alteração da sequência natural do desenvolvimento, com a omissão de alguns marcos esperados | Regressivo (involutivo): paciente apresenta perda de marcos já previamente alcançados |

| Tabela 18.2 Causas de atraso do DNPM segundo domínios evolutivos | | |
|---|---|---|
| *Atraso predominante da fala* | *Atraso predominante da motricidade* | *Atraso global do desenvolvimento* |
| Atraso do desenvolvimento da fala e da linguagem | Doenças neuromusculares | Distúrbios perinatais |
| Doenças do ouvido externo e interno | Ataxia | Infecções congênitas |
| Transtorno do espectro autista | Hemiplegia | Malformações do encéfalo |
| Síndrome perissilviana bilateral congênita | Hipotonia | Distúrbios cromossômicos |
| | Paraplegia | Encefalopatias progressivas |

# ▪ Investigação

Antes de mais nada, a adequada anamnese e o exame físico minucioso do paciente devem ser feitos como de praxe na prática médica. Especial atenção deve ser dada à história gestacional, haja vista infecções congênitas terem importante correlação com sequelas neurológicas, assim como à história perinatal, momento no qual a encefalopatia hipóxico-isquêmica pode se instalar em condições de má assistência obstétrica. A história familiar também é de suma importância para quadros de doenças geneticamente determinadas, o que pode guiar a investigação de forma mais direcionada para testes moleculares específicos[1].

De modo geral, ao lidarmos com crianças com atraso do DNPM devemos investigar *causas visuais e auditivas* para o mesmo, devido ao elevado percentual de deficiência nestas áreas (13 a 50% visual e 18% auditiva) em pacientes com atraso. Com isso, sugere-se inicialmente o encaminhamento para avaliação oftalmológica e a solicitação de exames da audição (audiometria tonal e comportamental / emissões otoacústicas / imitanciometria / BERA ou potencial evocado auditivo do tronco cerebral).

Quando há suspeita de *etiologia cerebral*, um exame de neuroimagem sempre deve ser realizado. O exame de ressonância nuclear magnética sempre vai ser preferível à tomografia computadorizada (TC), pela a alta carga de radiação ionizante da mesma, no entanto, a TC terá, por sua vez, melhor indicação em casos com suspeição de calcificações por infecções congênitas (alterações mais bem visualizadas em tal exame).

Sabendo que *alterações cromossômicas* são a causa isolada mais comum de deficiência intelectual grave, a análise com cariótipo com bandas G de alta resolução e, subsequentemente, com CGH-*array* (hibridização genômica comparativa em microarranjos de DNA) pode determinar o diagnóstico etiológico genético.

Na suspeição de *erros inatos do metabolismo*, os exames de triagem específicos devem ser solicitados mesmo que o paciente já tenha um "teste do pezinho" normal. A avaliação da cromatografia de aminoácidos e do perfil de acilcarnitinas no plasma, além da pesquisa de ácidos orgânicos na urina constituem o rastreio inicial dos erros inatos. Um profissional experiente na área deve realizar a análise cuidadosa dos resultados, haja vista a possibilidade de falsos resultados (positivos ou negativos), a depender de inúmeras condições sistêmicas, do uso de medicações pelo paciente ou condições ambientais que podem influenciar tais resultados.

Na vigência de *crises epilépticas* presenciadas ou suspeitadas, a avaliação com EEG é mandatória, com o intuito de auxíliar no diagnóstico de síndromes epilépticas específicas. No contexto de regressão do DNPM após o início de crises convulsivas, alguns diagnósticos que se aglomeram sob o termo de "encefalopatias epilépticas" devem ser investigados.

## ▪ Tratamento

Considerando a pluralidade de causas de alteração do DNPM, diferentes formas de abordagem terapêutica podem ser indicadas para cada caso. Com uma abordagem multidisciplinar os pacientes devem ser incluídos em terapias de reabilitação neurológica, com fisioterapia motora, fonoaudiologia e terapia ocupacional, conforme suas necessidades individuais. Uma parte crucial desta abordagem é a orientação aos pais quanto à importância de tais terapias, cujos benefícios podem não ser vistos em curto prazo, favorecendo o abandono dessas terapias por pais ou cuidadores. Há estudos que comprovam que quanto mais precoce a estimulação de crianças com atraso neurológico, melhor o desempenho em longo prazo das mesmas[1].

Na condição de lidarmos com uma doença com tratamento específico disponível, este deve ser iniciado o quanto antes. De forma similar, o controle medicamentoso adequado de crises convulsivas e de alterações comportamentais importantes também auxilia numa melhor reabilitação do paciente com atraso do DNPM.

Quanto ao prognóstico destes pacientes, não há uma forma fácil de determinar quais pacientes terão ou não uma evolução favorável. O que se sabe é que a plasticidade cerebral da criança pode proporcionar resultados imprevisíveis que podem ser positivos ou não. Os familiares devem ser bem orientados quanto à possibilidade de déficits irreversíveis, a despeito das terapias ofertadas para os pacientes.

## ▪ Acompanhamento na APS

Levando em consideração o que foi exposto neste capítulo, fica evidente o papel crucial do médico da atenção primária na detecção inicial de alterações do DNPM na prática clínica diária. Com a sequência de investigação sugerida, a solicitação de alguns exames pode ocorrer concomitantemente ao encaminhamento para o especialista, o que otimiza o tempo de investigação e facilita a potencial antecipação do diagnóstico etiológico.

Uma vez que o paciente já tenha um diagnóstico etiológico determinado, ele poderá ou não precisar manter o seguimento com um Neurologista Pediátrico, a depender de tal diagnóstico. Em quadros com patologias de caráter progressivo ou com terapias específicas, o seguimento deverá ser mantido pelo especialista, por apresentar maior experiência nessa área. Em quadros com patologia estável, cujo protótipo mais comum é a encefalopatia hipóxico-isquêmica, o paciente poderá manter seguimento apenas com o pediatra da atenção primária, seguindo as orientações de reabilitação neurológica específicas para cada caso, com orientação de reencaminhamento caso haja piora de antigos ou surgimento de novos sintomas neurológicos.

Em todas as situações, cabe ao MF estar atento a condições que fogem da normalidade da criança, para um rápido encaminhamento, bem como ao acolhimento regular nos portadores de doença neurológica e suas famílias, com condutas individualizadas, não deixando de oferecer a cada paciente a atenção que ele necessita.

## REFERÊNCIAS BIBLIOGRÁFICAS

1. Bodensteiner JB. The evaluation of the hypotonic infant. Seminars in Pediatric Neurology. 2008;15:10-20..
2. Rodrigues, M.M. Tratado de Neurologia Infantil. Marcelo Masruha Rodrigues, Luiz Celso Pereira Vilanova, orgs. Rio de Janeiro: Atheneu; 2017.
3. Swaiman KF, Ashwal S, Ferriero DM, Schor NF. Swaiman's Pediatric Neurology: Principles and Practice. 6th ed. Philadelphia: Elsevier Health Sciences, 2017.

## LEITURA RECOMENDADA

1. Moura-Ribeiro MVL, Ferreira LS, Schmutzler KMRS (Orgs.). Condutas em neurologia infantil. 3ª ed. Rio de Janeiro: Thieme Revinter Publicações; 2017.
2. Nitrini R, Bacheschi LA. A Neurologia que todo médico deve saber. 3 ed. São Paulo: Atheneu; 2015.

# 19

# Paralisia Cerebral

Tatiana Rocha Bastos • Luiz Claudio Lacerda Rodrigues • Cristiane Maria da Rocha

## ▪ Introdução e conceito

A Paralisia Cerebral (PC), também conhecida como Encefalopatia Cerebral Infantil Não Progressiva (ECINP), é um distúrbio caracterizado por alteração do movimento, postura e tônus muscular, de caráter não progressivo, causado por lesão no cérebro imaturo e em desenvolvimento, geralmente no período perinatal, com apresentação clínica variável e heterogênea decorrente da região cerebral afetada[1].

Os distúrbios motores da paralisia cerebral são frequentemente acompanhados por problemas respiratórios e de deglutição além de distúrbios da sensibilidade, percepção, cognição, comunicação e problemas musculoesqueléticos secundários[2].

## ▪ Epidemiologia

Globalmente, a paralisia cerebral afeta cerca de 1,5 a 4 crianças a cada 1.000 nascidos vivos, sendo a causa mais comum de deficiência física grave na infância[3,4].

A incidência, a prevalência e as causas mais comuns de PC variam ao longo do tempo e com a localização geográfica nas quais nascem essas crianças, podendo ser menores e menos graves em função da presença de cuidados pré-natais, perinatais e pós-natais mais eficientes.

Assim, enquanto em países desenvolvidos a origem da doença está associada a prematuridade e ao baixo peso ao nascer, nos países em desenvolvimento lidamos com infecções pré-natais, asfixia ou trauma perinatal, hiperbilirrubinemia por incompatibilidade materno-fetal, trauma por violência domiciliar, como a "síndrome do bebê sacudido", etc.

## ▪ Etiologia

A etiologia é diversa e multifatorial e pode ocorrer nos períodos pré-natal, perinatal e pós-natal, inclusive na primeira infância. Quanto mais baixo peso e mais prematura é a criança, maior o risco e a incidência de PC nessa população.

No período pré-natal, ocorre a maior parte dos eventos que podem causar a paralisia cerebral, porque o cérebro do feto é mais suscetível a danos nessa época. Tantos fatores inerentes ao feto (doenças genéticas), fatores ligados à mãe (problemas uterinos, doenças sistêmicas materna, etc.) e fatores característicos da própria gravidez (incompatibilidade de Rh, polidrâmnio, ruptura da placenta, gestações múltiplas, exposição a álcool e drogas) podem levar a comprometimento do feto.

Em nosso meio, não podemos esquecer das infecções congênitas TORCHS (toxoplasmose, rubéola, citomegalovírus, herpes simples, sífilis) e zika vírus.

Já no período perinatal, dentro da primeira semana de vida do recém-nascido, geralmente a paralisia cerebral está associada a asfixia ocorrida ao nascimento, hemorragias cerebrais, muito comuns em prematuros e anoxiados, ou por trauma durante o trabalho de parto.

Quanto às causas pós-natais temos a icterícia grave não tratada (encefalopatia hiperbilirrubínica), meningoencefalites bacterianas, traumatismos cranioencefálicos, malformações cerebrais etc.[5].

## ▪ Quadro clínico e diagnóstico

A criança portadora de paralisia cerebral nasce sem deformidade e, geralmente, não é possível ter certeza do diagnóstico antes dos 6 meses de idade. A suspeita inicial ocorre quando a criança não atinge os marcos do desenvolvimento normal. É imprescindível estar atento ao relato da mãe ou cuidador durante a anamnese, pois ela normalmente é a primeira a perceber que sua criança não vai bem, principalmente se houver história de algum agravo pregresso.

Os primeiros sinais de paralisia cerebral incluem[6]:

a. atraso dos marcos de desenvolvimento normal;

b. hipotonia ou hipertonia excessiva; mãos fechadas, polegares aduzidos;

c. persistência de reflexos primitivos além das idades conhecidas;

d. postura inadequada, distonias.

Uma vez definido que existe suspeita de PC ou o médico de família se depare com uma condição já estabelecida, é importante classificar o quadro clínico. Dessa forma, a classificação da paralisia cerebral pode ser feita quanto a:

- ▪ topografia;
- ▪ quadro clínico fisiológico (distúrbio do movimento);
- ▪ alteração das funções motoras: espástica, discinética (distônica e coreoatetoide) e atáxica[2].

Quanto à classificação geográfica, entende-se que o paciente tem uma região específica do corpo afetada. Classicamente, a terminação "plegia" é usada como significado de ausência de movimento, e o termo "paresia", como diminuição. Na prática, o paciente apresenta uma diminuição do movimento, mas o termo plegia se consagrou no uso corriqueiro. Por isso, as formas de paralisia cerebral podem ser do tipo:

i. **monoplegia:** apenas um membro está comprometido, geralmente o membro inferior;

ii. **hemiplegia:** um lado do corpo está comprometido e, geralmente, a extremidade superior está mais comprometida que a extremidade inferior;

iii. **paraplegia:** ambos os membros inferiores estão igualmente comprometidos;

iv. **diplegia:** corresponde a 50% de todos os casos de PC e o paciente apresenta todos os membros comprometidos, mas ambos os membros inferiores estão mais afetados que os membros superiores. Podem ocorrer anormalidades sensoriais/motoras finas na extremidade superior;

v. **tetraplegia:** os quatro membros estão comprometidos igualmente, mas o paciente mantém o controle normal da cabeça/pescoço;

vi. **hemiplegia dupla:** ambos os hemicorpos estão comprometidos, com comprometimento maior dos membros superiores;

vii. **corpo inteiro:** todos os quatro membros estão gravemente comprometidos e falta o sustento da cabeça e do pescoço.

A *paralisia cerebral espástica* é a forma mais comum e é decorrente de lesão cortical ou da via corticoespinal. A espasticidade é o aumento do tônus muscular e sua intensidade depende da velocidade do estiramento passivo do músculo, levando a uma hiper-reflexia no membro afetado.

A *forma discinética* é a segunda forma mais comum e cursa com aumento do tônus global, posturas anormais e torcionais durante a realização de movimentos de intensidade variada.

A *forma atáxica* é caracterizada por um distúrbio da coordenação global e que é mais bem observado durante a marcha. O paciente pode apresentar tremor decorrente de lesão cerebelar.

O quadro clínico de *hipotonia* é caracterizado por uma fraqueza associada a baixo tônus muscular e reflexos tendíneos normais. Frequentemente, precede todas as formas citadas acima até que o quadro clínico definitivo se instale, entre 1 e 2 anos de vida.

Outra forma de identificar as habilidades motoras grossas de uma criança com PC é conhecida como Sistema de Classificação da Função Motora Grossa (GMFCS, vide a seguir). Ele foi desenvolvido para descrever as habilidades funcionais e as limitações da função motora dessas crianças em dois períodos diferentes de vida: nas faixas etárias dos 6 aos 12 anos de idade e dos 12 aos 18 anos idade[7,8]. É composto por cinco níveis, sendo ordenado do melhor para o pior prognóstico de habilidade e função:

- **Nível I –** o paciente possui uma marcha independente sem limitações, pula e corre, podendo apresentar uma diminuição da velocidade, do equilíbrio e da coordenação.
- **Nível II –** o paciente anda com limitações mesmo em superfície plana, engatinha e tem dificuldade em pular e correr.
- **Nível III –** o paciente anda com o auxílio de muletas ou andadores, sobe escadas segurando no corrimão, depende da função dos membros superiores para movimentar-se, e em longas distâncias faz uso de cadeira de rodas.
- **Nível IV –** o paciente senta-se em cadeira adaptada, faz transferências com ajuda de terceiros, anda com o nadador em pequenas distâncias. Pode ou não ter autonomia para movimentar sua cadeira.
- **Nível V –** o paciente necessita de adaptações para sentar, é totalmente dependente nas atividades de vida diária e na locomoção, pode tocar cadeira de rodas motorizada com adaptações.

Pode ser útil o uso da Escala de Mobilidade que descreve o nível de assistência que a criança necessita para movimentação em três diferentes ambientes: casa (distâncias até 5 metros), escola (distâncias até 50 m) e comunidade (distâncias até 500 m). Com essa informação poderemos propor adaptações ao seu ambiente familiar e escolar.

Considerando que a maioria dos casos de PC é proveniente de agravos perinatais, o exame principal para diagnosticar essas lesões é a ressonância magnética de encéfalo, que costuma estar alterada em até 90% dos casos com as seguintes alterações mais comuns: perda de substância branca, alterações de sinal em núcleos da base e malformações[9].

## Avaliação da Função Motora Global (Gross Motor Function Measure) – 6 a 18 anos de idade

**(adaptação pelo autor de GMFCS descriptor: Palisano et al. (1997) Dev Med Child Neurol 39:214-23. CanChild:www.canchild.ca)**

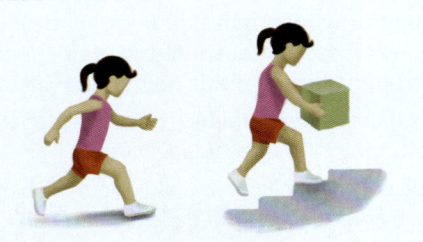

### NÍVEL 1

Deambula sozinha em casa e nos ambientes externos, consegue subir escadas sem auxílio ou corrimão. Consegue correr e pular, porem a velocidade, equilíbrio e coordenação são limitados à sua imaturidade motora.

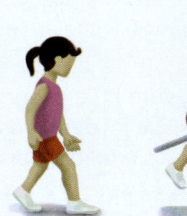 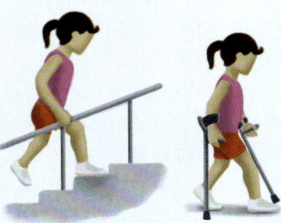

### NÍVEL 2

Marcha independente, mas pode haver limitantes ambientais (ex: calçadas com muitas irregularidades, piso de terra, locais com multidão etc.). Na escola ou no trabalho necessita ou muletas ou uso de corrimão. Para longas distâncias necessita auxílio de cadeiras de rodas ou veículo com rodas.

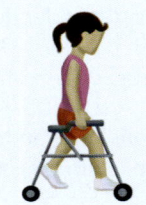 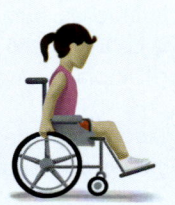 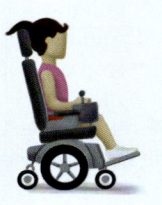

### NÍVEL 3

Consegue caminhar com auxílio de muletas. Necessita de corrimão com supervisão para subir escadas. Na escola, no trabalho ou em ambientes externos necessita de cadeira de rodas para seu deslocamento.

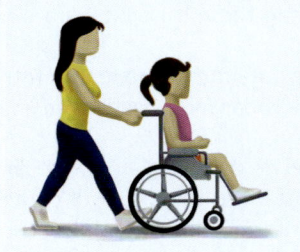 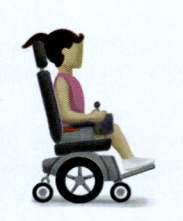

### NÍVEL 4

Necessita de cadeira de rodas, na maioria das atividades fora de casa, e pode operá-la só. Dentro de casa pode caminhar curtas distancias. Assistência de 1 a 2 pessoas para transferência de posições.

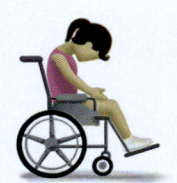 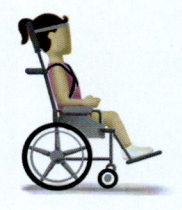

### NÍVEL 5

O transporte é feito sempre em cadeira de roda. Possui dificuldade para manter o sustento cefálico adequadamente e postura de tronco e controle de pernas e braços é inadequada. Dependência completa de terceiros.

## ▪ O que observar no exame físico da criança portadora de paralisia cerebral

O exame físico é importante tanto na fase preliminar, para se estabelecer um diagnóstico, quanto nas avaliações subsequentes, nas quais são examinados o tônus muscular e a função motora grossa, avaliando as patologias musculoesqueléticas secundárias através da:

1. observação da postura, do movimento e da marcha;
2. avaliação da função motora grossa;
3. evolução do tônus muscular (observação, palpação e reflexos);
4. evolução das deformidades torcionais nos ossos longos;
5. evolução de sensibilidade: especialmente a hemiplegia de membros superiores.

No exame físico ortopédico temos alguns testes e manobras que vão guiar o manejo do tratamento do paciente com paralisia cerebral e que não cabem no escopo desse livro, porém o médico de família poderá identificar alterações físicas no paciente que podem ser sugestivas de algum problema ortopédico, e assim fazer a indicação rápida para o especialista. São essas:

- contraturas articulares;
- encurtamento de algum membro;
- rotação anormal de um ou ambos os membros inferiores;
- excessiva hipertonia que dificulta a extensão do membro;
- dor à movimentação passiva do membro;
- deformidade torcional dos ossos longos;
- alteração da curvatura da coluna;
- observação da marcha.

## Tratamento Clínico

Qualquer paciente portador de PC deverá realizar fisioterapia diariamente. Muitas vezes os exercícios necessários em crianças pequenas poderão ser feitos pela mãe ou cuidador, em casa após orientação do profissional de Fisioterapia (ver Capítulo 23 – Acompanhamento Multidisciplinar na Atenção Primária à Saúde da Criança Portadora de Doença Neurológica). Essa etapa constará de:

- *Fisioterapia*: alongamento muscular e tendíneo cuja finalidade é o aumento do comprimento do músculo e de tendões em pacientes com espasticidade.
- *Órtese*: é um apoio ou dispositivo externo aplicado ao corpo para modificar os aspectos funcionais ou estruturais de membros para obtenção de alguma vantagem mecânica ou ortopédica. Podem ser rígidas ou articuladas. Cada órtese apresenta uma função específica de acordo com o comprometimento motor.
- *Tratamento Medicamentoso da Espasticidade*: o uso de relaxantes musculares de ação central (benzodiazepínicos e baclofeno) é eficaz quando não há contratura fixa das articulações. Em crianças, preferimos o baclofeno, que não leva a dependência química e é disponibilizado pelo SUS. Inicia-se com 2,5 mg uma ou duas vezes ao dia, devendo ser aumentado a cada 10 dias até um máximo de 40 mg/dia, em função da melhora da resposta motora.
- *Toxina Botulínica Tipo A*: indicada no tratamento da espasticidade por meio de quimiodenervação. Tem efeito dentro do músculo por 3 a 6 meses. Pacientes com marcha em equino, em tesoura e portadores de deformidades em membros superiores com flexão de punhos e mãos são os mais beneficiados.

## Tratamento cirúrgico

Para aqueles pacientes que não tiveram sucesso terapêutico com o tratamento clínico conservador e que são portadores escoliose, deformidades e contraturas graves, está indicado o tratamento cirúrgico com o intuito de melhorar o desequilíbrio muscular no membro afetado espástico, corrigir a displasia acetabular e prevenir ou tratar a luxação do quadril, dentre outros problemas. As diversas técnicas cirúrgicas de correção ortopédica igualmente não cabem no escopo desse livro.

## ▪ Manejo da subluxação e luxação do quadril espástico

É consenso na literatura o tratamento preventivo quando os pacientes com PC espástica apresentam limitação da mobilidade em abdução e flexão, os denominados "quadris em risco". As deformidades do quadril diminuem a mobilidade articular, a dificuldade de posicionamento, a diminuição e até a perda da capacidade de sentar-se, dificultando a higiene perineal, favorecendo o aparecimento de úlcera de pressão e dor[13,14]. Está indicado para crianças com abdução do quadril menor que 30%, contratura em flexão, aumento da rotação interna e diminuição da rotação externa. A cirurgia consiste na tenotomia dos adutores (longo e grácil) e do flexores do quadril (psoas), liberando a musculatura espástica causadora do desequilíbrio muscular[10].

## ▪ Manejo da escoliose no paciente portador de PC

A incidência de escoliose nestes pacientes é incerta, porém estima-se que pode chegar a 70% nesse grupo[11]. A apresentação tem um caráter muito variado, com início muito antes dos 10 anos de idade, porém sua progressão não termina com o fim do crescimento e tem como características: uma curva de grande magnitude, rígida, englobando toda a coluna e desviando inclusive a pelve da criança[12].

O tratamento cirúrgico é tido como tratamento definitivo e deve ser considerado quando o angulo de Cobb está acima de 50º, pois observou-se que escolioses com valores acima deste grau pioram progressivamente e causam alterações respiratórias, intolerância a ficar na cadeira de rodas e lesões por pressão na região glútea devido ao desequilíbrio da pelve. A cirurgia corrige a deformidade, melhora a capacidade respiratória e a posição ao sentar, pois tende a alinhar a coluna vertebral, em geral, de maneira parcial.

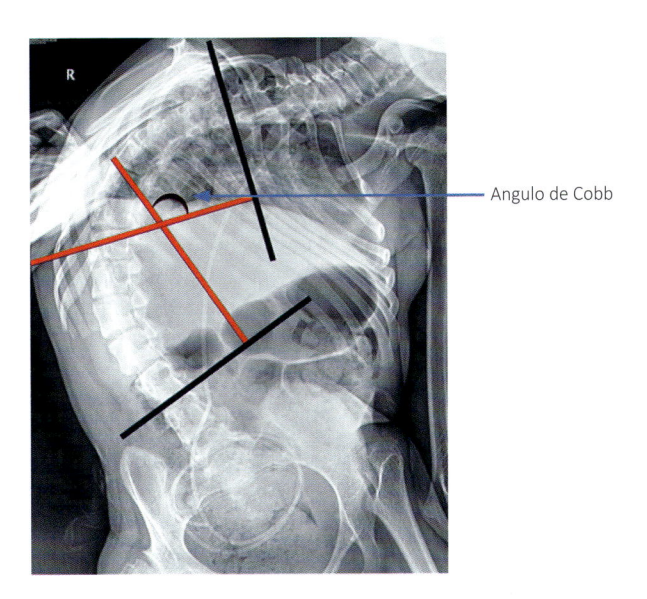

Angulo de Cobb

## ▪ Acompanhamento na APS

O acompanhamento na Atenção Primária de Saúde deve ser multidisciplinar e atender às necessidades da criança com paralisia cerebral e seus familiares.

Necessita de reavaliações frequentes para detectar qualquer alteração musculoesquelética diminuindo em médio e longo prazos a possibilidade de intervenções cirúrgicas.

Além do exame físico realizado pelo médico de família, a equipe que acompanha essa criança deverá ser capaz de:

- avaliar o desenvolvimento motor grosso, verificando se não ocorreu deterioração motora da criança;
- avaliar a escala de mobilidade, percebendo as necessidades de cada criança nos ambientes que frequenta diariamente, para não ocorrer prejuízo no desenvolvimento socioeducacional;
- vigilância por meio de radiografias do quadril, a fim de observar o risco de luxação;
- verificar a necessidade ou não do uso de muletas, andadores, órteses ou cadeira de roda.

Através dessas avaliações, a necessidade de cada criança poderá ser identificada prontamente e outras pessoas da equipe poderão fazer parte do tratamento efetivo desse paciente. Achados anormais, conforme os citados acima, são sinais de comprometimento ortopédico e o paciente deverá ser encaminhado para o ortopedista pediátrico que, em conjunto com a equipe de fisioterapia, estabelecerá um programa de tratamento individualizado.

## REFERÊNCIAS BIBLIOGRÁFICAS

1.  Aisen ML, Kerkovich D, Mast J, et al. Cerebral palsy: clinical care and neurological rehabilitation. Lancet Neurol. 2011;10:844-52.
2.  Rosenbaum P, Paneth N, Levinton A et al. A report: the definition and classification of cerebral palsy April 2006. Dev Med Child Neurol Suppl. 2007;109:8-14.
3.  Van Naarden BK, Doernberg N, Schieve L, Christensen D, Goodman A, Yeargin-Allsopp M. Birth prevalence of cerebral palsy: a population-based study. Pediatrics. 2016;137. Disponível em: <https://doi.org/10.1542/peds.2015-2872>. Acessado em: 06/06/2018.
4.  Pato TR, Pato, TR, Souza D,.et al. Epidemiologia da Paralisia Cerebral. Revista Acta Fisiátrica. 2002;9(2):71-76.
5.  Pato T. R et cols. Epidemiologia da Paralisia Cerebral. Revista Acta Fisiatrica v.9, n.2 p.71-76, Ago 2002.
6.  Noritz GH, Murphy NA. Neuromotor Screening Expert Panel. Motor delays: early identification and evaluation. Pediatrics. 2013;131:e2016-27.
7.  Palasino R, Rosenbaum P, Walter S, et al. Development and reliability of a system to classify gross motor function in children with cerebral palsy. Dev Med Child Neurol, 1997;39:214-223.
8.  Rosenbaum P, Walter S, Hanna S, et al. Prognosis for gross motor function in cerebral palsy: creation of motor development curves. J Am Med Assoc. 2002; 288:1357-63.
9.  Korzeniewski SJ, Bierbeck G, Delano MC, et al. A systematic review of neuroimaging for cerebral palsy. J Chil Neurol. 2008;23:216-27.
10. Barrie JL, Galasko CS. Surgery for unstable hips in Cerebral Palsy. J Pediatr Orthop B. 1996; 5:225-31.
11. Madigan RR, Wallace SL. Scoliosis in the institutionalized cerebral palsy population. Spine (Phila Pa 1976). 1981;6:583-90.
12. Thometz JG, Simon SR. Progression of scoliosis after skeletal maturity in institutionalized adults who have cerebral palsy. J Bone Joint Surg Am 1988; 70:1290-6.

## LEITURA RECOMENDADA

1.  Aisen ML, Kerkovich D, Mast J, et al. Cerebral palsy: clinical care and neurological rehabilitation. Lancet Neurol. 2011;10:844-52.
2.  Noritz GH, Murphy NA. Neuromotor Screening Expert Panel. Motor delays: early identification and evaluation. Pediatrics. 2013;131:e2016-27.
3.  Nitrini R, Bacheschi LA. A Neurologia que todo médico deve saber. 3ª ed. São Paulo: Atheneu; 2015.

# A Criança Hipotônica

Thúlio Carvalho Morais • Cristiane Maria da Rocha

## Introdução

Faz parte da prática clínica pediátrica acompanhar o desenvolvimento global da criança, seja ele ponderoestatural ou neuropsicomotor. Um dos sinais mais precoces de alteração no desenvolvimento consiste na percepção de um recém-nascido ou de um lactente hipotônico, ou seja, com tônus muscular diminuído.

Sendo o tônus muscular o estado de tensão permanente que os músculos esqueléticos apresentam no estado de repouso, ele é avaliado no exame físico como a resistência sentida ao se aplicar um movimento passivo. Caso o médico perceba uma facilidade não usual para a realização do movimento, estamos diante de uma hipotonia. Caso haja uma dificuldade (que não esteja relacionada a consolidações articulares, ou seja, ósseas), estamos diante de uma hipertonia[1].

A percepção da redução do tônus pode ser feita por familiares da criança, que a rotulam geralmente como "muito molinha", podendo ser o motivo de os mesmos procurarem atendimento médico. No entanto, mães inexperientes ou aquelas que têm apenas um filho não possuem essa referência comparativa e podem deixar passar despercebido até o surgimento de outras alterações, sendo essencial que o pediatra ou o médico de família (MF) detecte tal alteração de forma precoce.

Podendo ter causas que acometem desde o sistema nervoso central (as "hipotonias centrais") até o sistema nervoso periférico (as "hipotonias periféricas"), o exame físico neurológico vai auxiliar na determinação topográfica provável, assim como na detecção de outros sinais ou sintomas neurológicos ou sistêmicos que possam direcionar o diagnóstico etiológico. Este é considerado complexo devido à ampla gama de doenças associadas, incluindo encefalopatias, miopatia, neuropatias e as de cunho metabólico e genético, podendo ainda ser manifestação de doenças sistêmicas não neurológicas, sendo necessária a condução por um neurologista infantil experiente.

## Etiopatogenia

O controle do tônus muscular é exercido através do equilíbrio simultâneo entre estímulos facilitadores e inibidores, os quais podem ser provenientes de áreas distintas do sistema nervoso. De forma didática, podemos dividir as estruturas que atuam neste controle em dois grupos:

- supraespinais ou suprassegmentares (SNC);
- relacionadas à unidade motora ou segmentares (nervos e músculos).

O primeiro é representado de forma geral pelo sistema nervoso central e o segundo, pelo sistema nervoso periférico[2]. No entanto, como a unidade motora envolve desde o corpo celular do motoneurônio no cordão anterior da medula espinal até as fibras musculares inervadas por ele, alterações medulares no cordão (ou "ponta") anterior podem levar a um quadro dito como "periférico", mas que tem uma lesão no sistema nervoso central.

A alteração do tônus provocada por lesões no sistema nervoso central pode ser tanto para mais (hipertonia) quanto para menos (hipotonia), justamente por diferenças na natureza dos estímulos de cada estrutura. Por exemplo, enquanto uma lesão cerebelar pode levar a hipotonia, uma lesão nos gânglios da base pode levar a hipertonia, o que poderia ser explicado pelas ações contrárias que exercem sobre o tônus. Enquanto o cerebelo exerce uma ação facilitadora (ou estimuladora), os gânglios da base atuam de forma inibitória sobre o tônus muscular[3].

A Tabela 20.1 exibe uma estratificação dos diferentes níveis de acometimento no sistema nervoso, correlacionando-os com patologias de base possíveis.

| Tabela 20.1 Relação entre topografia e possíveis causas da criança hipotônica | | |
|---|---|---|
| **Origem da hipotonia** | **Localização estrutural** | **Condições clínicas patológicas** |
| Supraespinal ou Suprassegmentar (reflexos miotáticos presentes) | Cérebro Tronco encefálico | Doença sistêmica (sepse, insuficiência cardíaca congestiva, encefalopatia hipóxico-isquêmica) |
| | | Hipotonia sindrômica |
| | | Disgenesia cerebral |
| | | Cérebro aparentemente normal |
| | Junção craniovertebral | Lesão medular |
| Segmentar ou relacionada à unidade motora (reflexos miotáticos diminuídos ou ausentes) | Cordão anterior | Amiotrofia espinhal progressiva |
| | Nervo periférico | Polineuropatia hereditária sensitivomotora |
| | Junção neuromuscular | Miastenia grave, síndromes miastênicas congênitas, botulismo |
| | Músculo | Miopatias congênitas, miopatias metabólicas, distrofias musculares |

Tabela adaptada de: Bodensteiner JB, 2008.

## ▪ Detectando uma criança com hipotonia

Devido à variação fisiológica do tônus, seja ela entre crianças saudáveis ou entre recém-nascidos com diferentes idades gestacionais (termo e pré-termo), algumas pistas semiológicas devem ser conhecidas para auxílio na determinação da existência de hipotonia. A própria inspeção de um lactente deitado no leito já pode indicar hipotonia e fraqueza pela pobre movimentação dos membros e adoção da chamada postura de batráquio (abdução em rotação externa das coxas), diferentemente da postura de semiflexão dos membros inferiores esperada nesta faixa etária.

As quatro manobras semiológicas clássicas para avaliação do tônus muscular são[3]:

- ▪ manobra do arrasto;
- ▪ manobra do xale;
- ▪ suspensão pelos ombros;
- ▪ suspensão ventral.

A manobra do arrasto ou de tração pode ser explicada de forma concisa com a tradução literal de seu nome em inglês, *pull to sit*, ou seja, "puxar para sentar". Com a criança em decúbito dorsal, puxam-se os membros superiores para cima e para a frente, com o intuito de fazer a criança sentar-se. Quando há hipotonia, percebe-se certa frouxidão dos membros sobre o ombro, porém a principal alteração notada é a queda da cabeça, que não consegue acompanhar o tronco conforme o examinador vai puxando-o (Figura 20.1A).

O sinal do xale (ou cachecol) é facilmente percebido ao se realizar a adução de um dos membros superiores por sobre o tronco. Em sua definição, leva em conta a distância que o cotovelo atinge em relação à linha média torácica até enfrentar resistência. Em crianças com tônus adequado o cotovelo geralmente não passa de tal linha. Em crianças com hipotonia, não só o cotovelo vai além dela, como o examinador pode conseguir levar a mão do paciente em direção à nuca, formando um "cachecol" com o braço do paciente à frente do pescoço (Figura 20.1B).

A suspensão pelos ombros é uma manobra autoexplicativa em que, ao se suspender a criança pelas axilas, o examinador percebe a redução do tônus apendicular, parecendo que a mesma desliza por sob as suas mãos, não exibindo firmeza nos ombros para tal sustento (Figura 20.1C).

A manobra de suspensão ventral é feita com a elevação do paciente em decúbito ventral, apoiado sobre a palma da mão do examinador (que fica na região de transição entre tórax e abdome), contra a gravidade. Em crianças com tônus adequado, ela tende a ficar com os quatro membros semifletidos e com o polo cefálico erguido contra a gravidade (geralmente acima da linha horizontal). Em crianças com hipotonia, tal polo fica em posição fletida, com o paciente assumindo a forma de um "C" deitado por sobre a mão do examinador (Figura 20.1D).

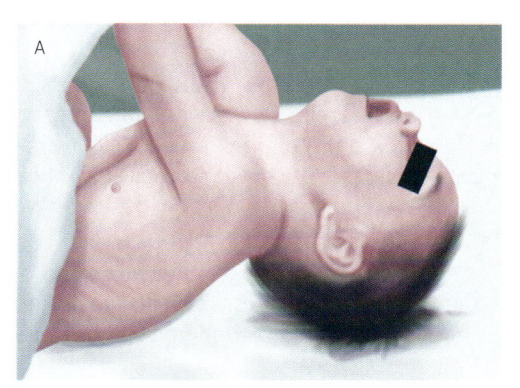
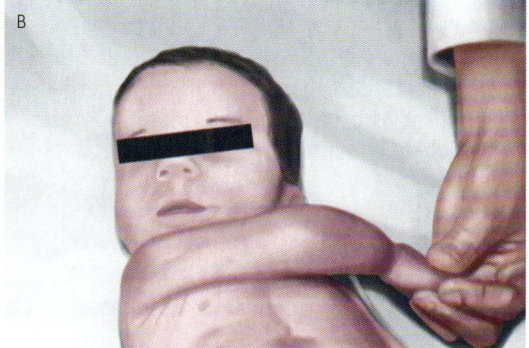
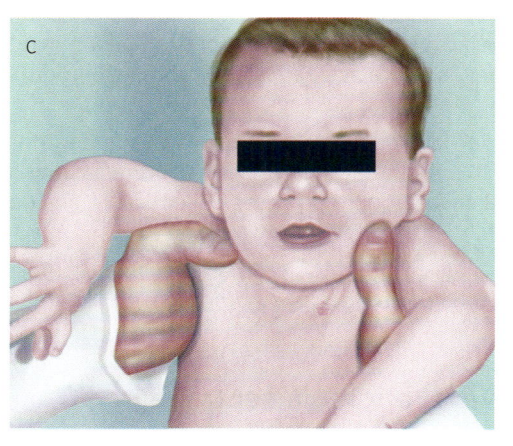
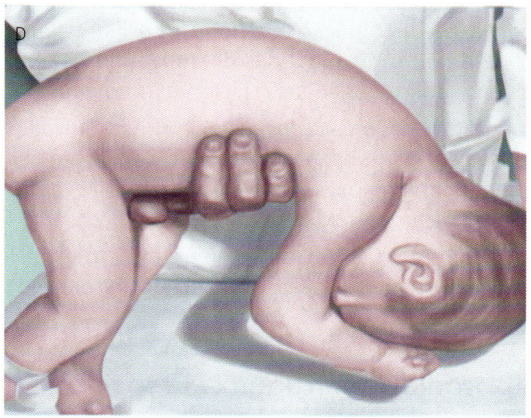

**Figura 20.1.**

As manobras classicamente descritas para tal determinação devem ser realizadas de forma rotineira, mesmo em crianças que não tenham suspeita de hipotonia, com o intuito de progressivamente estimular o senso crítico do examinador para uma percepção mais aguçada das variações do tônus.

## Delineando o diagnóstico etiológico da hipotonia

Após a determinação da existência da hipotonia, cabe ao MF encaminhar o paciente para avaliação com Neurologista infantil, que deverá dar continuidade na investigação da causa de tal alteração. É uma das condições mais difíceis no dia a dia do especialista devido à ampla gama de doenças e condições sistêmicas que cursam com hipotonia.

De forma prática, frente a uma criança com hipotonia o primeiro passo deve ser o de diferenciação entre as hipotonias com fraqueza associada e as sem fraqueza associada, devendo estar atento para erros de julgamento inicial. Nesse sentido, há a recomendação de que a criança seja examinada em duas ou mais ocasiões para minimizar tais vieses. Nesse passo, distinguem-se as hipotonias de provável causa central (quando não tem fraqueza associada) das de provável causa periférica (quando tem fraqueza associada).

O segundo passo é a determinação da presença ou ausência de reflexos miotáticos (ou tendinosos profundos). De modo similar ao anterior, esse passo também tem sua parcela de insegurança quando não se testam os reflexos da maneira adequada (a posição, a força de impacto, o local e o tendão específicos). No entanto, quando se há certeza da ausência dos mesmos, o diagnóstico diferencial fica sugestivo de uma etiologia periférica.

Além da força e dos reflexos, os demais sinais e sintomas sistêmicos e neurológicos que forem observados ajudam neste raciocínio.

Importante valor se dá à percepção de *alterações físicas* ou *dismorfismos faciais*, que podem diferenciar prováveis causas centrais ou periféricas. Uma criança com fácies com traços característicos de algumas síndromes genéticas (como a síndrome de Down e a síndrome de Prader-Willi) leva ao diagnóstico de uma provável hipotonia central sindrômica. Já crianças com fácies com características miopáticas (fraqueza facial, boca entreaberta, lábio superior em tenda, face alongada, palato ogival) ou ptose e oftalmoplegia levam à suspeição de doenças neuromusculares específicas.

A *respiração da criança* também pode dar pistas de doenças neuromusculares. Retração do esterno pode significar fraqueza dos músculos intercostais, assim como choros fracos ou fadigáveis podem ser vistos em doenças como miastenia. Choros intensos e estranhos podem sugerir etiologias centrais.

*Retrações e contraturas articulares* também são observadas em doenças neuromusculares, com padrões de distribuição que podem auxiliar na diferenciação etiológica, como por exemplo no maior acometimento proximal nas distrofias musculares congênitas relacionadas ao colágeno-VI e distal nas miopatias congênitas relacionadas ao gene LAMA2.

A *associação com epilepsia* também é um dos sinais que sugerem a associação com hipotonia central. Desde etiologias metabólicas (como erros inatos do metabolismo) até estruturais (como a encefalopatia hipóxico-isquêmica) podem levar ao desenvolvimento de crises epilépticas, cujo controle medicamentoso dependerá de cada caso[2].

A depender dos achados do exame, cabe ao Neurologista infantil selecionar os exames complementares essenciais para o diagnóstico etiológico de cada paciente, como demonstra o fluxograma da Figura 20.2.

## Hipotonia sem fraqueza associada (provável etiologia central)

Para todos, realizar neuroimagem (preferencialmente ressonância nuclear magnética).

a.  Existem dismorfismos ao exame físico: provável hipotonia central sindrômica.

- ▪ Conduta: encaminhar para Geneticista.
b. Não existem dismorfismos ao exame físico: provável hipotonia central não sindrômica.
  - ▪ Conduta: investigar erros inatos do metabolismo, malformações cerebrais.

## Hipotonia com fraqueza associada (provável etiologia periférica)

a. Definir quadro genético. Patologias: distrofia miotônica congênita, amiotrofia espinhal progressiva.
b. Sem quadro genético aparente: dosar CPK (creatinofosfoquinase)
   i. CPK elevada: indicação de biópsia muscular.
      - ▪ Patologias: miopatias congênitas, distrofias musculares congênitas (realizar testes genéticos).
   ii. CPK normal ou levemente alterada: indicação de eletroneuromiografia – lesão em:
      i. corno anterior da medula (ex: amiotrofia espinhal progressiva (gene SMN1);
      ii. nervos periféricos: doença de Charcot-Marie-Tooth (realizar testes genéticos);
      iii. junção neuromuscular: síndromes miastênicas congênitas (realizar testes genéticos);
      iv. padrão miopático: indicação de biópsia muscular. Investigar erros inatos, malformações, etc.

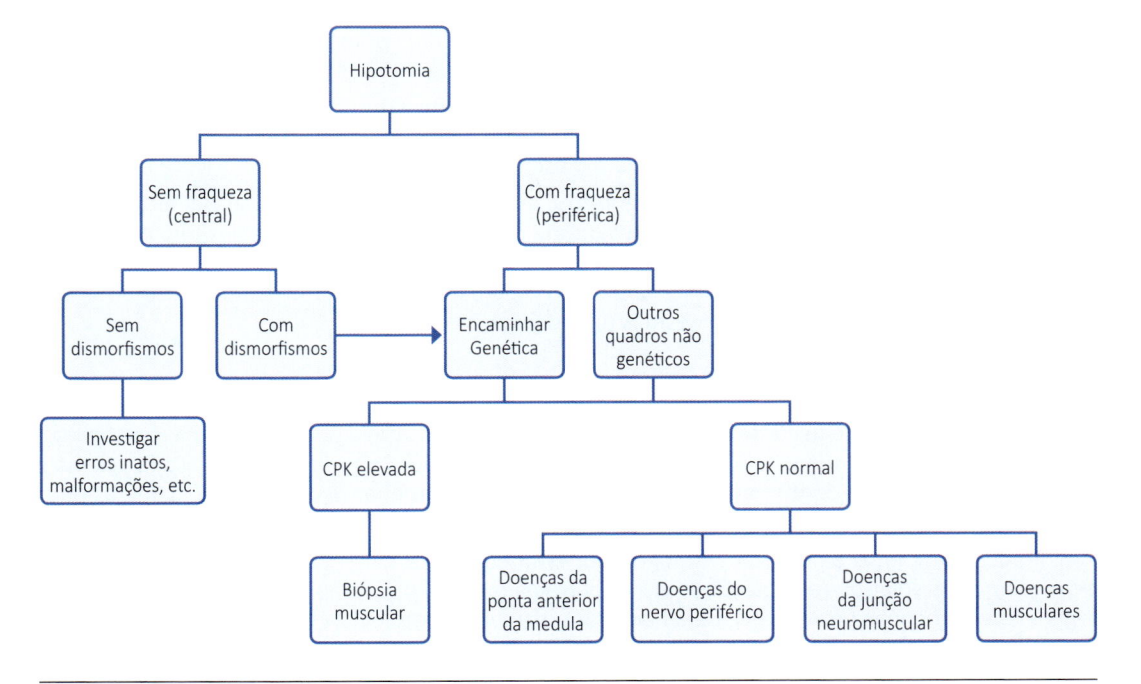

**Figura 20.2** – Exames complementares essenciais para o diagnóstico etiológico da hipotonia.

## ▪ Tratamento

Uma vez que se definiu um diagnóstico aproximado ou definitivo da causa da hipotonia, a abordagem terapêutica deve basear-se nesta etiologia.

Dentre as causas centrais, algumas delas requerem abordagem precoce e específica para evitar risco de vida para o paciente, como sepse neonatal e cardiopatias congênitas, sendo implementadas geralmente ainda na unidade de terapia intensiva neonatal. Os erros inatos do metabolismo que requerem terapias dietéticas específicas também devem ter seu seguimento com equipe especializada nestas doenças.

Dentre as causas periféricas, avanços recentes nas terapias moleculares têm permitido que algumas doenças, como a amiotrofia espinhal progressiva, tenham mudado o curso natural de sua evolução, o que é esperado que mude muito o panorama terapêutico das doenças neuromusculares nas próximas décadas.

Apesar dessas considerações específicas, todos os pacientes com hipotonia devem ser acompanhados de forma multidisciplinar para uma reabilitação neurológica eficaz.

A fisioterapia motora deve ser realizada de forma contínua com o intuito de evitar retrações e contraturas articulares, sobretudo nos pacientes com doenças neuromusculares. A ênfase da terapia será nos movimentos passivos e no alongamento osteoarticular, evitando exercícios com carga, haja visto risco de rabdomiólise nos pacientes com distrofia muscular, por exemplo.

Uma ressalva válida para as doenças de cunho neuromuscular é a contraindicação para realização da equoterapia (fisioterapia lúdica com cavalos), uma vez que traz consigo um risco de luxações articulares no quadril e de piora de alterações da curvatura da coluna vertebral, que são inerentes à fraqueza muscular subjacente. Por mais que exerça um efeito prazeroso quase unânime nos pequenos pacientes, este não sobrepuja os riscos de tais alterações osteoarticulares que comprometem em longo prazo a função ventilatória e o desenvolvimento de dor crônica[1].

A fisioterapia respiratória é imperativa para os pacientes com fraqueza da musculatura da caixa torácica, devendo ser avaliados regularmente com espirometria e polissonografia com capnografia, uma vez que mesmo que o primeiro esteja adequado, algumas doenças levam a hipoxemia noturna.

A fonoaudiologia tem seu papel importante não apenas no estímulo da fala em pacientes com etiologia central para a hipotonia, como também para dificuldades para deglutição secundárias à fraqueza de origem central ou periférica para a musculatura bulbar ou cervical.

A terapia ocupacional auxiliará os pacientes na adaptação de seu meio às suas limitações funcionais, buscando minimizar o efeito negativo de sua doença sobre a qualidade de vida. Para os pacientes que apresentam retrações e contraturas, o uso de talas e órteses poderá beneficiá-los, com o intuito de prevenir tanto a piora de tais alterações osteoarticulares, como também complicações secundárias ao uso inadequado das mesmas (como úlceras cutâneas).

## ▪ Acompanhamento na APS

Conforme já exposto neste texto, a detecção precoce da hipotonia pode auxiliar na investigação igualmente precoce de sua causa. Com o avanço dos diagnósticos na era molecular, cada vez mais rápido têm-se obtido as confirmações etiológicas. No entanto, apenas pequena parcela dessas etiologias traz consigo uma terapia modificadora da doença.

Sendo assim, após a definição etiológica por um neurologista infantil, a criança com hipotonia deve manter terapias de reabilitação como fisioterapia motora, fisioterapia respiratória, fonoaudiologia e terapia ocupacional, conforme o necessário para cada patologia.

Dentre as crianças com hipotonia de origem central com associação à epilepsia, caso haja bom controle das crises com medicações de uso de longa data, o próprio médico da APS pode manter a prescrição do(s) anticonvulsivante(s), sobretudo nos locais em que é difícil garantir retornos mais frequentes com especialistas. No entanto, caso não haja bom controle de crises ou haja uma mudança no padrão das crises que estavam bem controladas, fica recomendada a reavaliação com um neurologista infantil para o devido manejo terapêutico da epilepsia.

## REFERÊNCIAS BIBLIOGRÁFICAS

1. Rodrigues MM. Tratado de Neurologia Infantil. Marcelo Masruha Rodrigues, Luiz Celso Pereira Vilanova, orgs. Rio de Janeiro: Atheneu; 2017.
2. Swaiman KF, Ashwal S, Ferriero DM, Schor NF. Swaiman's Pediatric Neurology: Principles and Practice. 6th ed. Philadelphia: Elsevier Health Sciences; 2017.
3. 3. Bodensteiner JB. The evaluation of the hypotonic infant. *Seminars in Pediatric Neurology. 2008;15:10-20..*

## LEITURA RECOMENDADA

1. Moura-Ribeiro MVL, Ferreira LS, Schmutzler KMRS (Orgs.). Condutas em neurologia infantil. 3ª ed. Rio de Janeiro: Thieme Revinter Publicações; 2017.
2. Nitrini R, Bacheschi LA. A Neurologia que todo médico deve saber. 3ª ed. São Paulo: Atheneu; 2015.

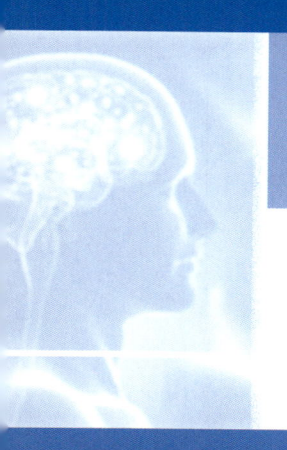

# 21

# Transtornos de Comportamento e de Atenção na Infância

Maria Teresa de Almeida Fernandes • Cristiane Maria da Rocha

## ▪ Introdução

O universo da criança e do adolescente é repleto de grandes transformações que ocorrem em prazos pequenos de tempo, comparados às demais fases do desenvolvimento humano. Cada criança carrega consigo a bagagem genética, influência da psicodinâmica familiar e do ambiente que a cerca, marcas das condições socioeconômicas, muitas vezes precárias, e culturais. Nesse cenário marcado por fases vivenciadas por identificações, aprendizagens, internalizações em meio a jogos lúdicos podem emergir transtornos mentais que poderão se estender ao longo da vida. Caracterizados, muitas vezes, por tênue linha entre o "normal e o patológico".

Transtorno mental é uma síndrome caracterizada por perturbação clinicamente significativa na cognição, na regulação emocional ou no comportamento de um indivíduo que reflete uma disfunção nos processos psicológicos, biológicos ou de desenvolvimento subjacentes ao funcionamento mental[1].

Dentre os vários transtornos mentais da infância, abordaremos neste capítulo os transtornos do comportamento disruptivo caracterizados como: transtorno desafiador de oposição (TDO), transtorno da conduta (TC) e transtorno de déficit de atenção/hiperatividade (TDAH), sendo que implicam em prejuízos nas esferas familiar, social e escolar.

Certos comportamentos, como mentir e matar aula, podem ser observados no curso do desenvolvimento normal de crianças e adolescentes. Para diferenciar normalidade de psicopatologia é importante verificar se esses comportamentos ocorrem esporadicamente e de modo isolado ou se constituem síndromes, representando um desvio do padrão de comportamento esperado para pessoas da mesma idade e sexo em determinada cultura[2].

Os estudos epidemiológicos, pesquisas clínicas e avanços em neurociência e saúde mental têm contribuído para diagnósticos e intervenções terapêuticas da equipe médica e multidisciplinar junto à criança, familiares e escola.

O objetivo desse capítulo é integrar ao campo médico aspectos relevantes para avaliação, diagnóstico e intervenções dos transtornos abordados, dentro de uma visão pautada por conhecimentos técnico-científicos e práticas multidisciplinares.

## ▪ Transtornos disruptivos

Os transtornos disruptivos (TD) incluem condições que envolvem problemas de autocontrole de emoções e de comportamentos. É extremamente importante que a frequência, a persistência, a perversidade nas situações e o prejuízo associado aos comportamentos indicativos do diagnóstico sejam considerados em relação ao que é normal para a idade, o gênero e a cultura da pessoa antes de se determinar se são sintomáticos de um transtorno[1].

## Transtorno de conduta

### CritériosDDiagnósticos do TC segundo o DSM-5

Caracteriza-se por um padrão de comportamento repetitivo e persistente no qual são violados direitos básicos de outras pessoas ou normas ou regras sociais relevantes e apropriadas para a idade, tal como manifestado pela presença de ao menos três dos 15 critérios seguintes, nos últimos 12 meses, de qualquer uma das categorias adiante, com ao menos um critério presente nos últimos 6 meses:

### Agressão a pessoas e animais

1. Frequentemente provoca, ameaça ou intimida outros.
2. Frequentemente inicia brigas físicas.
3. Usou alguma arma que pode causar danos físicos graves a outros.
4. Foi fisicamente cruel com pessoas.
5. Foi fisicamente cruel com animais.
6. Roubou durante o confronto com uma vítima.
7. Forçou alguém a atividade sexual.

### Destruição de propriedade

8. Envolveu-se deliberadamente na provocação de incêndios com a intenção de causar danos graves.
9. Destruiu deliberadamente propriedade de outras pessoas (excluindo provocação de incêndios).

### Falsidade ou furto

10. Invadiu a casa, o edifício ou o carro de outra pessoa.
11. Frequentemente mente para obter bens materiais ou favores ou para evitar obrigações.
12. Furtou itens de valores consideráveis sem confrontar a vítima.

### Violações graves de regras

13. Frequentemente fica fora de casa à noite, apesar da proibição dos pais, com início antes dos 13 anos de idade.
14. Fugiu de casa, passando a noite fora, pelo menos duas vezes enquanto morando com os pais ou em lar substituto, ou uma vez sem retornar por um longo período.
15. Com frequência falta às aulas, com início antes dos 13 anos de idade.
    B. A perturbação comportamental causa prejuízos clinicamente significativos no funcionamento social, acadêmico ou profissional.
    C. Se o indivíduo tem 18 anos ou mais, os critérios para transtorno da personalidade antissocial não são preenchidos.

## TC quanto ao subtipo

- **Tipo com início na infância:** os indivíduos apresentam pelo menos um sintoma característico antes dos 10 anos de idade.
- **Tipo com início na adolescência:** os indivíduos não apresentam nenhum sintoma característico antes dos 10 anos de idade.
- **Início não especificado:** os critérios são preenchidos, porém não há informações suficientes para determinar se o início do primeiro sintoma ocorreu antes ou depois dos 10 anos.

## TC quanto à gravidade atual

- **Leve:** danos relativamente pequenos a outros (p. ex., mentir, faltar aula, permanecer fora à noite sem autorização, outras violações de regras).
- **Moderada:** especificados como "leves" e "graves" (p. ex., furtar sem confrontar a vítima, vandalismo).
- **Grave:** Muitos problemas de conduta que causam danos consideráveis a outros (p. ex., sexo forçado, crueldade física, uso de armas, roubo com confronto à vítima, arrombamento e invasão).

## ▪ Transtorno de oposição desafiante (TOD)

### Critérios diagnósticos do TOD segundo o DSM-5

Caracteriza-se por um padrão de humor raivoso/irritável, de comportamento questionador/desafiante ou índole vingativa com duração de pelo menos 6 meses, como evidenciado por pelo menos quatro sintomas de qualquer das categorias seguintes e exibido na interação com pelo menos um indivíduo que não seja um irmão.

### Humor raivoso/irritável

1. Com frequência perde a calma.
2. Com frequência é sensível ou facilmente incomodado.
3. Com frequência é raivoso e ressentido.

### Comportamento questionador/desafiante

4. Frequentemente questiona figuras de autoridade ou, no caso de crianças e adolescentes, adultos.
5. Frequentemente desafia acintosamente ou recusa-se a obedecer a regras ou pedidos de figuras de autoridade.
6. Frequentemente incomoda deliberadamente outras pessoas.
7. Frequentemente culpa outros por seus erros ou mau comportamento.

### Índole vingativa

8. Foi malvado ou vingativo pelo menos duas vezes nos últimos 6 meses.

No caso de crianças com idade abaixo de 5 anos, o comportamento deve ocorrer na maioria dos dias durante um período mínimo de 6 meses, exceto se explicitado de outro modo.

A8) No caso de crianças com 5 anos ou mais, o comportamento deve ocorrer pelo menos uma vez por semana durante no mínimo 6 meses, exceto se explicitado de outro modo.

A8) Embora tais critérios de frequência sirvam de orientação quanto a um nível mínimo de constância para definir os sintomas, outros fatores também devem ser considerados, tais como se a frequência e a intensidade dos comportamentos estão fora de uma faixa normativa para o nível de desenvolvimento, o gênero e a cultura do indivíduo.

B. A perturbação no comportamento está associada a sofrimento para o indivíduo ou para os outros em seu contexto social imediato (p. ex., família, grupo de pares, colegas de trabalho) ou causa impactos negativos no funcionamento social, educacional, profissional ou outras áreas importantes da vida do indivíduo.

C. Os comportamentos não ocorrem exclusivamente durante o curso de um transtorno psicótico, por uso de substância, depressivo ou bipolar. Além disso, os critérios para transtorno disruptivo da desregulação do humor não são preenchidos.

## TOD quanto à gravidade atual

- **Leve:** os sintomas limitam-se a apenas um ambiente (p. ex., em casa, na escola, com os colegas).
- **Moderada:** alguns sintomas estão presentes em pelo menos dois ambientes.
- **Grave:** alguns sintomas estão presentes em três ou mais ambientes.

Não é raro indivíduos com transtorno de oposição desafiante apresentarem sintomas somente em casa e apenas com membros da família. No entanto, a difusão dos sintomas é um indicador da gravidade do transtorno.

- **Fatores de risco:** vários padrões familiares podem ser disfuncionais e levar a problemas de comportamento nas crianças. Famílias conflituosas apresentam desavenças, dificuldades na comunicação e solução de problemas[3].

O esquema da Figura 21.1, adaptado de Almeida e cols.[3], identifica esses fatores.

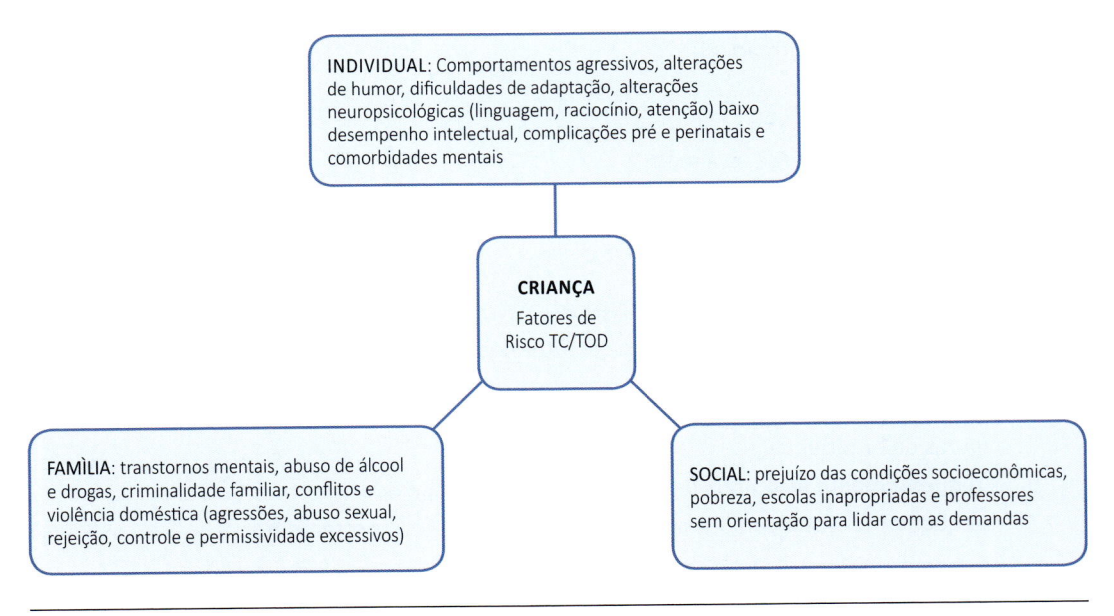

**Figura 21.1** – Fatores de risco que podem levar a problemas de comportamento nas crianças.

## Etiologia

Variáveis ambientais incluindo fatores socioeconômicos, familiares e culturais são mais relevantes que as causas biológicas, não atuam como causas diretas dos transtornos, mas como fatores de risco que, associados às características psicológicas da criança, aumentam a probabilidade de sua instalação[3].

## Epidemiologia

Os TC são duas a três vezes mais comuns e graves em meninos do que em meninas, os dados são discrepantes variando entre 2 e 16%, com taxas maiores em adolescentes do que em crianças[3].

A situação socioeconômica interfere nestes dados, sendo observada uma duplicação nos índices de TC para populações mais pobres. Observa-se uma diminuição na frequência de sintomas de menor gravidade em crianças menores e aumento daqueles de natureza mais grave (vandalismo, crueldade e outros) à medida em que se tornam mais velhas[4].

## Diagnóstico e tratamento

O diagnóstico do TC e TOD deverá ser realizado por equipe multidisciplinar (médicos, psicólogos, assistentes sociais, pedagogos e outros). No tratamento deve-se atentar para o diagnóstico diferencial, a relevância dos fatores socioeconômicos e culturais, características individuais e a psicodinâmica familiar.

As atividades terapêuticas com melhores resultados estão voltadas para os cuidadores, que visam reconhecer e modificar práticas parentais inadequadas e capacitá-los para agir adequadamente nas difíceis situações[4].

O comportamento desafiador de oposição que ocorre temporariamente em reação a um estresse deve ser diagnosticado como um transtorno de adaptação. O TOD depende da gravidade, da penetração e duração do comportamento[5].

Os casos mais graves devem ser encaminhados para os serviços de saúde mental – Centro de Atenção Psicossocial (CAPS).

## ▪ Transtorno de déficit de atenção/hiperatividade (TDAH)

O TDAH é caracterizado por sintomas de desatenção, hiperatividade e impulsividade que podem se apresentar isoladamente ou em combinação. Os sintomas manifestam-se desde a infância, sendo reconhecidos em média aos 4 e 5 anos de idade e devem ser inapropriados do ponto de vista do desenvolvimento[4].

## Critérios diagnósticos do TDAH segundo o DSM-5

Um padrão persistente de desatenção e/ou hiperatividade-impulsividade que interfere no funcionamento e no desenvolvimento, conforme caracterizado por (1) e/ou (2):

1.  **Desatenção:** Seis (ou mais) dos seguintes sintomas persistem por pelo menos 6 meses em um grau que é inconsistente com o nível do desenvolvimento e têm impacto negativo diretamente nas atividades sociais e acadêmicas/profissionais:

    a. frequentemente não presta atenção em detalhes ou comete erros por descuido em tarefas escolares, no trabalho ou durante outras atividades;

    b. frequentemente tem dificuldade de manter a atenção em tarefas ou atividades lúdicas;

    c. frequentemente parece não escutar quando alguém lhe dirige a palavra;

    d. frequentemente não segue instruções até o fim e não consegue terminar trabalhos escolares, tarefas ou deveres no local de trabalho;

    e. frequentemente tem dificuldade para organizar tarefas e atividades;

    f. frequentemente evita, não gosta ou reluta em se envolver em tarefas que exijam esforço mental;

    g. frequentemente perde coisas necessárias para tarefas ou atividades;

    h. com frequência é facilmente distraído por estímulos externos;

    i. com frequência é esquecido em relação a atividades cotidianas

2. **Hiperatividade e impulsividade:** Seis (ou mais) dos seguintes sintomas persistem por pelo menos 6 meses em um grau que é inconsistente com o nível do desenvolvimento e têm impacto negativo diretamente nas atividades sociais e acadêmicas/profissionais:

   a. frequentemente remexe ou batuca as mãos ou os pés ou se contorce na cadeira;

   b. frequentemente levanta da cadeira em situações nas quais se espera que permaneça sentado;

   c. frequentemente corre ou sobe nas coisas em situações nas quais isso é inapropriado;

   d. com frequência é incapaz de brincar ou se envolver em atividades de lazer calmamente;

   e. com frequência "não para", agindo como se estivesse "com o motor ligado";

   f. frequentemente fala demais;

   g. frequentemente deixa escapar uma resposta antes que a pergunta tenha sido concluída;

   h. frequentemente tem dificuldade para esperar a sua vez;

   i. frequentemente interrompe ou se intromete em conversas, jogos e outras atividades sem pedir permissão.

B. Vários sintomas de desatenção ou hiperatividade-impulsividade estavam presentes antes dos 12 anos de idade.

C. Vários sintomas de desatenção ou hiperatividade-impulsividade estão presentes em dois ou mais ambientes.

D. Há evidências claras de que os sintomas interferem no funcionamento social, acadêmico ou profissional ou de que reduzem sua qualidade.

E. Os sintomas não ocorrem exclusivamente por outros transtornos mentais, intoxicação ou abstinência de substância.

## Etiologia

A etiologia do TDAH é entendida como multifatorial, com diferentes fatores ambientais e genéticos interagindo de forma complexa para elevar o risco do desenvolvimento do transtorno[5].

Os estudos mais recentes sobre TDAH incluem a influência dos aspectos psicológicos, biológicos, familiares, escolares e socioculturais[3].

## Epidemiologia

Embora as taxas médias de prevalência encontrem-se em torno de 5%, os achados epidemiológicos mostram variação (1,9 a 14,4%, ou mais), considerando-se fatores epidemiológicos, etários, socioeconômicos e culturais[3].

A prevalência predomina no sexo masculino, na proporção média de três meninos para uma menina. O TDAH e o transtorno de oposição desafiante são comuns em indivíduos com transtorno de conduta, sendo que essa associação é preditora de pior prognóstico[1].

## Diagnóstico e tratamento

Para o diagnóstico do TDAH deve-se levar em conta fatores relevantes como a história clínica do paciente, observação do comportamento, informações dos pais e professores, ambiente familiar e escolar e condições socioeconômicas.

É indispensável o acompanhamento multidisciplinar (médico, psicólogo e fonoaudiólogo quando houver transtornos de fala e/ou de escrita) e a participação dos pais no processo diagnóstico como fator primordial de adesão ao tratamento e melhora do quadro clínico. Um dos desafios que os médicos enfrentam é transmitir aos pais as razões multifacetadas pelas quais seu filho pode ter desenvolvido o TDAH, explicar os sintomas associados e incentivá-los a participarem da intervenção, facilitando a adesão ao tratamento psicossocial e farmacológico[7].

As escalas padronizadas de avaliação dos transtornos mentais podem ser importantes auxiliares no diagnóstico, mas não se sobrepõem às entrevistas/anamnese que possibilitam identificar a história da doença, observar a dinâmica individual e familiar da criança.

A terapia comportamental, cognitivo-comportamental e o tratamento medicamentoso são as modalidades de cuidado que se mostram mais eficazes. Intervenções cognitivas podem ser associadas a técnicas comportamentais, visando sintomas de impulsividade e estratégias de organização e planejamento[6].

O manejo do TDAH envolve a combinação de estratégias psicológicas, medicamentosas e educacionais[3].

O esquema da Figura 21.2, adaptado de Almeida e cols.[3], representa essas estratégias.

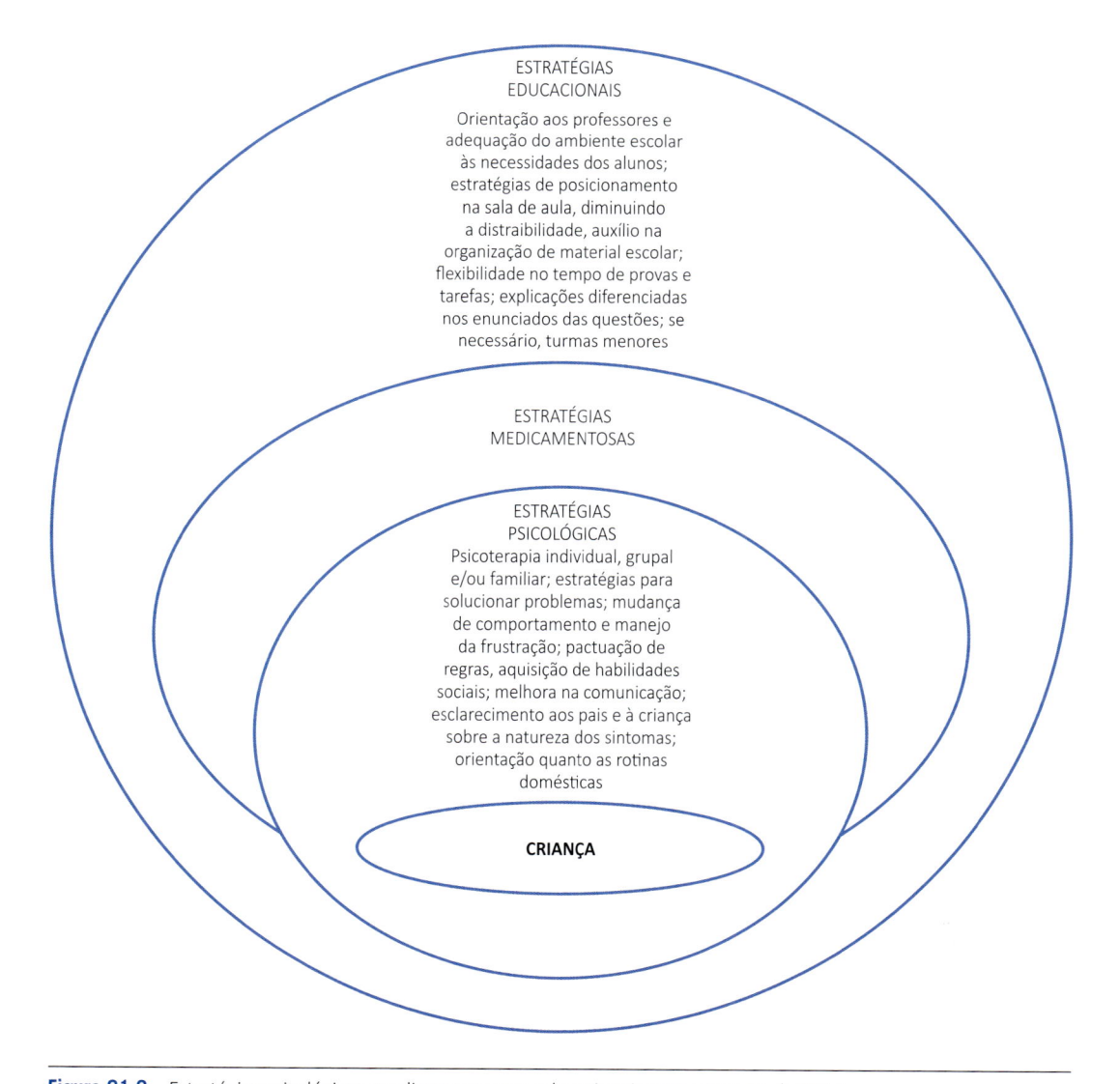

**Figura 21.2** – Estratégias psicológicas, medicamentosas e educacionais para o manejo do TDAH.

O médico de família precisa estar atento aos critérios clínicos expostos anteriormente, de forma a realizar uma triagem eficiente da criança. É necessária a avaliação ampla com psiquiatra, neuropediatra e psicólogo para definir o diagnóstico final, porém os encaminhamentos e o início das respectivas terapias, embora recomendado que ocorram de forma simultânea, podem ser iniciados de forma independente, pois irão beneficiar a criança, seu desempenho escolar e a dinâmica familiar.

Quanto à estratégia medicamentosa, ela deve ser pautada na avaliação global da criança feita por todos os profissionais que atenderam a mesma (psiquiatra, neuropediatra, psicólogo, fono e pedagogo/escola) além da informação familiar. A criança é produto do meio e vários comportamentos são reflexos de sua personalidade e espelho do que vê ao seu redor. Nem tudo que é dito como hiperatividade de fato é doença e precisa ser medicado. Em verdade, a grande moda de moldar nossas crianças e adolescentes, medicalizando suas reações, precisa ser banida da ótica atual. Uma equipe integrada, multiprofissional, com olhar crítico do desenvolvimento neuropsicomotor da criança saberá, com certeza, indicar a melhor conduta terapêutica. A assistência primária à saúde tem o dever de saber referenciar esse jovem no momento certo para um profissional mais habilitado. No caso de crianças em atendimento e com diagnóstico fechado de TDAH, o papel do médico de família é solicitar os relatórios da equipe multidisciplinar e auxiliar no acolhimento desse paciente e sua família.

## ▪ Considerações finais

Estudos sobre saúde mental em crianças vêm crescendo consideravelmente. A integração entre as várias especialidades na área da saúde permite uma visão mais holística e humanitária na relação do cuidado. O manejo envolve a criança, a família, a escola e todos os profissionais. Avaliar uma criança e sua família exige habilidades interpessoais e conhecimentos teórico-técnicos dos profissionais envolvidos. Os estudos apontam que as medidas preventivas na infância podem reduzir a evolução e gravidade dos transtornos ao longo da vida. Portanto, identificar fatores de risco, vulnerabilidades socioeconômicas e culturais e a psicodinâmica familiar, de forma a intervir precocemente, são aspectos relevantes da abordagem à criança com suspeita de transtornos do comportamento disruptivo e transtorno de déficit de atenção e hiperatividade, tarefa importante a ser realizada pelo médico de família.

## REFERÊNCIAS BIBLIOGRÁFICAS

1. American Psychiatry Academy. Manual Diagnóstico e Estatístico de Transtornos Mentais: DSM-5. 5ª ed. Porto Alegre: Artmed; 2014.
2. Bordin IAS, Offord DR. Transtorno da conduta e comportamento anti-social. Rev. Bras. Psiquiatr (São Paulo). 2000;22(supl. 2):12-15, . Disponível em: <http://www.scielo.br/scielo.php?script=sci_arttext&pid=S1516-44462000000600004&lng=en&nrm=iso>. Acessado em: 20 jun. 2018. <http://dx.doi.org/10.1590/S1516-44462000000600004>.
3. Almeida RS et al. Psiquiatria da criança e do adolescente. Rio de Janeiro: Guanabara Koogan Ltda; 2016.
4. Burke JD, Loeber R, Birmaher B. Oppositional defiant disorder and conduct disorder: a review of the past 10 years, part II. Acad Crianças Adolesc Psiquiatria. Nov 2002;41(11):1275-93. Disponível em: <https://www.ncbi.nlm.nih.gov/m/pubmed/12410070/>. Acessado em: 20 jun. 2018.
5. Sadock BJ, Sadock VA. Compêndio de Psiquiatria: ciência do comportamento e psiquiatria clínica. 9ª ed. Porto Alegre: Artmed; 2007.
6. Polanczyk GV, Rohde LA, Laranjeira RR. Transtornos de Déficit de Atenção/Hiperatividade. In Psiquiatria da Infância e Adolescência. Org: Polanzyk GV, Lamberte MTMR. Série Pediatria. Instituto da Criança. São Paulo: Manole; 2012.
7. Daley D. Attention deficit hyperactivity disorder: a review of the essential facts. Cuidado Infantil Saúde Mar;32(2):193-204, 2006 Disponível em: <https://www.ncbi.nlm.nih.gov/m/pubmed/16441854/>. Acessado em: 20 jun. 2018.

## LEITURA RECOMENDADA

1. Moura-Ribeiro MVL, Ferreira LS, Schmutzler KMRS (Orgs.). Condutas em neurologia infantil. 3ª ed. Rio de Janeiro: Thieme Revinter Publicações; 2017.
2. Almeida RS. Psiquiatria da criança e do adolescente. Rio de Janeiro: Guanabara Koogan Ltda; 2016.

# 22

# Transtornos de Aprendizagem e Deficiência Intelectual

Cristiane Maria da Rocha

## ▪ Introdução

O mundo vem passando por rápidas transformações sociais, econômicas e ambientais, com impacto direto na saúde de sua população. No Brasil, esse quadro não é diferente, cursando com características próprias e taxas pouco favoráveis, além de grande desigualdade social.

Em 2017, as pessoas que compuseram o grupo do 1% mais rico da população brasileira obtiveram rendimento médio mensal de U$4.000,00 enquanto a metade mais pobre da população chegou à marca próxima a U$200,00 por mês. A desigualdade social entre os grupos chega a 36,1 vezes e quando se separa por região, no Nordeste a diferença chega a 44,9 vezes.

Em 2016, a taxa de analfabetismo das pessoas de 15 anos ou mais de idade no Brasil foi estimada em 7,2% (11,8 milhões de analfabetos). Esse percentual apresentou relação direta com a faixa etária, aumentando à medida que a idade avançava, até atingir 20,4% entre as pessoas com mais de 60 anos. A meta 9 do Plano Nacional de Educação (PNE), lei sancionada em 2014, previa a redução da taxa de analfabetismo para 6,5%, em 2015 no país, o que não foi alcançado, conforme mostra a Pesquisa Nacional por Amostra de Domicílios Contínua (Pnad Contínua) 2016. Essa taxa foi maior em homens (7,4%) se comparada às mulheres (7%).

Quanto ao nível de instrução, 51% da população de 25 anos ou mais, no Brasil, tinham até o ensino fundamental completo ou equivalente em 2016; 26,3%, o ensino médio completo, e 15,3%, o superior completo[1].

Considerando a cor ou raça, as diferenças são mais marcantes: 7,3% das pessoas brancas não tinham instrução e 14,7% das pessoas pretas ou pardas estavam nesse grupo. Situação inversa ocorreu no nível superior completo, onde 22,2% das pessoas brancas tinham esse nível de instrução, ao passo que entre as pretas ou pardas a proporção era apenas de 8,8%[1].

A criança com dificuldade de aprendizagem atendida pelo MF é uma criança que vive sob risco biopsicossocial diário, pautado por condições globais de saúde precárias, diferente de 1% da população rica. De todo modo, os estudos sobre a saúde da criança apontam diversas condições que devem ser analisadas em conjunto: nível socioeconômico, saneamento básico, escolaridade e idade materna, peso ao nascer, idade gestacional, desnutrição, família desestruturada, exposição à violência e à criminalidade, etc.[2].

Dentro desse contexto, é a combinação entre natureza, quantidade e intensidade de fatores de risco que define a vivência na adversidade[3] e independente dele, é possível desenvolver formas de superação com suporte de fatores de proteção e resiliência do indivíduo.

Os fatores de proteção são conceituados como recursos pessoais ou sociais que enfraquecem ou neutralizam o impacto do risco, segundo Eisenstein[3]. O papel da escola se intensifica aqui fazendo parte de uma rede social de apoio com determinante função educativa e norteadora para a vida dessa criança, favorecendo o desenvolvimento de competências e determinação individual, complementar à família. Esta, por sua vez, sendo seu primeiro grupo social, é detentora da formação da criança no que diz respeito a valores, personalidade e determinação do padrão de comportamento. Ela, a família, é reflexo direto das condições socioeconômicas em que vive, das oportunidades que têm, das diferentes composições familiares e, acima de tudo, esteio de segurança para a criança que vive em seu meio.

Conhecer o desempenho escolar de uma criança e supervisionar suas atividades escolares, bem como as atividades para serem feitas em casa, é função de pais e cuidadores e faz parte da saúde mental durante toda a infância e adolescência. O papel do MF nesse contexto é identificar se há problemas de aprendizagem, fazer intermediação junto à escola e compor o seguimento da criança com problemas de aprendizagem junto à equipe multidisciplinar. Naturalmente, após a triagem inicial, o paciente deverá ser encaminhado ao especialista para ampliar o diagnóstico e as possibilidades de intervenção terapêutica.

## Alguns conceitos

É comum vermos na prática clínica o uso dos termos "déficits", "distúrbios", "dificuldades" e "problemas" de aprendizagem sendo utilizados como se houvesse uma "gradação" de gravidade entre eles e gerando confusão conceitual. Por esse motivo, vamos abordar três condições distintas: transtornos de aprendizagem (TA), dificuldades de aprendizagem (DA) e deficiência intelectual (DI).

A dificuldade de aprendizagem é aquela decorrente de problemas naturais ou de percurso (metodologia inadequada, estresse escolar, falta de assiduidade, etc.) ou seja, cognitiva, social e afetiva, e os TA são decorrentes de doenças das quais o paciente é portador, sejam elas adquiridas ou congênitas, incluindo aqui doenças neurológicas, genéticas, etc.[3].

Quanto à DI, o DSM-5, em sua última edição de 2013, aboliu o termo "Retardo" substituindo para "Deficiência" e definindo como funcionamento intelectual abaixo da média com déficits na área adaptativo-social e início antes dos 18 anos de idade. É classificado de acordo com o quociente intelectual (QI) como: DI leve (QI 50-70), DI moderada (QI 35-49), DI grave (QI 20-34) e DI profunda (QI < 29).

## Epidemiologia

Não há estatística no Brasil, apenas estudos regionalizados. Lima e cols., em Campinas, estimam que é possível que 40% da população tenham algum tipo de transtorno ou dificuldade de aprendizagem[4].

Nos Estados Unidos, a incidência de TA varia entre 5-15% na população em idade escolar e 4% em adultos, com discreto predomínio no sexo masculino (2:1) em relação ao feminino. Pode cursar com comprometimento global da aprendizagem ou com transtornos específicos de: leitura (dislexia), escrita e matemática (discalculia)[5].

Em nosso meio, dadas as condições socioeconômicas desfavoráveis, o MF irá se deparar com uma criança proveniente de um meio pobre sem estímulos e oportunidades, filha de pais muitas vezes analfabetos funcionais ou com baixa escolaridade e uma escola mal preparada para absorver e modificar o entorno dessa criança, fazendo-a pouco motivada para desenvolver atividades pedagógicas. Nesse contexto, poucas crianças se destacam e conseguem manter um bom desempenho escolar e outras não conseguem ser alfabetizadas na idade correta, sendo encaminhadas ao neuropediatra como portadores de hiperatividade e déficit de atenção quando, na verdade, vivem em ambiente francamente desfavorável no que diz respeito à condição cognitiva e motivacional[6].

## ▪ Doutor, meu filho não aprende. O que fazer?

Faça sempre uma boa anamnese para entender qual é o problema específico. O mais corriqueiro em nosso meio é a queixa de desatenção e inquietude, a criança que não para quieta. Queixas recorrentes de desatenção não são necessariamente um quadro de transtorno do déficit de atenção e hiperatividade e (TDAH), tão em moda, e que será tratado em capítulo à parte. É necessário entender se há, de fato, um problema médico prévio ou associado que seja um gatilho para o TA ou se existem problemas socioambientais impactando no desempenho acadêmico.

Independentemente da procedência social da criança ou do adolescente, é necessário identificar pontos importantes na história clínica que apontem para alguma das condições supracitadas. A Tabela 22.1 apresenta elementos da anamnese que podem orientar qual caminho seguir.

| Tabela 22.1 Elementos da história clínica para identificar TDAH e DA | | |
|---|---|---|
| *História Clínica* | *Fatores de risco para transtorno de aprendizagem* | *Fatores de risco para dificuldade de aprendizagem* |
| Antecedentes gestacionais | Baixo peso<br>Prematuridade<br>Anóxia<br>Infecções neonatais<br>Uso de abortivos pela mãe | Provavelmente normal |
| Antecedentes pessoais | Atraso em alguma etapa do desenvolvimento neuropsicomotor (DNPM)<br>Traumatismo cranianos graves<br>Infecção do SNC<br>Epilepsia/convulsão febril<br>Otites de repetição (risco de perda auditiva) | DNPM normal<br>Criança normal<br>Luto<br>Longa internação<br>Uso constante de telas (celulares, *tablets*) |
| Antecedentes familiares | Pais/irmãos com TA ou doença genética ou neurológica | Pais sem educação formal<br>Desestruturação familiar |
| Condições sociais | | Baixo estímulo ambiental<br>Família composta por adultos<br>Pobreza<br>Algum evento de impacto emocional (morte de um familiar, violência doméstica, etc.) |

Identificado o problema inicial, cabe ao MF solicitar ainda:

- avaliação oftalmológica – refração;
- avaliação otorrinolaringológica: avaliar orofaringe/hipertrofia adenoidiana e de amígdalas e avaliação auditiva;
- parecer pedagógico da escola por escrito.

Necessário lembrar que mesmo a mãe informando que a criança vê bem ("enxerga formiguinhas" sic) e conversa normal ("fala pelos cotovelos" sic) não impede que a mesma tenha algum distúrbio sensorial. O astigmatismo interfere na escrita (o paciente vê a imagem distorcida e dessa forma não escreve na linha e tem a letra "feia", ou seja, disgrafismo), a hipermetropia dificulta a leitura, mas não assistir TV; e a miopia atrapalha a criança copiar da lousa. Por outro lado, crianças que têm perda auditiva leve por infecções de vias aéreas superiores de repetição, ou mesmo aquelas com surdez unilateral podem, ou não, ter um atraso de fala ou apenas desatenção, dependendo do grau de comprometimento sensorial. Portanto, são avaliações extremamente importantes em qualquer período da vida escolar do paciente.

Com esses dados em mãos, poderá complementar a suspeita diagnóstica e, caso não possa resolver na Atenção Primária, deverá encaminhar para o Neuropediatra, que dará continuidade ao processo de esclarecimento diagnóstico e, quando necessário, terapêutico.

Em consonância com a história clínica, cabe à Psicologia avaliar a criança e sua família quanto a possíveis disfunções psíquicas e desestruturação familiar, bem como a Fonoaudiologia iniciar reabilitação terapêutica em caso de transtornos de linguagem e/ou deficiências auditivas. Tais intervenções podem ser iniciadas antes mesmo da consulta do neurologista pediátrico, sem prejuízo da condução do caso.

Pacientes portadores de DI precisam ser avaliados sob dois aspectos, segundo o DSM-5 quanto ao:

A. déficit na função intelectual;

B. déficit na função adaptativa que envolve dificuldade em alcançar a independência sociocultural das atividades da vida diária (AVD) nas áreas de: comunicação, cível, laboral, uso de recursos sociais (transporte público, dinheiro, etc.) nas diversas esferas de casa, trabalho, escola e comunidade.

A função intelectual é medida por um psicólogo através de testes de inteligência (p. ex., WISC – **Escala Wechsler de Inteligência para Crianças e WAIS –** *Weschler Adults Intelectual Scale* – **para adultos).** *Não é necessário um neuropsicólogo* **para esses casos, além do que não é um profissional que se encontra no serviço público. Um psicólogo bem treinado em testagem é capaz de realizar uma avaliação eficiente.**

O segundo item (B) pode ser avaliado pelo MF em crianças mais velhas, adolescentes e adultos, porém em crianças menores de 10 anos, em geral, o psicodiagnóstico é suficiente.

Uma vez estabelecido o diagnóstico de qualquer das condições citadas acima, é necessário:

- identificar se a DI ou o TA é um elemento isolado ou faz parte de uma síndrome genética ou neurológica;
- indicar, quando possível, terapia de reabilitação cognitivo-comportamental (TCC) e/ou terapias em grupo para crianças menores;
- solicitar inclusão curricular, assento preferencial e apoio pedagógico em sala de aula até a superação do problema;
- orientar a família quanto a estímulos pedagógicos domiciliares;
- manter contato regular com a escola para saber sobre a evolução do desempenho acadêmico;
- casos moderados ou graves deverão seguir com o especialista (neurologista e/ou psiquiatra).

## ▪ Considerações finais

As condições clínicas aqui apresentadas devem ser vistas como decorrentes de condições multifatoriais (clínicas, sociais, emocionais) e por isso devem ser tratadas por equipe multidisciplinar afinada com a escola. Observo, na minha prática clínica, uma melhor resposta da criança quando a escola se percebe envolvida no processo de reabilitação do aluno. É sabido que a maioria das condições citadas aqui, de maneira geral, melhoram. Com suporte interdisciplinar melhoram de maneira mais rápida e eficiente, mesmo em pacientes atendidos no sistema público. A não melhora implicará em consequências que podem ser determinantes e irreversíveis na vida do aluno, tais como abandono escolar, dificuldade de conseguir emprego, depressão, sentimentos de menos-valia, comportamento antissocial e tantos outros. Cabe a nós, profissionais da saúde, enxergar a criança ou adolescente além da doença, como produto do meio no qual vive, oferecendo possibilidades de reintegração e melhoria de suas competências.

## REFERÊNCIAS BIBLIOGRÁFICAS

1. IBGE. Disponível em: <https://brasilemsintese.ibge.gov.br/>. Acessado em: 31 mai. 2018.
2. Souza RKT, Gotlieb SLD. Probabilidade de morrer no primeiro ano de vida em área urbana da região sul do Brasil. Ver Saúde Publ. 1993:27:445-54.
3. Brentani A, Valente MH, Gomes FMS, Escobar AMU. Atenção à criança sob risco biopsicossocial. In: A Promoção da Saúde na Infância. Org: Valente MH, Gomes FMS, Escobar AMU. (Coleção Pediatria. Instituto da Criança HC-FMUSP. eds. Schvartsman, BGS e Maluf Jr. PT). 2ª ed. São Paulo: Manole; 2013.
4. Lima RF, Mello RJL, Massoni I, Ciasca SM. Dificuldades de aprendizagem: queixas escolares e diagnósticos em um Serviço de Neurologia Infantil. Rev Neurocienc 2006; 14(4):185-190.
5. Rocca CCA, Ruschel SHP, Batistuzzo MC, Graeff-Martins AS. Transtornos de Aprendizagem e deficiência intelectual. In: Psiquiatria da Infância e Adolescência. Org: Polanzyk GV, Lamberte MTMR. Série Pediatria. Instituto da Criança. São Paulo: Manole; 2012.
6. Lereya ST, Wolke D. Prenatal family adversity and maternal mental health and vulnerability to peer victimization at school. J Child Psychol Psychiatry. 2012. doi:10.1111/jcpp.12012.

## LEITURA RECOMENDADA

1. American Psychiatry Academy. Diagnostic and statistical manual of mental disorders: DSM-5. 5th ed. 2013.

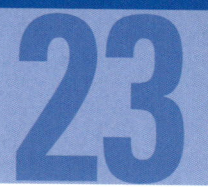

# Acompanhamento Multidisciplinar na Atenção Primária à Saúde da Criança Portadora de Doença Neurológica

## ▪ Introdução

O tratamento de doenças neurológicas envolve a identificação das complicações secundárias e um planejamento de tratamento global por uma equipe multiprofissional[1]). No âmbito da Estratégia Saúde da Família o cuidado exige um olhar ampliado às condições em que o indivíduo se insere. Esse olhar abrange desde a comunidade onde ele se situa até o autocuidado, quando possível, para aqueles que, mesmo com alguma deficiência, conseguem independência própria. O profissional envolvido nesse planejamento deve prover ações que visem a qualidade de vida, assistência integral à saúde, prevenção a deficiências, ampliação e fortalecimento dos serviços de atenção que serão utilizados pelo paciente portador de doença neurológica[2,3].

A clínica com crianças, de modo geral, pelas próprias peculiaridades da infância, já exige um olhar do profissional de saúde para além da queixa/conduta. No acompanhamento de crianças com possíveis comprometimentos neurológicos esse olhar precisa ser ainda mais minucioso e aprofundado.

Uma criança não vem só, ela vem acompanhada de uma família que tem uma visão sobre ela e muitas vezes "fala" por ela. Muitas questões podem ser "negligenciadas" pela família, principalmente na primeira infância. O "sofrimento" da criança, principalmente daquelas que ainda não falam, pode não ter visibilidade.

As consultas médicas na APS, muitas vezes por causa da demanda e das cobranças de metas de atendimento, têm um tempo reduzido para avaliar de forma mais aprofundada cada caso. É preciso aproveitar melhor a potência da Estratégia Saúde da Família (ESF). O médico de família faz parte de uma equipe composta por enfermeiro, auxiliares de enfermagem e Agentes Comunitários de Saúde (ACS) que tem reuniões periódicas. As reuniões de equipe são espaços ricos para discussões de casos, elaborações de Projetos Terapêuticos Singulares (PTS) e para conhecer mais dados com o ACS sobre a família dessa criança, como é composta, quais as condições de moradia, dinâmica familiar, etc.[4].

Considerando o exposto, nas páginas a seguir apresentaremos o olhar de profissionais experientes que irão enfocar os elementos principais aos quais o Médico de Família deverá estar atento na avaliação e no seguimento da criança portadora de doença neurológica. Cabe aqui um alerta: na prática clínica da neurologia não utilizamos o termo "neuropata", fartamente repetido nos corredores das enfermarias e ambulatórios pediátricos. Neuropatia é um termo utilizado para pacientes portadores de doenças que acometem os nervos periféricos. A criança com doença neurológica é portadora de doença que acomete primordialmente o encéfalo e, portanto, a terminologia correta é Encefalopata/Encefalopatia.

# Identificação e acompanhamento da necessidade de intervenção fisioterapêutica

Cássia Xavier Santos

No contexto da atuação multiprofissional, o trabalho a ser apresentado aqui gira em torno da atuação da equipe que acolhe e acompanha essa população e tem como objetivo interferir, de diversas formas, nos fatores que realimentam o processo saúde-doença da criança e da família, em especial do cuidador principal.

O cuidado à criança portadora de doença neurológica na Atenção Primária de Saúde (APS) busca a articulação e a interação dos profissionais na equipe, com as famílias e com a comunidade, para o desenvolvimento de ações que visam a cura, a reabilitação e a promoção da saúde, sempre que possível[5]. Nesse tocante, abordaremos os aspectos relacionados com a abordagem fisioterapêutica na atenção básica em pacientes neurológicos, com olhar integral na orientação da equipe quanto a indicar ou solicitar avaliação da fisioterapia.

Inicialmente, deve-se considerar a demanda de atendimento pelas necessidades que as famílias ou suas crianças nos trazem, e não apenas ao número de famílias atendidas, visto que eventualmente a equipe não identifica ou ainda não considera de importância a queixa trazida[6].

Esse evento, em teoria, derruba o olhar da integralidade, mas é comumente identificado na prática clínica na APS, daí a necessidade de ter uma equipe treinada com olhar crítico e integrada em um projeto terapêutico amplo que vise a efetiva cooperação da mesma, complementando as ações, os saberes e a prática dos profissionais envolvidos na atenção ao paciente.

A avaliação da criança com alterações neurológicas é um processo complexo e contínuo, o que significa que as queixas e demandas desse paciente podem ser modificadas no decorrer do processo de reabilitação, porque acompanha seu desenvolvimento físico e mental, e isso causará impacto diretamente nos resultados alcançados pela equipe.

Assim, o fluxograma apresentado na Figura 23.1 deve nortear a equipe, em especial médico e enfermeiro, por serem os responsáveis pelo acolhimento dos pacientes, acerca da solicitação ou não do Fisioterapeuta na UBS.

Ressalta-se, no fluxograma, a escuta à queixa da família/cuidador, normalmente a pessoa que acompanha a criança a maior parte do tempo e que percebe alterações de comportamento e ainda é capaz de comparar o desenvolvimento dessa criança com o dos demais filhos, tendo, portanto, um parâmetro de normalidade ao qual devemos respeitar.

Nesse olhar a fisioterapia tem como objetivo fundamental, além de oferecer recursos para reduzir a sequela física, promover maior independência possível à criança, prevenir deformidades, agravos e problemas respiratórios decorrentes da doença de base. Ainda, aqui, o olhar para o cuidador é imprescindível em diversos aspectos, visto que a inserção de uma criança com doença neurológica na família muda toda a rotina, necessitando de adequação dos membros da família e do ambiente físico em que vivem.

Essa questão, assim como todo o processo de avaliação, incluindo o desenvolvimento neuropsicomotor do paciente, atende diretamente às linhas de cuidado em prol da Atenção Integral à Saúde da Criança[3]:

- *atenção à saúde do recém-nascido:* as intervenções realizadas nesse sentido têm como um importante objetivo reduzir a taxas de mortalidade perinatal, em particular nas regiões de maior vulnerabilidade social;
- *incentivo e qualificação do acompanhamento do crescimento e desenvolvimento:* parte importante da avaliação integral à saúde da criança propicia o desenvolvimento de ações de

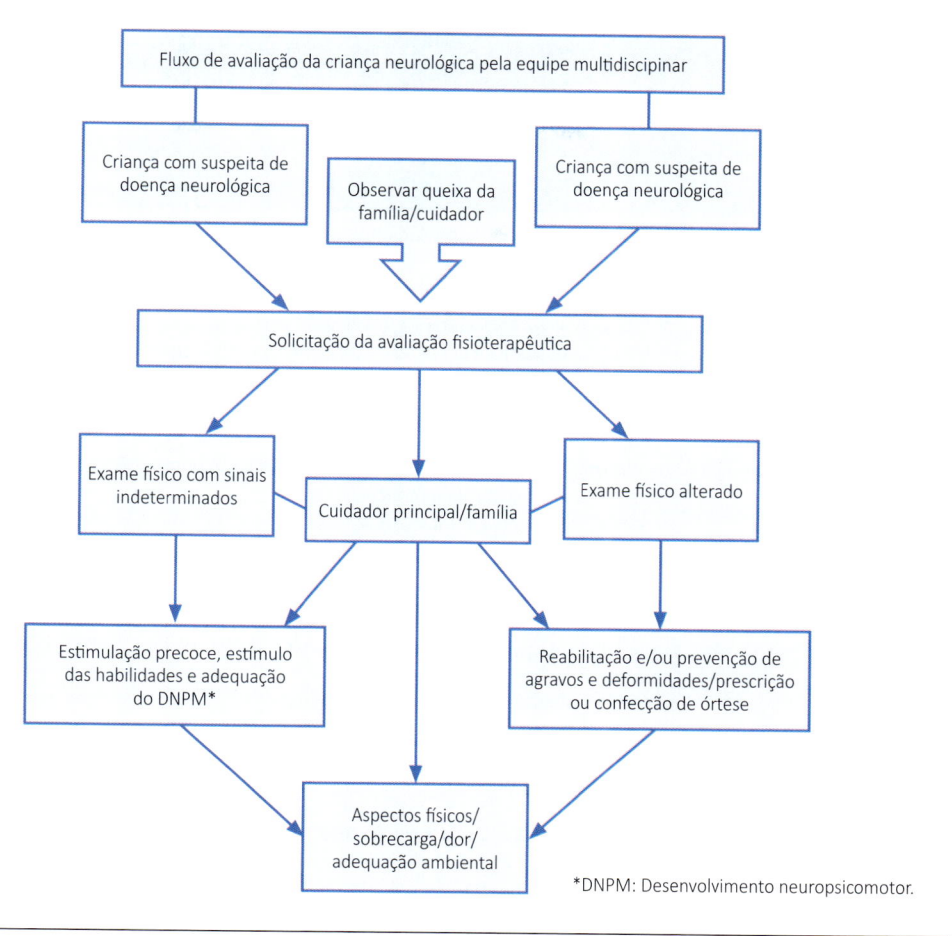

**Figura 23.1** – Fluxograma de avaliação da criança neurológica pela equipe multidisciplinar para guiar a solicitação ou não do fisioterapeuta na UBS.

promoção à saúde, de hábitos de vida saudáveis, prevenção de agravos, monitoramento da vacinação e do desenvolvimento neuropsicomotor e do estado nutricional.

Na infância, os estágios de desenvolvimento cognitivo são sequenciais, sendo importante que a criança atravesse cada estágio seguindo uma sequência regular de etapas[2].

Para avaliar o desenvolvimento infantil, os principais protocolos preconizam a avaliação objetiva de habilidades motoras, de comunicação, de interação social e cognitiva nas consultas de acompanhamento de saúde, sendo relevante considerar também as informações e opiniões dos pais e da escola, quando for o caso, sobre a criança[7].

A Tabela 23.1 descreve aspectos do desenvolvimento das crianças menores de 10 anos.

A identificação das alterações no DNPM é fundamental para o início precoce da estimulação motora e cognitiva uma vez que, quanto mais precoce for a intervenção, melhor o resultado e menor a sequela e, consequentemente, um melhor prognóstico[8].

Além da estimulação precoce, o prognóstico da criança está atrelado à participação da família, nos cuidados e na estimulação física e cognitiva da mesma, por favorecer uma melhor qualidade de vida da criança e de sua família, sendo responsabilidade em especial do fisioterapeuta[9].

| Época das consultas mínimas preconizadas pelo SSC | Aspectos do desenvolvimento da criança de 0 a 10 anos |
|---|---|
| | **Tabela 23.1** **Aspectos do desenvolvimento da criança de 0 a 10 anos** |
| 15 dias | Entre 1 e 2 meses: predomínio do tônus flexor, assimetria postural e preensão reflexa. Reflexos: <br> ■ Apoio plantar, sucção e preensão palmar: desaparecem até o 6º mês <br> ■ Preensão dos artelhos: desaparece até o 11º mês <br> ■ Reflexo cutâneo plantar: obtido pelo estímulo da porção lateral do pé. No RN, desencadeia extensão do hálux. A partir do 13º mês, ocorre flexão do hálux. A partir desta idade, a extensão é patológica <br> ■ Reflexo de Moro: medido pelo procedimento de segurar a criança pelas mãos e liberar bruscamente seus braços. Deve ser sempre simétrico. É imcompleto a partir do 3º mês e não deve existir a partir do 6º mês <br> ■ Reflexo tônico-cervical: rotação da cabeça para um lado, com consequente extensão do membro superior e inferior do lado facial e flexão dos membros contralaterais. A atividade é realizada bilateralmente e deve ser simétrica. Desaparece até o 3º mês |
| 1 mês | Entre 1 e 2 meses: percepção melhor de um rosto, medida com base na distância entre o bebê e o seio materno |
| 2 meses | Entre 2 e 3 meses: sorriso social <br> Entre 2 e 4 meses: bebê fica de bruços, levanta a cabeça e os ombros <br> Em torno de 2 meses: inicia-se a ampliação do seu campo de visão (o bebê visualiza e segue objetos com o olhar) |
| 4 meses | Aos 4 meses: preensão voluntária das mãos <br> Entre 4 a 6 meses: o bebê vira a cabeça na direção de uma voz ou de um objeto sonoro <br> Aos 3 meses: o bebê adquire noção de profundidade |
| 6 meses | Em torno dos 6 meses: inicia-se a noção de "permanência do objeto"* <br> A partir do 7º mês: o bebê senta-se sem apoio <br> Entre 6 e 9 meses: o bebê arrasta-se, engatinha <br> Entre 6 e 8 meses: o bebê apresenta reações a pessoas estranhas |
| 9 meses | Entre 9 meses e 1 ano: o bebê engatinha ou andacomapio <br> Em torno do 10º mês: o bebê fica em pé sem apoio |
| 12 meses | Entre 1 ano e 1 ano e 6 meses: o bebê anda sozinho <br> Em torno de 1 ano: o bebê possui a acuidade visual de um adulto |
| 15 meses | Entre 1 ano e 6 meses e 2 anos: o bebê corre ou sobe degraus baixos |
| 2 anos | Entre 2 e 3 anos: o bebê diz seu próprio nome e nomeia objetos como seus <br> Em torno dos 2 anos: o bebê reconhece-se no espelho e começa a brincar de faz de conta (atividade que deve ser estimulada, pois auxilia no desenvolvimento cognitivo e emocional, ajudando a criança a lidar com ansiedades e conflitos e a elaborar regras sociais) <br> Entre 2 e 3 anos: os pais devem começar aos poucos a retirar as fraldas do bebê e a ensiná-lo a usar o penico |

Continua..

| Tabela 23.1 Aspectos do desenvolvimento da criança de 0 a 10 anos | |
|---|---|
| **Época das consultas mínimas preconizadas pelo SSC** | **Aspectos do desenvolvimento da criança de 0 a 10 anos** |
| De 4 a 6 anos | Entre 3 e 4 anos: a criança veste-se com auxílio Entre 4 e 5 anos: a criança conta ou inventa pequenas histórias O comportamento da criança é predominantemente egocêntrico; porém, como passar do tempo, outras crianças começam a se tornar importantes A partir dos 6 anos: a criança passa a pensar com lógica, embora esta seja predominantemente concreta Sua memória e a sua habilidade com a linguagem aumentam Seus ganhos cognitivos melhoram sua capacidade de tirar proveito da educação formal. A autoimagem se desenvolve, afetando sua autoestima Os amigos assumem importância fundamental A criança começa a compreender a constância do gênero. A segregação entre os gêneros é muito frequente nessa idade (meninos "não si misturam" com meninas e vice-versa). |
| De 7 a 9 anos | A partir dos 7 anos: a criança começa a desenvolver o julgamento global de autovalor, integrando sua autopercepção "fechando" algumas ideias sobre quem ela é e como deve ser, etc. A influência dos pares (amigos, colegas da mesma idade) adquire grande importância nesta etapa da vida, enquanto a influência dos pais diminui |
| 10 anos | A partir dos 10 anos: ocorrem mudanças relacionadas à puberdade e há um estirão de crescimento (primeiro nas meninas, em torno dos 11 anos, depois nos meninos, em torno dos 13 anos) |

Fonte: BRASIL, 2012 – nhttp://189.28.128.100/dab/docs/publicacoes/cadernos_ab/caderno_33.pdf

Além da reabilitação física tradicional, a estimulação cinética, tátil e vestibular são recursos complementares utilizados pelo fisioterapeuta para facilitar e manter o desenvolvimento da criança e contribuir também para o tratamento de doença metabólica óssea, diminuir a dor, estabilizar o padrão motor, o tônus e o trofismo muscular, estimular o DNPM e melhorar o comportamento geral do paciente e seu ganho de peso[10].

Contudo, é importante ressaltar que os atendimentos individuais na unidade básica de saúde não são o enfoque principal, como tradicionalmente é encontrado no modelo ambulatorial. O paciente deverá ser encaminhado, de acordo com a gravidade do caso, para atendimento sistematizado nos setores secundários e, quando possível, para atividades em grupo, além das orientações aos cuidadores para estimulo domiciliar contínuo, como previamente referido.

Esse fluxo pode ser melhor observado no esquema da Figura 23.2:

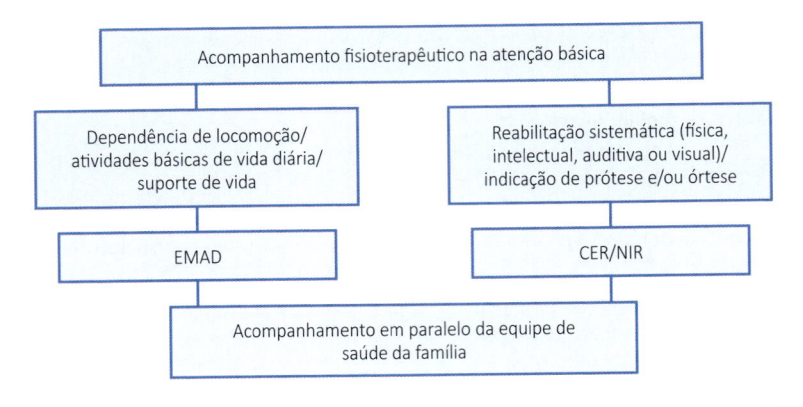

**Figura 23.2** – Fluxograma de encaminhamento da criança com doença neurológica

Descreve-se a seguir as especificações para o encaminhamento e acompanhamento nesses serviços:

- EMAD (Equipe Multidisciplinar de Atendimento Domiciliar): caracteriza-se por oferecer ações sistematizadas, articuladas e regulares, de acordo com a necessidade de cada paciente, pautadas na integralidade das ações de promoção, recuperação e reabilitação. O foco dos atendimentos está na população com perdas funcionais e dependência na realização de suas atividades básicas de vida diária. As características da família devem ser levadas em consideração, valorizando suas características e a influência dessa dinâmica no processo saúde-doença.

  O acompanhamento pela EMAD também obedecerá a critérios para a sistematização:

  - problemas de saúde controlados/compensados e com dificuldade ou impossibilidade física de locomoção até uma Unidade de saúde, que deverá ocorrer no mínimo uma vez por mês;
  - procedimentos de maior complexidade, dependência de monitoramento frequente dos sinais vitais, necessidade frequente de exames de laboratório, necessidade de atenção nutricional, necessidade de cuidados-paliativos, necessidade de fisioterapia semanal, necessidade para adaptação do uso de órteses e próteses, adaptação para uso de sondas, acompanhamento pós-operatório, reabilitação, uso de aspirador de vias aéreas para higiene brônquica e necessidade de medicação endovenosa ou subcutânea;
  - oxigenoterapia e suporte ventilatório não invasivo (CPAP e BiPAP) e concentrador de $O_2$; diálise peritoneal[1] com frequência de acordo com a necessidade e gravidade do caso.
- CER/NIR (Centro Especializado de Reabilitação): foram instituídos por meio da implantação, ampliação e implementação dos Núcleos Integrados de Reabilitação (NIR), de Saúde Auditiva (NISA) e do Programa de Acompanhante da Pessoa com Deficiência (APD) municipais, fortalecendo as ações de reabilitação física, auditiva, intelectual e visual. Além do médico, a equipe é composta por fisioterapeutas, terapeutas ocupacionais, fonoaudiólogos, psicólogos, assistentes sociais e nutricionistas.

No CER, após acolhimento e avaliação da equipe multidisciplinar pautada na Classificação Internacional de Funcionalidade (CIF), ocorre a elaboração e o monitoramento do Projeto Terapêutico Singular (PTS), atendimentos individuais e coletivos. No CER são realizados os seguintes tipos de atendimentos e/ou procedimentos:

- treino de orientação e mobilidade;
- apoio e orientação para a realização de atividades instrumentais de vida diária e prática (AIVD e AIVP);
- atendimento compartilhado;

- prescrição, adaptação e fornecimento de meios auxiliares de locomoção, órteses, aparelhos auditivos;
- atendimento à família;
- atendimento domiciliar/institucional: visitas e intervenções nos domicílios;
- estimulação precoce (intervenção oportuna): atendimento multiprofissional de crianças com risco/atraso/distúrbio do desenvolvimento neuropsicomotor identificado precocemente;
- estratégia diversificada do cuidado em reabilitação intelectual, centrada na produção da autonomia e na participação efetiva dos usuários na construção de projetos de vida pessoais e sociais;

Em toda a linha de atenção à criança acometida, o cuidador desempenha papel fundamental, seja no desenvolvimento e manutenção da saúde da criança, como na perspectiva de ser ele próprio, papel assumido na maioria das vezes pela mãe, um paciente a ser cuidado.

A equipe deve estar atenta ao cuidador principal e suas perspectivas em relação à eficácia do tratamento/acompanhamento da criança. As orientações sobre prognóstico e objetivos a serem alcançados com a intervenção da equipe, e em especial da fisioterapia, devem ser claras quanto às limitações terapêuticas possíveis e, em especial, sobre a importância da corresponsabilidade da família e do cuidador sobre os resultados alcançados, sejam eles positivos ou não[8].

Sem prejuízo da avaliação fisioterapêutica especificamente, a dinâmica familiar, o ambiente domiciliar, incluindo mobiliário, e a saúde do cuidador primário (aquele que acompanha diretamente a criança) são pontos de altíssima relevância na assistência à criança com doença neurológica.

As dificuldades apresentadas pela família, no que diz respeito à aceitação e aos cuidados desses pacientes, geram uma sobrecarga nesses cuidadores. Essa sobrecarga é definida como um conjunto de problemas físicos, mentais e socioeconômicos dos cuidadores e que afetam atividades cotidianas, relacionamentos sociais e equilíbrio emocional e está diretamente influenciada pelo modo como o cuidador percebe problemas físicos, psicológicos, emocionais, sociais e financeiros que resultam do cuidado com seu familiar[11]. Há evidências de que as mães apresentam frequentemente indisposição para a realização de atividades físicas e relacionamento social, má percepção da saúde, falta de conhecimento a respeito da doença do filho, labilidade de humor e problemas no convívio social, familiar e profissional. Nesse olhar, propostas de participação dos cuidadores em grupos ou oficinas com abordagem multidisciplinar é relevante como parte da assistência à criança com doença neurológica[12].

Cabe à equipe multidisciplinar identificar as queixas do cuidador, em suas especificidades, desde a abordagem terapêutica na assistência ao paciente acometido até a assistência à saúde do mesmo, ainda que a queixa não seja explícita. O médico de família e sua equipe devem estar atentos aos sinais de esgotamento físico e mental apresentados nas consultas ou visitas, ainda que sutis, ou abordar diretamente o cuidador sobre suas necessidades e angústias.

# Fonoaudiologia e a clínica com crianças: algumas considerações para o matriciamento das equipes de Saúde da Família

Daniela Cristina Spina

Na Atenção Primária à Saúde (APS) os profissionais que atuam nas equipes de Saúde da Família precisam ter um olhar ampliado e integral para os usuários desses serviços, para que as ações sejam mais efetivas e resolutivas.

De modo geral, na clínica com crianças é fundamental que o profissional de saúde tenha um olhar também para a família, para a escola e demais espaços sociais de circulação/inserção da criança (Figura 23.3).

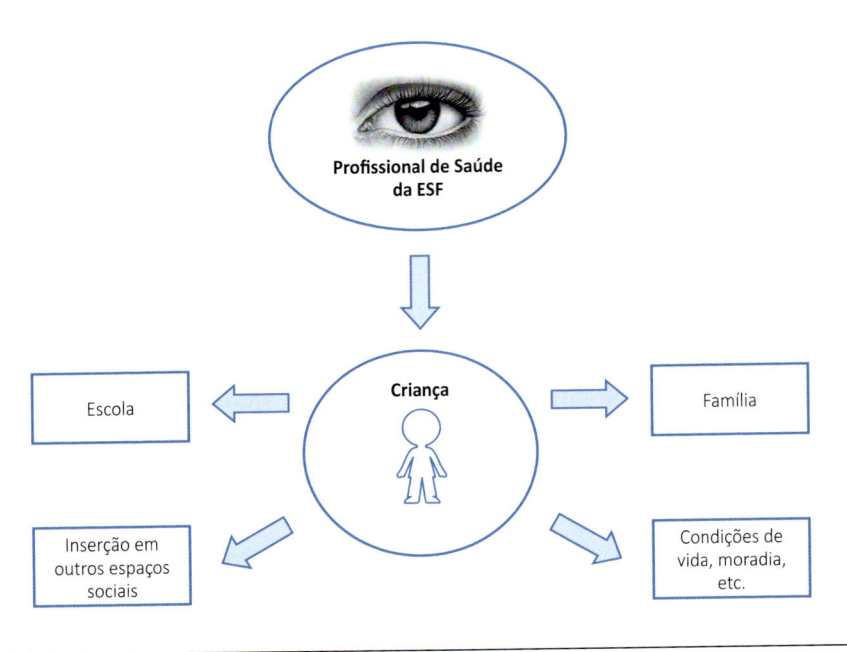

**Figura 23.3** – O profissional de saúde deve ter um olhar para a família, a escola e os espaços sociais em que a criança está inserida.

Na perspectiva da Fonoaudiologia e na clínica com crianças, o profissional de saúde, ao se deparar com uma criança, especialmente aquelas que apresentam possíveis comprometimentos neurológicos, deve considerar: Como está o desenvolvimento motor, de linguagem e cognitivo dessa criança? Qual a rotina dela? Como está o sono? Como está a alimentação?

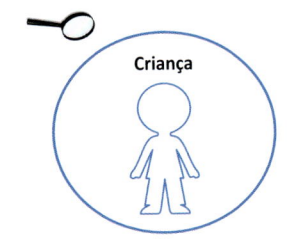

**Linguagem:**

- interação com o outro (Como é a interação da criança com familiares, com outras crianças e com pessoas diversas?);
- contato visual (Estabelece ou não? Com que frequência?);
- fala (Está de acordo com a idade da criança?);
- audição (Escuta? Fez o "teste da orelhinha" na maternidade? Como é o comportamento auditivo dessa criança?).

**Rotina:** Levantamento da rotina de forma geral, incluindo o que gosta de brincar, tempo de uso de eletrônicos, quem é responsável pelos seus cuidados, etc.

**Sono:** Quantidade (horas por dia) e qualidade (Ronca? Apresenta apneia?).

**Alimentação:**

- conhecer a rotina de alimentação;
- tipos de alimentos e consistências que costuma ingerir;
- verificar se há queixa/dificuldade na deglutição (sólido, líquido e pastoso);
- no caso de crianças pequenas, verificar se faz uso de mamadeira (quantidade de mamadeiras por dia).

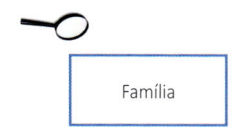

Família

Na clínica com crianças, é imprescindível olhar atentamente para a família em que a criança está inserida. É importante que o profissional de saúde busque compreender: Como é a composição dessa família? Como é a dinâmica familiar? Como se relacionam afetivamente com a criança? Qual é o lugar dessa criança na família? Quem é o principal responsável pelos cuidados?

Nas consultas de puericultura realizadas tanto pelo médico como pelo enfermeiro para acompanhamento dos bebês até os 2 anos de idade, é necessário atentar também para a interação mãe-bebê/cuidador-bebê, especialmente nos momentos ao despir a criança para pesagem e exame físico e o ato de vestir. Geralmente, são momentos mais intensos da consulta em que há a prevalência da díade mãe-bebê e nos quais o profissional de saúde é apenas um observador.

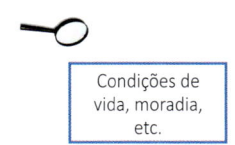

Condições de vida, moradia, etc.

Na APS, como as equipes de ESF atuam com famílias e áreas de grande vulnerabilidade social, é essencial compreender as condições de vida, de moradia dessa criança e dessa família para que sejam realizadas orientações de acordo com a sua realidade[13]. Em alguns casos de quadros neurológicos, independentemente dos pacientes estarem restritos ou não ao lar, pode ser muito válida a realização de visitas domiciliares pelos profissionais de saúde.

As informações, tanto sobre a família como sobre as condições de vida, podem ser conhecidas durante a consulta e nas reuniões de equipe de Saúde da Família com o enfermeiro, o auxiliar de enfermagem e, principalmente, com o ACS responsável pelas visitas constantes a essa família.

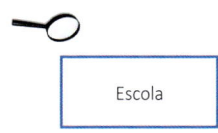

Escola

As escolas (creches, escolas de educação infantil ou escolas do ensino fundamental) são fundamentais para estimular o desenvolvimento das crianças. Mesmo para os bebês (crianças menores de 2 anos), a escola auxilia no estabelecimento de rotina e na estimulação do desenvolvimento da linguagem.

Ao atender uma criança, uma das perguntas essenciais que o profissional de saúde deve fazer é se essa criança está inserida ou não na escola. Caso não esteja inserida, quais os motivos. Verificar se ela não tem real possibilidade de ir para a escola devido a condições clínicas de saúde, como por exemplo, o uso de sonda de alimentação ou por outros problemas socioambientais.

Quando a criança frequentar escola, é importante que o médico solicite, principalmente para crianças com possíveis quadros neurológicos, um relatório escolar detalhado para complementar a sua avaliação. Nesse relatório, o ideal é que conste: como é o comportamento dessa criança na escola, quais as suas habilidades e dificuldades, e como é sua interação com colegas e professores. Também é fundamental que, durante a consulta, o médico tenha escuta para a visão da família sobre a escola e sobre como estão percebendo essa inserção escolar.

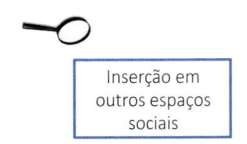

Inserção em
outros espaços
sociais

Saber sobre os outros espaços sociais que a criança está inserida também é importante para a elaboração de um PTS mais adequado às necessidades da criança e da família.

Para a criança, outros espaços sociais são: o CCA (Centro de Convivência para Crianças e Adolescentes), antigamente denominado como OSEM; cursos; atividades esportivas; entre outros.

O conhecimento sobre a família, a escola, o contexto social e a rede de apoio psicossocial é primordial no atendimento de crianças com possíveis distúrbios neurológicos. Quanto mais cedo essa criança for acompanhada por uma equipe multiprofissional com olhar ampliado, integral, para além da patologia, mais possibilidades de intervenção, estimulação e desenvolvimento.

Um bebê considerado de "risco", além de ser monitorado pela equipe de Saúde da Família com discussões junto à equipe do Núcleo de Apoio à Saúde da Família (NASF), deve ser encaminhado para avaliação e acompanhamento no Centro Especializado de Reabilitação (CER)[14,15].

Na perspectiva da Fonoaudiologia, além de todos os aspectos discutidos anteriormente e do acompanhamento do desenvolvimento neuropsicomotor da criança com distúrbios neurológicos, é importante observar aspectos da fala, audição, deglutição e leitura/escrita. Vamos refletir sobre algumas situações frequentes na APS (Figura 23.4).

Muitas vezes a criança com "atraso na fala" já é encaminhada diretamente para o fonoaudiólogo do NASF ou para fonoaudiólogo de outro serviço da Rede de Atenção à Saúde (RAS), sem ter um cuidado na escuta/compreensão do sintoma e/ou queixa pela equipe da ESF. O fluxograma da Figura 23.4 retoma a importância da inserção na escola, do olhar da escola sobre essa criança com atraso na fala e da investigação da questão auditiva nesses casos.

Na consulta, o médico de família pode olhar nas anotações da carteira de vacinação da criança se na maternidade foi realizado o "teste da orelhinha", exame fundamental para a detecção precoce da deficiência auditiva. No Brasil, esse teste é obrigatório por lei[16,17], mas infelizmente ainda muitos bebês têm alta da maternidade sem realizá-lo. Ter passado no "teste da orelhinha" não significa que a criança não possa vir a ter uma deficiência auditiva que foi adquirida por outras causas. O teste só afasta as perdas auditivas congênitas e/ou adquiridas no período neonatal[18-20].

Em muitos casos, para auxiliar o profissional no diagnóstico diferencial das patologias (É apenas um atraso no desenvolvimento da linguagem? Tem uma deficiência auditiva? É transtorno do espectro autista?), é importante encaminhar a criança para avaliação auditiva em serviço da RAS.

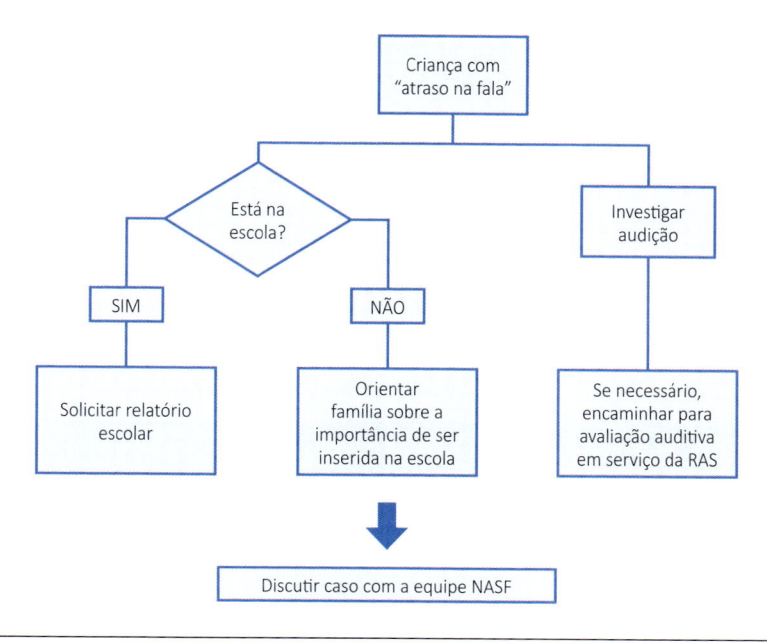

**Figura 23.4** – Abordagem da criança com "atraso na fala".

Se a criança está fazendo uso de sonda de alimentação, na maioria das vezes, ela vai necessitar de um acompanhamento fonoaudiológico e nutricional mais intensivo e o fonoaudiólogo da equipe NASF não conseguirá realizar com uma maior regularidade. Por isso, o médico ou a enfermeira da ESF, ao ter ciência do caso de uma criança que faz uso de sonda de alimentação, a fim de agilizar os processos, já pode realizar o encaminhamento para a EMAD (Equipe Multiprofissional de Atenção Domiciliar) de referência do território (Figura 23.5). A equipe NASF pode realizar atendimentos ou visitas domiciliares apenas para auxiliar a equipe da ESF a monitorar corretamente o paciente[21].

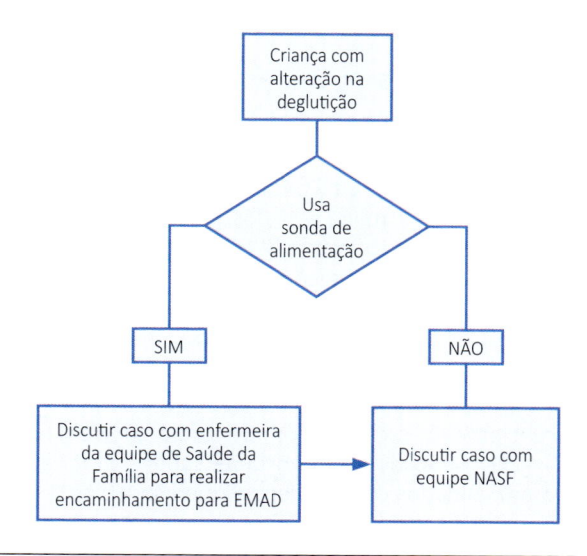

**Figura 23.5** – Abordagem da criança com alteração na deglutição.

## Criança com dificuldade de aprendizagem e/ou Transtorno do Déficit de Atenção e Hiperatividade (TDAH)

Antes de realizar a discussão com a equipe NASF, é interessante que o médico de família já solicite na consulta um relatório detalhado da escola e que tente compreender melhor a rotina e a dinâmica familiar na qual a criança está inserida. Para uma maior discussão vide Capítulo 21 – Transtornos de comportamento e de atenção na infância.

As equipes NASF têm muito a contribuir para o trabalho dos profissionais das equipes de Saúde da Família, ampliando o olhar tanto com a participação em reuniões de matriciamento com a equipe da ESF como na realização de atendimentos compartilhados junto com o médico de família ou com a enfermeira da equipe.

# Identificação de risco nutricional na Atenção Primária à Saúde

Irani Gomes dos Santos Souza

O profissional Nutricionista faz parte do contexto multiprofissional de assistência à saúde e está presente na Estratégia Saúde da Família por meio do Núcleo de Apoio à Saúde da Família (NASF), tendo suas ações norteadas pela Política Nacional de Alimentação e Nutrição (PNAN), além de desenvolver estratégias junto aos outros profissionais do NASF e às Equipes de Saúde da Família[22].

Para tanto, considerando a visão multidisciplinar necessária para as ações da Atenção Primária, a proposta deste texto é orientar o médico generalista ou médico da família a detectar a necessidade de cuidados nutricionais em crianças com comprometimento neurológico. Por isso, é fundamental saber que a boa nutrição é fator preponderante para que o crescimento e desenvolvimento aconteçam de forma adequada e para isso a ingestão de uma alimentação que atenda às necessidades nutricionais da criança é extremamente importante[23].

Com a finalidade de orientar o médico da família sobre qual cuidado voltado a Nutrição deva ter, foi montado um fluxograma de identificação de risco nutricional para ser observado junto a essa criança com comprometimento neurológico (Figura 23.6).

## Detalhamento do fluxo de risco nutricional

### Moradia, família e cuidador

Estar no ambiente que o paciente vive é uma das possibilidades que a Atenção Primária nos traz, e ao se tratar da Estratégia de Saúde da Família essa possibilidade se amplia, não só voltada para os usuários, mas também para sua família e o ambiente onde se insere. No caso de uma criança com doença neurológica, é fundamental que o médico conheça sua moradia com a finalidade de saber se está em área de risco, se tem saneamento básico, como é a ventilação e iluminação desta casa e do local onde a criança mais permanece.

Outro ponto fundamental para o acompanhamento da criança, independentemente da situação de saúde em que ela se encontra, é conhecer seus cuidadores, o trabalho prestado pelo mesmo e o grau de dependência do paciente. É esse cuidador que será o principal foco de orientação quanto aos cuidados nutricionais a serem traçados. É importante saber o grau de instrução dessa pessoa, assim como sua habilidade em cuidados com a criança, que vão desde a mobilidade no leito até a oferta de alimentos.

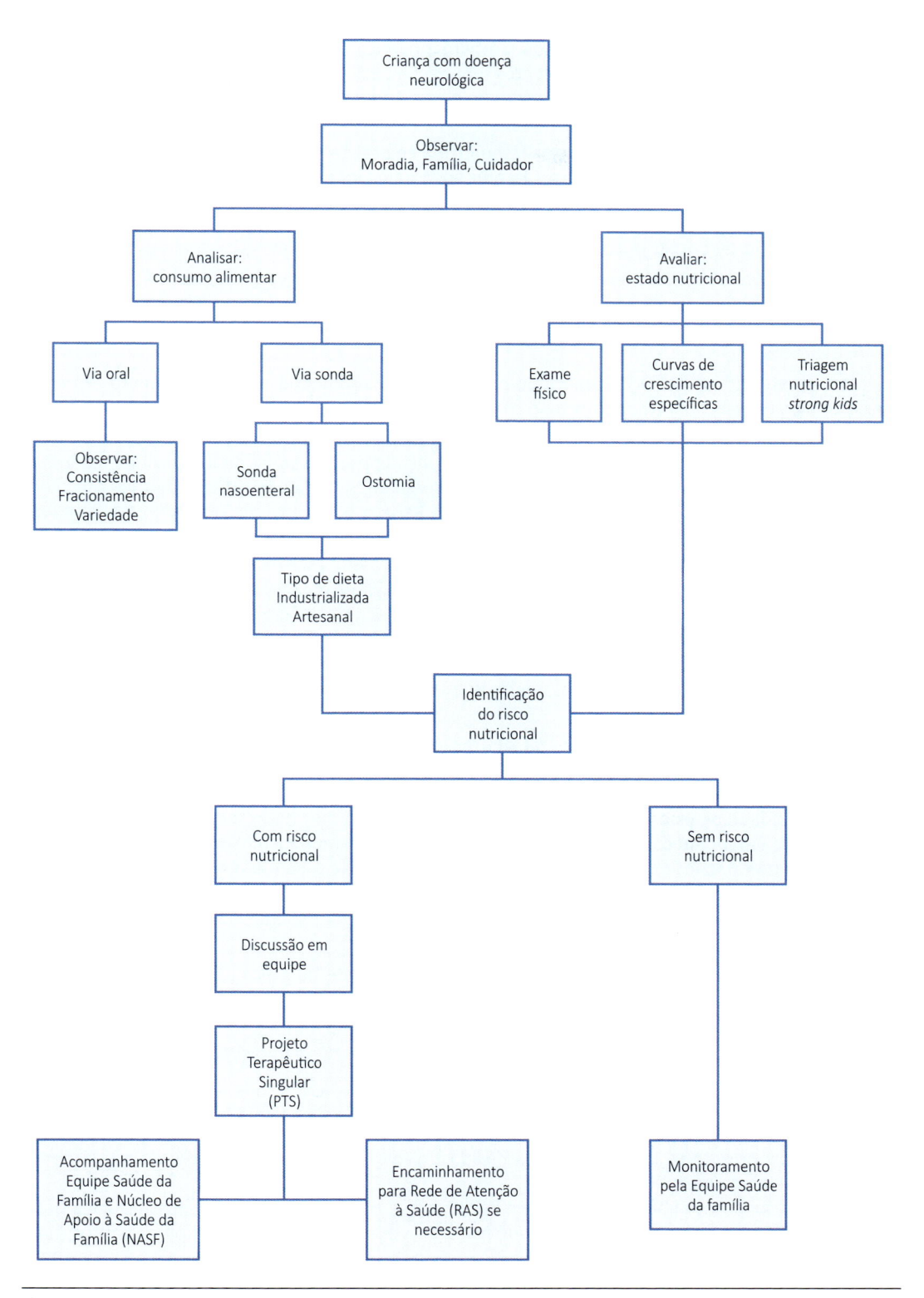

**Figura 23.6** – Fluxograma de identificação de risco nutricional.

É essencial, ainda, que seja observada também dinâmica e a relação familiar, como cada membro desempenha seu papel, comportamentos, obrigações e direitos. Esse conhecimento visa avaliar a rede de cuidados e auxiliará a estabelecer a melhor conduta nutricional, entendendo as formas de como melhor proceder diante dessa dinâmica.

Os profissionais devem buscar estreitamento na relação entre profissional e usuário/família, incentivando a busca de autonomia, resultando no fortalecimento do vínculo por meio da relação de confiança[24].

## Avaliação do estado nutricional e consumo alimentar

O estado nutricional deficiente, além do crescimento e desenvolvimento, afeta as funções pulmonares e imunológicas, propiciando o surgimento de complicações como infecção respiratória, perda da função muscular (depleção muscular) e queda do sistema imunológico, favorecendo doenças oportunistas[23].

Para prevenção da depleção do estado nutricional é fundamental conhecer o hábito alimentar dessa criança e alguns pontos voltados ao consumo alimentar.

É importante verificar se a criança está consumindo alimentos por via oral ou por sonda. Se a alimentação for via oral é necessário saber se a criança consegue se alimentar sozinha, conhecer a consistência desses alimentos, fracionamento, quantidade e variedade dos alimentos ofertados visando melhor aporte nutricional[25,26]. Por exemplo, se ocorre o consumo de alimentos de baixas calorias, como sopas e caldos, muito frequentes na alimentação de acamados e que pode acarretar déficit nutricional[25].

O Ministério da Saúde considera como ideal três refeições principais ao dia e lanches intermediários, completando de cinco a seis refeições por dia[14]; no caso de crianças com doença neurológica, o fracionamento deve ser mantido, tendo sua consistência e volume (quantidade) alterado de acordo com seu quadro clínico. Porém, é fundamental saber também o modo que a alimentação é ofertada, tipo e tamanho dos utensílios, além de questionar sobre[26]:

- pirose, náuseas e vômitos;
- tosse durante o consumo alimentar, alteração vocal, regurgitação, cansaço;
- mastigação – verificar dificuldades em realizar a mastigação, o tempo gasto e o seu ritmo;
- hábito intestinal – conhecer a frequência, consistência, coloração, além de saber se existe a necessidade de esforço para evacuar e flatulências.

A impossibilidade de consumo alimentar via oral ou o consumo insuficiente pode ser indicação de nutrição enteral, considerada um alimento para fins especiais, com ingestão controlada de nutrientes, utilizada exclusiva ou parcialmente para substituir ou complementar a alimentação oral, de forma a atender às necessidades nutricionais visando manter ou restabelecer o estado nutricional do paciente[27].

No caso de pacientes com sonda nasogástrica ou nasoenteral, a posição da mesma deve ser questionada, pois é um dos parâmetros utilizados para se pensar no tipo de dieta a ser ministrada.

Em posse das informações sobre o consumo alimentar, o próximo passo é avaliar o estado nutricional. A avaliação deve acontecer por meio do exame físico, buscando sinais clínicos decorrentes de deficiência de nutrientes, tais como[28]:

- **cabelo:** perda do brilho natural, seco e feio; fino e esparso; despigmentado; sinal da bandeira e fácil de arrancar (sem dor);
- **face:** seborreia nasolabial (pele estratificada em volta das narinas), face edemaciada (face em lua cheia); palidez;
- **olhos:** conjuntiva pálida; manchas de Bitot; xerose conjuntival (secura); xerose córnea (falta de vida); queratomalácia (córnea adelgaçada); vermelhidão e fissuras nos epicantos; arco córneo (anel branco ao redor do olho); xantelasma (pequenas bolsas amareladas ao redor dos olhos);
- **lábios:** estomatite angular (lesões róseas ou brancas no canto da boca);

- **língua:** língua escarlate e inflamada; língua magenta (púrpura); língua edematosa; papila filiforme atrofiada ou hipertrofiada – língua vermelha;
- **dentes:** esmalte manchado; cáries (cavidades); dentes faltando;
- **gengivas:** esponjosas, sangrando; gengivas vazantes;
- **pele:** xerose; hiperqueratose folicular (pele em papel de areia); petéquias (pequenas hemorragias na pele); dermatose pelagra (pigmentação edematosa avermelhada nas áreas de exposição ao sol); equimoses em excesso; dermatose cosmética descamativa; dermatose vulvar e escrotal; xantomas (depósito de gordura sob a pele e ao redor das articulações);
- **unhas:** quebradiças e rugosas; coiloníquia (forma de colher).

Além de úlceras por pressão e distensão abdominal.

Para completar a avaliação do estado nutricional é indicado o uso de curvas de crescimento, que constituem um importante instrumento técnico para medir, monitorar e avaliar o crescimento de todas as crianças e adolescentes de 0 a 19 anos, independentemente da origem étnica, situação socioeconômica ou tipo de alimentação, além de detectar desnutrição, sobrepeso, obesidade e condições associadas ao crescimento e à nutrição da criança[29].

Existem curvas de crescimento específicas para crianças com paralisia cerebral que seguem a mesma lógica das demais curvas, porém foram construídas a partir do entendimento de que a maioria das crianças com paralisia cerebral apresenta baixo peso resultando em uma curva de crescimento abaixo da média se comparadas a crianças sem a deficiência. Essas curvas levam em consideração a classificação de função motora grossa (GMFCS) e sexo. Os gráficos também trazem a separação das crianças com alimentação via oral e por gastrostomia. Os gráficos podem ser visualizados em: <http://grhau.blogspot.com/2017/04/e-muito-comum-que-criancas-com.html>.

A mensuração de peso e estatura dependerá do estado físico da criança, considerando o grau de atrofia muscular.

Outro instrumento indicado para identificar risco nutricional é conhecido como *Screening Tool Risk Nutritional Status and Growth* (*Strong Kids*), inicialmente usado em ambiente hospitalar e atualmente sendo utilizado nos demais níveis de atenção. Esse instrumento avalia:

- presença de doença de alto risco ou cirurgia de grande porte prevista;
- perda de massa muscular e adiposa, por meio da avaliação clínica subjetiva;
- ingestão alimentar e perdas nutricionais (diminuição da ingestão alimentar, diarreia e vômito);
- perda ou nenhum ganho de peso (em crianças menores de 1 ano).

No instrumento cada item contém uma pontuação e o somatório dos pontos identifica o risco de desnutrição. É considerado um instrumento de fácil e rápida aplicação, auxiliando na conduta terapêutica[30], conforme pode ser observado na Figura 23.7.

## Identificação do risco nutricional

Com base nesses parâmetros discutidos até agora, é possível obter a identificação do risco nutricional desta criança. Caso seja observado que esta criança não apresenta risco nutricional, é fundamental o monitoramento desse caso pela Equipe Saúde da Família. No entanto, uma vez observado o risco nutricional, esse caso precisa ser discutido em equipe apoiada pela equipe NASF, em processo compartilhado com a quem se destina o cuidado, propondo condutas terapêuticas articuladas, compondo um Projeto Terapêutico Singular (PTS). Nesse PTS é necessário considerar[14]:

- **Diagnóstico e análise:** avaliação ampla considerando integralidade do sujeito e análise dos riscos, vulnerabilidade, resiliências e potencialidades dele. Deve-se tentar compreender como o sujeito se articula diante das doenças, os desejos e os interesses, assim como sua vida social, pessoal e cultural.
- **Definição de ações e metas:** com o diagnóstico, as equipes devem desenvolver PTS com propostas de curto, médio e longo prazo a serem discutidas e negociadas com o usuário e/ou com familiar/responsável ou pessoa próxima.

| FHEMIG<br>FUNDAÇÃO HOSPITALAR DO<br>ESTADO DE MINAS GERAIS | Triagem Nutricional em Pediatria – STRONG$_{idds}$<br>**IDENTIFICAÇÃO DO PACIENTE** | **DATA:**<br>___/___/___ |
|---|---|---|

Nome do paciente: | Prontuário: | DN:

Sexo:  M (   )  F (   )  Diagnóstico:

**Parte 1. Perguntas a serem respondidas pelo profissional de saúde:**

Existe alguma doença com risco de desnutrição ou previsão de cirurgia de grande porte?

(   ) Sim = 02 pontos          (   ) Não = 00 pontos

A criança apresenta algum sinal que sugere estado nutricional precário (avaliado por avaliação clínica subjetiva)?

(   ) Sim = 01 ponto          (   ) Não = 00 pontos

**Parte 2. Perguntas a serem questionadas ao cuidador da criança:**

Alguma desta situação está presente?

(   ) Diarreia excessiva (> 5 episódios/dia) e/ou vômitos (> 3 episódios/dia)

(   ) Redução da ingestão oral nos últimos 5 dias

(   ) Intervenção nutricional preexistente

(   ) Ingestão oral insuficiente por dor

(   ) Sim = 1 ponto          (   ) Não = 00 pontos

Ocorreu perda ou ganho de peso insuficiente (em crianças menores de 1 ano) durante a última semana ou mês?

| (Sim = 1 ponto          (   ) Não = 00 pontos | **Escore total =** |
|---|---|

**Classificação:**

(   ) Alto risco: 4-5 pontos

(   ) Médio risco: 1-3 pontos

(   ) Baixo risco: o ponto

| **Conduta** | **Alto risco:** 4-5 pontos. Consultar especialista ou médico para diagnóstico clínico. Consultar médico e nutricionista para aconselhamento nutricional e acompanhamento. Avaliar prescrição de suplemento oral ou adequação da dieta via oral ou por outra via. |
|---|---|
| | **Médio risco:** 1-3 pontos. Considerar intervenção nutricional. Pesagem duas vezes por semana e avaliar risco nutricional uma vez por semana. Se necessário consultar médico ou especialista para diagnóstico. |
| | **Baixo risco:** 0 ponto. Nenhuma intervenção nutricional é necessária. Checar peso regularmente e avaliar risco nutricional semanalmente (ou de acordo com protocolo hospitalar). |

Fonte: ABRAN, 2014

**Figura 23.7** – Triagem nutricional em pediatria *Strong Kids*.

- **Divisão de responsabilidades:** é importante definir as tarefas do usuário/família, equipe e NASF com clareza. Outro ponto fundamental é saber qual profissional tem melhor vínculo com o usuário, para que seja a pessoa de referência, favorecendo então a dinâmica de continuidade no processo de cuidado.
- **Reavaliação:** discussão da evolução do caso. É nesse momento que se fazem as devidas correções das estratégias, caso a equipe julgue necessário.

Durante o desenvolvimento do PTS o paciente continua sendo acompanhado pela Equipe Saúde da Família e o Núcleo de Apoio à Saúde da Família, no entanto, caso julguem necessário poderá também ser encaminhado à Rede de Atenção à Saúde com base na necessidade clínica da criança, visando garantir a integralidade do cuidado.

## REFERÊNCIAS BIBLIOGRÁFICAS

1. Burns BL, Carr-Davis EM. Cuidado Nutricional nas doenças do Sistema Nervoso. In: Mahan LK, Escott-Stump S. Krause: Alimentos, Nutrição & Dietoterapia. São Paulo: Roca; 1998. p. 883-909.
2. Brasil. Ministério da Saúde. Portaria n. 793, publicada em 24 de abril de 2012.- Institui a Rede de Cuidados à Pessoa com Deficiência no âmbito do Sistema Único de Saúde. Disponível em: <http://bvsms.saude.gov.br/bvs/saudelegis/gm/2012/prt0793_24_04_2012.html>. Acessado em: 15 mai. 2016.
3. Brasil. Ministério da Saúde. Secretaria de Atenção à Saúde. Política Nacional de Saúde da Pessoa Portadora de Deficiência. Ministério da Saúde, Secretaria de Atenção à Saúde – Brasília: Editora do Ministério da Saúde; 2008.
4. Brasil. Ministério da Saúde. Secretaria de Atenção à Saúde. Política Nacional de Humanização da Atenção e Gestão do SUS. O HumanizaSUS na atenção básica. Brasília: Ministério da Saúde; 2009.
5. Portes LH, Caldas MAJ, de Paula LT, et al. Atuação do fisioterapeuta na Atenção Básica à Saúde: uma revisão da literatura brasileira. Revista de APS (São Paulo). 2011;14(1):111-19.
6. Macedo Sousa FG, Erdmann AL, Gomide Mochel E. Condições limitadoras para a integralidade do cuidado à criança na atenção básica de saúde. Texto & Contexto Enfermagem (Florianópolis). 2011;20):263-71.
7. OPAS – Organização Pan-Americana De Saúde. Manual para a vigilância do desenvolvimento infantil no contexto do AIDPI. Washington: OPAS; 2005.
8. Milbrath VM, Cecagno D, Soares, DC, Amestoy SC, Siqueira HCH. Ser mulher mãe de uma criança portadora de paralisia cerebral. Acta Paul Enferm (São Paulo). 2008;21(3):427-31.
9. Milbrath VM, Siqueira HCH, Corso MG, et al. Família da criança com paralisia cerebral: percepção sobre as orientações da equipe de saúde. Texto & Contexto Enfermagem (Florianópolis). 2012;21(4):921-8.
10. Oliveira CS, Casagrande GA, Grecco LC, Golin MO. Perfil de recém-nascidos pré-termo internados na unidade de terapia intensiva de hospital de alta complexidade. ABCS Health Sciences. 2015;40(1):28-32.
11. Ferreira MC, Di Naccio BL, Otsuka MYC, et al. Avaliação do índice de sobrecarga de cuidadores primários de crianças com paralisia cerebral e sua relação com a qualidade de vida e aspectos socioeconômicos. Acta Fisiátrica (São Paulo). 2016;22(1):9-13.
12. Almeida KM, Fonseca BM, Gomes AA, et al. Fatores que influenciam a qualidade de vida de cuidadores de paralisados cerebrais. Fisioterapia em Movimento, Curitiba. 2013;26(2):307-14.
13. Buss PM, Pellegrini Filho A. A Saúde e seus Determinantes sociais. Physis: Rev Saúde Coletiva (Rio de Janeiro). 2007;17(1):77-93.
14. Brasil. Ministério da Saúde. Secretaria de Atenção à Saúde. Departamento de Atenção Básica. Cadernos de Atenção Básica, nº 39- Núcleo de Apoio à Saúde da Família – Volume 1: Ferramentas para a gestão e para o trabalho cotidiano. Brasília: Ministério da Saúde; 2014.
15. Brasil. Ministério da Saúde. Secretaria de Atenção à Saúde. Diretrizes de estimulação precoce: crianças de zero a 3 anos com atraso no desenvolvimento neuropsicomotor. Brasília: Ministério da Saúde; 2016.
16. Brasil. Lei nº 12.303, de 2 de agosto de 2010. Dispõe sobre a obrigatoriedade de realização do exame denominado Emissões Otoacústicas Evocadas. Disponível em: <http://www.planalto.gov.br/ccivil_03/_Ato2007-2010/2010/Lei/L12303.htm>. Acessado em: 28 jun. 2018.
17. Brasil. Ministério da Saúde. Secretaria de Atenção à Saúde. Departamento de Atenção Básica. Caderno de Atenção Primária, nº 29- Rastreamento. Brasília: Ministério da Saúde; 2010b.

18. BIREME/OPAS/OMS. O que é e de quem é a responsabilidade da realização do teste da orelhinha? ago. 2014. Disponível em: <http://aps.bvs.br/aps/o-que-e-e-de-quem-e-a-responsabilidade-da-realizacao-do--teste-da-orelhinha/>. Acessado em: 28 jun. 2018.

19. Brasil. Ministério da Saúde. Secretaria de Atenção à Saúde. Departamento de Ações Programáticas Estratégicas. Diretrizes de Atenção da Triagem Auditiva Neonatal. Brasília: Ministério da Saúde; 2012a.

20. Brasil. Ministério da Saúde. Secretaria de Atenção à Saúde. Departamento de Atenção Básica. Cadernos de Atenção Básica, nº 33 - Saúde da Criança: crescimento e desenvolvimento. Brasília: Ministério da Saúde; 2012b.

21. Brasil. Ministério da Saúde. Secretaria de Atenção à Saúde. Departamento de Atenção Básica. Caderno de atenção domiciliar, vol. 1. Brasília: Ministério da Saúde; 2012c.

22. Rech TA. Atuação do Nutricionista no Núcleo de Apoio à Saúde da Família (NASF): experiências e desafios. Disponível em: <https://repertorio.ufsc.br/hndle/123456789/169117?show=full>. Acessado em: 20 mai. 2018.

23. Saccani R, Brizola E, Giordani AP, et al. Avaliação do desenvolvimento neuropsicomotor em crianças de um bairro da periferia de Porto Alegre. Scientia Medica (Porto Alegre). jul./set. 2007;17(3):130-137.

24. Freitas AC, Penna CL. Interdisciplinaridade. In: Santos IG. Nutrição: assistência, prevenção e promoção à saúde. São Paulo: Racine; 2007. p. 67-92.

25. Santos IG. Atendimento ao Acamado ou Restrito ao Lar. In: Santos IG. Nutrição: assistência, prevenção e promoção à saúde. São Paulo: Racine; 2007. p. 276-288.

26. Mota MA, Silveira CRM, Mello ED. Crianças com Paralisia Cerebral: como podemos avaliar e manejar seus aspectos nutricionais. International Journal of Nutrology. Mai/Ago 2013;6(2):60-68.

27. Brasil. Resolução – RDC nº 63, de 6 de julho de 2000. Regulamento Técnico para a Terapia de Nutrição Enteral, Brasília, 2000. Disponível em: <http://www.saude.mg.gov.br/images/documentos/RDC%2063%20NUTRICaO%20ENTERAL.pdf>. Acessado em: 19 jun. 2018.

28. Christakis G. Nutritional assessment in health programs. Washington, DC: American Public Health Association; 1997.

29. Brasil. Ministério da Saúde. Departamento de Atenção Básica. Vigilância Alimentar e Nutricional. Curvas de Crescimento da Organização Mundial da Saúde – OMS. Disponível em: <http://dab.saude.gov.br/portal-dab/ape_vigilancia_alimentar.php?conteudo=curvas_de_crescimento>. Acessado em: 15 jun. 2018.

30. ASBRAN. Associação Brasileira de Nutrição. Manual Orientativo: Nutrição, 2014.

## LEITURA RECOMENDADA

1. Araújo MBS Rocha PM. Trabalho em equipe: um desafio para a consolidação da estratégia de saúde da família. Ciência & Saúde Coletiva. 2007;12(2):455-64.

2. ASBRAN. Associação Brasileira de Nutrição. Manual Orientativo: Nutrição, 2014.

3. Brasil. Ministério da Saúde. Secretaria de Atenção à Saúde. Departamento de Atenção Básica. Caderno de atenção domiciliar. vol. 1. Brasília: Ministério da Saúde; 2012c.

4. Santos IG. Atendimento ao Acamado ou Restrito ao Lar. In: Santos IG. Nutrição: assistência, prevenção e promoção à saúde. São Paulo: Racine; 2007. p. 276-288.

5. Brasil. Ministério da Saúde. Secretaria de Atenção à Saúde. Diretrizes de estimulação precoce: crianças de zero a 3 anos com atraso no desenvolvimento neuropsicomotor. Brasília: Ministério da Saúde; 2016.

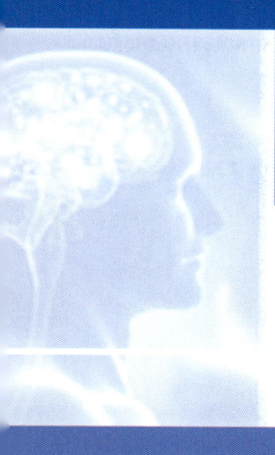

# Índice Remissivo

## U

## V

## Y